d $^{27}/$

(Avec une astérisque au -4°)

$$\frac{T,3334}{10.T.1.} \qquad \frac{(l'AH...+Ca\,8^e\,(4^e)\,T.3334.)}{10.T.3.}$$

PHYSIOLOGIE
PATHOLOGIQUE.

I

DE L'IMPRIMERIE DE CRAPELET,
RUE DE VAUGIRARD, 9.

PHYSIOLOGIE

PATHOLOGIQUE

OU

RECHERCHES

CLINIQUES, EXPÉRIMENTALES ET MICROSCOPIQUES

SUR L'INFLAMMATION, LA TUBERCULISATION, LES TUMEURS,
LA FORMATION DU CAL, ETC.

PAR H. LEBERT,

Docteur en médecine et en chirurgie, Médecin à Lavey,
canton de Vaud, en Suisse, Membre titulaire de la Société helvétique
d'histoire naturelle, de la Société médicale et de celle d'histoire naturelle de
Lausanne, de la Société médicale allemande de Paris, Membre correspondant de la
Société philomatique et de la Société anatomique de Paris, de la Société
médicale de Genève et de la Société médicale
d'émulation de Lyon.

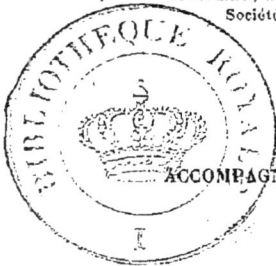

ACCOMPAGNÉ D'UN ATLAS DE VINGT-DEUX PLANCHES GRAVÉES.

TOME PREMIER.

A PARIS,

CHEZ J.-B. BAILLIÈRE,

LIBRAIRE DE L'ACADÉMIE ROYALE DE MÉDECINE,
RUE DE L'ÉCOLE-DE-MÉDECINE, N° 17.
A LONDRES, CHEZ H. BAILLIÈRE, 229, REGENT-STREET.

1845.

A SON EXCELLENCE

MONSIEUR LE BARON

ALEXANDRE DE HUMBOLDT,

HOMMAGE

De son très-humble et très-respectueux serviteur,

H. LEBERT.

INTRODUCTION.

Pendant les premières années de mes études, je me suis principalement occupé de zoologie et de botanique. Lorsque plus tard je pris la résolution de me vouer à l'étude des sciences médicales, je fus frappé de l'infériorité de la méthode que l'on suivait dans l'exposition des faits et des doctrines pathologiques. Au lieu de trouver l'exactitude et la précision presque mathématiques qui président à la détermination des caractères différentiels des êtres de la nature organique, je pus me convaincre que la médecine était plutôt une science de tradition, dans laquelle, de tout temps, les écoles dominantes s'étaient fait valoir aux dépens de l'observation.

Parmi les pathologistes modernes, il est bien quelques hommes du plus haut mérite qui ont senti le besoin de remplacer la routine par l'observation, et cette tendance a fait faire de grands progrès à la médecine. Mais, malgré les efforts les plus louables, celle-ci n'a cependant pas marché de front avec les autres sciences naturelles, parmi lesquelles, certainement, elle est une des moins avancées.

Elle est restée jusqu'à présent l'*art* de guérir, et elle n'a pas encore pu s'élever au rang de *science* de guérir.

On comprendra facilement qu'avec cette disposition d'esprit, je dus surtout chercher à étudier, parmi les écoles modernes, celles qui s'écartaient le moins de la méthode Baconnienne d'observation. Celles-là m'ont offert les bases solides d'une symptomatologie exacte, ainsi que les premières notions des altérations que produisent les maladies dans les divers tissus et les divers organes. On avait bien compris, que pour saisir la valeur des phénomènes observés pendant la vie, il fallait se pénétrer de tous les détails que peut fournir l'autopsie cadavérique, en un mot, qu'il fallait étudier l'effet pour comprendre la cause.

Mais, quelques progrès qu'ait réalisés de nos jours l'anatomie pathologique, c'est pourtant dans cette partie que j'ai trouvé les plus grandes lacunes, chaque fois que j'ai voulu déduire de la description pour ainsi dire géographique des lésions, leur histoire et leur nature physiologique.

Ce qui manquait surtout dans les doctrines médicales, dans celles même qui tendaient le plus à l'exactitude, c'était l'étude approfondie ; soit des sécrétions telles qu'on les observe pendant la vie, soit des altérations morbides que l'on rencontre après la mort. En effet, on ne s'était servi pour ces études que des seuls caractères fournis par nos sens. Cependant, la chimie d'un côté, les instruments d'optique de l'autre, avaient donné d'assez beaux résultats pour que l'on eût pu en étendre les applications.

Je ne me suis pas occupé d'une manière spéciale de recherches de chimie pathologique ; mais j'éprouve la plus vive satisfaction de voir que, de tous côtés, on entreprend aujourd'hui des travaux de ce genre, dans le but d'éclairer les points les plus obscurs de l'histoire des maladies.

Pour mon compte, j'ai senti de bonne heure que,

si l'on voulait arriver à des notions plus précises en physiologie pathologique, il fallait, outre les recherches chimiques, le concours des trois autres méthodes d'investigation, savoir : l'étude clinique, l'expérimentation sur les animaux et l'observation microscopique.

Faire de la microscopie une spécialité, serait une exagération dangereuse, qui témoignerait d'un esprit exclusif et peu philosophique. Le microscope peut être d'un grand secours en pathologie, mais son rôle ne commence qu'après l'emploi des autres méthodes susceptibles de dévoiler la nature des maladies.

Ainsi l'observation clinique sera toujours la base de la pathologie. Elle restera le centre d'activité et le but de tous les efforts du vrai médecin, désireux de remplir la belle tâche que lui assignait Hippocrate.

Le chimiste qui analysera un produit de sécrétion, le micrographe qui étudiera les détails d'un tissu morbide, pourront donner des renseignements précieux ; mais ces renseignements, à eux seuls, n'auraient qu'une valeur secondaire. L'un et l'autre peuvent fournir des matériaux aux doctrines médicales, mais le médecin clinicien est seul capable de les coordonner d'une manière régulière.

L'expérimentation sur les animaux, lorsqu'elle est subordonnée au point de vue clinique, peut aussi fournir des renseignements pathologiques fort utiles. Quoi de plus instructif que d'observer, sur une membrane transparente, le jeu de la circulation et les altérations qu'elle subit sous l'influence de l'inflammation ? Quoi de plus intéressant que de suivre pas à pas, jour par jour, sur un grand nombre d'animaux, le travail réparateur des os après les fractures, ou les effets de l'injection du pus dans le torrent de la circulation ?

D'après ces remarques, on comprendra facilement pourquoi j'ai donné à mon ouvrage le titre de *Recherches cliniques expérimentales et microscopiques de physiologie pathologique.*

J'avais conçu, il y a plus de dix ans, le plan de ce travail, mais de grandes difficultés m'arrêtaient.

Il fallait, avant d'aborder l'étude de l'anatomie et de la physiologie pathologiques, connaître mieux qu'on ne l'enseigne dans les écoles, la structure normale de nos tissus et de nos organes. Il fallait, de plus, apprendre à bien me servir du microscope, et avoir des notions générales précises sur les formes fondamentales de la matière organique. Il fallait encore, pour comprendre l'organisme *à l'état formé,* suivre pas à pas le développement de toutes ses parties constituantes, étudier les organismes inférieurs des deux sous-règnes de la nature organique, l'anatomie comparée, l'anatomie générale et microscopique, et l'embryogénie. Il fallait enfin que l'expérience clinique m'eût permis de contrôler la valeur et la possibilité d'application de mes recherches.

Persuadé qu'il y a plus de chances d'ajouter à la masse des connaissances quand on limite la sphère de ses travaux, j'ai ainsi divisé mon ouvrage.

Dans la *première partie,* je traite de l'Inflammation, avec ses terminaisons diverses et les modifications que lui impriment les différentes parties dans lesquelles on l'observe.

Dans la *seconde partie,* j'examine la Tuberculisation, j'en fais connaître les caractères généraux, et je dis quels sont les principaux phénomènes qu'elle présente suivant son siège.

Dans la *troisième partie,* qui forme presque en en-

tier le second volume, sont consignées mes recherches sur les Tumeurs, que je divise en deux grandes
classes, selon les tissus qui les constituent.

J'appelle ces tissus *homœomorphes* lorsqu'ils ne sont
que le développement local d'un des éléments qui existent normalement dans l'organisme, soit à l'état per-
manent, soit pendant la période embryonnaire. Je les
appelle *hétéromorphes* lorsqu'on ne les rencontre
point dans l'état normal, et qu'ils sont de formation
tout à fait nouvelle. J'insiste d'une manière particulière sur tous les détails de la structure du cancer, at-
tendu que c'est un des sujets qui ont le plus besoin
d'être élucidés.

Je termine l'ouvrage par quatre mémoires : le premier, sur la formation du cal; le second, sur les productions végétales que l'on rencontre dans la teigne;
le troisième, sur les hydatides du foie qui renferment
des échinocoques; le quatrième, enfin, sur la théorie
cellulaire et la formation des parties élémentaires qui
constituent nos organes à l'état normal et à l'état pathologique.

Dans un ouvrage tout de description, et de description minutieuse, la lettre doit être aidée par la figure.
La démonstration n'est bien intelligible et complète qu'à cette condition. Aussi ai-je ajouté au texte
un atlas de vingt-deux planches, dont les figures ont
été dessinées par moi-même, au moment où j'observais
les phénomènes qu'il s'agissait de reproduire. Le pu-
blic pourra juger de l'exécution, pour laquelle je dois
exprimer ici mes remercîments à M. Lackerbauer,
dessinateur, et à M. Oudet, graveur. Quant à l'exactitude, j'en réponds.

Si, par la lecture de cet ouvrage, on parvient à se

convaincre que j'ai eu à ma disposition de beaux et
nombreux matériaux, je dois en rendre grâce aux médecins et aux chirurgiens des hôpitaux de Paris, qui,
depuis nombre d'années, ont favorisé mes recherches
avec une bienveillance pour laquelle je ne saurais assez
leur témoigner de reconnaissance. C'est surtout pour moi
un devoir de remercier particulièrement MM. Andral,
Velpeau, Cruveilhier, Louis, A. Bérard, Blandin, et
Guersant père, de la bonté qu'ils ont eue de me permettre d'examiner les produits morbides les plus in-
téressants qui se sont présentés dans leur service.

Je dois également témoigner ici publiquement ma
profonde gratitude envers la Société anatomique, dans
laquelle j'ai puisé à la fois instruction et matériaux.
Parmi ses membres, MM. Barth, Boudet, le Gendre,
Marchal de Calvi, Ducrest, Demarquey, Robin, Deville, et Mayor, ont eu la complaisance de me communiquer des pièces nombreuses, dont l'étude m'a été
fort utile.

Je réclame, en terminant, l'indulgence du lecteur.
C'est surtout pour la forme et le style que je sens le
besoin de me recommander à sa bienveillance. La
langue française n'est pas ma langue maternelle,
mais c'était pour moi un devoir de conscience, et à la
fois une douce satisfaction, d'écrire cet ouvrage dans
l'idiome du pays où j'ai trouvé tant d'appui et de sym-
pathie pour mes travaux.

PHYSIOLOGIE PATHOLOGIQUE.

RECHERCHES

CLINIQUES, MICROSCOPIQUES ET EXPÉRIMENTALES.

PREMIÈRE PARTIE.

DE L'INFLAMMATION.

L'inflammation est de toutes les maladies idiopathiques la plus fréquente, et complique, de plus, bien souvent, toutes les autres affections morbides.

On a tour à tour essayé, ou de la rayer du cadre nosologique, ou, en tombant dans l'extrême opposé, de la regarder comme source de presque toutes les maladies.

Si l'étude de l'esprit humain nous montre à chaque pas des exagérations pareilles, nous avons, d'un autre côté, la consolation de nous convaincre que la vérité a en elle-même une telle force vitale, qu'elle traverse les systèmes et les exagérations, non-seulement sans perte, mais de plus en plus épurée et appréciée à toute sa valeur.

Nous ne sommes donc pas de l'avis qu'on puisse bannir de la terminologie médicale les mots synonymes de *phlegmasie* et d'*inflammation;* bien au contraire, leur apparente insignifiance étymologique fait qu'ils expriment bien mieux l'ensemble d'un certain nombre de caractères qui constituent la nature de la maladie, que des noms plus significatifs, mais qui ne désigneraient qu'un seul des principaux phénomènes.

Nous regardons, par conséquent, les phlegmasies comme une famille naturelle de maladies.

De nombreux et de bien beaux travaux ont été faits depuis des siècles sur la nature de l'inflammation, et les progrès rapides de la médecine moderne ont aussi provoqué de brillantes et profondes recherches sur cet ordre de maladies.

Nous n'aurions certainement pas osé reprendre en détail un sujet qui a été traité par les hommes les plus éminents de la pathologie ancienne et moderne, si nous n'avions pas reconnu qu'il offrait encore de nombreuses lacunes à combler.

Parmi ces lacunes, nous signalons surtout l'étude microscopique et l'étude chimique de l'inflammation. Par rapport à cette dernière, nous donnerons un extrait des travaux de MM. Andral et Gavarret, les vrais fondateurs d'une pathologie humorale, éclairée et éclectique, et les belles recherches, toutes récentes, de MM. Becquerel et Rodier.

Pour notre compte, nous avons surtout étudié tout ce qui se rattache aux changements moléculaires, appréciables au microscope, dans le phénomène de l'inflammation. Nous avons eu soin de n'envisager l'étude microscopique que comme complément de l'étude clinique; ce qui nous a garanti de l'erreur dans laquelle sont tombés plusieurs de nos devanciers, en attribuant une trop large part, dans les doctrines sur la phlegmasie, aux expériences faites sur les animaux, auxquelles nous accordons une valeur réelle, mais secondaire.

Nous partageons cette première partie de notre ouvrage en deux chapitres. Le premier se composera surtout des caractères généraux communs à toutes les inflammations, ou s'appliquant au moins à un assez grand nombre d'entre elles. Nous y traiterons des changements qu'éprouvent les vaisseaux capillaires et le sang dans l'inflammation. Nous passerons ensuite en revue l'exsudation, la suppuration, y compris l'expectoration, l'ulcération, la cicatrisation complète et incomplète, la gangrène, et nous terminerons ce chapitre par quelques remarques générales sur le traitement des phlegmasies.

Dans le second, nous donnerons quelques détails sur l'inflammation de plusieurs des principaux organes du corps humain, en nous bornant surtout à n'exposer que les recherches qui nous sont propres. Nous traiterons ainsi de l'inflammation : 1° du cerveau et de la moelle épinière; 2° des poumons; 3° du foie; 4° des reins; 5° de la glande thyroïde; 6° des méninges; 7° du péricarde; 8° des plèvres; 9° du péritoine; 10° de la membrane muqueuse du pharynx et du larynx; 11° de celle des bronches, en y rattachant l'emphysème vésiculaire; 12° de celle du tube gastro-intestinal; 13° de celle des organes de la génération; 14° de la peau; 15° des os; 16° des articulations; 17° des veines; 18° des artères.

CHAPITRE PREMIER.

HISTOIRE GÉNÉRALE DE L'INFLAMMATION.

§ I. De l'état des capillaires et du sang dans l'inflammation.

Les principales recherches sur l'état des capillaires et du sang dans l'inflammation ont été faites sur des animaux, soit de la classe des mammifères, soit de celle des reptiles. Sans vouloir nier l'utilité de ces expériences, que nous avons répétées nous-mêmes un grand nombre de fois, nous croyons pourtant qu'il ne faut pas leur attribuer la valeur que leur ont accordée les auteurs qui se sont occupés de ces études. Les conclusions qui résultent de ce genre d'expériences physiologiques ne peuvent être adoptées que lorsqu'elles se trouvent conformes à celles de l'observation clinique et de l'examen microscopique de l'altération des capillaires dans l'inflammation des divers tissus et organes du corps humain. Ces deux dernières méthodes doivent servir de base essentielle aux doctrines sur les changements moléculaires produits par l'inflammation ; l'expérimentation sur les animaux ne peut constituer qu'un complément des deux autres.

Les mammifères dont on s'est servi pour l'étude microscopique de l'inflammation ont été de jeunes animaux de divers genres, dont la circulation mésentérique a été soumise à l'expérimentation. Le trouble qu'entraîne l'opération nécessaire pour préparer le mésentère à l'examen microscopique est tel, qu'il est difficile de tirer des conclusions généralement applicables de cette espèce d'expériences. On évite cet inconvénient en opérant sur les membranes transparentes qui se trouvent entre les jambes des chauves-souris, mais ici se présente un autre inconvénient. Ces membranes, assez vasculaires dans le fœtus de la chauve-souris, le sont si peu dans l'animal adulte, qu'on peut introduire des parcelles métalliques pointues et même des sétons dans le tissu des ailes, sans produire une réaction phlegmasique.

Il est beaucoup plus facile d'étudier la circulation et l'inflammation dans les parties transparentes des batraciens. Aussi a-t-on généralement choisi le pied de la grenouille pour ces observations. On a même inventé des instruments ingénieux au moyen desquels on facilite beaucoup ces recherches. Mais, alors même qu'on s'entoure de toutes les précautions, il est des circonstances mécaniques qui, en troublant la circulation capillaire, peuvent facilement induire en erreur, et faire attribuer à la phlegmasie ce qui est l'effet d'une stase produite par des contractions musculaires de la jambe, ou par une tension trop forte de la membrane inter-digitale, ou par des mouvements de torsion que l'animal, renfermé dans la boîte, fait subir à son corps. Abstraction faite de ces sources d'erreur, il faut convenir que la transparence de cette

membrane et sa richesse en capillaires la rend bien propre
à l'étude de la circulation. Le pied du crapaud, moins
transparent, mais offrant une membrane un peu plus char-
nue, montre une réaction inflammatoire plus vive. La
partie de la grenouille, de beaucoup la plus apte aux recherches physiologiques sur l'inflammation, est, sans contredit, la langue. Depuis longtemps M. Donné a eu l'heureuse idée de s'en servir dans ses cours de microscopie
pour démontrer les phénomènes de la circulation [1].

Lorsque cet habile et ingénieux observateur m'a montré
pour la première fois cette expérience, j'ai été on ne peut
plus agréablement surpris de voir qu'on pourrait tirer un
si grand parti de cet organe pour les études de physiologie
pathologique.

En effet, on peut y voir à la fois et d'un seul coup d'œil
des vaisseaux de tous les calibres ; des glandes dans l'intérieur desquelles on reconnaît parfaitement la circulation ;
des plans musculaires, des nerfs et de petits globules qui
sont le produit d'une sécrétion. Cependant il faut être également sobre de conclusions lorsqu'il s'agit d'y étudier l'inflammation. De quelque manière qu'on cherche à mettre
la grenouille dans une position immobile, la langue, atta-
chée à l'os maxillaire inférieur par sa partie antérieure, et
libre dans tout le reste de sa circonférence, est également
tiraillée par les mouvements de déglutition de l'air que ces
reptiles font continuellement, et on risque, si on n'y prend
garde, de regarder souvent comme effet de l'inflammation
ce qui n'est, en réalité, que le résultat d'une gêne de la
circulation par une cause tout à fait accidentelle.

J'ai souvent étudié les divers phénomènes de la phlegmasie dans les têtards des grenouilles, des crapauds ou des
salamandres, dont la queue transparente est d'autant plus
propre à cette étude, qu'on peut l'examiner sous le micro-

---

[1] Voyez *Atlas du cours de microscopie.* Paris, 1845, pl. vi,
fig. 24, 25.

scope sans altérer un point quelconque du corps de l'animal, excepté celui de la queue, qu'on choisit pour provoquer un travail phlegmasique. On n'a surtout pas besoin de les fixer par des pinces, des épingles, etc., pour étudier leur circulation. On peut les placer dans une petite auge ou dans un verre de montre plat, en y laissant assez d'eau pour entretenir la vie, et pas assez cependant pour leur permettre de nager.

Nous avons donc bien multiplié nos expériences, mais, nous le répétons, nous ne leur attribuons qu'une valeur secondaire lorsqu'il s'agit d'établir les doctrines de l'inflammation. Nous allons cependant communiquer ceux de nos résultats qui nous paraissent les plus positifs; ils se trouvent, en général, d'accord avec les travaux des divers auteurs qui se sont occupés de cette question.

Pour irriter les parties transparentes de ces reptiles, nous nous sommes servi tantôt de la chaleur, au moyen d'une aiguille chauffée à divers degrés, tantôt d'une solution de chlorure de sodium, tantôt d'alcool fortement étendu d'eau, tantôt enfin de sétons ou de parcelles métalliques implantées dans le tissu dont nous voulions irriter les capillaires.

Le premier phénomène que nous vîmes survenir comme résultat de l'irritation, était une accélération de la circulation capillaire, avec rétrécissement momentané du calibre de ces petits vaisseaux. N'oublions cependant point qu'il ne faut pas s'en laisser imposer par la vitesse apparente de la circulation capillaire, telle qu'on la voit par le microscope. Le nombre des diamètres du grossissement est, comme l'observe fort bien Valentin [1], aussi celui du chiffre de l'augmentation apparente de la vitesse réelle, vu que le chemin qu'une partie du sang parcourt dans un temps donné nous paraît augmenter sous le microscope en proportion directe du diamètre de l'amplification. Les recherches de Weber [2],

[1] Valentin, *Lehrbuch der Physiologie*; Braunschweig, 1844, tom. I, pag. 467.
[2] Mueller's *Archiv.*, 1838, pag. 466.

confirmées par Valentin , prouvent que la vitesse réelle est
au contraire moins grande dans les vaisseaux capillaires
que dans les veines et les artères. La moyenne de la différence est d'un huitième, d'après Valentin. Du reste, cette
disposition est indispensable pour la transsudation du liquide nutritif. Aussi voyons-nous que lorsque la nature
opère certaines sécrétions, elle ralentit la circulation capillaire dans les organes respectifs, en donnant aux capillaires une forme très-tortueuse, celle de spirale ou de huit
de chiffre, etc. Mais, bien que la circulation capillaire,
telle que nous la voyons sous le microscope, soit beaucoup
plus rapide qu'elle ne l'est en réalité, nous observons une
augmentation locale de cette vitesse lorsque les capillaires
sont irrités. En même temps le calibre de ces vaisseaux se ré-
trécit. Cela fait que le sang, dans ces capillaires, paraît plus
pâle, vu que sa coloration, pendant la circulation, dépend
de la largeur des tuyaux qu'il traverse. Nous verrons plus
tard que nous avons pu mesurer de combien les capillaires
se dilatent par suite de l'inflammation. Nous n'avons pas
pu prendre des mesures aussi exactes pour leur rétrécissement. Cependant, s'il nous est permis d'en juger approxi-
mativement, il nous a paru qu'il pouvait atteindre jusqu'à
un tiers de la largeur totale du vaisseau capillaire.

L'accélération de la circulation et le rétrécissement des
capillaires qui accompagnent le début de la phlegmasie,
cessent au bout de peu de temps pour faire place à un
ralentissement au-dessous de l'état normal. Il s'établit
ensuite une espèce d'oscillation qui se propage surtout aux
petites artères. Le sang, qui arrive avec une certaine vitesse, rencontre un obstacle dans les capillaires trop remplis, ce qui produit un léger reflux. Pendant ce temps, les
vaisseaux capillaires sont déjà plus rouges et plus remplis de
sang, et paraissent, par cela même, plus larges. Au commencement, cette dilatation est plutôt apparente que réelle;
mais bientôt elle devient appréciable aux mesures micrométriques, et j'ai pu me convaincre que de petits capil-

laires qui, avant d'être enflammés, avaient 0^{mm},017, attei-
gnaient bientôt, par la dilatation, 0^{mm},022 ; il est vrai que
dans d'autres la dilatation était moins considérable et n'al-
lait que jusqu'à 0^{mm},019. Remarquons ici, en passant, que
le diamètre des capillaires normaux chez la grenouille varie entre 0^{mm},017 et 0^{mm},045. Cette dilatation est ordinairement accompagnée de la stase complète de la circulation.
Mais avant que celle-ci cesse absolument, le repos y est
encore interrompu de temps en temps par l'oscillation.
Pour ne pas commettre d'erreurs sur le ralentissement de
la circulation, il faut être prévenu de l'existence de deux
phénomènes que beaucoup de capillaires présentent à l'état
normal. 1° Leur bord est garni d'une couche mince et
étroite, presque immobile, et qui, laissant un intervalle
presque transparent entre la paroi vasculaire et le sang,
semble constituer une double membrane du vaisseau. Ce
qui aide quelquefois à reconnaître cette couche immobile, c'est qu'on rencontre parfois des vaisseaux dont le
bord est garni d'une série de petits globules pigmentaires.
2° On sait que le sang de la grenouille renferme deux espèces de globules, les uns rouges et elliptiques, les autres
ronds, incolores et de moitié plus petits; ces derniers
tiennent plutôt au bord, et je les ai toujours vu circuler
beaucoup plus lentement; aussi n'ai-je été nullement surpris que Weber ait calculé que leur mouvement est douze
fois plus lent que celui des globules rouges. La couche immobile et la circulation lente des globules blancs doivent
donc être prises en considération avant de se prononcer
sur l'ensemble du ralentissement de la circulation. On
ne saurait être assez réservé dans l'explication des divers
phénomènes morbides; et l'étude pathologique ne peut
commencer qu'après la connaissance et la sévère appréciation de tous les phénomènes physiologiques.

Nous ferons observer ici que si un grossissement de trente
à quarante diamètres suffit pour saisir l'ensemble de la circulation et de l'inflammation, cependant un grossissement

de trois cents diamètres devient nécessaire pour en étudier toutes les particularités, ce qui rend cet examen bien plus difficile et réclame beaucoup de suite et de patience de la part de l'observateur.

Si nous cherchons à présent à nous rendre compte des changements que fait éprouver la phlegmasie au contenu des vaisseaux, nous trouvons que les globules, qui d'abord traversaient les capillaires de profil et nageant sur leurs bords, soit un à un dans les plus petits, soit plusieurs de front dans ceux qui sont plus volumineux, commencent à s'accumuler, à nager plus lentement, à nager indistinctement sur leurs faces et sur leurs bords, à présenter leur plus long diamètre dans le sens de la largeur du vaisseau, à montrer plus distinctement dans quelques-uns les noyaux, et à se rapprocher de plus en plus les uns des autres. Lorsque la stase est complète, les vaisseaux paraissent remplis d'une masse rougeâtre dans laquelle on reconnaît encore les contours des globules; mais déjà la partie liquide du sang commence à être teinte en rouge, et lorsqu'on ouvre un de ces vaisseaux sous le microscope pancratique de dissection, instrument fort utile inventé par M. G. Oberhaeuser, on trouve que les globules sont cimentés par un liquide fibro-albumineux qui prend de plus en plus la teinte de l'hématosyne. Bientôt après ce sérum rougeâtre transsude à travers les capillaires et répand de la rougeur tout autour des vaisseaux dans le parenchyme du tissu enflammé. Quelquefois des vaisseaux, même plus volumineux, montrent un calibre inégal dans leur trajet, et leur dilatation est ainsi partielle. Du reste, à mesure que la stase se prolonge, on cesse de reconnaître les globules dans l'intérieur des capillaires. En se servant, pour provoquer l'inflammation, d'une aiguille chauffée à blanc, on peut observer tous ces divers degrés d'irritation, suivant qu'on s'éloigne ou qu'on se rapproche de son point de départ. Des lambeaux froncés par la chaleur indiquent facilement ce dernier.

La circulation se rétablit de la même manière qu'elle s'est troublée : et quelquefois lorsque la phlogose était peu intense, je l'ai vue se rétablir déjà au bout de deux heures. Mais il n'en est pas toujours ainsi, et il reste même ordinairement un certain nombre de capillaires dans lesquels elle ne se rétablit pas du tout. Nous insistons beaucoup sur ce fait sur lequel nous reviendrons plus tard, et qui n'a pas suffisamment fixé l'attention des pathologistes.

Après avoir exposé le résultat de nos expériences physiologiques sur l'inflammation observée dans les parties transparentes de divers animaux, nous allons passer à l'étude beaucoup plus importante de ces mêmes phénomènes dans les divers états phlegmasiques chez l'homme.

Nous n'y pouvons presque jamais saisir, par l'observation directe, le premier effet de l'inflammation, c'est-à-dire l'accélération de la circulation capillaire avec rétrécissement du calibre de ces petits vaisseaux, même dans l'irritation de parties externes, telles que, par exemple, la conjonctive oculaire; nous pouvons bien voir la rougeur se former à tous ses divers degrés, mais le mécanisme de son développement nous échappe, ne pouvant être saisi que par le microscope. Cependant, pour toutes les autres phases de l'inflammation, il n'est pas difficile de les étudier sur le corps humain, et il nous paraît bien plus rationnel d'en déduire les doctrines générales que de le faire d'après les expériences sur les animaux. Pour ne pas mériter le reproche de généraliser trop facilement, nous avons, du reste, recueilli plus de deux cents observations sur l'inflammation, toutes examinées, autant que cela se pouvait, dans tous leurs détails microscopiques, avant d'oser aborder la théorie générale de cette classe de maladies.

Le moment où l'observation directe peut saisir ces détails, est ou celui d'une très-forte hyperémie avec commencement de stase, ou cette dernière déjà bien prononcée

avec dilatation des capillaires. Dans le premier des deux
cas, on ne rencontre qu'une très-grande plénitude des
vaisseaux les plus fins, et les parties qui en sont le siége
ont augmenté de volume et paraissent comme artificiellement injectées. Dans le second cas, les vaisseaux offrent toujours un caractère plus ou moins tortueux, et de même que
nous observons que la gêne mécanique de la circulation,
qui survient après une ligature d'une artère, a pour effet
de dilater les artères collatérales en leur donnant un aspect
remarquablement ondulé; de même aussi la stase phlegmasique, en arrêtant la circulation dans un certain nombre de veinules et d'artérioles, a pour effet de dilater et
d'augmenter considérablement les sinuosités des vaisseaux capillaires. On voit alors que les petites branches
souvent sont plus larges que les troncs desquels elles proviennent. Cet état, qui ne se rencontre à l'état normal
que d'une manière transitoire dans la première période
de la vie embryonale, dans laquelle les divers ordres de
vaisseaux n'ont pas encore reçu leur caractère distinctif,
est toujours morbide dans les organes de l'homme
adulte.

L'injection capillaire phlegmasique se montre surtout
sous deux formes; elle est ou uniforme, occupant d'une
manière égale une certaine étendue, ou circonscrite sur
une foule de points isolés, offrant ce que nous appelons
l'*injection papilliforme*. En effet, ces anses vasculaires en-
tortillées et s'entrelaçant, séparées par de petits espaces
peu injectés, ne ressemblent pas mal à des papilles.

Les dimensions des vaisseaux capillaires qui sont le siége
d'un travail phlegmasique, varient beaucoup. En moyenne,
leur diamètre oscille entre 0^{mm},02 et 0^{mm},025. Cependant
on le trouve, tantôt plus grand, allant jusqu'à 0^{mm},033,
et tantôt si étroit, que les globules du sang ne peuvent
cheminer qu'un à un; les capillaires n'ont alors que
0^{mm},01.

Nous citerons ici quelques exemples de ces dimensions diverses :

			mm	mm
1° Vaisseaux capillaires	d'une bronchite aiguë.	0,01	0,02	
2° Idem	d'une péricardite aiguë	0,012	0,033	
3° Idem	d'une péritonite aiguë.	0,015	0,033	
4° Idem	d'une membrane synoviale du coude enflammée.	0,016		
5° Idem	d'une phlébite aiguë.	0,02		
6° Idem	d'une néphrite purulente.	0,02	0,025	
7° Idem	d'une membrane pyogénique siégeant entre le foie et le diaphragme. . .	0,025		
8° Idem	d'une membrane synoviale du genou enflammée.	0,025	0,033	

Le contenu des vaisseaux capillaires, dilatés à l'état de stase, est formé par une masse sanguine dans laquelle on ne reconnaît plus qu'incomplétement les contours des globules. Sa teinte est, dans l'inflammation franche, d'un rouge vif ou écarlate, ou un peu moins foncée. Lorsque l'inflammation d'une veine a eu pour suite le mélange du pus avec le sang, la coagulation capillaire est quelquefois d'un jaune orangé, d'autres fois d'un rouge violet ; sa consistance alors est plutôt liquide et diffluente que fibrineuse et solide. Il est un fait sur lequel nous croyons devoir insister, c'est que nous n'avons jamais rencontré la transformation directe de la coagulation capillaire dans l'intérieur du vaisseau, ni en globules de pus, ni en globules granuleux, ni en aucune espèce de globules exsudatifs.

Nous avons signalé, dans nos expériences sur les animaux, la rougeur diffuse des parties enflammées. Nous avons aussi rencontré habituellement ce même phénomène dans tous les divers organes phlegmasiés de l'homme. Un des premiers effets de la stase capillaire est que la matière colorante du sang ne reste plus exclusivement dans l'intérieur des globules sanguins; elle se répand dans le sérum du sang, et transsude à travers les parois capillaires pour infiltrer le parenchyme des tissus et des organes. C'est ce qui donne aux parties enflammées la rougeur diffuse qui, tout en suivant le trajet des vaisseaux, peut devenir presque générale. Elle diffère essentiellement de la rougeur que l'on rencontre le long d'un certain nombre de vaisseaux chez des animaux auxquels on a injecté du pus dans le sang, en ce que cette dernière provient, non d'une infiltration de matière colorante, mais d'une infiltration de globules sanguins et de sang décomposé, sortis directement des capillaires par rupture multiple.

Une des conséquences les plus ordinaires de la trop grande plénitude des petits vaisseaux et de l'arrêt de la circulation dans leur intérieur, est la rupture d'un certain nombre d'entre eux. Beaucoup d'excrétions rougeâtres, telles que l'expectoration de la pneumonie et les évacuations alvines de la dysenterie, qu'on a crues autrefois seulement teintes par la matière colorante du sang simplement transsudée, montrent à l'analyse microscopique une quantité notable de globules de sang, ce qui indique, d'une manière non douteuse, la rupture des capillaires. Cette dernière constitue même un des phénomènes les plus ordinaires de l'inflammation, et nous l'avons rencontrée dans les phlegmasies les plus diverses : dans le tissu du cerveau et des méninges, les urines de la néphrite albumineuse, la paroi interne d'un kyste pyogénique du cerveau, l'intérieur d'une glande thyroïde enflammée, les ecchymoses de la membrane muqueuse du pharynx, du larynx et des bronches, l'expectoration de la bronchite et de la pneumonie, et les selles de la dysenterie. Les hémorrhagies capillaires ont eu lieu aussi chez les animaux auxquels nous avons injecté du pus dans les veines, et nous ne pouvons pas encore décider si, dans ces cas, elles survenaient par suite de la flaccidité et de l'altération des parois capillaires, ou si elles étaient dues à une autre cause.

Les globules du sang sont, en général, peu altérés dans l'inflammation franche, lorsqu'on les observe en dehors des capillaires. On les trouve isolés ou groupés ensemble, constituant parfois des formes irrégulières d'alignement, et montrant souvent un bord crénelé qui n'est nullement un état pathologique, comme l'a fort bien remarqué M. Andral. Nous croyons que ce bord frangé provient d'une contraction irrégulière de la substance des globules, et nullement du dépôt de granules moléculaires à leur circonférence.

Observons ici, en passant, que nous n'admettons pas l'existence d'un noyau dans le globule sanguin de l'homme adulte, quoique nous l'ayons habituellement rencontré dans les embryons des mammifères. Quant aux altérations des globules sanguins dans les coagulations capillaires, nous les croyons bien moins réelles qu'apparentes, et il nous paraît probable qu'ils ne sont que simplement englobés dans une gelée fibrineuse coagulée.

Nous croyons aussi pouvoir affirmer de la manière la plus positive, que jamais les globules sanguins ne se transforment directement en aucune autre espèce de globules.

On ne trouvera, dans la lecture de nos observations, qu'un seul ordre de faits dans lesquels nous ayons signalé de graves altérations des globules sanguins ; nous voulons parler de nos expériences sur l'infection purulente. On y verra que les globules du sang subissent, au moins chez les animaux, une série d'altérations qui peuvent même aller jusqu'à leur destruction complète. Avant d'arriver là, ils parcourent un certain nombre de degrés intermédiaires de perte de leurs diverses propriétés. La matière colorante y est d'abord moins intense ; ensuite leurs contours deviennent diffus et très-pâles ; plus tard même, tout à fait irréguliers, et on rencontre des globules réduits à l'état de petits segments de leur forme globulaire primitive. Il arrive enfin un moment où l'on n'en rencontre presque plus du tout. Nous avons trouvé, en outre, dans ce sang, de la graisse à l'état de vésicules, forme sous laquelle le sang normal n'en renferme point.

Si nous rapportons ici ces faits dont nous donnerons plus tard des détails plus circonstanciés, mettons-nous tout de suite en garde contre l'application précoce qu'on serait tenté d'en faire, et avouons même que l'étude microscopique du sang, soit dans l'inflammation, soit dans d'autres maladies, a été faite, jusqu'à présent, d'une manière trop incomplète pour que l'on puisse en déduire des conclusions générales.

Un fait sur lequel les pathologistes sont encore dissidents est le mécanisme de la formation de nouveaux vaisseaux dans l'inflammation. Nous nous sommes tout spécialement occupé de ce sujet, vu qu'il entre à la fois dans nos recherches pathologiques et nos études sur le développement en général. Nous ferons observer, avant tout, que la formation de nouveaux vaisseaux capillaires doit avoir lieu bien plus généralement dans l'inflammation qu'on ne le suppose, et il n'est point exclusivement propre à l'organisation des produits de l'exsudation. Lorsque nous examinons, par exemple, une membrane muqueuse intestinale qui vient d'être le siége de la dysenterie, nous pouvons nous convaincre aisément que cette maladie met un bien grand nombre de capillaires hors d'état de jamais pouvoir servir à la circulation. Nous avons observé ce même phénomène d'une manière plus directe dans les parties transparentes de divers animaux qui nous ont servi à l'étude de la circulation. Il en est de même dans presque toutes les phlegmasies intenses et étendues, et si la circulation se rétablit dans un bon nombre de capillaires, il y en a beaucoup d'autres qui ne peuvent plus servir. Si en cas pareil il ne se formait pas autant de nouveaux capillaires qu'il s'en perd, il s'ensuivrait constamment une atrophie. Or, ce n'est pas la terminaison la plus commune de l'inflammation. Il faut donc que le nombre nécessaire de vaisseaux se rétablisse. Quant aux fausses membranes, tout le monde connaît la possibilité et la fréquence de leur vascularisation, de même qu'on sait que la formation de nouveaux vaisseaux joue le rôle principal dans la guérison des plaies par granulation.

Mais comment se forment ces nouveaux vaisseaux? On a souvent prétendu qu'il pouvait s'en créer au milieu des tissus accidentels et des produits de l'exsudation. Mais nous ne pouvons pas admettre cette manière de voir, et toutes nos recherches nous portent à nier la possibilité de la formation de vaisseaux indépendants de la circulation générale. Nous croyons, au contraire, que les vaisseaux nouveaux prennent toujours leur origine des vaisseaux existants de la circulation générale, et se forment d'une manière centrifuge. Comme ce sujet est d'une bien grande importance pathogénique, et que nous arrivons ici à un des nombreux points de contact entre l'embryogénie et la pathogénie, nous citerons le résumé de nos observations sur la formation des vaisseaux dans l'embryon des batraciens et de l'oiseau, et nous passerons ensuite à l'exposition de notre théorie sur la formation pathologique de nouveaux vaisseaux dans l'inflammation.

Voici nos observations sur les batraciens, publiées dans les *Annales des sciences naturelles* [1] : « Les voies principales de la circulation une fois établies, il se forme de tous les côtés des vaisseaux de communication, et on est frappé de leur prompte augmentation. Il nous importait beaucoup d'en étudier le développement, parce que, d'un côté, cela jette un grand jour sur la formation des capillaires chez le batracien en général, et, d'un autre côté, cela nous donne quelques indices sur l'origine des vaisseaux de nouvelle formation dans l'inflammation et dans les divers produits morbides.

« La partie la plus propre à ces recherches est la queue, tant pour la grenouille que pour le triton.

« La circulation branchiale et celle du tronc est déjà assez complète, tandis que la queue n'en montre pas encore de traces. On n'y voit, des deux côtés de la corde dorsale,

---

[1] Prévost et Lebert, *Mémoire sur la formation des organes de la circulation et du sang dans les batraciens.* — *Annales des sciences naturelles*, avril 1844.

que des globules organo-plastiques , d'abord serrés et presque opaques, ensuite de plus en plus transparents, et devenant anguleux par juxtaposition. Ces globules s'écartent, comme dans les branchies, pour donner origine aux vaisseaux qui se forment comme des arcs collatéraux passant d'une petite artère directement à une veine ; entre ces arcs secondaires s'établissent ensuite des arcs tertiaires de communication , allant toujours du système artériel au système veineux, et ainsi de suite. La dimension des capillaires varie entre $0^{mm},0167$ à $0^{mm},0250$ de largeur ; leurs parois sont partout distinctes, et nulle part on ne voit errer des globules du sang dans la substance de la queue. Dans les plus fins capillaires on ne voit qu'un liquide incolore, sans globules ; et ces vaisseaux blancs des anciens, quoique existant en petit nombre , sont partout démontrés par l'observation directe. Dans d'autres petits capillaires on ne voit passer les globules qu'un à un , à des distances assez éloignées, même alternativement, du sang sans globules et d'autre qui en contient peu ; ensuite dans les capillaires un peu plus larges, on les voit passer un à un ou deux au plus de front, mais pas régulièrement dans une suite non interrompue. Les capillaires les plus petits ne prennent une teinte jaune rougeâtre que lorsque la circulation s'arrête , et dans le plasma on y reconnaît encore, pendant assez longtemps, les globules intacts. Ce n'est que dans les troncs vasculaires plus volumineux que le sang présente la couleur rouge qui lui est propre. »

Telle est la formation des vaisseaux capillaires dans l'embryon des reptiles, et nos observations récentes sur celui des poissons nous y ont fait voir un développement très-analogue.

Jetons à présent un coup d'œil sur la formation des vaisseaux dans l'embryon du poulet, observations publiées dans notre troisième Mémoire sur la circulation [1]. En voici le résumé :

[1] Prévost et Lebert, *Mémoire sur la formation des organes de la circulation et du sang dans le poulet. — Annales des sciences naturelles;* novembre 1844, pag. 238-40.

« Vers la vingt-quatrième heure de l'incubation, à peu près en même temps qu'on reconnaît les premières traces du cœur, se voient obscurément autour des plis latéraux du capuchon céphalique les premiers vestiges des vaisseaux; mais ce n'est que vers la vingt-huitième heure que leur existence devient bien manifeste. Il est très-probable que déjà à cette époque leur communication directe avec le cœur existe, cachée par les plis latéraux avec lesquels ils ont l'air d'être en continuité directe, ce qui, cependant, n'est qu'une apparence qui a bien contribué à accréditer l'erreur déjà signalée que ces plis étaient les branches latérales du cœur. Les vaisseaux, à cette époque, forment un réseau dont le cœur est le centre, et dont la périphérie est marquée par la place que doit bientôt occuper le vaisseau terminal. Ces canaux vasculaires se forment dans un feuillet particulier, que nous avons appelé angioplastique, et qui absorbe les parties liquides de la membrane et des globules hémoplastiques. Le liquide qui pénètre ainsi entre les lamelles du feuillet susdit y produit un décollement partiel, qui constitue les premiers canaux vasculaires. Les intervalles entre les vaisseaux ne sont autre chose que des plans non décollés du feuillet angioplastique plus visibles; et quoique les globules sanguins n'y existent pas encore, il est pourtant infiniment probable que l'intérieur des vaisseaux est rempli d'un liquide incolore et homogène. Ils n'offrent encore qu'une grande inégalité de calibre. Mais, malgré cela, on y voit une tendance bien manifeste à l'augmentation des anastomoses. Les vaisseaux poussent des saillies latérales par décollement partiel des lamelles du feuillet vasculaire, saillies plus ou moins arrondies ou pointues, allongées, formant des espèces d'éperons, qui, souvent, finissent par se rencontrer provenant de deux côtés différents, et établissent ainsi des vaisseaux de communication. Dans le principe, on ne distingue pas encore de gros troncs vasculaires ni des capillaires; tous les vaisseaux, quoique d'un calibre variable sur les divers points de leur trajet, ne diffèrent cependant pas beaucoup les uns des autres en largeur et en capacité. Quant aux détails sur la manière dont les anastomoses s'établissent, nous renvoyons à notre précédent Mémoire.

« L'existence de ce feuillet angioplastique n'est, du reste, nullement une simple supposition ; mais déjà, vers la trente-cinquième heure de l'incubation, nous avons pu l'isoler, par une dissection, il est vrai, difficile ; plus tard, cette dissection s'opère facilement.

« Ce n'est qu'à trente-neuf heures que le sinus circulaire est bien formé ; le sang y circule ; mais il est encore trop entouré d'épaisses couches de globules pour que l'on puisse y suivre la circulation sous le microscope. Cependant, au moyen de la dissection, on en fait aisément sortir les globules sanguins. A quarante-huit heures, la circulation y est bien facile à constater, et on reconnaît ses parois très-distinctes. Par rapport au calibre des vaisseaux, nous ferons observer que, tandis qu'ils étaient peu différents les uns des autres à vingt-huit heures, à trente-cinq heures la proportion de leur largeur varie dans la proportion de 1 à 4, savoir entre $0^{mm},014$ et $0^{mm},056$; à quarante-huit heures la différence est bien plus tranchée, la proportion varie entre 1 et 10, savoir entre $0^{mm},016$ et $0^{mm},16$.

« Les parois vasculaires, à quarante-huit heures, se sont aussi développées davantage, et les vaisseaux paraissent déjà composés d'une double membrane.

« Vers la fin du troisième jour, le vaisseau terminal commence à disparaître, et c'est le meilleur moment pour isoler, par la dissection, la membrane angioplastique. On voit alors qu'il existe entre les vaisseaux une expansion membraneuse fine et transparente.

« Vers la fin du quatrième jour, le vaisseau terminal a à peu près disparu ; les vaisseaux commencent à devenir plus réguliers, et bientôt après les éperons disparaissent complétement ; leur calibre devient plus égal ; les veines suivent le trajet des artères ; la différence entre les gros troncs vasculaires et les capillaires devient de plus en plus tranchée, quant aux diamètres de la capacité intérieure. En un mot, les vaisseaux se rapprochent de plus en plus de leur forme complète et définitive. »

Il n'est pas aussi aisé de saisir, par l'observation directe, de quelle manière se forment les nouveaux vaisseaux, chez l'homme, dans l'inflammation. Nous croyons impossible d'admettre que le sang, poussé par petits courants, creuse des rigoles ou des canaux dans le parenchyme. Nous n'avons pas rencontré non plus, dans nos observations, la formation des éperons, des culs-de-sac et des anastomoses incomplètes, telles que nous en avons signalé l'existence pour l'embryon du poulet. Il est donc très-probable qu'ils se forment d'une manière analogue à celle que nous avons pu suivre dans la queue des larves du triton. On sait que les veines et les artères sont partout très-rapprochées, aussi bien dans leurs dernières terminaisons que pour les troncs plus volumineux. Lorsque la stase capillaire inflammatoire a arrêté la circulation dans un certain nombre de vaisseaux, la force d'impulsion que le sang reçoit par les contractions du cœur, exercera une plus forte pression sur les petites artères les plus rapprochées des vaisseaux devenus imperméables. Il arrive ici ce qui survient dans les artères un peu plus volumineuses, après l'application d'une ligature. Nous connaissons l'élasticité et la contractilité des vaisseaux, qui se prêtent admirablement aux divers degrés de pression circulatoire. Cette dernière, trouvant un obstacle à la propulsion directe, s'exercera sur une foule de points latéraux, sur de petits vaisseaux, et le sang formera, par une espèce de vagination, des prolongements latéraux des parois vasculaires, qui atteindront très-promptement, soit des capillaires voisins, soit de petites veines, dans lesquels ces arcs vasculaires de nouvelle formation se creuseront facilement une ouverture, poussés toujours par la force d'impulsion du sang à laquelle ils doivent leur origine. La rapidité de ce mécanisme fait que, s'il offre beaucoup d'analogie avec l'angioplastie dans l'embryon du poulet, l'observation ne peut pas pourtant la saisir d'une manière directe dans l'inflammation, à cause de sa rapidité, et le résultat final ressemble, comme nous l'avons déjà dit, au développement des capillaires dans le triton. De même qu'après la ligature, ou l'oblitération spontanée d'une artère, les petits vaisseaux collatéraux peuvent se changer en troncs considérables, de même aussi une partie des petits vaisseaux créés par la phlegmasie passeront de l'état de capillaires à celui de veinules ou d'artérioles, différence qui s'établit de la même manière, comme nous l'avons vu plus haut, dans l'angioplastie du poulet. Du reste, la formation de nouveaux vaisseaux a lieu non-seulement dans l'inflammation et dans les productions accidentelles, mais elle doit aussi s'opérer sur une échelle assez étendue après la ligature d'une artère un peu considérable, surtout lorsqu'elle est faite pour une plaie ou un anévrisme, et qu'on ne pratique point l'amputation d'un membre. Dans ce cas, l'oblitération d'un tronc a pour effet d'oblitérer naturellement beaucoup de rameaux et de capillaires. Or, si les vaisseaux collatéraux se dilatent et si les rameaux deviennent des troncs, il faut qu'une partie des capillaires passe à l'état de vaisseaux plus développés; et comme la circulation capillaire est partout indispensable pour la nutrition, il faut nécessairement admettre dans ce cas la formation nouvelle d'une quantité notable de capillaires.

Observons à cette occasion que si les vaisseaux nouveaux doivent, dans quelques circonstances, se former de toutes pièces d'après le mode que nous venons de signaler, et qui est pour ainsi dire la combinaison de celui du batracien et de celui du poulet, d'un autre côté il paraît exister à l'état normal une quantité notable de très-petits vaisseaux, bien plus ténus que les capillaires, incapables d'admettre des globules sanguins, et pouvant, dans l'inflammation, devenir une grande ressource pour rétablir l'équilibre de la circulation. Nous avons signalé l'existence de ces petits vaisseaux par l'observation directe dans la queue du triton , et nous citons à l'appui de l'opinion que nous venons d'émettre le passage suivant que nous trouvons dans le journal *l'Institut,* 1841, page 73.

« M. de Quatrefages communique à la Société philomatique « le résultat de recherches qu'il a faites avec M. Doyère sur « les capillaires sanguins. Ce travail, entrepris depuis quelque « temps, aurait nécessité des recherches plus longtemps con- « tinuées, mais les auteurs ont cru devoir faire cette com- « munication par suite de la publication du Mémoire de « M. Lambotte sur les séreuses , dont une analyse détaillée « a été donnée dans le numéro 371 de *l'Institut.*

« Cet observateur a annoncé, 1° avoir constaté l'exis- « tence de vaisseaux plus petits que le diamètre des glo- « bules du sang ; 2° avoir reconnu que les systèmes des « vaisseaux sanguins et lymphatiques aboutissent à un ré- « seau commun , et qu'ainsi les lymphatiques, comme les « veines, se continuent médiatement , il est vrai, avec les « artères. MM. Doyère et Quatrefages sont arrivés aux « mêmes résultats. En injectant par la carotide d'un chien, « sous une pression moindre que celle du cœur, ils ont « rempli le canal thoracique. Ils mettent, en outre, sous les « yeux de la Société des préparations montrant des vais- « seaux dont le diamètre est quatre à cinq fois plus petit « que celui des globules du sang. Ces mêmes préparations « montrent encore la disposition spéciale des capillaires « dans le tissu adipeux. Ils s'y ramifient de manière à for- « mer un réseau dont les mailles circonscrivent les globules « graisseux , ainsi que l'avait également vu M. Lambotte. « MM. Doyère et Quatrefages n'ont pu parvenir à injecter « les séreuses dont les deux lames ne sont pas juxtaposées, « bien qu'il se trouve dans leurs préparations des vais- « seaux de $\frac{1}{900}$ à $\frac{1}{1000}$ de millimètre parfaitement injectés. « Les préparations mises sous les yeux de la Société con- « sistent en divers organes de grenouille, de lapin et de « chien.

« DIAMÈTRE DES VAISSEAUX INJECTÉS.

	millimètres.	
« Capillaires formant réseau autour des globules graisseux dans le chien.	$\frac{1}{500}$	
« Dernières ramifications des vaisseaux dans le mésentère (chien).	$\frac{1}{200}$	$\frac{1}{300}$
« *Idem* dans la patte et à la base des poils.	$\frac{1}{700}$	$\frac{1}{1000}$
« *Idem* dans les nerfs (chien).	$\frac{1}{800}$	
« *Idem* muscles d'un chien.	$\frac{1}{600}$	
« *Idem* diaphragme de lapin.	$\frac{1}{500}$	$\frac{1}{600}$
« *Idem* peau du flanc de grenouille.	$\frac{1}{30}$	$\frac{1}{60}$. »

MM. Doyère et Quatrefages ont eu la bonté de me montrer quelques-unes de leurs préparations. Je n'ai pas, il est vrai, vérifié leurs mesures, mais je dois avouer que je n'ai jamais vu de vaisseaux aussi fins remplis par injection que ceux que j'ai pu examiner chez ces messieurs; d'un autre côté, la grande aptitude aux observations exactes de ces deux naturalistes me garantit la vérité des faits qu'ils ont signalés.

Nous voyons donc quelles ressources la nature possède pour fournir une circulation collatérale, là où les vaisseaux ont été en partie mis hors d'état de perméabilité.

Lorsqu'on embrasse à présent d'un seul coup d'œil ces faits divers de développement vasculaire dans l'embryon et dans l'inflammation, ainsi que les faits que nous venons de signaler sur l'existence de vaisseaux capillaires trop petits pour renfermer des globules sanguins à l'état normal, on pourra se convaincre que notre opinion n'a rien de forcé, et qu'elle n'a cherché qu'à rapprocher des faits du même ordre étudiés d'une manière trop isolée jusqu'à présent, et qu'elle est surtout bien plus physiologique que la supposition de la formation de nouveaux vaisseaux d'une manière indépendante de la circulation générale.

Nous résumons donc notre manière de voir sur la formation des nouveaux vaisseaux dans la proposition suivante : elle a toujours lieu d'une manière centrifuge pro-

venant des vaisseaux de la circulation générale; elle se
fait, ou par la dilatation des vaisseaux existant à l'état normal, mais trop fins pour laisser passer des globules sanguins, ou par de nouveaux arcs vasculaires capillaires qui
se forment par l'impulsion augmentée du sang entre les
vaisseaux existants. La formation de nouveaux vaisseaux,
ainsi que la déperdition de beaucoup de vaisseaux anciens
est bien plus générale dans l'inflammation qu'on ne l'a supposé jusqu'à présent. Toutefois, le mécanisme de leur formation est loin d'être définitivement fixé et éclairé.

C'est ici la place de signaler une source d'erreurs très-
souvent commises, et des faits mal à propos invoqués en faveur de la formation indépendante des nouveaux vaisseaux.
Lorsqu'on examine les divers produits de l'exsudation, et
surtout les fausses membranes, on y rencontre souvent de la
matière colorante du sang sous les formes les plus diverses;
parfois ces taches paraissent régulièrement alignées, offrent
même l'apparence d'arborisations vasculaires, et leur position parfaitement isolée peut facilement faire croire à la
formation indépendante des vaisseaux; mais en examinant
de plus près, on voit qu'il n'y existe ni parois, ni globules,
et qu'on n'a affaire qu'à un groupement de taches rouges
et à un simple *lusus naturæ*.

C'est l'étude des fausses membranes qui m'a donné la
conviction que jamais les vaisseaux ne se formaient dans
l'inflammation d'une manière indépendante de la circulation générale. Tant par la dissection que par l'injection artificielle, j'ai toujours pu suivre la communication directe
entre les vaisseaux anciens et récents. Quelquefois une
fausse membrane adhérente et vascularisée peut se détacher
complétement par suite d'une recrudescence de l'inflammation ou par une autre cause, et les vaisseaux bien réels
qu'elle renferme, et qu'elle montre en dehors de toute
communication avec la circulation générale, pourraient
encore induire en erreur; il suffit d'en être prévenu pour
l'éviter.

Avant de quitter l'étude des capillaires dans l'inflammation, il nous faut encore mentionner un fait qui est loin
d'être rare. Lorsque par suite d'une ulcération, d'une compression ou d'une production accidentelle, un certain
nombre de capillaires disparaissent et s'oblitèrent, il s'ensuit tout naturellement une hypérémie dans tous les capillaires environnants qui peut devenir inflammatoire; mais bien
souvent elle ne le devient certainement pas, et pour éviter des
doctrines exclusives, il faut distinguer cette plénitude vasculaire mécanique de celle qui est le résultat de la phlegmasie.

Après avoir exposé les phénomènes qu'on observe dans
les capillaires et le sang dans l'inflammation, jetons un
coup d'œil sur les beaux travaux récents sur la composition chimique du sang dans cette classe de maladies.

L'altération principale qu'on y observe est une augmentation du principe spontanément coagulable du sang, de la
fibrine. Nous trouvons bien quelques notions isolées sur
ce fait dans les travaux de Stannius[1] et de Denis[2]. Le premier
de ces deux observateurs trouva la fibrine dans l'inflammation, surtout dans la pneumonie, variant entre 0,5585 et
0,783 pour 100, ou 5 à 7 par mille, en calculant pour 1000
parties du sang, comme on en a l'habitude en France.

Denis dit, à l'endroit cité, que dans vingt-deux cas de
sang couenneux de l'inflammation, il a toujours trouvé
la fibrine augmentée, et il rapporte, même comme exemple, la plus forte augmentation de fibrine qui ait été signalée pour l'homme. Dans le sang d'un homme de vingt-
quatre ans, atteint de rhumatisme articulaire aigu, il a
trouvé 13 parties de fibrine sur 1000 de sang. On ne peut
pourtant pas reprocher à M. Denis de s'être servi d'une méthode qui aurait pu lui donner une quantité trop grande
de fibrine, puisqu'il n'indique la quantité normale de la
fibrine dans le sang de $2\frac{1}{2}$ à $2\frac{1}{3}$ sur 1000. L'auteur signale

[1] *Journal der praktischen Heilkunde.* Berlin, 1838, novembre, 3-31.
[2] Denis, *Essai sur l'application de la chimie à l'étude physiologique du sang de l'homme.* Paris, 1838, pag. 284-91.

pour le même sang couenneux une diminution du chlorure de sodium avec augmentation de la soude, produite par
la déperdition d'un millième de chlore.

Mais l'augmentation de la fibrine dans le sang des
phlegmasies n'a été érigée en loi et n'a été reconnue, tant
dans son existence générale que dans sa haute importance
pathologique, que par MM. Andral et Gavarret. Les résultats auxquels ces auteurs sont arrivés sur les altérations
du sang dans les diverses maladies sont si précieux et d'une
si grande portée, qu'ils nous paraissent commencer une
nouvelle ère dans la science.

Nous renvoyons, pour les détails de ces recherches, aux
divers Mémoires publiés par ces auteurs, et surtout à l'hématologie pathologique de M. Andral [1]. Nous disons seulement ici, en résumé, que ces auteurs, en prenant pour
moyenne de la quantité normale de la fibrine le chiffre de
3 sur 1000, ont vu ce principe osciller entre les chiffres 6
et 8, et s'élever jusqu'à 10. Dans le phlegmon aigu la fibrine
a varié entre 4, 5 et 7. Dans la pneumonie elle a été, en
général, assez élevée, oscillant en moyenne entre 6 et 9,
atteignant quelquefois 10, restant rarement entre 4 et 5.
Les inflammations légères des membranes muqueuses n'augmentent pas sensiblement la fibrine; mais dans la bronchite
aiguë et étendue elle atteint les chiffres 6, 7 et 9. Dans la
stomatite mercurielle, la fibrine oscillait entre 4, 5 et 6,
étant en rapport direct avec l'intensité de la maladie. Dans
l'inflammation aiguë et fébrile de la membrane muqueuse
des voies digestives, le chiffre de la fibrine s'est élevé à 5, 6
et 7. Dans la cystite aiguë et dans l'inflammation de la membrane muqueuse utéro-vaginale, la fibrine a oscillé entre
4, 5 et 7. La brûlure étendue en augmente aussi la quantité. L'érysipèle aigu et fébrile la montre entre 6 et 7.
Dans l'inflammation aiguë et fébrile des membranes séreuses,
elle a varié entre 4 et 8, reprenant presque son chiffre na-

[1] Andral, *Essai d'hématologie pathologique.* Paris, 1843, in-8°.

turel lorsqu'un épanchement à résorber ne constitue plus qu'un reste, qu'un effet de la maladie primitive. Le rhumatisme articulaire aigu est ordinairement accompagné d'une augmentation aussi notable de la fibrine que la pneumonie; rarement au-dessus de 5, elle oscille entre 6 et 7, et atteint quelquefois 8, 9 et 10 (une fois 13, d'après Denis, *loc. cit.*). Dans le rhumatisme articulaire subaigu, elle oscille entre 4 et 5, et dans le rhumatisme chronique elle revient à sa quantité normale. L'inflammation aiguë des ganglions lymphatiques du cou l'a montrée entre 4, 2 et 5 ; la néphrite aiguë jusqu'à 7 ; le ramollissement inflammatoire autour d'un foyer hémorrhagique du cerveau a offert le chiffre de 4, 5.

M. Andral signale, avec la réserve philosophique qui le caractérise, l'apparition simultanée de l'élévation du chiffre de la fibrine et de l'inflammation, sans vouloir décider laquelle des deux est l'effet et laquelle la cause.

Si l'augmentation de la fibrine dans le sang est un phénomène constant dans l'inflammation, MM. Andral et Gavarret n'ont pas signalé d'autres altérations aussi générales. Les globules diminuent un peu par l'effet du travail phlegmasique et bien plus encore par les saignées, en même temps l'eau augmente un peu ; mais ces changements ne sont pas assez notables pour jouer un bien grand rôle parmi les altérations caractéristiques de l'inflammation.

Peu de temps après la première publication de ces travaux, M. Fr. Simon [1], chimiste très-distingué de Berlin, les confirma en tous points, et il signala déjà comme une des altérations constantes du sang dans l'inflammation, l'augmentation notable de ses parties grasses.

Dernièrement, MM. A. Becquerel et Rodier ont publié, dans les *Comptes rendus de l'Académie des sciences* [2], et

[1] Fr. Simon, *Physiologische und pathologische Anthropochemie*, tom. II, pag. 158-185.

[2] A. Becquerel et Rodier, Recherches relatives à la composition du sang, *Comptes rendus de l'Académie des sciences*, 1844, p. 1083-84.

dans la *Gazette médicale* [1], des recherches sur la composition du sang dans l'état de santé et dans l'état de maladie. Ce travail, basé sur un très-grand nombre d'analyses chimiques qui nous paraissent complètes et exactes, est riche en résultats physiologiques et pathologiques.

Par rapport à l'inflammation, ces auteurs ont pleinement confirmé la loi de l'augmentation de proportion de la fibrine formulée par MM. Andral et Gavarret, et ils ont ajouté comme propres à l'inflammation les deux modifications suivantes : diminution notable de l'albumine, et augmentation du chiffre de la cholestérine.

Nous citerons ici le résultat résumé des recherches de MM. Becquerel et Rodier, tel qu'ils l'ont publié dans la *Gazette médicale* (1844, pag. 788).

« Telle fut la composition du sang dans les vingt-huit cas de phlegmasie où nous avons analysé le sang. Nous pouvons résumer les caractères de ce liquide de la manière suivante :

« 1° Dans les phlegmasies peu graves ou compromettant peu l'état général, tels sont, par exemple, beaucoup de bronchites et de rhumatismes, le sang peut conserver son état normal. La fibrine, toutefois, est toujours augmentée, bien qu'à des degrés variables. Les autres principes du sang peuvent aussi être modifiés, mais ils ne le sont alors, en général, que peu. Ces modifications sont l'abaissement du chiffre des globules, celui moins considérable de l'albumine, l'élévation du chiffre de la cholestérine et de celui des phosphates.

« 2° Dans les phlegmasies graves, telles que les pneumonies, les pleurésies, etc., les modifications du sang sont plus caractérisées. Considérées d'abord à une époque très-rapprochée du début, elles peuvent, sauf toutefois l'augmentation de la fibrine, ne pas être encore très-tranchées ; mais plus tard elles sont plus évidentes, et à côté du phénomène constant, qui est l'augmentation de la fibrine, viennent se placer la

[1] A. Becquerel et Rodier, Recherches sur la composition du sang, *Gazette médicale*, 1844, n° 47-50 (depuis peu imprimé séparément).

diminution des globules, comme dans toute maladie, la diminution de l'albumine, du sérum, plus considérable que celle qui a lieu ordinairement par le seul fait du développement de la maladie, une légère augmentation de la séroline, une élévation du chiffre de la matière grasse phosphorée, et une augmentation très-notable de la cholestérine.

« Nous devons enfin faire observer que si les phlegmasies se développent chez des individus déjà débilités ou épuisés par des causes antérieures, tous ces caractères des phlegmasies se retrouvent également dans le sang, et il n'y a de différence que dans l'abaissement beaucoup plus considérable du chiffre des globules, abaissement qui est la conséquence de l'état antérieur. »

De l'exsudation et de la suppuration.

Lorsque la gêne dans la circulation capillaire est arrivée à une stase un peu étendue et prolongée, les vaisseaux se débarrassent par transsudation d'une partie de leur contenu liquide qui ne renferme encore aucune parcelle de globules, si ce n'est un peu de matière colorante du sang dissoute. La présence des globules sanguins dans une matière d'épanchement indique pour sûr la rupture des capillaires, ces globules ne pouvant passer à travers les capillaires intacts. Par la même raison, tous les produits de l'exsudation doivent se trouver à l'état d'une parfaite dissolution au moment où ils transsudent à travers les capillaires. Tous les globules dont nous allons signaler l'existence se forment donc après que le liquide exsudé a traversé les vaisseaux, et le liquide qui les a tenus en dissolution peut être envisagé comme leur blastème. Lorsque la gêne de la circulation n'est pas poussée au point d'altérer profondément la partie liquide du sang, celle qui sort par l'exsudation n'est constituée que par un liquide légèrement trouble, rougeâtre, dans lequel se forme bientôt une espèce particulière de globules granuleux.

Ces globules (Pl. I, fig. 1) sont ordinairement ronds et

sphériques, quelquefois un peu ovales, et, dans des cas rares, pointus à leurs deux extrémités avec tendance à la transformation en faisceaux cellulaires. Nous n'avons rencontré cette forme qu'une fois. La membrane d'enveloppe de ces globules est fine, transparente, mais passablement solide, ne se dissolvant ni par l'action de l'eau ni par celle de l'acide acétique. Le contenu principal de ces globules est formé par des granules dont le diamètre varie entre $0^{mm},0016$ et $0^{mm},0025$, dans l'intérieur desquels on ne peut distinguer de forme tranchée. Ces mêmes granules se trouvent en quantité notable à l'état libre dans le liquide dans lequel les globules granuleux se sont formés. Observons ici, une fois pour toutes, qu'en général on n'attache pas encore assez de valeur à l'étude de ces granules qu'on rencontre dans divers liquides, et qu'on désigne collectivement sous le nom banal de *granules moléculaires*. Nos recherches physiologiques sur divers êtres du règne végétal et du règne animal, ainsi que nos études pathologiques, nous ont conduit à la conviction que bien souvent ces granules dits moléculaires sont des cellules organisées fort importantes, et que leur véritable nature nous échappe, parce que nos instruments grossissants n'ont pas encore atteint le degré de perfection nécessaire pour ces études. Plus nous nous occupons de travaux microscopiques dans le but d'éclairer quelques questions de formation physiologique et pathologique, plus nous reconnaissons l'exagération d'un paradoxe qui, malheureusement, compte encore beaucoup de partisans, savoir, qu'on ne voit pas davantage avec de forts grossissements qu'avec ceux de force moyenne. Cela est complétement faux pour des forts grossissements de bonne qualité. Dans l'état actuel de la science, nous regardons ceux de 500 à 700 diamètres comme les limites de l'observation exacte.

Revenons à la description des globules granuleux. Les granules y existent en quantité variable. Parfois on n'y en compte que 10 à 12, d'autres fois de 20 à 30, et bien souvent ils remplissent tellement le globule entier qu'on ne peut pas les compter. Lorsqu'ils existent en quantité moyenne, ils sont entourés d'une substance inter-granuleuse, demi-liquide, de consistance gélatineuse ou tout à fait liquide, ce qui se reconnaît par le mouvement moléculaire que les granules montrent distinctement dans l'intérieur des globules. Bien souvent on reconnaît dans l'intérieur des globules granuleux un et même deux noyaux (Pl. I, fig. 2) qui ont du quart au tiers de la dimension du globule entier, et sont plutôt placés à sa circonférence. Les dimensions des globules entiers varient en moyenne entre $0^{mm},015$ et $0^{mm},25$; celle des noyaux entre $0^{mm},005$ et $0^{mm},01$. Toutefois, ces globules, comme tous ceux que l'on peut mesurer au microscope, sont sujets à des variations assez sensibles. Les mesures micrométriques ont pour nous une grande valeur, mais pour les regarder comme justes, il faut avoir mesuré la même espèce d'éléments un assez grand nombre de fois. On se convaincra alors que s'il existe des différences notables entre les globules de la même espèce, cependant la moyenne des mesures montre des différences tranchées avec la moyenne des autres espèces de globules. Nous allons citer quelques-unes de nos mesures des globules granuleux :

	mm	mm	noyaux
1° Globules granuleux d'un épanchement péritonéal..................	0,012	0,02	0
2° *Idem* du tissu cérébral enflammé autour d'un foyer apoplectique.........	0,015		0
3° *Idem* d'une myélite. ....:.......	0,015	0,0175	0
4° *Idem* de fausses membranes d'une péricardite....................	0,015	0,02	0,01
5° *Idem* d'une pneumonie chronique. ...	0,015	0,025	0,005 0,0075
6° *Idem* des selles de dysenterie......	0,015	0,02	0,005
7° *Idem* d'une néphrite albumineuse. ...	0,015	0,025	0
8° *Idem* d'un épanchement gélatiniforme de péritonite chronique............	0,015	0,03	0,004 0,008
9° *Idem* d'une inflammation cérébrale. ..	0,02	0,03	0
10° *Idem* d'une néphrite albumineuse (d'un autre malade que celui du n° 7).......	0,01	0,025	0
11° *Idem* d'une pneumonie..........	0,025		0
12° *Idem* d'une carie vertébrale......	0,02	0,025	0
13° *Idem* des selles de dysenterie (d'un autre malade que celui du n° 6)........	0,03		0,0075 0,08

Comme on le voit déjà par ce tableau, nous avons rencontré ces globules granuleux dans un assez grand nombre de maladies. Ils constituent l'élément de l'hépatisation rouge des poumons ; ils se trouvent dans le tissu du cerveau et de la moelle épinière enflammé, soit idiopathiquement, soit par la présence d'un caillot apoplectique ; on les trouve même dans les membranes séreuses accidentelles qui cernent ces épanchements sanguins, aussi bien que dans les membranes pyogéniques qui isolent certains abcès contenus dans les cavités splanchniques. On les retrouve non-seulement dans la pneumonie lobaire, mais aussi dans la pneumonie lobulaire, soit primitive, soit secondaire, et dans la pneumonie chronique. Ils forment l'élément principal des granulations rénales de Bright.

Nous en signalerons l'existence, dans le courant de cet ouvrage, dans la péricardite, dans les végétations de nature inflammatoire qu'on rencontre quelquefois sur les valvules sigmoïdes de l'aorte et sur les parois internes du cœur ; dans la thyroïdite ; dans les divers épanchements de l'arachnoïde, de la plèvre, du péritoine, et surtout aussi dans les épanchements interstitiels qui se font dans le parenchyme des organes, où on les trouve mêlés avec divers éléments fibrineux.

Une fois nous avons produit artificiellement sur une grenouille la formation de ces globules granuleux. J'avais ouvert le ventre d'une grenouille pour étudier la circulation dans le mésentère, et après avoir suivi pendant quelque temps les phénomènes de la circulation, de l'inflammation et de l'hémorrhagie, je la remis en liberté. J'avais coupé pendant l'observation une partie des ovaires parce qu'ils me gênaient dans l'étude microscopique. De plus, le mésentère s'était déchiré en plusieurs endroits par les mouvements de l'animal. Voyant que malgré tout cela il continuait à être assez vigoureux, et à sauter avec une certaine facilité, je recousis le ventre après avoir soigneusement fait rentrer toutes les parties, je remis la grenouille dans l'eau,

où elle vécut encore pendant sept jours. Ayant pu saisir le
moment où elle avait péri, je l'ouvris immédiatement pour
ne pas avoir affaire à des produits de décomposition. Toute
la surface extérieure des intestins était enflammée, plus fortement par places que dans d'autres. Les capillaires y étaient
très-nombreux, dilatés et remplis d'une coagulation d'un
rouge écarlate avec effusion d'un sérum rougeâtre sur le
trajet des vaisseaux. Le mésentère était recouvert de nombreux flocons pseudo-membraneux d'un gris jaunâtre. Sur
les ovaires et autour du foie existaient des fausses membranes
plus développées, et dans ces dernières on reconnaissait un
commencement de vascularisation. Tous ces divers produits
de l'épanchement inflammatoire étaient formés de granules
moléculaires d'une substance hyaline, fibrineuse par places,
et renfermant surtout comme élément principal de grands
globules granuleux qui avaient en moyenne $0^{mm},025$, ne contenant qu'un petit nombre de granules pâles et un noyau de
$0^{mm},01$. On y trouvait de plus beaucoup de globules graisseux
de $0^{mm},005$ à $0^{mm},007$, mêlés, dans la substance hyaline, avec
les granules et les globules granuleux. (Pl. I, fig. 3.)

M. Gluge [1], qui a décrit le premier les globules granuleux propres à l'inflammation, a certainement bien mérité
de la science par cette découverte, mais nous ne pouvons
pas partager l'explication qu'il donne de leur origine. Il
croit que leurs granules sont formés par les noyaux des
globules sanguins altérés par la stase capillaire. Nous objectons à cette manière de voir que les globules sanguins de
l'homme à l'état adulte ne renferment point de noyaux.
Quant à notre observation de globules granuleux inflammatoires chez le batracien, nous avouons que nous n'avons
pas trouvé la moindre ressemblance entre les noyaux volumineux des globules sanguins de ces reptiles et les petits granules moléculaires que contiennent les globules granuleux.
Nous n'avons, de plus, jamais reconnu ces globules dans

[1] Gluge, *Anatomisch microscopische Untersuchungen zur Pathologie.* Minden, 1838, pag. 12 et 13.

l'intérieur des vaisseaux, comme M. Gluge, qui prétend les
avoir vus souvent dans l'intérieur même des capillaires. Quant
à leur formation, elle nous paraît tout simplement se faire par
le groupement et l'agglomération d'un certain nombre de
granules, que nous supposons être plutôt de nature graisseuse
que fibro-albumineuse, qui s'entourent d'une membrane
d'enveloppe par condensation périphérique, mode de développement qui est le même que celui des globules du jaune
d'œuf et de beaucoup d'autres espèces de globules granuleux. Quant aux noyaux, ils ne se forment que plus tard dans
l'intérieur de ces globules.

Il faut être en garde contre une source facile d'erreurs, savoir : la ressemblance que ces globules ont avec certaines formes d'épithélium pavimenteux que l'on rencontre surtout sur
la membrane muqueuse de l'arrière-bouche et des bronches ;
avec quelque attention, on évitera facilement toute méprise.

L'exsudation d'un sérum qui ne dépose que des globules
granuleux n'est qu'un premier degré d'exsudation suivi
bientôt, dans la plupart des organes, d'un épanchement qui
se fait dans les interstices des organes ou dans les cavités
closes, et qui renferme de la fibrine coagulable mêlée avec
d'autres éléments liquides du sang, tels que l'albumine,
les graisses et les sels dissous. Nous verrons bientôt que ces
épanchements fibrineux sont bien souvent mêlés aux éléments du pus. Cependant, comme il n'est pas rare de les
trouver sans ce mélange, et que, pour le pronostic, les épanchements purement fibrineux offrent des différences marquées avec les épanchements fibrino-purulents, nous en
parlerons avant de traiter en détail de la suppuration.

Comme la fibrine sortie des capillaires, et cessant d'être
sous l'influence vivifiante de la circulation, tend à se coa-
guler, soit sous forme pelliculeuse, soit sous forme globuleuse en se mélangeant dans les globules avec d'autres éléments, on a appelé ce genre d'exsudation la formation de
fausses membranes. Voici ce que l'examen microscopique
m'a appris sur leur composition : au commencement de

l'exsudation inflammatoire, on ne les voit que sous forme de petits flocons mous, grisâtres, demi-transparents, se trouvant disséminés sur le trajet des vaisseaux. Au microscope on y reconnaît une trame irrégulière de fibres peu distinctes formant un réseau et une substance hyaline finement granuleuse. Souvent cette substance prédomine, et alors il y a plutôt stratification fibroïde que de véritables fibres à contours marqués. (Pl. 1, fig. 4.) Par cela même, on peut déjà se convaincre qu'on n'y a pas affaire à de la fibrine pure, telle qu'on l'obtient en battant le sang, mais qu'elle est mélangée avec d'autres éléments parmi lesquels on reconnaît parfois déjà, dans de petits flocons, des globules pyoïdes ou purulents. Des exsudations fort analogues à celles que nous venons de décrire se forment dans la guérison des plaies par première intention. Une matière fibro-albumineuse est épanchée entre les bords de la plaie; par sa viscosité et sa coagulibité, elle colle provisoirement les parties séparées, et la réunion y devient définitive par les nouveaux vaisseaux d'anastomose qui la traversent bientôt, se formant d'après le mécanisme que nous avons indiqué plus haut. C'est ainsi que nous avons observé la guérison, non-seulement des parties divisées par instrument tranchant, mais même quelquefois celle des trajets de balles dans les plaies par armes à feu. Un épanchement fibrineux a lieu alors dans tout le canal de la blessure; des vaisseaux s'y développent, la fibrine se contracte, et la cicatrisation se fait au moyen d'un cordon mince et ligamenteux. Ce même épanchement fibrineux a lieu aussi après la ligature d'une artère, et contribue, pour sa bonne part, à l'adhérence solide du caillot et à l'oblitération définitive du vaisseau.

Avant de parler en détail des fausses membranes fibrino-purulentes, jetons un coup d'œil sur une autre forme d'épanchements fibrineux sans mélange de pus; nous voulons parler de certains produits de l'inflammation du péricarde, de l'endocarde et des valvules semi-lunaires de l'aorte. Les papilles, qui constituent le cor villosum, les végétations en choux-fleurs que l'inflammation produit sur les valvules, ne renferment ordinairement point de globules de pus. Tout dernièrement, cependant, nous y avons trouvé de ces globules, mais c'est exceptionnel. On n'y reconnaît, en général, qu'une stratification fibrineuse, une substance hyaline, quelquefois des globules granuleux et des feuillets amorphes finement ponctués. Nous avons rencontré plusieurs fois dans nos expériences sur les grenouilles, l'épanchement d'un liquide parfaitement transparent qui, soit dans la langue, soit dans le pied, comblait des pertes de substance tout récemment produites. Nous en aurions méconnu l'existence, si nous n'avions pas vu des globules du sang placés dessus. L'examen le plus attentif ne put faire découvrir la moindre structure dans cette gelée fibro-albumineuse, récemment sortie des vaisseaux. Si nous revenons à présent à l'étude des fausses membranes, telles qu'on les rencontre le plus habituellement, nous y trouvons une augmentation graduelle du liquide coagulable, et, par conséquent, de la stratification fibroïde. Leur excrétion sur le trajet des vaisseaux leur donne un aspect aréolaire, et de l'inégalité dans l'épaisseur. De molles et de demi-transparentes, elles deviennent plus opaques, jaunâtres et élastiques. L'altération du sang de plus en plus grande, à mesure que l'inflammation se prolonge, a pour effet de mêler au blastème fibrineux d'épanchement, les éléments de diverses espèces de globules qui s'y trouvent pris comme dans une gelée. Les éléments principaux de ce genre sont des granules, des globules pyoïdes et des globules purulents dont nous allons bientôt donner la description détaillée. De la matière colorante du sang s'y trouve ordinairement par taches; du pus liquide les infiltre et les entoure. Lorsque l'exsudation a lieu sur une membrane séreuse, des éléments fibroplastiques, sur la nature desquels nous allons bientôt nous expliquer, se mêlent aux fausses membranes, et on y rencontre alors une espèce particulière de globules à noyaux,

de corps fusiformes et de fibres à contours réguliers. Lorsque l'exsudation a lieu sur des membranes muqueuses,
elle est fibrineuse et purulente, si, comme dans le croup,
l'inflammation est intense, et offre une marche rapide.
Lorsque la marche est plus lente, on y rencontre, de
plus, les éléments de la sécrétion naturelle de ces membranes, tel que du suc muqueux, diverses espèces d'épithélium et beaucoup de granules ; quelquefois on y trouve de
la matière pigmentaire noire. Dans toute espèce de fausses
membranes, on rencontre parfois des cristaux et assez
souvent des globules granuleux, ainsi que des globules
graisseux et des éléments gras cholestériques. Nous reviendrons plus tard sur la composition chimique des fausses
membranes, lorsque nous parlerons de celle du pus, et de
leur comparaison avec le sang normal et le sang modifié
par l'inflammation.

Les pseudo-membranes n'en restent ordinairement pas là,
et elles subissent des modifications très-importantes à connaître, pour se former une idée nette des moyens que la nature emploie pour la guérison des inflammations exsudatives.

Comme dans la guérison par première intention, le produit de l'exsudation se colle de plus en plus à la surface
des parties qui l'ont excrété, et des vaisseaux provenant de
ceux de l'organe enflammé s'y ramifient.

On y démontre, par l'injection artificielle, la présence
de veines et d'artères, et M. Scrœder van der Kolk y a
même trouvé des vaisseaux lymphatiques. On désigne cette
vascularisation sous le nom d'organisation des fausses
membranes ; nous croyons, au contraire, que ces vaisseaux
servent à leur décomposition.

Tout ce qui peut se liquéfier est absorbé, et même les
globules du pus deviennent bientôt méconnaissables dans
les fausses membranes, et passent à un état de diffluence
granuleuse dans lequel ils sont absorbés, et ensuite excrétés
par les reins, par le tube digestif, etc. La fibrine se condense ainsi de plus en plus, et l'apparence de stratification

fibroïde se change peu à peu en véritable tissu fibreux, mais non pas par l'intermédiaire de cellules et de corps fusiformes ; elle s'opère plutôt par condensation de la matière épanchée. La dernière trace de ces fausses membranes est alors l'existence des brides et des adhérences qu'on rencontre surtout entre la plèvre costale et la plèvre pulmonaire, et entre les diverses parties de la cavité abdominale. Du reste, ces adhérences s'opèrent autant par anastomoses vasculaires que par fibres cellulaires provenant des fausses membranes. C'est par cette raison que Laennec y a pu signaler l'existence de l'inflammation. On sait que chez les phthisiques la pleurésie partielle est fréquente, et dans cette maladie elle a souvent pour suite une hypertrophie fibreuse de la plèvre, sur laquelle nous reviendrons en détail dans l'étude des tubercules.

Les fausses membranes vasculaires ne se résorbent pas toujours ainsi, mais arrivées à un certain degré de vascularité, elles continuent, dans certaines circonstances, à sécréter du pus, et à former ce qu'on a appelé des membranes pyogéniques qui ont, 1° la forme des trajets fistuleux qu'elles révèlent, comme dans la carie vertébrale, ou 2° celle de cavités incomplétement closes, comme dans certaines cavernes tuberculeuses, ou 3° celle de cavités complétement closes et isolées, comme nous en avons rencontré dans le cerveau, dans l'endocarde, dans la plèvre, entre le foie et le diaphragme. La structure des membranes pyogéniques est partout à peu près la même, et se compose d'un tissu fibrineux très-granuleux, en partie fibreux, stratifié par couches assez vasculaires, et offrant une teinte rouge ou jaunâtre et d'un gris ardoisé, ce qui provient du développement de matières pigmentaires. Leur intérieur est recouvert de fausses membranes, de pus, quelquefois de parcelles calcaires ou de cristaux réguliers, même de petits morceaux d'os, lorsqu'elles sont en communication avec une partie cariée, comme dans la carie vertébrale. Le pus s'y concrète assez souvent et ressemble alors au turbercule ramolli.

Les fausses membranes subissent quelquefois des changements assez remarquables sur la nature desquels on a commis de graves méprises. Il s'y développe un tissu d'apparence cartilagineuse qui se rencontre aussi dans le centre de certaines productions gélatiniformes dont il sera question tout à l'heure. On a désigné cette substance blanche, lactescente, très-consistante, sous le nom de *transformation cartilagineuse*. Mais l'examen microscopique nous a appris qu'il n'y existait qu'une ressemblance trompeuse, et que les vrais éléments du cartilage y manquaient complétement. Nous n'avons trouvé dans ces productions cartilaginiformes, qui se rencontrent surtout dans les fausses membranes organisées des membranes séreuses, et notamment dans celles de la plèvre, du tissu fibreux très-dense, et cette densité devient la cause de sa blancheur et de son apparence fibro-cartilagineuse. (Pl. 1, fig. 5.) Quelquefois la matière de l'épanchement se transforme en une matière gypseuse et même parfois en matière minérale amorphe, disposée par plaques assez étendues, et qui ressemble à des productions osseuses, accidentelles. Aussi a-t-on décrit cet état sous le nom de *transformation osseuse des fausses membranes*. Mais encore ici le microscope nous a montré de la manière la plus évidente que ces dépôts minéraux n'offraient aucun des caractères de la structure osseuse. Une autre forme, sous laquelle on rencontre les restes d'un épanchement inflammatoire, est la production d'une matière gélatineuse, jaunâtre, demi-transparente, renfermant des noyaux irréguliers d'apparence cartilagineuse ou osseuse. Le microscope y démontre une substance hyaline, beaucoup de fibres fines, des granules, des globules granuleux (Pl. 1, fig. 6), et dans ces noyaux un tissu fibreux, dense ou des matières minérales amorphes. Nous désignerons ce tissu accidentel sous le nom de *tissu colloïde d'exsudation,* et nous verrons, par la suite, qu'on le rencontre aussi dans quelques tumeurs fibreuses, ainsi que dans une forme particulière de cancer que l'on a décrit sous le nom de *cancer colloïde*. Nous

chercherons à prouver que cette substance gélatiniforme
est la même dans toutes ces diverses formations accidentelles, et qu'elle ne constitue qu'une complication, mais
non une espèce particulière, soit du cancer, soit des autres
produits anormaux. L'analyse chimique nous a prouvé que
ce n'était pas de la véritable gélatine ; il est probable que
c'est plutôt une altération fibrineuse. Il y a enfin une
dernière transformation provenant de l'exsudation inflammatoire non purulente, c'est celle de plaques ossiformes
dans lesquelles l'analyse chimique et microscopique démontre, comme principal élément, la présence de cristaux cholestériques. Nous citerons plus tard un exemple
curieux de péricardite avec adhérence partielle et développement cholestérique dans la substance même du cœur.

Nous arrivons maintenant à la description du pus, à la
théorie de sa formation et à la détermination du rôle qu'il
joue en pathologie. Nous passerons avant tout en revue les
divers éléments qu'il renferme, et nous traiterons ensuite
des éléments chimiques qui le constituent. On sait que ce liquide est composé de sérum et de globules. On obtient le
premier en laissant reposer le pus ; les globules alors se
déposent au fond, et le sérum occupe la couche supérieure;
on peut encore mieux l'étudier en le filtrant à l'aide de bon
papier à filtre; on l'a ainsi à peu près pur. Isolé, ce sérum
est parfaitement limpide ; mais il offre une teinte un peu
plus foncée que le pus non séparé. Il a la couleur du vin
blanc, tirant parfois légèrement sur le verdâtre ; le microscope alors n'y reconnaît plus d'éléments solides, cependant
il conserve une bonne partie des propriétés du pus non filtré.
En l'injectant, par exemple, dans les veines ou les artères
d'un lapin, on produit la mort, aussi bien qu'en injectant
le pus tout entier; seulement elle survient plus lentement,
mais ayant également pour conséquence des épanchements
sanguins, lobulaires dans les poumons et dans d'autres organes. Les chiens résistent mieux, en général, à l'injection
du pus dans les veines, et le sérum du pus, surtout, ne les

tue point. N'oublions pas de noter que le sérum filtré d'un
pus putride et de mauvaise nature perd, par sa filtration,
sa fétidité.

Nous aimerions que les chimistes l'analysassent bien isolé,
et avec plus de soin que cela n'a été fait jusqu'à présent.
Le rapport quantitatif qui existe entre le sérum et les globules est très-variable. Nous l'avons souvent mesuré ap-
proximativement dans des tubes gradués et assez étroits dans
lesquels nous laissions reposer le pus, et quoique cette détermination ne puisse avoir qu'une valeur approximative,
elle nous a pourtant montré qu'il existait à cet égard de
grandes variations. C'est ainsi que nous avons vu les globules
varier entre un cinquième et les trois quarts de la colonne
entière. Il va sans dire que beaucoup de sérum purulent reste
toujours, par cette méthode, mêlé à la masse des globules.

Il doit être bien entendu que nous supposons connues
les notions pathologiques sur le pus, telles que l'examen
à l'œil nu et l'observation clinique les ont montrées depuis
longtemps; et, dans les pages suivantes, nous insisterons
sur tous les détails qui sont, ou moins généralement connus,
ou qui ne sont pas assez complets pour conduire à des
résultats positifs. En un mot, nous n'avons nullement la
prétention de donner ici une monographie de la suppuration. Nous voulons seulement compléter son analyse
pathologique.

Parmi les divers éléments globuleux du pus, le plus
abondant et le plus intéressant est celui qu'on désigne
depuis longtemps sous le nom du *globule du pus*, qui a
été décrit par beaucoup d'auteurs; mais ayant trouvé ces
descriptions bien moins exactes que la haute importance du
sujet ne le réclame, et ayant reconnu la nécessité de l'exactitude la plus minutieuse dans la description de ces petites
cellules, nous en avons fait, depuis longtemps, le sujet
d'une observation attentive. Leur dimension varie entre
$0^{mm},0075$ et $0,^{mm}0125$, et on peut regarder $0^{mm},01$ comme
moyenne de leur diamètre. Les globules incomplétement

formés offrent $0^{mm},0075$ à $0^{mm},0084$, et en général ces globules, petits et incomplets, ont un aspect très-granuleux.
Ils sont passablement sphériques, offrant des contours périphériques plus ou moins marqués : ils ne sont pas régulièrement ronds, mais ils offrent de petites échancrures arrondies,
très-peu profondes à leurs bords. Leur couleur est d'un jaune
clair. Une seule fois nous les avons trouvés d'un jaune sa-
frané ; c'était chez un individu atteint d'ictère, qui avait succombé à l'infection purulente. Leur surface est légèrement
inégale et un peu transparente, et ils sont recouverts, par
places, de granules moléculaires qui leur sont fortement atta-
chés (Pl. i, fig. 7). Leur contenu se compose d'un liquide
probablement de consistance gélatineuse, vu la fixité de la
position de leurs noyaux internes. Ce contenu ne renferme
presque point de granules, et l'aspect framboisé que les globules du pus offrent souvent ne provient que des granules
de la surface. Cependant on y rencontre quelquefois des granules moléculaires internes en mouvement continuel. Une
fois nous avons rencontré dans ce contenu de petites vésicules graisseuses, très-faciles à distinguer des noyaux (Pl. i,
fig. 8). Ces derniers se voient déjà ordinairement sans employer de réactifs chimiques, lorsqu'on les examine avec des
grossissements nets et forts de 500 à 700 diamètres ; on les
aperçoit alors comme des taches assez circonscrites, et leur
nombre varie entre un et cinq. (Pl. i, fig. 9.) Il n'est pas
rare d'y rencontrer un seul noyau : ordinairement on en voit
deux ou trois, beaucoup plus rarement quatre ou cinq. Lorsqu'il y en a au delà de deux, ils ne sont en général pas sur
le même plan. Pour bien examiner ces noyaux, il est cependant bon d'ajouter de l'acide acétique aux globules. Il y
a des espèces de pus dans lesquels on les reconnaît beaucoup
plus difficilement que dans d'autres ; et tandis qu'on les voit
souvent sans le secours de l'acide acétique, il y en a dans
lesquels on ne les aperçoit pas même lorsqu'on fait entrer
ce réactif par capillarité entre deux lames de verre ; il est
alors nécessaire, pour ne pas se prononcer légèrement sur

leur absence, de mêler directement une gouttelette de pus avec un peu d'acide acétique avant de mettre une seconde lame de verre dessus. La raison pour laquelle l'acide acétique fait bien découvrir ces noyaux, est qu'il rend l'enveloppe des globules du pus très-transparente. Plusieurs auteurs ont prétendu que les noyaux de ces globules ne formaient primitivement qu'un seul noyau qui, par l'action de l'acide, se divisait en plusieurs. Nous objectons à cette manière de voir, qu'on peut reconnaître l'existence de plusieurs noyaux sans l'action de l'acide, et que nous n'avons jamais rien vu qui nous montrât les degrés intermédiaires de cette division. D'ailleurs, que les globules du pus renferment tantôt un, tantôt deux ou plusieurs noyaux, cela ne constitue absolument que des formes ou variétés de fort peu d'importance (Pl. 1, fig. 10). Ces noyaux sont en général ronds, se rapprochant de la forme sphérique; lorsqu'il n'y en a qu'un seul, son diamètre va jusqu'à 0^{mm},005; lorsqu'il y en a plusieurs, il varie entre 0^{mm},0028 et 0^{mm},0033. (Pl. 1, fig. 11.) Leurs contours sont très-nets; leur intérieur, ordinairement transparent, contient par fois un granule. Les noyaux du même globule peuvent être de grandeur différente.

Dans les produits de l'expectoration, lorsqu'elle a séjourné pendant quelque temps dans les bronches ou dans des cavernes tuberculeuses, on rencontre quelquefois des globules déformés par une espèce de dessiccation. (Pl. 1, fig. 12 et 13.) Il faut être prévenu de ce fait pour ne pas les confondre avec les globules du tubercule. Du reste, l'action prolongée de l'eau leur rend souvent leur forme primitive, et, sinon, l'acide acétique y montre des noyaux.

Il est important de connaître le mécanisme de la disparition des globules du pus qui s'opère, dans un assez grand nombre d'épanchements, lorsque la maladie tend à la guérison, et qu'on observe souvent, aussi, dans du pus de mauvaise nature, dans le mélange, par exemple, d'un épanchement péritonéal avec des matières fécales; on peut, de plus, en saisir les détails dans l'organisation des fausses

membranes, et dans la cicatrisation des bourgeons charnus.
Il est enfin un dernier fait important, c'est leur disparition dans le sang des animaux chez lesquels on a injecté
du pus; une fois nous avons été assez heureux pour trouver les degrés intermédiaires de leur disparition. L'enveloppe, dans tous ces cas, se dissout la première; ensuite
le contenu des globules se transforme en granules moléculaires, et les noyaux qui restent les derniers finissent par
se liquéfier après avoir passé, à leur tour, par l'état
granuleux. (Pl. i, fig. 14.)

Nous donnerons plus tard les détails de la formation des
globules du pus, lorsque nous parlerons de la pyogénie en
général; mais nous voulons d'abord établir les caractères
qui distinguent les globules du pus de plusieurs espèces de
globules normaux et pathologiques.

Les globules du sang (Pl. i, fig. 15) sont beaucoup plus
petits que les globules du pus; ils ont en moyenne $0^{mm},005$
à $0^{mm},0062$; ils n'ont point de noyaux, et sont de couleur
jaune rougeâtre, un peu plus transparents au centre qu'à
la circonférence. Ils diffèrent donc des globules du pus par
un diamètre moins considérable, par une coloration rougeâtre, par l'absence de noyaux et par une forme plus
aplatie et discoïde. Il se trouve dans le sang humain une
autre espèce de globules bien plus facile à confondre avec
les globules du pus, et comme leur quantité est extrêmement variable dans le sang normal, ils peuvent, lorsqu'ils
sont nombreux, faire croire au mélange du pus avec le
sang. Leur diamètre varie entre $0^{mm},0075$ et $0^{mm},0125$; ils
sont parfaitement ronds, et montrent dans leur substance
des granules moléculaires variant de nombre entre 2 et 10,
mais ne contiennent point de noyaux; ce sont les globules
blancs du sang. (Pl. i, fig. 16.) Ils offrent plutôt de la ressemblance avec les globules pyoïdes, et l'absence de noyaux,
ainsi que l'absence de l'aspect framboisé dû aux granules
périphériques, les distingue des globules du pus. On trouve
dans le sang des globules d'épithélium (Pl. i, fig. 17), que

j'ai surtout bien pu étudier dans les petits vaisseaux du cerveau et dans la veine porte de plusieurs mammifères ; ils sont plus grands, variant entre $0^{mm},015$ et $0^{mm},02$, offrant un à deux noyaux plus volumineux que ceux du pus. Ils sont beaucoup plus aplatis, et une fois j'ai pu m'en convaincre par une expérience directe, en faisant entrer par capillarité, entre deux lames de verre, de l'urine qui contenait des globules de pus et de petits feuillets d'épithélium ; les premiers n'entraient pas entre les deux lames de verre, entre lesquelles j'examinai les éléments de ces urines au microscope, tandis que les seconds pouvaient facilement y entrer par capillarité. Ils étaient par conséquent beaucoup plus minces. On ne confondrait pas les globules du pus ni avec l'épithélium cylindrique, ni avec le vibratil, ni avec les grands feuillets d'épithélium pavimenteux, mais on rencontre souvent des noyaux libres de ces diverses formes d'épithélium (Pl. ii, fig. 1), dont le diamètre peut se rapprocher de celui des globules du pus. Cependant ils sont plus aplatis, moins grenus à la surface ; ils offrent des contours plus fortement accusés, on voit quelquefois un ou deux granules dans leur intérieur, mais jamais des noyaux comme dans ceux du pus.

Les globules fibro-plastiques peuvent quelquefois être confondus avec les globules du pus ; nous en donnerons bientôt une description détaillée. Disons seulement ici que leur membrane d'enveloppe est beaucoup plus pâle et plus unie, et que leur noyau est plus grand que celui des globules du pus ; cependant ceux du pus qui ne contiennent qu'un seul noyau offrent assez de ressemblance avec les globules fibro-plastiques ; mais ces derniers s'en distinguent par l'enveloppe pâle, unie, dépourvue de granules.

Les globules du tubercule sont beaucoup plus petits que ceux du pus ; ils n'ont, en moyenne, que $0^{mm},005$ à $0^{mm},0075$, ne devenant plus volumineux que lorsqu'ils sont gonflés par le travail du ramollissement. Leurs contours sont irréguliers et anguleux ; ils contiennent bien quelques granules moléculaires dans leur substance, mais point de noyaux.

Les globules du cancer sont ordinairement beaucoup plus grands que ceux du pus, ayant en moyenne $0^{mm},015$ à $0^{mm},03$; leur noyau contient ou une substance granuleuse ou un à trois nucléoles.

Nous n'indiquerons pas ici les caractères qui distinguent les globules du pus de ceux que nous avons décrits plus haut, avec tous les détails nécessaires, sous le nom de globules granuleux de l'inflammation, et nous passerons à présent à la description des autres éléments granuleux que l'on rencontre dans le pus.

L'élément de beaucoup le plus important est celui auquel nous avons donné le nom de globules pyoïdes, et que nous regardons comme une variété des globules du pus, avec lesquels on les trouve souvent mélangés, mais dont ils diffèrent cependant par plusieurs de leurs caractères chimiques et physiques. (Pl. II, fig. 2.) Ils ont, en moyenne, $0^{mm},0075$ à $0^{mm},01$; nous les trouvons dans nos notes quelquefois de $0^{mm},0062$, d'autres fois $0^{mm},0111$, et assez souvent de $0^{mm},0084$. Ils sont sphériques et composés de deux éléments : d'une substance assez transparente, de consistance plutôt solide que liquide, et de granules moléculaires variant de quatre à dix et au delà, irrégulièrement distribués dans leur substance; mais ils ne montrent point de noyaux, et l'acide acétique, tout en les rendant un peu plus transparents, ne les altère point. Ils sont plus grands et plus sphériques que les globules du tubercule, plus petits et plus granuleux dans leur substance que les globules blancs du sang, dont ils diffèrent par un autre caractère essentiel, leur teinte jaunâtre.

Si toutes ces distinctions minutieuses des diverses espèces de globules pathologiques peuvent paraître subtiles au lecteur, nous ne craignons pas d'affirmer qu'il sera facile de vérifier leur parfaite exactitude lorsqu'on se servira de forts grossissements microscopiques, et surtout lorsqu'on aura l'œil suffisamment exercé à ce genre de recherches. D'un autre côté, il est de la plus haute importance d'être très-exact dans ces investigations, qui peuvent servir à éclairer plusieurs point douteux de pathologie avec une précision presque mathématique. Du reste, l'analyse microscopique ne réclame pas plus d'exactitude qu'il n'en faut au chimiste consciencieux dans toutes ses analyses quantitatives, et au physicien dans ses observations délicates sur l'électricité, le galvanisme, etc.

Revenons à l'étude des globules pyoïdes. Nous avions d'abord cru qu'ils ne se rencontraient que dans les épanchements purulents d'individus cachectiques, et surtout tuberculeux. A l'occasion de l'affection tuberculeuse, nous en citerons, en effet, quelques exemples curieux; mais nous sommes pourtant convaincu qu'ils se rencontrent dans bien des espèces différentes de pus et avec les constitutions les plus diverses; quelquefois même, ils forment l'élément principal des épanchements purulents. Nous en avons rencontré de ce genre dans le péritoine, dans la membrane synoviale du genou, dans des abcès par congestion et dans des abcès métastatiques. Nous les avons enfin souvent trouvés mêlés avec les globules ordinaires du pus, soit dans des épanchements, soit dans des fausses membranes des muqueuses et des séreuses.

On rencontre très-souvent dans le pus des éléments graisseux, et nous avons cru remarquer que plus un pus était de mauvaise nature, plus il renfermait d'éléments gras. Cependant, nous sommes bien loin de vouloir établir cela comme une loi générale, et même il faut faire ici cette restriction que la quantité d'éléments graisseux que l'on voit au microscope est bien loin de correspondre toujours à la proportion réelle des éléments gras; elle ne fait voir que ceux qui se trouvent sous une forme moléculaire distincte. La graisse se présente dans le pus sous diverses formes : 1° sous celle de granules moléculaires dans lesquels on a cru reconnaître de l'élaïne et de la stéarine

(Pl. ii, fig. 3); 2° sous celle de vésicules graisseuses variant entre 0^{mm},005 et 0^{mm},02 et au delà (Pl. ii, fig. 4); 3° on y rencontre enfin quelquefois les feuillets rhomboïdaux de cholestérine. (Pl. ii, fig. 5.)

Les globules granuleux de l'inflammation se rencontrent souvent, et quelquefois en assez forte proportion, dans le pus.

Dans des cas très-rares chez des individus ictériques, le pus présente une teinte jaune générale de matière colorante de la bile. Dans le pus des abcès, on trouve assez souvent des masses élastiques purulentes formées ou de tissu cellulaire nécrosé et infiltré de pus, ou de concrétions pseudo-membraneuses de fibrine.

Outre les cristaux de cholestérine, nous avons rencontré quelquefois dans le pus diverses autres espèces de cristaux qui se réduisaient ordinairement à la forme de prisme allongé, de trois à six faces latérales, tronquées ou pointues à leur extrémité (Pl. xi; fig. 6).

Il est enfin un dernier élément que l'on rencontre assez souvent dans toute espèce de pus. Ce sont de petits animaux infusoires qui se rapportent au genre vibrion d'Ehrenberg, et aux espèces de *vibrio rugula, lineola et bacillus* (Pl. ii, fig. 7). Ce sont de petits animaux qui échappent facilement à l'observation, ayant à peine 0^{mm},002 de longueur, quelquefois même 0^{mm},0012, et variant de longueur entre 0^{mm},0075 et 0^{mm},01. Comme ils forment souvent des chaînes et des lignes très-longues, on ne peut pas toujours juger si l'on a affaire à un seul ou à plusieurs alignés ensemble. Leur mouvement est ou tournoyant ou une locomotion progressive. Je n'ai pu y découvrir ni organisation interne ni des cils vibratils à la surface.

Il est probable que ce sont des animaux. Cependant, des observations que j'ai faites récemment sur le mouvement autonomique de quelques sporules végétales du cryptogame de la teigne et de quelques algues d'eaux minérales, m'ont rendu très-sceptique sur la nature animale des êtres inférieurs , lorsqu'on n'a pas , pour se prononcer, le mouvement d'apparence spontanée.

Nous avons rencontré ces vibrions dans le pus des abcès, dans le pus des ulcères cancéreux, dans les productions de l'expectoration bronchique, dans les selles de la dysenterie, dans des urines purulentes, dans un abcès du foie produit par la présence d'hydatides d'échinocoques, abcès ouvert sur le vivant. Nous en avons trouvé plusieurs fois dans le pus de la carie et à la surface de séquestres osseux. Une fois nous en avions constaté l'existence dans du pus de mauvaise nature dont nous nous sommes servi pour faire une injection dans l'artère crurale d'un lapin ; à l'autopsie nous les avons retrouvés dans le sang de l'animal. Ces vibrions se rencontrent quelquefois à la surface des plaies.

Nous citerons enfin ici deux exemples fort curieux de pathologie comparée de la présence d'animaux dans des circonstances dans lesquelles on ne doit pas les rencontrer souvent.

1° Le 3 septembre 1841, j'examinai les spermatozoïdes de la salamandre noire des Alpes, pour voir si ces salamandres terrestres offraient, dans ces animalcules, le même mouvement ondulatoire que l'on observe dans ceux des tritons. La saison étant déjà un peu avancée, on ne voyait presque plus de mouvement dans le sperme.

Mais un phénomène que je n'ai observé que cette seule fois, c'était l'existence d'autres animalcules dans le sperme. Pourtant il ne pouvait y avoir erreur : ni dans la préparation qui consista en ce que je coupai le testicule que j'exprimai sur le verre sans y ajouter aucun liquide quelconque, ni dans l'observation que je continuai pendant près de six heures. Voici le fait tel que je l'ai noté pendant que je regardais au microscope.

Il y avait des spermatozoïdes auxquels la queue manquait et qui se remuaient encore ; mais il y avait une autre espèce d'animalcules à mouvement distinct et bien plus vif, de forme ovale. (Pl. II, fig. 8.) Quelques-uns, plus larges à leur partie postérieure qu'en avant, étaient

I   4 de 0^{mm},01, à 0^{mm},0175 de longueur, et à peu près deux à trois fois plus longs que larges. Le bout antérieur paraissait tronqué chez quelques-uns, mais, chez la plupart, il était pointu, en forme de trompe; le bout postérieur se terminait par une queue de la longueur du corps et au delà, mais beaucoup plus étroite d'environ 0^{mm},002 à 0^{mm},0025 de largeur, se prolongeant en pointe. L'animal doit être plus ou moins épais, parce que la distance focale varie pour le corps, pour ses différentes parties, et pour la queue. On aperçoit dans leur intérieur des taches noirâtres, surtout visibles pendant le mouvement (taches analogues aux estomacs des polygastriques d'Ehrenberg). Ces animalcules sont probablement des infusoires du genre Bodo. Leur queue est bien moins fine que celle des animalcules spermatiques. Ils ne sont pas pourvus de cils, leur locomotion est une natation facile; la trompe antérieure me paraît rétractile. Leur nombre, dans le sperme, est bien plus restreint que celui des spermatozoïdes. On voit moins bien la trompe dans les plus épais que dans ceux qui le sont moins, et qui sont plutôt allongés; leur couleur est hyaline, tirant un peu sur le bleuâtre; les taches ou vésicules intérieures susmentionnées sont plus foncées. Ces teintes se montrent sous de faibles grossissements, et ne sont par conséquent nullement l'effet de l'irisation. Les taches ou vésicules internes se voient plutôt au bord et à la périphérie qu'au centre. On aperçoit un canal ou une raie blanche au milieu.

J'ai observé dans ce sperme une autre espèce d'animalcules à peu près de la même longueur, mince, avec un renflement antérieur deux fois plus épais que le corps qui avait environ 0^{mm},0025. On y voyait aussi de très-petits animalcules linéaires, à mouvements ondulatoires analogues au vibro linéola d'Ehrenberg, dans lesquels on n'observe aucun renflement. (Pl. II, fig. 9.)

Il y avait, en outre, de très-petits corps sphériques de 0^{mm},005, à mouvement animal tournoyant, montrant des vésicules internes et une place qui ressemblait à une ouverture buccale. (Pl. II, fig. 10.)

Ce sperme offrait enfin, sous le microscope, quelques globules de sang, de mucus, et de très-petits globules, peut-être de stéarine et d'élaïne.

2° Nous avons trouvé une fois, sur une plaie cutanée d'une salamandre tachetée (*salamandra maculata*), qui nous servait à des expériences sur la régénération, une plaie qui s'était formée peu à peu pendant que nous la conservions dans un bocal. La plaie avait son siége au dos, et elle s'était rapidement étendue. Après avoir beaucoup maigri, l'animal périt. Nous étions curieux de savoir pourquoi cette plaie avait eu une influence si fâcheuse, et nous fûmes fort étonné de voir qu'elle était toute couverte d'une espèce d'helminthe nématoïde appartenant au genre anguillula Ehr. que M. Dujardin a séparé en plusieurs genres, dont l'espèce que nous avions sous les yeux ressemblait passablement à son *rhabditis terricola*. Beaucoup de lambeaux de peau étaient détachés tout autour de la plaie, et les éléments de ces lambeaux se retrouvaient, à l'inspection microscopique, dans le canal alimentaire de ces petits animaux. Un certain nombre d'entre eux était décomposé, d'autres étaient jeunes et peu développés. Le plus grand avait 0^{mm},8 ; beaucoup d'entre eux n'avaient que 0, 4 à 0, 5 (Pl. II, fig. 11). On reconnaît bien dans leur structure une bouche tronquée, bilabiée, un pharynx allongé et assez large, un œsophage plus étroit, ensuite un estomac un peu plus large, et un canal intestinal assez long, bilobé à son insertion supérieure, et se terminant par un canal mince à la partie postérieure du corps. Près de la queue, qui est pointue, se trouve une espèce d'organe génital mâle ; des deux côtés de la partie supérieure de l'intestin se voit une glande allongée qui est probablement le foie. On a souvent rencontré cette espèce d'helminthe dans l'intestin des limaçons et des grenouilles, mais pas que je sache dans une plaie extérieure de batracien.

Après avoir passé en revue les éléments microscopiques

du pus, et avant de passer à l'étude de sa formation et de sa nature chimique, nous allons jeter un coup d'œil sur les éléments qu'il renferme dans divers états morbides. On a souvent décrit des caractères différentiels du pus suivant l'espèce de maladie à laquelle il devait son origine. Nous ne voulons pas nier qu'il existe des différences, et nous espérons que l'analyse chimique sera un jour assez heureuse pour nous les indiquer. Mais, avouons-le franchement, le microscope ne nous a pas encore montré des caractères sûrs de diagnostic ; et, sous ce rapport, il nous est plutôt utile, en nous éclairant par la vue d'éléments normaux ou pathologiques qui sont accidentellement mêlés au pus, qu'en montrant des éléments propres à chaque espèce de pus provenant d'un état morbide particulier.

Nous citerons quelques exemples qui montreront pourtant que l'inspection microscopique n'y est pas tout à fait sans utilité.

1° Lorsqu'on ouvre un abcès glandulaire on rencontre quelquefois de petites masses molles, floconneuses, et comme caséeuses. Eh bien ! si l'abcès provient de la fonte d'une glande tuberculeuse, on reconnaît les corpuscules du tubercule d'une manière évidente. Si, par contre, ces morceaux ne renferment que des coagulations fibroïdes ou des fibres cellulaires, on est sûr qu'on a eu affaire à une inflammation phlegmoneuse simple.

2° Dans les abcès de la glande mammaire, le microscope seul peut faire découvrir s'il y a mélange des éléments du pus et de ceux du lait, dont les globules, en cas pareil, sont faciles à reconnaître. Dans des cas très-rares, dont j'ai rencontré un exemple, on peut déjà voir à l'œil nu ce mélange. Je l'ai observé chez une femme, chez laquelle, à la suite d'un abcès mammaire négligé, il s'était formé un vaste et profond ulcère duquel suintait du pus et quelques gouttelettes de lait. Dans le pus laiteux on trouve ordinairement aussi des globules granuleux, les mêmes que l'on a décrits sous le nom de *globules du colostrum*.

Nos recherches à ce sujet nous font supposer que les globules granuleux du colostrum ne sont autre chose que les globules granuleux de l'inflammation.

En effet, le premier travail de sécrétion laiteuse est évidemment accompagné d'un état fortement congestif et hyperémique de la glande mammaire, qui reçoit une bonne partie du sang qui, auparavant, était destiné à la nutrition du fœtus ; de plus, ces corpuscules du colostrum se trouvent dans le lait chaque fois qu'il s'opère, dans la glande mammaire, un travail de phlegmasie et de suppuration ; on les rencontre enfin dans les épizooties qui offrent ces deux ordres de phénomènes, et M. Donné a signalé leur présence dans la maladie des vaches appelée *cocotte*.

3° Dans les ulcères cancéreux du sein, surtout lorsqu'ils étaient le résultat d'une récidive, j'ai plusieurs fois rencontré des cellules cancéreuses mêlées aux globules du pus. Le diagnostic, du reste, dans ces cas, était facile à établir sans ce signe.

4° Nous avons assez souvent rencontré du pus dans les urines. Il est facile de reconnaître les globules du pus, et on peut même juger, suivant le genre d'épithélium qui s'y trouve en même temps, si le pus provient de la vessie ou des reins, l'épithélium des reins étant beaucoup plus petit que celui de la vessie. Dans le premier cas, on y rencontre, de plus, quelquefois des concrétions qui offrent la forme des canaux urinifères. Mais il y a des affections dans lesquelles l'urine offre à l'œil nu une apparence purulente sans renfermer un seul globule de pus, et dans ces cas l'inspection microscopique peut devenir d'un grand secours. Nous avons rencontré, entre autres, un cas dans lequel elle a bien aidé à éclairer le diagnostic. Un jeune homme portant un abcès dans la région rénale avait, dans ses urines, un dépôt abondant, d'apparence purulente. Au microscope, ce dépôt ne montrait pas de globules de pus ; c'était un sédiment salin composé surtout d'urate d'ammoniaque. Nous déclarâmes que les urines ne dénotaient pas une maladie des voies urinaires, qu'elles contenaient un simple dépôt fébrile. En effet, le malade guérit rapidement, et ses urines eurent bientôt repris leur état normal.

5° On est quelquefois embarrassé de décider si un abcès à l'aine, à la partie supérieure de la cuisse, provient d'une carie vertébrale, ou s'il est tout simplement ce qu'on a appelé un *abcès froid*. Nous avons rencontré, pour notre compte, un certain nombre de cas dans lesquels nous restions dans le doute, et nous avons vu de grands chirurgiens hésiter à se prononcer en pareille circonstance. Quelquefois alors le microscope nous a été utile en nous faisant découvrir dans le pus des parcelles d'os et des matières minérales imperceptibles à l'œil nu, qui dénotaient que le pus provenait d'une portion d'os malade.

6° Dans les bronches, la présence des globules du pus nous a plutôt conduit à un résultat négatif assez important pour le diagnostic, savoir, que ces globules s'y trouvent dans la plupart des affections morbides souvent fort peu graves. La quantité très-notable de pus avec peu de mucus, et absence presque complète d'épithélium, indique une phlegmasie très-intense. Plus les éléments muqueux et épithéliaux prédominent sur ceux du pus, moins il y a de danger.

Dans les affections inflammatoires des membranes muqueuses, nous observons, comme dans celle de la peau, dans la convalescence, une véritable desquamation épithéliale.

7° Dans la dysenterie, les globules du pus constituent de bonne heure un des éléments principaux des évacuations alvines. Ils sont mêlés à beaucoup de globules de sang et à des globules granuleux. Lorsqu'on y voit apparaître les éléments de la bile, on peut être sûr que la maladie tend vers la convalescence, et le microscope les y fait voir avant qu'on puisse les reconnaître à l'œil nu.

8° Dans les maladies de la peau, aussi bien dans les dermatoses vésiculeuses que dans les pustuleuses, on trouve des globules de pus et des globules granuleux, et dans les

croûtes qui leur succèdent, on rencontre, comme principal
élément des globules de pus déformés, du sérum de pus
desséché et des feuillets d'épiderme qui sont également
mêlés en forte proportion au pus, en plus forte proportion
dans l'eczéma que dans l'impétigo. Tout ceci n'a rien de
bien curieux, mais lorsque ces maladies se rencontrent sur
le cuir chevelu, et qu'on n'y voit plus du tout les éléments
primitifs de la maladie, on est quelquefois fort embarrassé
pour savoir si on a affaire à un eczéma ou à un impétigo,
ou, ce qui est fort important à reconnaître, à une véritable teigne, qui, non-seulement est plus difficile à guérir,
mais réclame aussi plus de précautions à cause de sa con-
tagion. Plusieurs fois l'examen microscopique a été pour
moi le seul moyen d'arriver à un diagnostic certain, en me
montrant, lorsqu'il s'agissait d'une teigne faveuse, la présence de fils et de sporules de nature végétale. Il va sans
dire que ces éléments manquent lorsqu'on n'a affaire qu'à
une inflammation suppurative du derme. Dans le favus ordinaire, le diagnostic n'est jamais difficile lorsqu'on l'a vu
un certain nombre de fois. Mais dans la forme qu'on a décrite comme *porrigoscutulata* (*ringworm* des Anglais), la
tête est souvent couverte de croûtes, au-dessous desquelles
seulement se trouvent ces petits champignons du genre *oï-
dium* qui constituent la teigne faveuse.

9° Nous n'avons trouvé jusqu'à présent aucun moyen
pour distinguer, par le microscope, le pus de la gonorrhée
et le pus syphilitique de toute autre espèce de pus. Ce résultat négatif doit être signalé pour qu'on ne s'en laisse pas
imposer par les divers moyens d'arriver au diagnostic que
l'on a souvent cru découvrir.

10° Lorsque le pus est sanieux et de mauvaise nature, on
y rencontre des globules de pus déformés et en partie dissous en granules; on y trouve, de plus, le détritus des
diverses parties qui entourent la collection purulente, provenant des parties érodées, telles que des fibres cellulaires,
des globules sanguins, etc. On voit donc, par les exemples

que nous venons de citer, que si le pus n'offre pas de caractères spécifiques suivant les diverses maladies auxquelles il doit son origine, au moins l'inspection microscopique peut souvent éclairer le diagnostic, en y montrant le mélange accidentel de divers autres produits morbides.

Pour mieux comprendre la pyogénie, nous allons, avant de l'exposer, donner ici le résumé de nos connaissances actuelles sur la nature chimique du pus.

Le pus est un liquide ordinairement neutre, devenant facilement acide par le contact de l'air, ce qui a été attribué par M. Nassé [1] au développement des acides lactique et acétique. On le rencontre assez souvent alcalin, ce qui ne tient pas toujours à sa fétidité et au dégagement ammoniacal; du reste, les opinions des auteurs sont divisées sur la réaction du pus. D'après les observations de Lehmann et Messerschmidt [2], les noyaux des globules du pus sont composés de la modification de fibrine que l'on a désignée sous le nom de *fibrine veineuse*, soluble dans le chlorhydrate d'ammoniaque, tandis que les enveloppes sont composées, d'après les mêmes auteurs, de fibrine artérielle qui provient probablement de l'albumine de la partie liquide du sang modifiée par la perte d'une partie de l'alcali libre et de ses sels. D'après Gueterbock, ces enveloppes seraient formées d'albumine; il appuie son opinion sur cette observation que le liquide provenant de l'action de l'acide acétique précipite par le cyanoferrure de potassium. Nous objecterons que l'enveloppe des globules du pus, tout en devenant plus transparente, ne devient cependant ordinairement pas liquide par l'action de cet acide; du reste, l'opinion de ces auteurs ne nous paraît pas bien différente, puisque MM. Lehmann et Messerschmidt envisagent la fibrine de l'enveloppe comme de l'albumine modifiée par la perte des sels. Ils regardent les nucléoles des noyaux que

[1] *Archives générales de médecine*, 5e série, tom. X, pag. 533.
[2] *Medicinische Vierteljahrsschrift von Roser und Wunderlich.* Stutgard, 1842, pag. 247 et 48.

renferme le globule du pus comme composés d'une combinaison de protéine analogue à la substance cornée. Nous empruntons une bonne partie de ces détails sur la nature chimique du pus, à l'excellent article *Pus* du *Dictionnaire de médecine* [1] et au *Traité de physiologie* de Valentin [2], qui contient à la fois beaucoup d'observations propres sur cette matière et un bon résumé de plusieurs travaux récents très-exacts.

Le pus est très-riche en combinaisons de protéine et de substances grasses. Sa densité varie entre 1,027 et 1,0409; Martius l'a même fixée à 1,1115. Du reste, nous attachons peu de valeur à l'exactitude de l'indication de la densité, puisque nous avons montré que la colonne des globules, dans un tube gradué, varie entre un cinquième et les deux tiers, et même au delà : on comprend que toute modification de la proportion des globules doit nécessairement influer sur la pesanteur spécifique du liquide tout entier. L'eau contenue dans le pus varie entre 85 et 90 sur 100, et il reste de 10 à 15 pour 100 de parties solides. L'indication des diverses substances a été indiquée bien différemment par les auteurs qui s'en sont occupés, vu que l'on a suivi des méthodes différentes, et qu'on a eu affaire à du pus de diverse qualité. Sur 100 parties de résidu solide, les globules du pus et les autres substances de protéine réunis varient entre 40 et 70 pour 100 (de deux à trois cinquième des éléments solides du pus).

Les éléments gras varient entre 9 et 24 pour 100, parmi lesquels la cholestérine a varié entre 1,10 pour 100, et 8,766. La pyïne indiquée comme propre au pus par M. Gueterbock, a besoin d'être examinée de plus près avant que l'on puisse décider de sa valeur dans l'analyse du pus. La proportion de l'albumine est indiquée dans le dictionnaire à 3 pour 100, le pus pris dans sa totalité, et non,

[1] *Dictionnaire de médecine*, tom. XXVI, pag. 419-25.
[2] *Lehrbuch der Physiologie*. Braunschweig, 1844, vol. 1, p. 691-94.

comme dans les déterminations précédentes, dans ses parties
solides seulement. Nous avons trouvé, dans nos essais de
réaction, que la quantité de l'albumine était sujette à de
grandes variations, soit que nous la précipitions par l'évaporation, soit par l'acide nitrique ; mais nous n'avons point
fait d'analyse quantitative. D'après M. Dumas, le caillot du
pus se dissout plus facilement dans l'acide hydrochlorique
que les autres espèces d'albumine après leur coagulation.
Gueterbock note que le coagulum du pus est moins solide,
moins compacte que celui du sang. Après la calcination,
100 parties des éléments solides du pus offrent, d'après
Gueterbock, 5,7 pour 100, et, d'après Valentin, 5,32
pour 100 de cendres, dont 4,7 à 5 pour 100 solubles dans
l'eau ; le sel prédominant y est le chlorure de sodium. Les
parties insolubles sont formées de sels de chaux et de magnésie, ainsi que de petites quantités de fer, qui ne doit s'y
trouver qu'accidentellement à cause du mélange avec quelques globules du sang, qui seuls, renfermant le fer, ne
peuvent pourtant pas transsuder à travers les vaisseaux. La
proportion de fibrine n'est pas déterminée séparément dans
les deux ouvrages cités, mais elle doit être assez notable,
vu qu'elle compose, en majeure partie, les globules.

Dans ces derniers temps, un des auteurs qui s'est le plus
occupé de l'analyse comparative du pus est Bibra [1], qui a
examiné dix-huit espèces différentes de pus.

Il indique, comme moyenne de l'eau, 82,01 pour 100,
en y comptant trois faits exceptionnels de pus très-épais ;
en prenant, par contre, la moyenne des quinze autres espèces, il arrive à 86,94 pour 100, chiffre qui se rapproche
des résultats indiqués plus haut. Dans ces analyses, la
quantité des corps de protéine dépasse notablement celle
des substances graisseuses ; les premières varient entre
7,10 pour 100 et 18,60 pour 100, les dernières entre

---

[1] Bibra, *Chemische Untersuchungen verschiedener Eiterarten*.
Berlin, 1844.

0,7 pour 100 et 4,63 pour 100. La moyenne des éléments de protéine est 10,74 ; celle des graisses , 10,84 pour 100. La moyenne des cendres obtenues par la calcination est de 8,72 pour 100. Les sels du pus diffèrent peu de ceux du sang.

Si nous comparons à présent le pus dans ses éléments avec le sang normal, et celui de l'inflammation, nous voyons que le pus contient plus d'eau que le sang normal, différence qui va jusqu'à près de 10 pour 100 en moyenne ; sa quantité est encore sensiblement plus grande que dans le sang de l'inflammation, quoique celui-ci offre déjà une augmentation de l'eau. La somme de fibrine et d'albumine dépasse aussi dans le pus celle du sang normal et phlegmasique ; malheureusement nous manquons de déterminations exactes pour la fibrine du pus, qui a presque toujours été analysée ensemble avec l'albumine. Du reste, cette proportion devient bien différente, lorsqu'au lieu de comparer le sérum du sang avec le pus, on prend le sang tout entier, dont les globules sont formés, en majeure partie, de corps de protéine. Les éléments graisseux existent en plus forte proportion dans le pus que dans le sang. Le chiffre élevé de la cholestérine , d'après les analyses de Bibra , est une nouvelle preuve en faveur de la justesse des observations de Becquerel et Rodier sur l'augmentation constante de la cholestérine dans le sang des phlegmasies. Les cendres varient, et sont tantôt plus , tantôt moins abondantes dans le pus que dans le sang. Les sels ne varient pas beaucoup ; la différence principale consiste donc dans la plus forte proportion absolue des corps de protéine dans le sang et dans la présence du fer , l'une et l'autre dépendant de ce que les globules du sang restent dans les vaisseaux ; et que le pus est essentiellement fourni par la transsudation des parties liquides du sang. Cependant, nous sommes frappé du fait que le pus renferme plus de parties fibro-albumineuses que le sérum du sang; il faut, par conséquent, que les globules du sang , la partie solide du sang , en général, se modifie

aussi dans la formation du pus., au point de lui fournir une
certaine proportion de ses éléments constituants. Il va sans
dire que ces éléments, fournis par les globules sanguins,
ne peuvent traverser les capillaires qu'à l'état de parfaite
solution ; peut-être une partie minime du fer parviendrait-
elle ainsi à se trouver dans le pus.

La formation du pus a donné lieu à des discussions et à
des hypothèses bien différentes. J'ai cherché à saisir, par
l'observation directe, ce mode de formation ; jusqu'à présent
je n'ai pu y parvenir. Tous les essais que j'ai faits sur
des batraciens ont échoué, et je n'ai pu produire qu'une
plus ou moins forte inflammation et stase capillaire sans
arriver à la formation du pus. J'ai déjà dit plus haut que
les ailes de la chauve-souris offraient trop peu de vitalité
pour produire de la suppuration dans les parties transparentes soumises à l'observation. J'ai donc été forcé de
prendre une autre voie, et j'ai suivi les diverses phases
de la pyogénie, soit en produisant des plaies fraîches
sur des mammifères, soit en examinant les produits de sécrétion de bourgeons charnus, soit, enfin, en faisant sur
moi-même une expérience qui m'a permis d'en saisir assez
bien la plupart des détails. Je me suis mis successivement
plusieurs vésicatoires à la partie inférieure des avant-bras,
et pendant près de quatre jours, j'ai examiné, à différentes
heures du jour et de la nuit, les changements qui s'y opé-
raient.

Voici le résultat de ces observations : le liquide, qui avait
soulevé l'épiderme par l'action des cantharides, était d'un
jaune clair, et ne contenait que des granules moléculaires et
quelques petits globules ou ronds, ou à contours irréguliers, quelques-uns à bords plus ou moins frangés, plutôt
sphériques que lenticulaires, n'ayant, en moyenne, que
$0^{mm},005$. (Pl. ii, fig. 12.) Leur intérieur parut irrégulièrement granuleux, et l'acide acétique n'y fit découvrir que
de petits granules de $0^{mm},0012$ à $0^{mm},0016$; à la surface de
ces petits globules, on reconnut également des granules

moléculaires. Ce liquide, très-pauvre en globules, renfermait également quelques vésicules graisseuses, peu de cellules épithéliales, les unes et les autres plus claires et plus
blanches que les petits globules mentionnés, qui offraient
déjà une teinte jaunâtre. Un peu plus tard ces noyaux prirent
un peu d'accroissement ; on distinguait encore les granules à leur surface ; mais en les traitant avec l'acide acétique, leurs membranes d'enveloppe devenaient plus transparentes, et on reconnaissait dans leur intérieur deux à trois
granules, quelquefois quatre groupés ensemble, n'ayant
encore que $0^{mm},0025$ à $0^{mm},0033$, étant transparents au
centre. (Pl. ii, fig. 13.) Ils étaient plutôt légèrement ova-
laires que ronds ; leur couleur était d'un jaune clair. Quoique petits, ils montraient déjà l'apparence des noyaux du
pus. Il y a des auteurs qui ont prétendu que les noyaux des
globules du pus se formaient les premiers, et que les parois
d'enveloppe ne se déposaient autour qu'après. Nous ne voulons pas nier la possibilité de cette formation, qui rentre
très-bien dans la théorie cellulaire de Schwann ; mais nous
devons, au moins, avouer que nous n'avons pas pu la confirmer par l'observation directe. Quelques heures plus tard,
la plaie du vésicatoire fut soigneusement abstergée ; une
plaque de verre y fut appliquée : le liquide qui s'y déposa
fut immédiatement soumis à l'examen microscopique. Il y
existait beaucoup moins de granules et un assez grand
nombre de globules de pus bien-formés (Pl. ii, fig. 14),
d'un $0^{mm},01$ à $0^{mm},012$, renfermant de deux à quatre noyaux
de $0^{mm},0033$, quelques-uns même au-delà. L'acide acétique, surtout, les faisait bien voir. Les autres vésicatoires
offrirent la même évolution des globules du pus, et nous
avons toujours cru observer que le globule du pus, comme
du reste beaucoup d'autres cellules, se forme de toutes
pièces, mais très-petits, d'abord, et que leur changement
ultérieur ne consiste que dans l'augmentation de grandeur et
dans la séparation plus nette des divers éléments qui les
composent.

Nous allons poursuivre cette observation un peu plus loin, parce qu'elle nous montre, non-seulement la formation du pus, mais aussi la régénération de l'épiderme et la cicatrisation superficielle d'un côté, et d'un autre la différence très-marquée qui existe à toutes les phases de développement entre les globules du pus et ceux de l'épiderme. On ne peut les confondre même dans l'origine que lorsqu'on travaille avec de faibles grossissements. Les détails de ces observations feront, du reste, voir que les résultats et les conclusions deviennent différents, lorsqu'on s'entoure des meilleurs moyens d'investigation que lorsque ces derniers sont imparfaits.

La couche la plus interne de la vessie du vésicatoire montre des cellules d'épiderme de $0^{mm},0175$ à $0^{mm},02$, renfermant un noyau granuleux de $0^{mm},0054$ à $0^{mm},008$; elles sont passablement aplaties (Pl. II, fig. 15). L'acide acétique rend ces détails plus sensibles. L'épiderme enlevé montre, de plus, quelques ouvertures de glandes sébacées. A mesure qu'on se rapproche davantage de la surface de la vessie, les feuillets sont plus aplatis, moins réguliers, et les noyaux moins apparents.

Le premier vésicatoire, dont la vessie avait été enlevée et la plaie simplement pansée avec du taffetas ciré, montre, au bout de trente-six heures, un épiderme de nouvelle formation, rose, et fortement adhérent à la plaie, dont on ne peut le séparer qu'avec peine. Cette surface elle-même ne contient presque point de matière de sécrétion. Avec la loupe d'un grossissement de 10 diamètres, on y reconnaît un réseau de vaisseaux capillaires dans les interstices duquel se trouvent des taches blanchâtres allongées. Lorsqu'on enlève ces pellicules, on trouve au-dessous un liquide assez transparent dans lequel on reconnaît quelques globules de pus très-petits, de sécrétion tout à fait récente, et de plus des cellules pâles, rondes, de $0^{mm},0135$ à $0^{mm},0162$ (Pl. II, fig. 16), dans l'intérieur desquelles existe un noyau placé à la périphérie, rempli d'une substance grenue. Ces cellules,

assez aplaties, offrent un aspect assez finement ponctué ;
quelques-unes renfermant deux noyaux.

Les pellicules d'épiderme de formation toute récente sont
composées de ces divers éléments, renferment quelques vésicules graisseuses, et montrent déjà une structure imbriquée,
ce qui, par places, donne, au premier aspect, l'apparence
fibreuse, bon nombre de cellules d'épiderme n'étant vues
que de profil. Deux heures après avoir enlevé ces pellicules, le liquide exsudé à la surface contenait de nouveau
de fort beaux globules de pus, grands, pâles, sphériques,
montrant jusqu'à cinq noyaux, dans l'intérieur desquels on
voit, chez plusieurs, un granule transparent au centre
(Pl. II, fig. 17). L'irritation produite par l'arrachement
de ces pellicules fait que les éléments du pus y existent en
aussi forte proportion que la sécrétion des cellules d'épiderme dont les détails deviennent bien plus apparents par
l'addition d'un peu de teinture d'iode, qui, du reste, ne colore
presque pas les noyaux des globules du pus. La solution de
potasse caustique dissout et déforme tous les globules. Les
pellicules d'épiderme ont été successivement détachées à
mesure qu'elles se reformaient, d'où il est résulté que,
dans le courant du troisième jour, la sécrétion du pus
avait notablement augmenté ; déjà à l'œil nu on y reconnaissait une couche de pus liquide, dont les globules ronds et
finement granuleux, très-nombreux, avaient plutôt un
peu diminué de volume, ayant en moyenne $0^{mm},0084$ à
$0^{mm},0112$. La surface de ces globules était un peu moins
transparente. Les noyaux ne se reconnaissaient pas chez tous
sans l'addition de l'acide acétique ; mais ce pus jaune et
crémeux ne renfermait presque plus de cellules d'épiderme.
Les noyaux des globules varient entre deux et cinq, avec prédominance du chiffre trois, chaque noyau ayant du cinquième
au quart du diamètre des globules, et renfermant un granule.
Ce pus est enlevé, et une plaque de verre est fixée sur la
plaie ; le liquide qui s'y dispose montre encore quelques
globules de pus et des coagulations granuleuses mêlées de

quelque apparence de fibres; mais la plaie étant de nouveau nettoyée, nous arrivons à ne plus trouver sur le verre qu'un liquide incolore.

Ayant observé ainsi la pyogénie, nous laissions les vésicatoires se sécher, et notre dernière observation porte à la fin du quatrième jour. Une grande partie des plaies est recouverte d'une membrane qui montre une structure finement granuleuse (Pl. ii, fig. 18), et dans laquelle on reconnaît quelques globules d'épithélium et quelques globules de pus, un peu plus volumineux que le jour précédent; ce qui ne prouve autre chose que le peu d'importance de ces oscillations de diamètre lorsqu'elles ne sont pas bien considérables. Il existe tellement de granules moléculaires et de substance inter-cellulaire hyaline que les globules en sont masqués. L'acide acétique fait bien ressortir les détails des globules et n'altère presque point les cellules d'épiderme. Dans celui des vésicatoires que nous avions le moins irrité par l'enlèvement successif des pellicules, la cicatrisation a été moins troublée. On voit dans la substance qui recouvre la plaie de fort belles expansions de cellules d'épiderme (Pl. iii, fig. 1), devenues polygonales par juxtaposition; quelques-unes ont déjà perdu leurs noyaux; elles sont entourées de toutes parts d'une substance gélatiniforme et granuleuse. A mesure que la cicatrisation a fait des progrès, l'épiderme s'est exfolié, toujours remplacé par des couches nouvellement sécrétées. Celui qui se détache n'offre, en général, que des feuillets minces, irréguliers, sans noyaux (Pl. iii, fig. 2), et on aurait de la peine à reconnaître, dans les écailles de l'épiderme desséché, les cellules desquelles elles se sont formées, si on pouvait suivre toutes ces transformations successives.

Le pus se forme donc par exsudation de la partie liquide du sang altérée par la stase capillaire phlegmasique, mélangé probablement de quelques-uns des éléments des parties plus solides du sang, à en juger par la proportion de substance fibro-albumineuse plus forte dans le pus que dans

le sérum du sang seul. Tous ces éléments sortent de la circulation à l'état de parfaite dissolution sous forme d'un liquide qui constitue le véritable pyoblastème, dans lequel se
forment les globules du pus, de toutes pièces, par une transformation particulière des corps de protéine, et surtout des
diverses nuances de fibrine. Nous soupçonnons que les globules pyoïdes sont plus albumineux que les globules du
pus à noyaux. Leur réaction chimique différente mérite
toute attention. Nous ne pouvons cependant pas encore
décider en quoi elle consiste.

Le pus peut-il se former sans inflammation ? Voilà une
question qui a été souvent débattue et différemment résolue. Nous croyons, et nous chercherons à le prouver dans
la partie spéciale de notre travail sur l'inflammation, que l'hypérémie et la stase capillaire précédant toujours la sécrétion
purulente, elle peut être rapide, et que des globules de pus
peuvent déjà se sécréter au bout de quelques heures, après
l'action irritante surtout extérieure. Elle peut, d'un autre
côté, suivre une marche fort lente ; c'est ainsi que nous
voyons chez les scrofuleux des abcès se former très-lente-
ment, devenir très-considérables sans rougir la peau qui les
recouvre. L'absence d'élévation du calorique dans cette
formation lente des abcès leur a valu le nom d'*abcès froids*.
Nous croyons qu'en pareil cas il y a également inflammation
lente et chronique ; mais nous chercherons à prouver que l'observation directe confirme l'opinion, généralement admise
depuis longtemps par tous les bons pathologistes, que des
états du sang fort différents de celui que l'on rencontre dans
la phlegmasie franche et idiopathique, peuvent également
provoquer les phénomènes locaux de l'inflammation et de
la suppuration. Nous terminerons ici nos observations sur
le pus, et nous ferons seulement remarquer que nous omet-
tons, en ce moment, divers détails sur le pus concret, détails
que l'on trouvera tant dans nos observations spéciales sur
l'inflammation, que surtout dans nos recherches sur les

tubercules, avec lesquels il a souvent été confondu, devenant
ainsi le point de départ de théories erronées.

Une sécrétion qui a beaucoup d'analogie avec la suppuration, est celle de la membrane muqueuse bronchique enflammée, sécrétion connue sous le nom d'*expectoration*.
Comme elle n'a été que fort peu étudiée jusqu'à présent
dans ses éléments microscopiques, et comme cette étude
pourtant nous paraît indispensable pour apprécier sa juste
valeur en physiologie pathologique, nous exposerons, dans
les pages suivantes, le résultat de nos recherches sur ce
sujet.

De l'expectoration.

Avant de parler en détail de ce que l'observation démontre dans le produit de l'expectoration des diverses maladies des organes de la respiration, nous voulons tracer
une esquisse générale des éléments qu'elle peut renfermer.

1° Le suc muqueux, le mucus proprement dit, est l'é-
lément le plus constant que l'on trouve dans les produits
de l'expectoration. Il en constitue la base dans l'inflammation des bronches surtout. Lorsque la phlegmasie devient
très-intense, la quantité du mucus diminue notablement et
les crachats forment alors une purée homogène verdâtre,
plus ou moins teinte de sang, ressemblant presque au pus
phlegmoneux. Cet état des crachats ne se montre pas souvent.
On a rarement occasion d'observer le mucus pur sans mélange d'épithélium, de globules de pus et d'autres éléments
accidentels. Une seule fois j'ai trouvé sur un col utérin
des follicules mucipares hypertrophiés et fermés, remplis
d'un mucus pur. Nous rapporterons plus tard les détails de
cette observation. Notons seulement ici que le liquide était
d'un jaune grisâtre, transparent, visqueux, ne renfermant aucune espèce de globules, montrant seulement
quelques granules moléculaires épars et en petite quan-

tité, ressemblant au pyoblastème fraîchement exsudé avant
la formation des globules du pus. Le mucus, en général,
ne se dissout qu'incomplétement dans l'eau ; cependant,
une certaine quantité peut y rester à l'état de suspension.
Il se mêle plus complétement avec le sang, ce dont nous
verrons plus tard un exemple dans la description de l'expectoration de la pneumorrhagie. La salive ne s'y mêle
qu'incomplétement ; l'air qui se trouve dans les bronches
y forme des vésicules qui se conservent pendant un certain
temps intactes et comme emprisonnées.

2° La salive se montre souvent en quantité plus ou moins
notable dans le produit de l'expectoration provenant de la
bouche ; elle renferme ordinairement du mucus buccal et
de l'épithélium. Elle est beaucoup plus aqueuse que le
mucus bronchique, et forme un véritable sérum dans
lequel les crachats, ou plaqués ou globuleux, suivant la
quantité de mucus, nagent ou vont au fond, constituant
ainsi une espèce de plasma muco-purulent par masses
agglomérées ; mais, en général, les crachats restent séparés
les uns des autres.

Avant de parler des éléments du pus dans les crachats,
nous voulons discuter la question du rapport qui existe
entre le pus et le mucus. Nos opinions, sur ce sujet, ont
déjà été publiées dans l'ouvrage de M. Donné [1], dans l'a-
nalyse que nous avons présentée de son ouvrage dans
les *Annales de la chirurgie française* [2], et dans notre
travail sur la tuberculisation [3]. Dans ces divers écrits, nous
avons énoncé l'opinion dans laquelle nous avons été pleinement confirmé depuis cette époque : savoir qu'il n'existe
point de globules muqueux particuliers, et que le mucus
normal, pur de tout mélange accidentel, ne renferme nullement ces globules muqueux que l'on a décrits comme

---

[1] Donné, *Cours de microscopie complémentaire des études médicales.* Paris, 1844, pag. 162, et pag. 179-81.
[2] *Annales de la chirurgie française.* Paris, 1844, tom. X, pag. 95.
[3] Muller, *Archiv.*, 1844, pag. 235.

très-ressemblants aux globules du pus. On est tombé, à ce sujet, dans une double erreur. Lorsqu'on a eu affaire à du mucus, qui, en effet, ne contenait rien de pathologique, on a pris pour des globules muqueux, soit de très-jeunes cellules épithéliales, soit les noyaux volumineux de grands feuillets d'épithélium pavimenteux, et on en a fait un élément nouveau et particulier que l'on a désigné sous le nom de *globules muqueux*. On peut, du reste, se convaincre aisément que la sécrétion épithéliale n'est nullement liée d'une manière nécessaire à celle du mucus, lorsqu'on étudie le développement et la régénération de l'épiderme, dont la nature physiologique est la même que celle de l'épithélium. La seconde erreur, que l'on a commise encore plus fréquemment, consiste en ce que l'on a décrit comme globules du mucus ce qui n'est absolument autre chose que des globules de pus. Comme l'observation, même incomplète, a pourtant conduit à montrer la grande ressemblance qui existe entre ces deux espèces de corpuscules prétendus différents, on a été forcé d'avoir recours à des caractères distinctifs tout à fait artificiels. Les uns ont décrit les globules du mucus plus grands, les autres plus petits que ceux du pus ; on y a tour à tour signalé la présence ou l'absence des noyaux, etc. Ces caractères différentiels, du reste, devaient être contradictoires puisqu'ils étaient le produit de l'imagination et n'existent pas dans la nature. Aussi M. Donné, auquel nous devons beaucoup de bonnes recherches sur le pus et le mucus, et dont les travaux sont, en général, empreints d'une grande véracité, les décrit-il comme identiques. Nous faisons un pas de plus et nous disons que, puisqu'ils sont identiques, ils ne peuvent pas constituer deux espèces de globules. Cet argument, tout logique qu'il est, n'aurait pas une valeur absolue si nous ne pouvions établir, par l'observation clinique et microscopique, une loi fort importante, à savoir que beaucoup de membranes muqueuses, surtout celles des fosses nasales, du larynx, de la trachée-artère, des bronches et des organes génitaux chez la femme, sécrètent du pus dès qu'ils deviennent le siége du travail phlegmasique le plus léger, et ce qu'on a désigné sous le nom de *catarrhe* de ces diverses membranes muqueuses, est constitué par une véritable inflammation, souvent, il est vrai, superficielle et légère, mais toujours accompagnée d'une sécrétion abondante de véritables globules du pus.

Ne perdons pas de vue que, sous le rapport clinique, la formation du pus sur ces membranes muqueuses exempte ordinairement de toute espèce d'ulcération, n'offre ni l'intensité de symptômes que l'on observe dans d'autres phlegmasies accompagnées de suppuration, ni la gravité qu'offre la sécrétion purulente dans quelques autres organes internes. Le pus des membranes muqueuses est incorporé dans un liquide gluant, émollient, et, pour ainsi dire, protecteur des surfaces qui le sécrètent : nous voulons parler du mucus. De plus, ce pus devenu ainsi bien moins irritant, est versé sur une surface libre, sur laquelle son excrétion capillaire ne rencontre point d'obstacle, et ne donne point lieu à des signes d'étranglement ; par conséquent, si l'inflammation de ces membranes muqueuses est accompagnée de la formation du pus, elle montre, malgré cela, moins d'intensité, et ordinairement des symptômes locaux moins graves que beaucoup d'autres phlegmasies. Ces catarrhes ne sont donc qu'une variété de l'inflammation ; aussi, en cas pareil, le sang ne montre-t-il pas une élévation notable du chiffre de la fibrine, tant que cette inflammation n'a pas acquis un certain degré d'intensité. Nous profitons de cette occasion pour montrer combien la médecine clinique doit tenir compte de la diversité de valeur pathologique de la même sécrétion, suivant le tissu et l'organe dans lesquels elle a lieu. Nous voyons ainsi qu'un panaris peu étendu peut produire des douleurs vives et prolongées, tandis que la sécrétion d'une quantité de pus vingt et quarante fois plus considérable sur la membrane muqueuse nasale, bronchique ou vaginale, n'occasionne presque point de souffrance et ne jette souvent pas le moindre trouble dans les diverses fonctions importantes de l'économie. Mais, dans l'un des cas, le pus est sécrété au milieu de parties fibreuses, renfermant beaucoup de fibres nerveuses ; cette inflammation suppurative produit les accidents de l'étranglement dans la peau, dans les tendons et dans le périoste, et peut ainsi s'irradier au loin, tandis que dans l'autre cas, le pus peut être rejeté de l'organisme avec la plus grande facilité. Les globules du pus cependant, dans l'une et dans l'autre affection, sont identiquement les mêmes.

On comprend, d'après cela, que les diverses docimasies proposées pour distinguer le pus et le mucus, ne peuvent avoir aucune valeur ni pratique, ni pathologique, puisque les membranes muqueuses irritées montrent si souvent les deux éléments unis ensemble, et n'offrent que des différences de proportion de ce mélange.

3° Les globules de pus constituent donc un des éléments principaux de l'expectoration, et après le mucus, c'est leur élément le plus abondant. Ils se rencontrent aussi bien dans le catarrhe bronchique léger que dans la phthisie tuberculeuse la plus avancée, et n'offrent par conséquent point une grande valeur, ni pour le diagnostic ni pour le pronostic. Ce résultat, tout négatif qu'il est, est pourtant bien essentiel à connaître. En général, les globules du pus sont bien distincts et offrent leurs caractères les plus normaux dans les crachats. Les globules pyoïdes y sont plus rares. Déjà, avec des grossissements de force moyenne, de 400 diamètres, on reconnaît leurs noyaux, sans qu'on ait besoin d'y ajouter de l'acide acétique. Ils en renferment ordinairement deux, quelquefois trois, rarement quatre, et assez souvent un seul (Pl. III, fig. 3), et nous insistons sur ce dernier fait parce qu'il a donné lieu à des erreurs, et ces globules, à un seul noyau, qui ne sont absolument qu'une des diverses formes de ceux du pus, ont été envisagés comme des globules particuliers dont le noyau se divisait par la suite en plusieurs. On leur a donné le nom de *globules d'exsudation*, et on a prétendu que par la division d'un seul noyau en plusieurs, ils donnaient naissance aux véritables globules du pus. Il n'est pas rare de rencontrer des globules du pus déformés dans leur contour, et ayant perdu leur forme sphérique : ils ont diminué de volume ; leurs noyaux sont moins évidents et ne se voient que lorsqu'on les traite avec l'acide acétique. Ce sont des globules du pus en voie de dessiccation, résultant de ce qu'ils ont plus ou moins longtemps séjourné à la surface des muqueuses. (Pl. iii, fig. 4.)

4° L'épithélium se trouve dans les crachats sous des formes diverses. Dans la salive, qui accompagne si souvent les produits de l'expectoration, et, comme nous l'avons vu quelquefois, en quantité assez notable, on trouve surtout de grands feuillets d'épithélium pavimenteux, de forme lamelleuse (Pl. iii, fig. 5), variant entre $0^{mm},05$ et $0^{mm},01$, et renfermant des noyaux proportionnellement très-petits de $0^{mm},0075$ à $0^{mm},015$ de longueur sur $0^{mm},01$ de largeur. Ces noyaux renferment beaucoup de granules dans leur intérieur. On voit de plus beaucoup de jeunes cellules épithéliales (Pl. iii, fig. 6), ayant en moyenne $0^{mm},015$, à aspect pâle et avec un noyau excentrique dont le diamètre a en moyenne $0^{mm},0075$; ajoutons que ces globules sont beaucoup plus pâles et beaucoup plus aplatis que les globules du pus, que l'on y voit un certain nombre de noyaux de grandes cellules qui ressemblent encore davantage aux globules du pus (Pl. iii, fig. 7), mais que l'on distingue à leur aspect granuleux, à leur absence de noyaux et à leurs nucléoles ; quelquefois on rencontre de véritables globules du pus dans le mucus buccal, ce qui n'a rien de surprenant, vu que beaucoup de personnes ont habituellement la muqueuse nasale congestionnée, et sécrétant du muco-pus, dont une partie peut facilement se mêler au mucus buccal.

L'étude de cet épithélium buccal est plutôt intéressante pour mettre encore plus en évidence la facilité avec laquelle on pourrait confondre ses jeunes cellules, ou ses noyaux développés avec les globules du pus. Il est important, en outre, de bien faire attention à la forme d'épithélium qu'on a sous les yeux, parce qu'elle peut servir au diagnostic. Les grands feuillets, les jeunes cellules finement ponctuées, proviennent plutôt de l'épithélium buccal, tandis qu'un épithélium cylindrique (Pl. iii, fig. 8), à noyaux bien visibles, vient plutôt de l'arrière-bouche et du larynx. J'ai vu plusieurs fois des malades, et même leur médecin, très-inquiets sur une espèce d'expectoration habituelle de crachats muco-purulents et teints de sang. L'appréciation clinique des symptômes m'avait déjà mis sur la voie du diagnostic, mais il me restait des doutes; trouvant par l'examen microscopique que ces crachats étaient surtout composés de mucus buccal et d'épithélium cylindrique de l'arrière-bouche, j'ai pu rassurer les malades qui étaient atteints d'une pharyngite chronique avec plus forte sécrétion des amygdales, gonflement de la muqueuse et mauvais état des capillaires, ce qui disposait à la rupture de quelques-uns, et mêlait des globules du sang aux produits de sécrétion, et chez lesquels l'examen microscopique démontrait l'absence de toute affection plus profonde et plus grave. Dans deux cas de ce genre, j'ai pu suivre les malades pendant plusieurs années; j'ai vu, en effet, que je ne m'étais pas trompé, et qu'il ne s'agissait surtout point d'une affection tuberculeuse, comme on l'avait d'abord supposé. L'épithélium vibratil (Pl. iii, fig. 9) se trouve principalement sur la membrane muqueuse nasale, et on le rencontre aussi dans le muco-pus qu'elle sécrète; les crachats bronchiques montrent, surtout, un épithélium pavimenteux, granuleux, dont les cellules ont de 0^{mm},02 à 0^{mm}03 (Pl. iii, fig. 10); on y trouve quelquefois l'épithélium cylindrique, et même vibratil, mais toujours en beaucoup plus petite quantité. Quelquefois nous avons trouvé des formes intermédiaires montrant le passage entre la forme cylindrique et la forme pavimenteuse (Pl. iii, fig. 11).

5° On trouve souvent dans toute espèce de crachats des matières finement granuleuses, et de très-petites pellicules blanchâtres, élastiques, renfermant parfois des globules de pus, et montrant une structure fibroïde stratifiée. Ce ne sont que des flocons pseudo-membraneux. (Pl. III, fig. 12.)

6° La matière tuberculeuse ne s'y trouve ordinairement pas comme telle dans l'expectoration des phthisiques. On y aperçoit par contre, quelquefois, lorsqu'il y a des cavernes, des fragments de fibres pulmonaires. Nous reviendrons sur les détails de l'expectoration tuberculeuse dans le chapitre spécial qui lui sera consacré.

7° On rencontre les éléments du sang assez fréquemment dans les crachats ; ce sont les globules que l'on y voit le plus souvent. C'est à eux qu'est due la teinte rouillée des crachats pneumoniques ; ils composent presque en entier les stries rougeâtres de l'expectoration dans la bronchite et dans la pleurésie ; ils se trouvent mêlés avec les éléments de la fibrine dans la pneumorrhagie, soit idiopathique, soit tuberculeuse ; ils indiquent alors que le sang ne provient pas d'un capillaire, mais d'un vaisseau plus volumineux. Les globules du sang, en général, ne sont pas altérés par leur mélange avec le muco-pus, et, comme dans les selles de la dysenterie, ils s'y répandent d'une manière assez uniforme, étant, cependant, souvent quelques-uns collés ensemble (Pl. III, pag. 13).

8° On trouve bien souvent, dans les crachats, les globules granuleux de l'inflammation, que l'œil exercé distinguera aisément des cellules aplaties d'épithélium.

9° Il n'est pas rare d'y rencontrer des vésicules graisseuses, et quelquefois, même, une certaine quantité de graisse. On y trouve, de plus, des éléments de pigment noir, soit par granules épars, soit renfermés dans des globules particuliers, soit enfin infiltrés sous forme granuleuse dans les cellules d'épithélium.

10° Diverses espèces de cristaux, ainsi que des matières minérales amorphes, comme sablonneuses, sont quelquefois distribuées dans le muco-pus bronchique.

11° Il n'est pas rare d'y rencontrer les petits corps vibrioïdes dont nous avons parlé plus haut, et auxquels nous n'attachons pas une grande importance, vu qu'ils ne sont qu'un effet de stagnation des crachats dans les bronches, dans les cavernes ou dans les vases dans lesquels les malades expectorent. Par rapport à ces derniers, nous ne saurions recommander assez d'attention aux observateurs, vu qu'il n'est pas rare d'y rencontrer des restes d'aliments par petits fragments, des cellules végétales, des faisceaux musculaires, etc. Le médecin naturaliste saura tout de suite à quoi s'en tenir; mais celui qui ne connaît pas bien les principaux éléments microscopiques que l'on rencontre dans nos aliments, les pourra prendre quelquefois pour des productions morbides.

12° On sait que les hydatides se rencontrent quelquefois dans les poumons; il peut arriver alors que ces vésicules, renfermant des échinocoques, soient rendues par l'expectoration, ce dont nous avons observé dernièrement un exemple.

Quoique nos observations sur l'expectoration soient moins complètes que l'importance du sujet ne le demande, et que nous comptions reprendre son étude par la suite, nous croyons cependant utile de communiquer ici quelques-uns des faits principaux du caractère particulier de l'expectoration dans les diverses maladies. Nous passerons sous silence celles des tuberculeux, dont nous parlerons à une autre occasion.

1° Dans la bronchite légère, on trouve dans les crachats spumeux et grisâtres, aussi bien que dans ceux qui offrent davantage une teinte jaune et purulente, de nombreux globules de pus, et en proportion directe de la teinte jaune plus ou moins prononcée. L'épithélium abondant leur donne plutôt la teinte grise; il y existe à l'état de feuillets granuleux assez volumineux, à celui de jeunes cellules et de noyaux libres; il n'y a que peu de cellules cylindriques. Les globules granuleux de l'inflammation sont assez nombreux, ayant de $0^{mm},0175$ à $0^{mm},02$. Dans la bronchite ordinaire, les globules du pus augmentent en quantité selon l'intensité de la maladie, et sont encore très-nombreux

dans les crachats globuleux (*sputa cocta*). Vers la fin de
la maladie, ils sont remplacés par une quantité prépondérante d'épithélium, qui forme quelquefois des expansions
membraneuses analogues aux lamelles d'épiderme qui
se détachent de la peau dans la convalescence de la scarlatine. Dans la bronchite intense, les crachats sont quelquefois confluents, et forment une purée verdâtre avec quelques stries rouges ou brunes de sang frais ou altéré; ils ne
sont presque pas spumeux, et sont à peu près exclusivement
composés de globules du pus pris dans un sérum muqueux
assez épais. On comprend qu'un muco-pus aussi riche en
globules et aussi épais doit être difficilement expectoré, et
doit assez facilement obstruer une assez grande quantité de
petites bronches pour donner lieu à une forte oppression.
Lorsque la bronchite est compliquée d'ictère, le microscope ne fait voir, dans les crachats teints en jaune, qu'une
infiltration générale de la plupart de ses éléments par la
matière colorante de la bile, qui, par places, se rencontre
sous forme de taches irrégulières. Un phénomène nous y a
frappé, c'est que les lamelles d'épithélium buccal restaient
incolores, et ne montraient surtout pas trace d'infiltration
jaune biliaire.

2° Dans la broncho-pneumonie on rencontre tantôt des
crachats visqueux, demi-transparents, couleur de tuile,
sans autre mélange; tantôt on les trouve mêlés avec des
crachats d'un jaune clair, opaques, du reste peu globuleux
et tendant à la confluence.

Dans les premiers on rencontre beaucoup de globules non
altérés du sang; un mucus hyalin très-visqueux et fort peu
de globules du pus. Ces crachats, alors, proviennent plutôt des dernières ramifications bronchiques, et surtout de
leurs terminaisons vésiculaires. Mais dans la seconde espèce,
lorsqu'ils sont mélangés avec les produits de la membrane
muqueuse bronchique enflammée, on y trouve beaucoup de
globules du pus.

Dans la pneumonie sans complication de bronchite, on

trouve beaucoup de mucus, peu de globules de pus et
d'épithélium, mais surtout des globules du sang en quantité assez notable, soit intacts, soit à bord crénelé, isolés
ou par agglomérations diverses; on y trouve, de plus, de
grands globules granuleux et des lambeaux de concrétions
finement grenues, probablement albumineuses.

Dans les crachats jus de pruneau de la dernière période
de la pneumonie, on trouve un peu plus de globules du
pus, et ceux du sang s'y montrent en partie décomposés
sous forme d'infiltration générale d'un rouge brun, de grumeaux, de coagulations et de globules altérés ; on y voit
quelquefois, de plus, des globules graisseux.

3° L'expectoration de la pleurésie n'offre point de caractères spécifiques; on y rencontre ordinairement les éléments
de crachats bronchiques, souvent teints de sang, et ceux de
la pneumonie, lorsqu'on a affaire à une pleuro-pneumonie.

4° Dans la pneumorrhagie, on rencontre dans les crachats un mélange assez homogène de sang, soit par globules disséminés dans le mucus, soit par coagulations fibrineuses ; de plus, des globules du pus assez nombreux,
fort peu d'épithélium, et un mucus qui n'est pas séparé du
sérum du sang, ces deux éléments s'étant réunis par une
espèce de confluence.

L'expectoration n'est donc, en résumé, qu'une forme
de l'exsudation provenant ou des vaisseaux qui entourent les
vésicules bronchiques, ou des vaisseaux de la membrane
bronchique. Les éléments du sang sortis du torrent de la
circulation, par transsudation capillaire, s'y trouvent mélangés avec les éléments de la sécrétion normale et morbide
de la membrane muqueuse des organes de la respiration.
En passant par la bouche le produit de l'expectoration se
mélange avec le mucus buccal, avec son épithélium et avec
la salive. Le produit de la rupture capillaire prédomine dans
les maladies des vésicules, celui de l'exsudation purulente
dans l'inflammation des bronches, et ici la phlegmasie intense arrête les sécrétions normales, qui sont presque ex-

clusivement remplacées par celle du pus. Les premières reprennent de plus en plus la prépondérance à mesure que la maladie tend vers la guérison. Dans les parties supérieures de l'arbre bronchique, la fibrine prédomine dans les inflammations intenses, au point de provoquer la formation de fausses membranes fibrineuses, compactes, qui, quelquefois, s'étendent jusque dans les petites ramifications bronchiques, en prenant une forme tubuleuse.

Pour voir si le pus de la membrane muqueuse bronchique avait les mêmes actions délétères sur le sang, lorsqu'on l'y introduit d'une manière directe, que le pus du tissu cellulaire, j'ai fait une expérience dont je rapporterai plus loin les détails. Je dirai seulement ici, fort en abrégé, qu'ayant injecté du muco-pus bronchique filtré et suffisamment dilué dans la veine crurale d'un lapin, j'ai observé que l'animal a succombé en montrant à l'autopsie, sans exception, tous les mêmes phénomènes que l'on constate en se servant, pour l'injection, de pus ordinaire.

De la guérison incomplète des plaies en voie de suppuration et de la cicatrisation par formation de bourgeons charnus.

La première partie de ces remarques mérite d'autant plus toute l'attention des médecins, qu'elle n'a pas encore été bien étudiée, ni dans sa nature moléculaire et élémentaire, ni dans sa portée et ses affinités de physiologie pathologique. La seconde, mieux étudiée, offre cependant plusieurs points importants qui n'ont pas été examinés, jusqu'à présent, d'une manière complète.

On trouve quelquefois, dans les matières d'épanchement, d'autres fois dans le liquide qui infiltre les organes en voie d'hypertrophie, et dans certaines tumeurs, une espèce de globules susceptibles de se transformer en fibres, qui constituent, dans d'autres circonstances, par leur agglomération, un tissu organisé qui est ordinairement le résultat d'une inflammation chronique, auquel nous avons donné le nom de *tissu organisé d'exsudation*, ou de *tissu fibro-plastique*, nom mal composé, sous le rapport étymologique, mais dont on ne pourrait exprimer le sens que par une circonlocution. On pourrait à la rigueur remplacer ce nom par celui de *inoplastique* (ἴν-ίνος fibre); mais ἴν, en grec, est plutôt la fibre musculaire de la chair.

Ces globules (Pl. iii, fig. 14) sont ronds ou allongés; leur membrane d'enveloppe est pâle, très-fine et transparente; ils renferment un noyau ordinairement rond, à contours marqués et contenant ou une substance granuleuse, ou un à deux nucléoles distincts. Le diamètre des globules entiers varie : ils ont en moyenne de $0^{mm},011$ à $0^{mm},015$. Celui du noyau est de $0^{mm},005$ à $0^{mm},01$. Le tableau suivant donnera les détails de quelques-unes de nos mesures.

Les globules fibro-plastiques d'un épanchement péritonéal avaient $0^{mm},014$, leurs noyaux $0^{mm},005$ à $0^{mm},01$. Les globules fibro-plastiques qui se trouvaient dans une fausse membrane croupale avaient de $0^{mm},0125$ à $0^{mm},015$; leurs noyaux $0^{mm},006$. Les globules fibro-plastiques du tissu d'exsudation d'un os carié avaient $0^{mm},0125$ à $0^{mm},015$, leurs noyaux $0^{mm},005$. Dans un autre cas de carie, les globules avaient $0^{mm},0175$, $0^{mm},025$, et les noyaux $0^{mm},01$, etc., etc.

Le liquide dans lequel se trouvent ces globules peut être trouble et comme lactescent, offrant pour ses caractères physiques le milieu entre l'aspect du pus et celui du suc cancéreux. On y rencontre beaucoup de noyaux qui ne sont pas entourés d'une membrane d'enveloppe (Pl. iii, fig. 15). Cette dernière paraît souvent manquer au premier examen, et on ne la reconnaît distinctement que dans de bonnes préparations et lorsque l'eau dans laquelle on les a étendus commence à se dessécher un peu. Pourtant il suffit de les avoir bien observés pour être convaincu qu'on n'y a pas affaire à un effet de dessiccation. On rencontre toutes les formes intermédiaires entre ces globules fibro-plastiques ronds et les fibres complètes (Pl. iv, fig. 1); savoir : des globules

allongés, ensuite pointus aux deux extrémités, perdant consécutivement les noyaux ; puis des fibres ventrues dans leur
milieu, des fibres à calibre irrégulier, et enfin des fibres
uniformes. Quelquefois on rencontre du tissu dans lequel
tous ces globules sont devenus fusiformes, et nous appel-
lerons ce tissu du *tissu fusiforme* (Pl. iv, fig. 2). Ordinairement le tissu fibro-plastique montre ses éléments aux
divers degrés de développement. Souvent il prend une
forme lobulée ; les lobules sont séparés par des intersections fibreuses et par des ramifications vasculaires. Lorsqu'il y en a peu, le tissu est jaune ; il devient rose ou
d'un jaune rougeâtre lorsqu'ils sont plus développés ; d'un
rougé de cinabre enfin lorsque les capillaires y forment des
réseaux très-nombreux. La consistance de ce tissu est molle
et élastique. Du reste, nous reviendrons plus tard, dans
la partie de cet ouvrage qui traitera des tumeurs, à la
description plus détaillée de ce tissu.

On a décrit ces globules et leurs transformations comme
l'élément propre des bourgeons charnus et des plaies sup-
purantes en voie de guérison. Ce tissu ressemble, en effet,
souvent, aux granulations de bonne nature ; cependant nous
croyons ne pas aller trop loin en disant qu'ils n'en ont que
l'apparence, et qu'au contraire ce genre d'organisation
fibro-plastique et vasculaire est très-opposé à la cicatrisation et fournit au contraire l'élément principal de beaucoup
d'inflammations chroniques, d'hypertrophies, de tumeurs
diverses et d'une suppuration habituelle. Nous avons rencontré les globules fibro-plastiques et leurs diverses phases
de développement à l'état liquide et sans former de tissu organisé : 1° quelquefois, quoique rarement, dans des épanchements purulents des membranes séreuses, telles que l'arachnoïde, la plèvre et le péritoine ; 2° dans les épanchements et à
la surface des membranes synoviales enflammées ; 3° dans les
épanchements interstitiels des diverses formes de pneumonie
chronique, la carnification, l'hépatisation jaune et dans
l'induration pulmonaire d'aspect gris noirâtre ; 4° dans les

membranes pyogéniques nous les avons trouvés mélés aux organisations fibrineuses.

Comme tissu organisé, ils se trouvent dans la carie des os des vertèbres ou des os longs, et constituent le tissu mou, jaune et vasculaire qui paraît végéter dans les aréoles des os ulcérés, et qui provient probablement du tissu fibro-vasculaire, qui, à l'état normal, est répandu dans les os.

Le tissu fibro-plastique constitue, comme nous le montrerons plus tard, l'élément principal du tissu accidentel que l'on rencontre dans les tumeurs blanches, autour de la membrane synoviale, et même entre les mailles de cette dernière elle-même. Ils forment la base de certaines tumeurs que nous avons vues plusieurs fois dans la glande mammaire, où on les prenait pour de l'encéphaloïde ; et nous félicitons les chirurgiens qui ont commis cette erreur, parce qu'ils croiront avoir guéri radicalement un cancer du sein par l'opération. Il constitue la base des végétations qui forment souvent des petits champignons rouges sur la conjonctive, et qui surviennent surtout fréquemment après quelques procédés de l'opération du strabisme. Il forment enfin l'élément principal de la surface de quelques ulcères chroniques, et surtout des végétations fongueuses et rouges qui entourent les fistules extérieures.

Le tissu fibro-plastique s'en va rarement spontanément, et on ne peut le faire disparaître que par l'instrument tranchant, par la cautérisation, ou par la compression.

Nous arrivons à présent à l'étude des véritables bourgeons charnus, en un mot à la guérison des plaies par seconde intention, ou par granulations.

C'est une étude qui est loin d'être difficile. On n'a qu'à choisir un homme d'une bonne constitution, qui offre une plaie en voie de suppuration. Avec des ciseaux courbes sur le plat on prend aisément des petits morceaux dont l'excision ne provoque point de douleurs et n'offre aucun inconvénient, et le sang qui sort des petits capillaires s'arrête promptement.

Les bourgeons charnus récents, en voie de suppuration, sont composés d'un réseau vasculaire et d'une substance inter-vasculaire (Pl. ɪᴠ, fig. 3).

Les vaisseaux ont en moyenne $0^{mm},02$ à $0^{mm},025$ de largeur, ils sont très-tortueux et formés par des anses qui proviennent toujours d'une manière centrifuge des vaisseaux de la circulation générale. Il serait assez important de déterminer rigoureusement si ces capillaires sont artériels et veineux, ou seulement des arcs artériels, ce qui ne serait pas impossible, vu l'accroissement rapide de la substance et l'absence apparente d'un travail de résorption pendant leur formation. Gardons-nous toutefois de décider cette question *a priori*. Entre les vaisseaux se trouve une substance jaunâtre, paraissant homogène et finement grenue lorsqu'on l'examine à la loupe ou avec de faibles grossissements microscopiques; mais en employant de plus fortes amplifications, on reconnaît que ce tissu élastique, demi-transparent, cette gélatine fibrineuse est formée d'une substance dans laquelle on n'aperçoit que peu de véritables fibres et peu de corps fusiformes, mais plutôt une stratification d'apparence fibrineuse, analogue à l'aspect de la fibrine coagulée. Partout, dans cette trame fibroïde, on reconnaît des globules ronds ou allongés et déformés, de $0^{mm},01$, renfermant de deux à quatre petits noyaux plus visibles encore lorsqu'on y ajoute de l'acide acétique; ce sont de véritables globules de pus, déformés et allongés, en voie de diffluence. En un mot, cette substance inter-vasculaire est un pyoblastème organisé, se transformant en gélatine fibro-albumineuse coagulée, et emprisonnant des globules de pus qui sont en voie de dissolution.

Lorsque les bourgeons charnus arrivent de plus en plus à la surface, et tendent à la cicatrisation, le nombre des arcs vasculaires diminue, de même que celui des globules du pus, qui deviennent bientôt méconnaissables, s'étant décomposés en granules moléculaires; la gélatine coagulée elle-même devient plus pâle, et de véritables

fibres fines, à contours nets, à calibre inégal de $0^{mm},002$
à $0^{mm},003$ de largeur, en constituent la masse principale,
ne formant du reste point de faisceaux, et paraissant
plutôt être le dernier produit de la coagulation et de la
condensation que celui d'une transformation de cellules
et de corps fusiformes. Ces derniers s'y rencontrent en
trop petite quantité pour qu'il soit permis de leur attribuer
un rôle important (Pl. iv, fig. 4).

Les bourgeons charnus, au moment de passer à la cicatrisation, deviennent égaux, et présentent une surface
plus ou moins lisse quoique encore luisante. On voit au
microscope un tissu fibreux fort peu vasculaire et presque
point de globules de pus. Bientôt alors la plaie se recouvre
de pellicules de moins en moins rouges, composées de
cellules épidermiques, à divers degrés de développement
(Pl. iv, fig. 5). Dans les couches les plus profondes qui
sont le plus récemment sécrétées, on aperçoit beaucoup
de noyaux libres de $0^{mm},005$ à $0^{mm},01$ contenant un à deux
granules; la plupart de ces noyaux sont entourés d'une
paroi cellulaire, formant un globule de $0^{mm},015$. Dans les
couches plus superficielles, les dimensions des globules
augmentent, tandis que leur épaisseur diminue, et que le
noyau finit par disparaître. C'est ainsi qu'ils prennent de
plus en plus la forme pelliculaire.

En résumé, la guérison des plaies par granulation paraît
donc s'opérer de la manière suivante:

Il y a d'abord formation de nouveaux réseaux vasculaires,
prenant origine des vaisseaux les plus rapprochés de la
surface lésée.

A travers ces nouveaux vaisseaux transsude un liquide, un blastème dont une partie se transforme en pus
liquide, composé de sérum et de globules, tandis que
l'autre se prend en coagulation fibrineuse qui unit étroitement entre elles les anses vasculaires dont elle remplit tous les interstices. Elle renferme au commencement
beaucoup de globules de pus qui, plus tard, passent de

plus en plus à l'état de diffluence granuleuse à mesure que le travail réparateur fait des progrès. Le blastème prend ainsi la forme et la consistance d'un tissu fibroïde stratifié, très-semblable à celui de la formation et de la disparition des fausses membranes. A mesure que cette organisation de la substance inter-vasculaire se rapproche davantage de l'état fibreux, les vaisseaux deviennent plus rares, et s'oblitèrent en majeure partie; peut-être la substance fibrineuse, en passant à l'état fibreux par condensation, fait-elle disparaître une partie de ces vaisseaux par compression. Plus tard les vaisseaux disparaissent complétement, et la substance décrite devient alors tout à fait fibreuse, et, n'étant plus vasculaire, elle s'atrophie, et se réduit au minimum de son volume. De là l'explication de deux phénomènes, dont l'un, la contraction souvent fâcheuse des cicatrices volumineuses, et l'autre, la facilité avec laquelle le tissu inodulaire, mal nourri, s'altère, et la difficulté qu'on éprouve à obtenir la guérison de ses ulcères. Lorsque le réseau vasculaire des bourgeons charnus, surtout dans des pertes de substance peu considérables, arrive à la surface, et qu'il établit des anastomoses avec le réseau capillaire chargé habituellement de la sécrétion de l'épiderme, la cicatrisation devient complète, parce que le tissu tendre et délicat se recouvre d'un toit imbriqué, dense et protecteur d'épiderme.

Telle est donc la marche générale que suivent les plaies en voie de suppuration, lorsqu'elles tendent à se cicatriser. Avant de terminer ce que nous avons à dire sur ce sujet intéressant, jetons un coup d'œil sur la cicatrisation dans ses modifications suivant l'étendue, et surtout suivant le tissu des parties lésées.

La cicatrisation n'est qu'une modification et une forme de guérison des inflammations en général, et nous trouvons en étudiant tous les détails de la pneumonie, de la péritonite, de la synovite ou de toute autre phlegmasie, les mêmes phénomènes qui nous frappent dans la guérison

des plaies par seconde intention ; partout les mêmes phénomènes, afflux, stase et dilatation des capillaires, ensuite
exsudation granuleuse, fibrineuse ou purulente, ensuite formation de nouveaux vaisseaux, imperméabilité d'une partie
de ceux qui avaient été obstrués, résorption de tout ce qui
est liquide et dissous dans les matières épanchées, réduction
de celles-ci au minimum de leur volume, et ainsi une transformation d'apparence cellulaire.

Nous avons vu, en étudiant les changements qui s'o-
pèrent dans la plaie d'un vésicatoire, que la cicatrisation
s'y fait par sécrétion épidermique, renfermée dans une
substance gélatineuse, granuleuse, et contenant des globules de pus en voie de diffluence. Telle est aussi la terminaison du travail réparateur dans les plaies plus profondes. Mais ici il faut mentionner une autre forme de
cicatrisation, qui n'en diffère que par l'apparence, c'est la
formation d'une croûte épaisse, sous laquelle la plaie guérit. Le peuple, qui a des notions assez saines sur les ressources de la nature dans la guérison des plaies, sait fort
bien qu'il ne faut pas arracher les croûtes protectrices, et
les divers moyens que la chirurgie invente aujourd'hui pour
le traitement des plaies ne constituent que des croûtes artificielles. Si nous étudions la composition, et surtout la disposition des éléments de ces croûtes, nous ne trouvons que du
pus desséché dont les globules sont déformés, et dont le sérum est transformé en une matière cireuse et cassante, comme
ambrée ; les globules du pus y sont intimement mêlés avec les
cellules épidermiques ; ces dernières offrent une disposition
imbriquée qui multiplie les moyens d'empêcher l'air d'y pénétrer. Eh bien ! sous ces croûtes, la nature fait tout le travail réparateur sans être troublée, et lorsqu'il est achevé, la
croûte, qui était seulement collée à la surface, se détache et
tombe. Nous avons vu, dans nos expériences sur les animaux,
des phénomènes de ce genre assez curieux. Après avoir enlevé à un cochon d'Inde un morceau de derme dans toute
son épaisseur, du volume d'une pièce d'un franc, nous avons

vu bientôt la surface saignante se sécher et se recouvrir peu à peu d'une croûte épaisse. Pour voir ce que deviendrait cette croûte abandonnée à la nature, nous avons gardé cet animal dans une caisse placée dans notre laboratoire, au lieu de le remettre à l'écurie avec les autres animaux sur lesquels nous faisions diverses expériences de physiologie pathologique. La croûte devint plus épaisse, très-sèche, très-adhérente, d'une dureté cornée, d'un brun noirâtre, et elle resta dans cet état pendant huit à dix jours, puis tomba d'elle-même; et la cicatrisation s'était parfaitement bien opérée au-dessous d'elle. Dans un autre animal de la même espèce, nous avons excisé quelques portions des parties les plus charnues des muscles postérieurs de la cuisse, et nous avons abandonné la plaie à la nature. La surface s'est séchée, une suppuration peu abondante a eu lieu, une gelée fibrineuse renfermant des globules de sang altérés et des globules de pus déformés, vint combler la perte de substance, et à la surface le tout s'est recouvert d'une croûte épaisse, composée d'éléments de pus et d'épiderme, qui ont servi de pansement protecteur. La cicatrisation n'a pas pu avoir lieu parce que nous avons sacrifié trop tôt l'animal. Mais nous avons eu occasion d'observer également la cicatrisation complète des plaies musculaires dans nos études sur la formation du cal, et nous transcrirons ici le résumé de nos observations que nous avions publiées, dans le temps, dans notre *Mémoire sur la formation du cal*[1].

« L'étude des changements qui surviennent dans les muscles par la violence exercée sur eux par la fracture, offre un double intérêt physiologique : d'abord celui de voir quel rôle ils jouent dans la guérison de la fracture, et puis l'étude de leur propre travail réparateur, la voie que suit la nature pour réunir leurs faisceaux déchirés et pour leur rendre l'aptitude des mouvements.

---

[1] *Annales de la chirurgie française*, Paris, 1844, t. X, p. 129.

« Vers la quinzième heure nous ne rencontrons dans les muscles superficiels qu'un épanchement interstitiel, tandis que les muscles profonds nous montrent de véritables déchirures, et les faisceaux qui présentent cette solution de continuité offrent des extrémités libres et irrégulièrement frangées. A quarante-cinq heures ces extrémités se sont arrondies et ont pris un aspect plus uniforme; elles sont légèrement renflées, tendant à se rapprocher, mais aucune réunion n'a encore eu lieu. Le quatrième jour nous voyons les muscles, et surtout les profonds, adhérer entre eux au moyen de la substance jaune, granuleuse, exsudation que nous avons déjà mentionnée; nous voyons de plus que les extrémités arrondies des cylindres déchirés, sont également adhérentes à la surface externe du périoste, ce qui leur donne une position fixe, et rapproche leurs parties divisées, tout en rendant au périoste l'appui par sa réunion, et en concourant à la formation de la capsule, en dedans de laquelle se forme le cal. Nous avons souvent vu dans nos expériences de physiologie pathologique, que le premier moyen que la nature emploie pour la régénération des tissus est de fixer les parties séparées en les faisant adhérer à celles qui les entourent, pour en rapprocher les extrémités. Nous possédons entre autres une pièce curieuse, dans laquelle, après l'excision d'un morceau de quatre millimètres du nerf sciatique (chez un cochon d'Inde), dont les deux extrémités séparées s'étaient considérablement retirées, elles avaient d'abord contracté des adhérences intimes avec les muscles ambiants, et fixées, pour ainsi dire, par des attelles naturelles, s'étaient ensuite parfaitement réunies par une substance fibreuse intermédiaire, dans laquelle il n'y avait cependant pas encore de production d'un nouveau tissu nerveux à l'époque où nous examinions la pièce.

« Au sixième jour a succédé à la fixation des fragments musculaires, un vrai travail réparateur. Les extrémités des faisceaux déchirés sont unies ensemble par une masse gélatineuse, jaunâtre, infiltrée de granules moléculaires; c'est

apparemment une coagulation fibrineuse molle, une exsudation plastique destinée à coller ensemble les parties séparées, pour ensuite se condenser en tissu inodulaire. Disons
en passant, que dans ces cas nous n'avons point vérifié les
observations de plusieurs auteurs allemands de premier mérite, MM. Valentin, Henle, Gerber et autres, d'après lesquels le tissu cellulaire, surtout celui des cicatrices, se
forme par transformation de globules particuliers en corps
allongés, ensuite fusiformes, devenant enfin de véritables
fibres. Cette formation, que nous décrirons ailleurs, et que
nous avons souvent observée, n'est nullement générale, et,
dans la cicatrisation, les transformations fibrineuses se font
dans un certain ordre de lésion, sans passer par l'intermédiaire
des métamorphoses, que nous appelons fibro-plastiques.

« Les muscles profonds, réunis ainsi, adhèrent de plus en
plus à la capsule du cal. Vers le septième jour, nous voyons
que les vaisseaux tendent déjà à traverser cette masse
réunissante, et nous rencontrons aussi une plus grande
vascularité dans le tissu plastique adhésif, qui réunit les
couches des divers muscles entre elles. Les parties déchirées
rétablissent de plus en plus leur continuité. Vers le huitième
jour, l'adhérence, qui réunissait aussi les muscles superficiels a cessé, les muscles profonds continuent à être intimement adhérents.

« Au dixième jour, nous trouvons les muscles profonds
compactes et denses, du reste pas très-rouges, ayant gardé
leurs rapports d'adhérence ; mais la substance qui réunit les
muscles profonds entre eux et à la capsule, et qui forme la
substance intermédiaire entre les cylindres déchirés, est
blanche, fibreuse et de plus en plus dense. A cette époque,
la cicatrisation des muscles est à peu près complète ; seulement les masses intermédiaires diminuent toujours davantage, et finissent par constituer une ligne presque imper-
ceptible, en sorte qu'il y a réunion intime cellulaire, sans
qu'il y ait reproduction musculaire. Notons à l'appui de cette
assertion que de nombreuses expériences que nous avons faites

sur l'excision de faisceaux musculaires sans fracture, nous ont amené à peu près au même résultat, et que la plus ou moins grande perte de substance constitue seule la diversité de l'aspect extérieur de la réparation. Les adhérences contractées entre les muscles disparaissent de plus en plus, les profonds se détachent aussi de la capsule du cal, et, vers le trente-troisième jour, époque à laquelle nous avons rencontré un cal parfaitement solide, nous ne voyons plus que des vestiges d'adhérence.

« Il va sans dire que la formation pathologique du cal, ou, pour nous exprimuer plus nettement, la réunion par seconde intention, au lieu de celle par première intention, peut puissamment modifier ce travail et que même une grande difformité, un déplacement notable des fragments peut changer toutes ces dispositions. C'est ainsi que nous rencontrons, dans notre onzième observation, au vingt-neuvième jour de la fracture, une adhérence intime entre les muscles profonds et le cal, et nous y voyons même plusieurs tendons tellement pris au milieu de la masse du cal, qu'ils passent comme à travers des canaux dans sa substance, et nous rencontrons de plus, à la surface de la capsule, un certain nombre de fragments cellulaires d'un huitième à un sixième de millimètre ; morceaux ronds ou irrégulièrement carrés, renfermant les fibres musculaires primitives, et montrant encore à leur surface des raies transversales. La substance, du reste, qui réunit les muscles, est blanche, grenue et fibreuse.

« Abstraction faite de ces modifications anormales, nous rencontrons donc, dans nos observations, la cicatrisation musculaire accomplie au dixième jour ; mais la cessation des adhérences des divers muscles entre eux n'a lieu que beaucoup plus tard. »

La cicatrisation des pertes de substances du système nerveux et du système cellulaire, se fait d'une manière tout à fait analogue à celle que nous venons de décrire, avec la différence que les fibres cellulaires peuvent se reproduire non-seulement par condensation de l'épanchement fibrineux, mais aussi par transformation fibro-plastique. Les fibres primitives des nerfs se reproduisent également, mais je n'ai pas encore achevé mes recherches sur le mécanisme de leur régénération.

Quant à la guérison des os dans les fractures, nous en parlerons plus tard d'une manière détaillée. Leur reproduction est la combinaison de l'épanchement fibrineux, qui accompagne la cicatrisation en général, et de l'épanchement d'un suc ostéo-plastique, qui parcourt les mêmes phases de développement, de liquide gélatineux, de cartilage pur, ensuite de cartilage ossifiant, et à la fin de substance osseuse complète, qu'on observe dans la formation primitive de l'os chez l'embryon.

Dans la cicatrisation des ulcères intestinaux nous avons remarqué la même organisation fibrineuse que dans celle des plaies extérieures. Les globules d'épithélium et les villosités intestinales y manquent pendant très-longtemps.

Dans la cicatrisation des cavernes tuberculeuses nous rencontrons également une matière fibrineuse qui se transforme en tissu fibro-cellulaire mêlé de matière crétacée, mélanotique et tuberculeuse.

Nous voyons donc que la guérison des plaies, tout en offrant quelques particularités assez remarquables, suivant les tissus et les organes, offre cependant partout des phénomènes analogues, qui sont la combinaison d'un travail phlegmasique et d'un travail de nutrition.

De l'ulcération et de la gangrène.

Nous arrivons à ces deux terminaisons de l'inflammation, qui, quoique montrant des différences notables, offrent cependant plusieurs points importants de rapport qu'il est essentiel de ne pas méconnaître; rapprochement sur lequel M. Vidal de Cassis a déjà bien attiré l'attention des pathologistes. L'une et l'autre reconnaissent pour dernières causes l'oblitération d'un certain nombre de vais-

seaux qui deviennent imperméables, et ne sont pas remplacés par des vaisseaux de nouvelle formation. La nutrition
dès lors y devient de plus en plus incomplète, et les parties
qui sont ainsi privées du suc indispensable à l'entretien de
leur vie tombent ou en détritus (ulcération), ou se détachent
par morceaux plus ou moins volumineux (gangrène). Les
formes les plus simples de l'ulcération sont celles qui surviennent dans les phlogoses de la peau et de la membrane
muqueuse intestinale. Notons que si la suppuration les accompagne souvent, elle n'en est pourtant pas la dernière
cause, et que la suppuration peut fort bien exister sans ulcération aucune. Nous observons ce fait dans la bronchite et
la vaginite. *Vice versa* l'ulcération peut exister sans suppuration, ce que montrent certaines formes d'ulcérations intestinales. La gêne et la cessation de la circulation est pour
nous une des principales causes de l'ulcération. Cette dernière
survient souvent par suite d'un virus particulier, le virus syphilitique, par exemple. En cas pareil, nous observons l'effet
sans en connaître le mode exact de formation. L'ulcération
consécutive à la difficulté de nutrition explique pourquoi les
cicatrices, en général peu vasculaires, s'ulcèrent si facilement et d'une manière souvent si tenace; ce qui fait dire,
en pareil cas, que les plaies se rouvrent. Le détritus granuleux des fibres cérébrales dans la cérébrite, celui des
fibres péritonéales dans la péritonite intense, offrent les
mêmes phénomènes physiologiques de destruction ulcérative que les ulcères cutanés par destruction de l'épiderme,
du derme, ou du tissu cellulaire sous-cutané, les mêmes
phénomènes que les ulcères d'intestins, que le détachement
de l'épithélium et des villosités, et plus tard la destruction
et la réduction en détritus granuleux des éléments d'une
partie de membrane muqueuse. C'est encore l'effet de
l'ulcération lorsque nous voyons diminuer les éléments
d'un os carié qui sortent souvent par petites parcelles, sans
former pour cela des séquestres.

Lorsque l'ulcération circonscrit une certaine étendue, elle

renferme des tissus frappés de mort. C'est ainsi que nous voyons, après l'application de la pâte caustique de Vienne sur la peau, un cercle ulcératif se former d'abord tout autour, et ensuite partout au-dessous du morceau du derme, mortifié par suite de l'oblitération de ses vaisseaux, ce que l'on peut constater immédiatement après son application pendant que le derme reste un peu transparent. C'est ainsi que se forment par ulcération les séquestres des os malades, et comme la vie et la nutrition prennent une nouvelle vigueur dans les endroits où elles ont été momentanément interrompues, le séquestre une fois détaché est, par cela même, souvent poussé au dehors. Nous passons sous silence les phénomènes d'ulcération qui sont la suite de la compression, quoique la dernière cause du travail d'absorption, qui survient en cas pareil, repose aussi sur l'oblitération vasculaire.

L'ulcération et même la gangrène peuvent aussi survenir par suite d'une nutrition primitivement incomplète, telle qu'on l'observe dans des tumeurs volumineuses et dans des morceaux de peau transplantés. Dans les tumeurs, la vascularité n'augmente pas toujours en proportion de leur accroissement. On ne peut pas dire alors qu'il y ait oblitération vasculaire. Dans ces cas plutôt le contraire a lieu : c'est l'insuffisance vasculaire; il n'y a pas assez de vaisseaux en proportion du volume de la substance qu'ils doivent nourrir. Nous avons observé tout dernièrement un fait qui vient bien à l'appui de ce que nous avançons : un enfant de deux ans et demi a succombé à une hydrocéphale interne. Les ventricules latéraux contenaient sept livres de sérosité. La boîte crânienne était naturellement énormément distendue, et, dans plusieurs endroits, elle offrait un accroissement très-notable; elle était du reste généralement plus mince et plus transparente qu'à l'ordinaire. Dans d'autres endroits, il existait de véritables pertes de substance dans l'os, des fentes, des trous allongés, et même des trous parfaitement ronds, du volume d'une

pièce de dix sous, à bords tranchants. Je n'ai pu m'expliquer autrement ces ulcérations, ces pertes de substance
qu'en admettant que, le cerveau hydropique ayant énormément distendu le crâne, les os n'ont plus pu être nour-
ris qu'incomplétement, la pression du cerveau ayant
produit l'absorption partielle de l'os par suite de l'insuffisance vasculaire. L'épanchement sanguin qui survient si
fréquemment dans les tissus cancéreux à une période
avancée de leur développement, épanchement que l'on a
désigné sous le nom d'*apoplexie cancéreuse*, tient peut-
être, en partie, à cette même cause. Nous reviendrons sur
la discussion de cette question dans le chapitre des tumeurs.

On sait que la gangrène peut être sèche ou humide.
Dans le premier des deux cas, les parties liquides disparaissent presque complétement dans les parties frappées de
mort. Sa marche est lente, les tissus atteints se transforment en une masse plus ou moins dure et racornie, d'un
brun noirâtre, et résistent alors mieux que tout autre
corps organisé à la putréfaction ; aussi a-t-on fort bien
désigné cet état sous le nom de *mommification*. Nous
avons vu une pièce de ce genre assez curieuse chez notre
ami M. le docteur Théodore Maunoir, à Genève, qu'il
conserve depuis plusieurs années : c'est une main ainsi
mommifiée, qu'il a amputée à l'hôpital de Genève. Cette
main, toujours exposée à l'air, appliquée sur une pierre,
sert à contenir des papiers. Elle n'a pas éprouvé jusqu'à
présent la moindre altération. L'autre forme de gangrène
est désignée sous le nom de *gangrène humide*. Nous supposons connues les notions que la science possède déjà sur
la gangrène, et nous ne communiquerons ici que quelques
détails sur les changements moléculaires qui l'accompagnent.

Les capillaires oblitérés sont un des premiers éléments
altérés dans la gangrène, et c'est peut-être en partie leur
contenu diffluent, en voie de putréfaction, qui communique aux parties sphacélées la teinte brunâtre. Parmi
éléments de ce genre, ce sont les fibres qui s'altè-

rent le plus promptement, surtout les fibres cellulaires ; on les trouve mélangées à un liquide verdâtre, ou d'un brun noirâtre, dans lequel on aperçoit beaucoup de granules, beaucoup de parties minérales sablonneuses, amorphes, et des cristaux de formes diverses, parmi lesquels il y a quelquefois des feuillets rhomboïdaux de cholestérine. On y voit de plus une certaine quantité de vésicules graisseuses. Quant à la cholestérine, nous l'avons principalement rencontrée dans la gangrène pulmonaire. C'est surtout dans la gangrène des os que nous avons trouvé de la matière noirâtre très-fétide dans les aréoles dont le tissu était notablement ramolli.

Nous trouvons dans la physiologie de Valentin[1] une comparaison entre cette espèce de gangrène et la putréfaction. Nous allons citer ce passage, qui renferme des remarques fort judicieuses :

« La coloration intense, ainsi que l'odeur putride qui « accompagnent la gangrène humide, et l'absence de féti- « dité dans la gangrène sèche, nous conduisent tout natu- « rellement à la comparaison des phénomènes de la gan- « grène et de la putréfaction.

« Pour que des substances organiques entrent rapide- « ment en putréfaction, il faut qu'elles trouvent suffisam- « ment d'oxygène et d'eau pour que tout leur carbone se « transforme en acide carbonique, tout leur hydrogène en « eau, et tout l'azote en ammoniaque. Tant que ces condi- « tions ne sont pas complétement remplies, il se forme des « substances de passage, et lorsqu'il n'y a pas assez d'oxy- « gène, il se forme dans les débris un excès de carbone « non brûlé, qui contribue à la coloration noire. C'est ainsi « que se forment les produits foncés de la putréfaction. C'est « surtout dans la gangrène sèche qu'a lieu cette espèce de « carbonisation, vu qu'il n'y a pas assez d'oxygène et d'eau.

[1] Valentin, *Lehrbuch der Physiologie*. Braunschweig, 1844, t. I, pag. 697 et 98.

« Dans la gangrène humide, il y a bien assez d'eau pour
« que la décomposition putride puisse avoir lieu d'une
« manière complète, tandis qu'il ne reste pour la carbo-
« nisation que tout juste autant que le permet le manque
« relatif d'humidité. Dans les deux cas l'action vivifiante
« du sang manque, et la matière organique subit une
« décomposition particulière, n'étant plus sous l'influence
« de ses lois ordinaires.

« Tandis que cette manière de voir est basée sur nos
« connaissances actuelles de chimie organique, nous man-
« quons cependant de recherches exactes sur les diverses
« modifications de ces phénomènes. L'expérience patho-
« logique montre qu'il y a une longue série de formes
« intermédiaires entre les deux extrêmes, et qu'il se déve-
« loppe assez souvent dans la gangrène, comme dans les
« substances en voie de putréfaction, une espèce de conta-
« gion, qui fait que les parties en voie de décomposition
« excitent celle des parties voisines. La stomatite gangré-
« neuse détruit en peu de temps une assez grande étendue
« des parties molles des lèvres et de la face. La quantité de
« la substance carbonisée est peu considérable en compa-
« raison du liquide destructeur. D'un autre côté, un pied
« gangréneux (atteint de gangrène sèche) a besoin souvent
« de plusieurs semaines, jusqu'à ce qu'il ait produit assez de
« décomposition pour être détaché, et pour avoir atteint tous
« les tissus jusqu'à l'os. Une partie en voie de putréfaction
« communique facilement aux parties voisines la décom-
« position gangréneuse, quand même il n'y a pas d'artères
« communes malades. Il va sans dire enfin qu'il peut y
« exister quelques causes extérieures qui favorisent la com-
« munication de la gangrène, ce qui est probablement le
« cas pour la pourriture d'hôpital. »

Comme nous aurons occasion d'analyser, dans le courant de cet ouvrage, la plupart des diverses formes d'ulcération et de gangrène, nous nous en tiendrons ici à ce
court résumé, et nous terminerons ce chapitre général de

l'inflammation par quelques remarques sur la thérapeutique des phlegmasies.

Quelques remarques sur le traitement des maladies inflammatoires.

Le moyen le plus généralement employé de tout temps contre l'inflammation est la saignée; et quoiqu'il y ait eu par intervalles des médecins et même des écoles entières qui en aient proscrit l'usage, il n'est pourtant pas de remède plus universellement employé. Dans ces derniers temps, on a bien analysé le sang tiré de la veine dans les maladies inflammatoires, et les observateurs les plus distingués qui se sont occupés de cette question paraissent d'accord sur les trois points suivants, quant à l'effet de la saignée : 1° elle ne diminue pas d'une manière bien sensible la quantité de la fibrine; 2° elle augmente celle de l'eau, qui peut aller jusqu'à cinq pour cent, et même au delà de son chiffre naturel; la diminution de l'albumine est proportionnellement moins considérable; 3° les globules diminuent constamment; la diminution des globules et l'augmentation de l'eau, qui naturellement doivent marcher en proportion directe, augmentent après chaque nouvelle saignée.

Si les fauteurs de la saignée ont saisi avec empressement le fait qu'elle ne paraît pas diminuer la fibrine, pour en faire un argument contre l'utilité de la saignée, il résulte pourtant de ces observations que la saignée rend le sang moins dense et plus liquide, et que par conséquent cet effet doit d'un côté singulièrement favoriser la circulation dans les vaisseaux où elle était gênée, sans avoir été complétement arrêtée, et d'un autre côté faciliter la circulation capillaire collatérale par des vaisseaux très-ténus qui ordinairement ne contiennent pas de sang rouge. Mais dans un bon nombre de vaisseaux dans lesquels la stase a été complète, la circulation ne peut pas se rétablir aisément; de plus la densité moins grande du sang n'y suffit pas non plus à elle seule pour faire disparaître promptement les produits de l'épanchement. Il s'ensuit que si nous pouvons faire avorter quelquefois par une forte saignée une inflammation dans son premier début, et qui n'a pas dépassé la période d'une hypérémie capillaire, d'un autre côté pourtant la saignée ne peut juguler des inflammations dans lesquelles il y a eu stase et exsudation. La physiologie fournit ici la preuve matérielle de ce fait, que l'observation clinique impartiale a démontré depuis longtemps. Aussi l'observation au lit des malades nous montre tous les jours que dans l'inflammation, nous soulageons plutôt par la saignée que nous n'enlevons le mal. Mais cet effet, en apparence incomplet, duquel le praticien impatient du succès ne tient pas compte, le médecin, au contraire, qui cherche à envisager la maladie et le traitement dans leur ensemble, verra également avec satisfaction que la marche et la terminaison de la phlegmasie ont été influencées très-favorablement par les émissions sanguines, aidées d'un traitement médical et hygiénique convenable. Nous avons été à même d'établir des comparaisons à ce sujet sur une assez grande échelle. Ayant pratiqué la médecine à la campagne et dans un pays de montagnes, dans lequel beaucoup de gens éloignés des médecins abandonnent les maladies les plus graves aux simples efforts de la nature, nous avons observé que les malades atteints d'affections inflammatoires, surtout de pneumonie et de pleurésie, fréquentes dans ce pays, pour lesquels les secours de l'art furent réclamés dès le début, et donnés avec suite, se rétablissaient en général, et que, tout en restant malades le temps nécessaire que réclame la marche même bénigne de leur phlegmasie, ils n'étaient guère exposés aux rechutes pendant les années suivantes. Les malades, au contraire, qui avaient abandonné le mal à la nature, se rétablirent souvent, et quelquefois d'une manière assez prompte et complète; mais, en général, la mortalité était bien plus grande parmi eux, mais cependant pas en proportion de l'incurie de ces gens, et le fait qui me frappa le plus fut de les voir beaucoup plus disposés aux rechutes, et j'ai vu des hommes non tuberculeux qui m'affirmèrent avoir eu trois, quatre pleurésies dans l'espace de peu d'années, ce que j'ai été ensuite à même de vérifier. Il va sans dire que, dans tout ce que je viens d'avancer, je ne m'en suis pas laissé imposer par les apparences, mais que j'ai cherché à arriver, dans mes observations, à une anamnèse exacte, et à recueillir un assez grand nombre de faits de ce genre avant d'en avoir tiré des conclusions.

La saignée restera donc toujours un précieux moyen dans le traitement des phlegmasies, malgré les exagérations des esprits exclusifs, et quoique son action ne soit pas, en général, promptement décisive.

Lorsque les émissions sanguines doivent être employées d'une manière énergique et répétée dans les inflammations accompagnées d'un mouvement fébrile intense et de symptômes locaux bien prononcés, surtout dans les phlegmasies des organes parenchymateux et dans celle des membranes séreuses, la saignée générale peut être remplacée par les émissions sanguines locales, sangsues ou ventouses. Dans des inflammations moins intenses et peu étendues des parties extérieures et des membranes muqueuses, elles peuvent même être seules mises en usage. Elles sont également fort utiles pour seconder l'effet de la saignée dans l'inflammation des membranes séreuses et synoviales. Leur action nous paraît s'adresser d'une manière plus directe à la circulation capillaire, et en désemplissant les vaisseaux des environs ou anastomosés avec ceux des parties enflammées, elles favorisent la désobstruction de ceux dans lesquels la stase a commencé à s'opérer. Leur effet, souvent promptement salutaire lorsqu'on les emploie en grand nombre et coup sur coup, là où leur emploi est réellement indiqué, surtout parmi des populations robustes qui se nourrissent bien et respirent un bon air, nous fait comprendre que des écoles célèbres aient pu tomber dans de grandes exagérations sur leur valeur, et en généraliser beaucoup

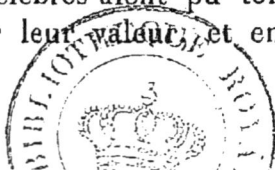

trop l'emploi. Du reste, tous les praticiens savent quel parti on peut-tirer de l'application des sangsues dans le traitement du croup, de la bronchite, de la gastrite, de la dysenterie, de la péritonite, de la synovite, etc., et que l'emploi suffisamment répété de ventouses scarifiées guérit quelquefois des phlegmasies chroniques de la peau, du périoste et des articulations qui ont résisté à beaucoup d'autres moyens.

Parmi les remèdes auxquels on a attribué une action directe sur le sang dans l'inflammation, les alcalins et les sels neutres tiennent certainement le premier rang. Nous savons qu'il y en a plusieurs qui possèdent la propriété de dissoudre la fibrine, et parmi eux le bicarbonate de soude, le nitrate de potasse et le muriate d'ammoniaque tiennent le premier rang. Nous ne voulons pas discuter ici la question de savoir jusqu'à quel point leur action chimique, en dehors du corps humain, permettrait des conclusions sur leur action comme médicament. Mais le fait est que la coïncidence de leur action dissolvante de la fibrine et de leur effet antiphlogistique mérite toute attention. Le bicarbonate de soude n'est pas encore suffisamment étudié sous ce rapport et nous connaissons mieux son action sur les organes de la digestion et ses excellents effets dans la dyspepsie que ses effets contre les inflammations. Tout dernièrement mon ami, M. le docteur Prévost de Génève, aussi distingué comme praticien que généralement connu comme physiologiste, m'a communiqué quelques observations fort intéressantes sur les effets salutaires de ce sel dans plusieurs phlegmasies, et surtout dans deux cas de bronchite fort intense. Je compte bien plus tard expérimenter son emploi et d'après ce que j'ai observé pour ses doses dans les maladies de l'estomac, je crois qu'on peut donner ce sel en bien plus forte quantité que ne l'indiquent ordinairement les traités de matière médicale, et je ne serais pas étonné qu'on pût en porter la dose jusqu'à 15 grammes et même au delà par vingt-quatre heures.

Le nitrate de potasse est un des sels le plus anciennement

employés dans les maladies inflammatoires. Dans ces derniers temps, M. Gendrin en a porté la dose jusqu'à trente et même quarante-cinq grammes par jour dans le traitement du rhumatisme aigu. Nous avons bien souvent employé ce sel aux doses ordinaires de huit à dix grammes par jour, plus rarement en forte quantité ; mais, en effet, à haute dose, il nous a paru bien plus actif, le peu de fois que nous l'avons employé ainsi, et nous avons vérifié ce que nous avions vu dans la clinique de M. Gendrin, qu'il ne produit point alors, aussi facilement qu'on le supposerait *a priori*, des accidents du côté des organes digestifs.

Le muriate d'ammoniaque, peu usité en France, est certainement un sel bien précieux dans l'inflammation des membranes muqueuses, et, que la théorie l'explique comme elle voudra, le fait est, que pour la bronchite aiguë et subaiguë c'est un des remèdes des plus salutaires par son action dissolvante et expectorante. Par la même raison, son emploi devient utile dans la pneumonie, lorsque la plus grande intensité de la maladie a cédé aux saignées et que la muqueuse bronchique tend à débarrasser les parties voisines enflammées par une sécrétion muco-purulente. Nous le donnons ordinairement à la dose de trois à six grammes par jour, ou dans une tisane pectorale ou mêlé avec dix ou quinze grammes de suc de réglisse, meilleur moyen pour masquer son mauvais goût, le tout dans une potion de cent quatre-vingts à deux cents grammes.

Une troisième classe de remèdes très-employés dans le traitement de l'inflammation, surtout lorsque la plus grande intensité de la maladie a été diminuée par les émissions sanguines, est celle des évacuants. De cette catégorie sont les émétiques, les purgatifs, les diaphorétiques, les diurétiques et jusqu'à un certain point les vésicatoires, lorsqu'on les emploie d'une manière assez étendue pour provoquer une forte sécrétion séreuse. Nous ferons sur chacun de ces remèdes quelques remarques, bien plutôt pour montrer le rapport qui existe entre les phénomènes physiologiques de l'inflammation et les principes thérapeutiques, que pour traiter *ex professo* leur action antiphlogistique.

Nous répétons, du reste, que nous sommes bien loin de vouloir donner ici un résumé complet du traitement des inflammations, ce qui serait entièrement étranger au plan de cet ouvrage.

L'émétique peut être employé de trois manières différentes dans le traitement de l'inflammation : la première est la méthode contre-stimulante à haute dose, méthode que tout le monde connaît. La seconde, fort bien appréciée du temps de Dessault, est moins usitée aujourd'hui, c'est l'emploi de l'émétique en lavage, ou l'emploi à dose fractionnée des Allemands. On donne alors cinq à huit centigrammes par jour; l'émétique est délayé dans deux cents à deux cent cinquante grammes d'eau et pris par cuillerée à soupe toutes les heures. C'est une fort bonne méthode qui provoque une légère purgation, une disposition bien prononcée à la transpiration, et quelques nausées qui vont rarement jusqu'au vomissement. Nous l'avons surtout employée avec succès dans le traitement de la bronchite, de l'érysipèle de la face, et dans plusieurs autres inflammations. Le tartre stibié à dose vomitive n'est nullement à dédaigner dans le traitement de certaines inflammations. Nous le prescrivons aux enfants à la dose d'un décigramme dans trente grammes d'eau, à prendre par cuillerée à café tous les quarts d'heure jusqu'à effet suffisant. C'est un remède indispensable dans le traitement du croup après les émissions sanguines, et un moyen plus précieux encore dans le traitement de la bronchite aiguë. La dose que nous prescrivons aux adultes est de deux à trois décigrammes, délayés dans cent vingt grammes d'eau à prendre la moitié à la fois et le reste par cuillerées à soupe de demi-heure en demi-heure. Après avoir provoqué ainsi trois à quatre vomissements, ce médicament a pour effet une légère purgation et une assez abondante transpiration; ce moyen nous a surtout paru utile dans le traitement de la bronchite et principalement dans celui de

la grippe; il va sans dire qu'il doit être précédé de la
saignée, lorsque les phénomènes inflammatoires sont très-
intenses. D'après les bons effets que nous avions vus de
cette méthode dans la clinique de notre illustre maître,
M. Schœnlein, nous l'avons souvent employé avec succès
dans le traitement du rhumatisme aigu et dans celui de la
pneumonie, après avoir toutefois pratiqué une très-abondante saignée. L'usage du vomitif tombe en général trop en
désuétude dans la thérapeutique française. Bien manié,
c'est certainement un des moyens les plus utiles qu'on
puisse employer, et bien moins dangereux qu'une pusil-
lanimité théorique ne le ferait supposer. On a beaucoup
vanté l'emploi du vomitif dans le traitement de la dysenterie. Dans cette maladie il vaut mieux employer l'ipécacuana que le tartre stibié, pour agir davantage sur l'estomac
que sur les intestins. Nous en avons, du reste, peu fait
usage dans le traitement de la dysenterie, vu que les épidémies que nous avons eu occasion d'observer offraient
plutôt un caractère assez franchement inflammatoire pour
nécessiter l'application réitérée de nombreuses sangsues,
quelquefois même des saignées générales, ensuite des lavements souvent répétés et très-peu copieux d'une décoction
de tête de pavot et de graine de lin ou de l'huile d'olive
pure, ou enfin d'un mélange de ces liquides avec du laudanum, et quelquefois avec de l'acétate de plomb liquide. Ces
moyens sous d'autres formes furent aussi employés intérieu-
rement, et de larges et nombreux vésicatoires furent mis
sur les parois abdominales, lorsque les émissions sanguines
ne procurèrent pas un prompt soulagement et ne devaient
pas être poussées trop loin.

Les purgatifs sont, surtout à la campagne et parmi le
peuple, le remède le plus usité dans le traitement des inflammations. Nous avons bien souvent pu constater que
ses effets étaient ou nuls ou mauvais dans le début des
phlegmasies. En effet, en soustrayant des parties séreuses
et liquides au sang qui, devenant plus dense, a déjà de la

peine à circuler, et rencontre d'assez grands obstacles dans les parties récemment enflammées, les purgatifs ne font qu'augmenter le trouble de la circulation. Pourtant ils constituent un des remèdes les plus précieux à une période plus avancée de la maladie, et ils conviennent surtout lorsque la première période de l'inflammation a passé, et que l'on a plutôt affaire aux produits de la seconde période, aux épanchements et aux exsudations. Ils peuvent alors devenir d'un grand secours pour favoriser leur résorption.

C'est dans ce sens surtout que doit être comprise l'action du calomel dans les maladies inflammatoires. Il stimule fortement les sécrétions du foie et des intestins, et ne favorise ainsi la résorption que d'une manière secondaire. Cependant nous n'oserions pas décider ici jusqu'à quel point son action s'adresse directement au système lymphatique. Nous nous servons, en cas pareil, des purgatifs doux, de l'huile de ricin, d'une solution de sulfate de soude ou de sulfate de magnésie seule ou mêlée à une légère infusion de séné, et, pour ne pas trop affaiblir par une purgation trop répétée, nous en alternons l'usage avec celui des diurétiques, infusion de digitale, de scille, avec du nitrate de potasse ou de l'acétate de potasse, etc.

Les purgatifs drastiques, dont on peut tirer un grand parti dans le traitement des épanchements hydropiques, conviennent moins aux effusions fibrineuses et purulentes inflammatoires. Cependant ils sont éminemment utiles dans le traitement de quelques inflammations chroniques de la tête, des yeux, des bronches, etc.

Les diaphorétiques conviennent surtout au début des phlegmasies légères, soit de la peau, soit des membranes muqueuses, et de plus dans les inflammations plus graves, lorsque la convalescence tend à s'établir et que la peau montre de la disposition à la moiteur. La méthode hydro-sudo-pathique dont nous avons souvent tiré grand parti dans le traitement des maladies rhumatismales chroniques, a été vantée par ses partisans exclusifs comme très-bonne pour combattre les affections phlegmasiques aiguës. Nous avouons que nous n'avons pas osé l'employer dans ces cas-là. Les moyens dont nous nous sommes servi comme sudorifiques, et qui nous ont paru ordinairement suffisants, sont avant tout les boissons abondantes d'un liquide chaud quelconque, inerte, tel que l'infusion de mauve, par exemple; ensuite la poudre de James nous a paru quelquefois utile. Les deux moyens par excellence, en cas pareil, sont la poudre de Dower, à petite dose, 10 à 15 centigrammes, prise toutes les trois ou quatre heures, et l'acétate d'ammoniaque sous la forme de l'esprit de Mindérer, à la dose de 10 à 15 grammes dans 180 à 200 grammes d'eau édulcorée, avec 20 à 30 grammes de sirop de diacode, à prendre par cuillerée à soupe toutes les heures.

Les remèdes calmants, surtout les narcotiques, ont joué, à différentes époques, un grand rôle dans le traitement de l'inflammation, et de nos jours ils ont constitué un des moyens les plus usités contre l'inflammation dans l'école italienne contre-stimulante.

Parmi les calmants, le moyen le plus actif est l'opium. Cependant ses indications thérapeutiques sont assez restreintes dans le traitement des inflammations. Lorsqu'on est appelé au premier début d'une phlegmasie, et que la stase inflammatoire ne s'est pas encore bien établie, on se trouve quelquefois fort bien de pratiquer d'abord une saignée abondante de 500 à 700 grammes, et de donner immédiatement après 5 à 7 centigrammes d'opium avec 2 décigrammes de calomel. Cette méthode procure parfois des succès surprenants; mais, dans les affections inflammatoires intenses, il faut être très-sobre de l'usage de l'opium, car l'amélioration qu'il produit n'est, la plupart du temps, que momentanée et trompeuse. De petites doses de poudre de Dower prises le soir sont cependant quelquefois fort utiles. C'est à la fin des phlegmasies intenses, lorsqu'on a été obligé de saigner beaucoup, que la combinaison du calomel et de l'opium rend de bons services. Il est enfin un genre d'inflammation dans lequel l'opium est d'un usage plus général, c'est la phlegmasie du tube digestif. Dans les cas légers, il suffit ordinairement à lui seul, soit sous la forme de laudanum, soit sous celle d'extrait dans une potion gommeuse, ou dans une émulsion huileuse. Du reste, observons-le en passant, la meilleure préparation de l'opium est sa forme la plus simple, l'opium brut. Son action s'explique aisément dans les phlegmasies du canal alimentaire, vu qu'il arrête momentanément le mouvement péristaltique des intestins et qu'il en diminue les sécrétions. Il faut cependant, dans les inflammations un peu intenses, combiner son emploi avec un traitement antiphlogistique, émollient et dérivatif, et dans la dysenterie, il faut quelquefois faire précéder son usage ou même le faire alterner avec des purgatifs doux, vu que l'examen des excrétions alvines dans cette maladie nous a montré qu'il y avait plutôt sécrétion muco-purulente des parois des gros intestins, qu'excrétion des produits naturels du foie et de l'intestin grêle qui, souvent dans le début de la maladie, sont retenus au préjudice du malade.

L'extrait d'aconit, lorsqu'il est bien préparé, est un fort bon moyen dans les inflammations rhumatismales, et nous l'avons employé avec beaucoup de succès dans le traitement du rhumatisme articulaire aigu, en suivant la méthode de M. le docteur Lombard de Genève, et nous avons pu en porter la dose jusqu'à 3 grammes par jour, et même au delà, en commençant par une pilule qui renferme 5 centigrammes d'extrait d'aconit, prise toutes les deux heures, et en augmentant ensuite graduellement. Je n'ai pas observé un bien grand effet de ce moyen dans d'autres maladies inflammatoires. L'extrait de jusquiame est un très-bon calmant, bien plus actif que son succédané, l'extrait de laitue. Nous avons vu des médecins qui prétendaient n'en avoir retiré aucun effet, et nous ferons remarquer, à cette occasion, que dans beaucoup de pharmacies, les extraits des plantes narcotiques sont mal préparés et presque sans action, et nous nous sommes souvent bien trouvés de leur substituer les teintures mères préparées avec les sucs frais des plantes recueillies en temps opportuns, conservés avec une quantité d'alcool suffisante pour empêcher leur décomposition. L'extrait de jusquiame, à la dose de 4 à 6 décigrammes dans les vingt-quatre heures, nous a paru un remède auxiliaire d'une utilité réelle dans les phlegmasies intestinales et contre la toux si fatigante des inflammations des organes de la respiration ; nous l'avons employé dans ces cas-là, soit combiné avec le nitrate de potasse, ou avec le muriate d'ammoniaque, soit tout simplement avec des émulsions gommeuses. Lorsque nous lui substituons l'extrait de laitue, nous l'employons à la dose de 1 gramme à 1 gramme et demi par jour. L'herbe de jusquiame, mêlée à parties égales de farine de lin, constitue de très-bons cataplasmes calmants, qui trouvent leur emploi dans les inflammations abdominales souvent fort douloureuses. Je m'en sers enfin très-fréquemment dans le traitement des ophthalmies subaiguës, en faisant infuser 4 grammes d'herbe de jusquiame dans 240 grammes d'eau, et en y dissolvant 2 à 4 grammes de borax, fomentation que l'on applique tiède sur l'œil malade deux à trois fois par jour pendant une demi-heure à une heure. L'extrait de belladone, lorsqu'il est bien préparé, à la dose de 1 décigramme par jour, m'a plutôt paru utile dans l'irritation de la membrane muqueuse bronchique, compliquée de névrose.

Une méthode très-utile dans le traitement de l'inflammation, soit aiguë, soit subaiguë ou chronique, est l'usage des dérivatifs et des révulsifs. Leur emploi le moins énergique, qui cependant rend de bons services, est celui des sinapismes, que l'on prépare de beaucoup de manières différentes, mais qui sont en général bien plus actifs préparés avec l'eau chaude qu'avec du vinaigre. Les vésicatoires ont été quelquefois proscrits du traitement des inflammations par une thérapeutique plutôt théorique, craintive et expectante que par celle basée sur l'observation véritablement clinique. On ne peut malheureusement pas encore construire la thérapeutique sur les seules bases de la médecine scientifique, et, avec la meilleure volonté, on ne peut regarder la plupart de ses préceptes que comme le résultat de l'empirisme. Ce qui est encore plus embarrassant, c'est que le *judicium difficile* d'Hippocrate s'applique bien plus au jugement qu'on porte sur l'action des remèdes qu'à toutes les autres parties de la pathologie. Cependant l'expérience attentive, et l'étude des bons ouvrages de nos devanciers et de nos contemporains nous enseignent bien des moyens de traitement fort utiles, quand même nous ne savons pas toujours nous rendre compte des détails de leur action. Nous n'employons pas en général les vésicatoires pendant les premiers jours de l'inflammation intense; mais après avoir suffisamment saigné, et lorsque le moment est venu où la stase capillaire a déjà un peu diminué par le dégagement des vaisseaux au moyen de l'exsudation, les vésicatoires rendent de fort bons services. Nous leur donnons de grandes dimensions, et en appliquons successivement plusieurs sans les entretenir ouverts, en choisissant, suivant les indications, ou des parties voisines, ou des parties éloignées du siége de la phlegmasie.

Dans les inflammations chroniques, en général, l'emploi du moxa offre de grands avantages. Si dans les névroses on peut se servir avec fruit de moxas nombreux et très-superficiels, produisant à peine une vésication de la peau, il faut d'un autre côté les employer d'une manière plus énergique, et les faire agir plus profondément dans le traitement des phlegmasies chroniques. Voici la méthode que nous suivons habituellement en cas pareil. En fait de préparation chimique, la pâte caustique de Vienne est la meilleure. En fait de moxa par le feu, celui qui est le plus simple, remplit à la fois le mieux le but c'est tout simplement du coton : roulé d'une manière serrée dans un morceau de toile cousu dans le sens de la longueur. Ces moxas brûlent parfaitement sans qu'on ait besoin d'y ajouter la moindre préparation chimique. Nous employons les moxas depuis le volume d'une pièce d'un franc jusqu'à celui d'une pièce de cinq francs. Nous commençons par en établir d'abord un ou deux, et ensuite nous en établissons un tous les huit à quinze jours, tant que les indications thérapeutiques l'exigent. En thèse générale, nous préférons de beaucoup dans les révulsifs l'action du travail phlegmasique extérieur, prolongé et répété, que celle d'une suppuration habituelle, qui, au lieu de rester un remède général, ne constitue souvent, au bout de quelque tems, qu'un mal local. Il va sans dire que si une sécrétion purulente habituelle est nécessaire, comme cela peut arriver exceptionnellement dans quelques cas, l'emploi des sétons est préférable à celui des cautères entretenus par des pois. Lorsque l'inflammation chronique a son siége dans des parties profondes, comme dans l'articulation coxo-fémorale, nous avons vérifié l'ancien précepte de Rust, que la cautérisation par le fer incandescent est de beaucoup le meilleur moyen. Lorsqu'il s'agit de plusieurs raies de feu à la fois, le cautère bicutiélaire de M. Mayor offre l'avantage de la promptitude.

Un moyen, trop vanté par les uns, trop négligé par les autres dans le traitement de l'inflammation, est l'emploi de la compression; nous en avons surtout vu de bons effets dans le traitement des inflammations chroniques des os et des articulations. Dans cette dernière classe d'affections, deux de nos collègues du canton de Vaud, MM. les docteurs Burnier et Recordon, de Lausanne, ont obtenu de fort beaux résultats de la compression; ils l'emploient suivant la méthode de Scott, légèrement modifiée.

Nous ne pouvons terminer ce chapitre sur l'inflammation sans faire quelques remarques sur le traitement des plaies. Il va sans dire que nous ne voulons pas répéter ici ce qui se trouve dans tous les manuels de chirurgie. Dans notre pratique, nous avons cherché à être aussi simple que

possible : pratique qui nous a d'abord été nécessaire à la
campagne, et que nous avons ensuite trouvée tout aussi
utile dans notre pratique à l'hôpital de Lavey ; et encore
dernièrement, nous avons pu en faire l'application dans
le traitement d'un certain nombre de plaies d'armes à feu,
que nous avons soignées pendant la dernière guerre civile
qui a eu lieu dans le canton du Valais, en Suisse.

En fait de réfrigérants, nous ne nous servons que de
l'eau froide, qui remplit toutes les indications et qui remplace avantageusement les diverses préparations spiritueuses.
Sa meilleure forme est bien la glace, mais on ne peut en
général l'employer pour les blessures. C'est un préjugé
que de croire qu'il faut en cesser l'emploi dès le moment
que la suppuration s'établit. Du reste, en fait de cataplasmes,
celui dont on se sert aujourd'hui dans tous les hôpitaux,
préparé tout simplement avec de la farine de lin, remplace
bien les diverses compositions d'herbes émollientes et matu-
ratives des anciens. Si le cérat est en général la meilleure
substance de pansement, nous trouvons pourtant qu'on a
abandonné à tort les divers onguents digestifs qui peuvent
bien avoir leur utilité lorsque les bourgeons charnus sont
blafards, et la sécrétion plutôt séreuse ou sanieuse, que
celle du pus louable. Quant au mode de pansement, nous
avons adopté la méthode de M. Mathias Mayor, le célèbre
chirurgien de l'hôpital de Lausanne. Les plaies sont pansées
avec des plumasseaux d'ouate recouverts de mousseline céra-
tée. On étend du cérat sur de la mousseline ordinaire, qui
alors offre tous les avantages du linge troué le mieux confec-
tionné, et permet surtout d'en préparer promptement de
grands morceaux bien uniformément couverts de cérat.
Pour absorber le pus, la mousseline est couverte à sa surface
supérieure d'une couche d'ouate ; et sept ans d'expérience
dans un hôpital où les plaies en suppuration sont fréquentes
m'ont appris à apprécier l'action absorbante du coton.
Quant à la prétendue action fâcheuse du coton sur les
plaies en général, c'est une des mille et une fables de la

chirurgie. Chaque fois qu'il ne s'agit pas d'exercer une compression après le pansement, nous nous servons comme moyen contentif des triangles de M. Mayor, réservant les bandes pour les cas de fracture des membres supérieurs. Lorsque la suppuration est très-abondante, pour empêcher qu'elle ne traverse toutes les pièces du pansement, nous avons remplacé le taffetas ciré par la toile imperméable de M. Mayor, préparée avec de l'huile de lin siccative, et nous sommes convaincus qu'en conservant le pus liquide elle prévient sa prompte décomposition.

Nous ajouterons à ces détails quelques remarques spéciales sur le traitement des plaies par armes à feu : Le débridement ne doit pas être employé comme moyen préventif de l'inflammation, il ne convient que lorsqu'il est urgent pour la réduction d'organes sortis de leurs cavités, ou qu'il y a étranglement, surtout par les aponévroses des membres, étranglement qui, du reste, ne survient qu'au bout de deux ou trois jours. Il devient quelquefois nécessaire pour procurer un libre écoulement à la suppuration. Il va sans dire que nous ne parlons pas ici des incisions à faire pour extraire des balles, des esquilles, de la bourre. Lorsqu'on débride, il faut faire des incisions assez longues et profondes, et la perte de sang, si elle est un peu considérable, dégorge les parties enflammées. Nous avons vu un malade perdre 380 grammes de sang par une incision de débridement, et chez lequel l'amélioration a été prompte et soutenue.

Chaque fois qu'un trajet de balle se trouve dans des conditions anatomiques telles, que sans léser un gros vaisseau, un nerf volumineux et sans diviser des tissus dans une trop grande épaisseur, lorsqu'en un mot la plaie est ou sous-cutanée ou sous des muscles superficiels, on a de grands avantages à fendre ce canal dans toute sa longueur, quand même celle-ci serait considérable. On fait tomber ainsi facilement les escarres ; on extrait jusqu'à la moindre parcelle les restes de bourre, qui ne sortent pas

toujours aisément des plaies et y entretiennent quelquefois
la suppuration pendant longtemps. La perte de sang produite
par l'incision diminue l'inflammation, et on peut panser
la plaie jusque dans son fond, et provoquer ainsi des bourgeons charnus égaux dans toute l'étendue de la blessure. La
contractibilité des cicatrices, basée sur leur peu de vascularité, a pour effet de diminuer par le fait considérablement
la perte de substance et de rapprocher entièrement les parties divisées et bien écartées après l'incision.

Lorsque les escarres des plaies par armes à feu commencent à se détacher, ce qui arrive ordinairement du troisième
au sixième jour, il est important d'aider la nature; et dès
que ces lambeaux de tissu cellulaire nécrosé tendent à se séparer, de les disséquer et de les enlever avec des ciseaux,
ce qui facilite singulièrement le libre écoulement du pus et
la sortie des restes de bourre, d'esquilles; c'est le moment
aussi de sonder de nouveau soigneusement ces plaies.

Quant au traitement médical des plaies par armes à feu,
l'appareil antiphlogistique en fait la base. Tout en évitant
d'affaiblir inutilement les blessés, surtout ceux qui ont déjà
perdu beaucoup de sang, il est cependant indispensable de
recourir aux émissions sanguines dans presque toutes les inflammations traumatiques, mais on ne peut pas les mettre en
usage avant que la première impression des coups de feu
ait passé; il faut, dans les cas graves, surtout dans les blessures des organes internes, les pousser avec beaucoup d'é-
nergie. Les indications spéciales de la saignée, des sangsues, des ventouses rentrent dans les règles connues de la
thérapeutique. Le meilleur antiphlogistique, après les émissions sanguines, est l'eau froide; elle remplace avantageusement toutes les compositions spiritueuses ou métalliques.
Parmi les remèdes internes, le calomel, aidé des frictions
mercurielles, nous a paru convenir dans les inflammations
intenses accompagnées d'épanchements sanguins, ou suivis
d'épanchements purulents. Le calomel, dans ces cas, agit-il
sur l'absorption en stimulant les sécrétions intestinales, ou

a-t-il une action antiphlogistique directe? voilà ce que, dans l'état actuel de la science, on ne saurait résoudre. Le nitre, moins efficace, est également utile, et nous l'avons surtout employé dans la boisson des malades, en en ajoutant 8 à 16 grammes par jour à la tisane de chiendent et de réglisse. Le tartre stibié à haute dose convient dans les inflammations cérébrales et pulmonaires consécutives aux coups de feu de ces organes ; à petite dose et en lavage des organes ; nous l'avons employé surtout contre l'embarras gastrique si fréquent au début. L'opium a à la fois une action calmante pour les douleurs vives, et une action presque spécifique sur les troubles du système nerveux, qui, dans ces cas, obscurcissent si souvent le diagnostic. Les émollients doivent être employés d'après le même principe que dans le traitement des plaies en général, ils facilitent la suppuration et la sortie des corps étrangers, dégorgent les tissus, et diminuent notablement les douleurs. Mais un moyen dont on n'a pas tiré tout le parti qu'on peut en attendre dans les hôpitaux militaires, et dont on ne peut apprécier toute la valeur qu'après en avoir vu tous les effets salutaires, soit sous le rapport du bien-être qu'ils procurent aux malades, soit sous celui de l'amélioration réelle qu'ils exercent sur la marche des plaies, c'est l'emploi des bains. C'est surtout dans le traitement des plaies des membres et de celles du tronc qui ne pénètrent pas dans les cavités splanchniques, et dans les plaies de l'abdomen, lorsqu'elles ne sont pas trop graves pour empêcher le transport du malade, qu'on peut en recommander l'usage ; ils détendent les tissus, favorisent le détachement des escarres, et accélèrent plus tard la cicatrisation.

De tout temps on a été frappé de la grande mortalité des plaies par armes à feu et de voir des blessures, en apparence peu graves, amener quelquefois la mort, car non-seulement des fractures du milieu des os, mais même des plaies qui ne traversent que des parties molles, sans ouvrir les gros vaisseaux, peuvent amener ce triste résultat. Nous voyons, de plus, des amputations, quelque nécessaires qu'elles soient, en-

traîner souvent aussi la perte des blessés. Tout ce que j'ai
observé à ce sujet me porte à croire que la plupart de ces accidents sont dus à une phlébite souvent latente dont la formation s'explique par la forte meurtrissure des parties lésées,
et qui entraîne à sa suite le mélange du pus avec le sang,
dont nous connaissons les effets funestes. Nous proposerions
donc, comme un des moyens de prévenir les accidents des
plaies et des amputations, de porter le fer incandescent dans
les plaies facilement accessibles, lorsque les accidents de l'infection purulente se font craindre, et nous soumettons à la
méditation et à l'expérimentation des chirurgiens clini-
ciens l'emploi du cautère actuel, soit pour toucher la surface sciée de l'os, soit pour faire une cautérisation plus
étendue. La mortalité si grande des amputés permettrait
bien de tenter ce moyen pour prévenir des accidents, et
il serait important de savoir si, dans de grands hôpitaux, la
mortalité ne serait pas moins forte sur un nombre donné
d'amputés auxquels on aurait pratiqué la cautérisation immédiatement après l'opération, que sur un nombre équiva-
lent dans lequel on n'aurait pas mis le feu en usage. La nécrose, à laquelle on s'exposerait, offrirait probablement moins
d'accidents que la chance de la phlébite. Nous sentons, du
reste, parfaitement bien que notre proposition n'est encore
que tout à fait théorique, et ce que nous venons de dire,
nous n'osons l'énoncer que comme une possibilité ; cependant nous désirerions vivement que l'expérience en décidât.

Nous terminons ici nos remarques thérapeutiques sur
l'inflammation et les plaies, en ne nous dissimulant pas
que nous n'avons pu en donner qu'une esquisse fort incomplète, et en regrettant vivement que les limites restreintes
et la nature de notre travail ne nous permettent pas de
nous étendre davantage sur ce que nous regardons
comme le but final de toute recherche pathologique : l'art
de guérir.

Après cet exposé général de l'inflammation, nous passerons en revue la phlegmasie des divers tissus et organes, en

nous attachant principalement à leur partie la moins étudiée, au changement moléculaire appréciable au microscope, que cette classe de maladie y produit. Nous ne perdrons cependant pas de vue de rattacher ces notions à l'observation clinique et à l'expérimentation sur les animaux, tout en supposant connues les recherches exactes dont cette partie de la pathologie est riche, malgré les nombreuses lacunes qui restent encore à combler.

CHAPITRE DEUXIÈME.

DE L'INFLAMMATION DANS LES DIVERS ORGANES.

Nous n'avons pas l'intention de donner ici l'histoire anatomique complète de l'inflammation ; nous renvoyons pour cette étude aux traités spéciaux de pathologie clinique et d'anatomie pathologique.

Dans les observations suivantes, nous voulons plutôt mettre sous les yeux du lecteur quelques-uns des documents qui nous ont servi pour tracer l'histoire générale de l'inflammation, en présentant en même temps des images vivantes sur les derniers changements moléculaires qui s'opèrent dans les parties qui sont le siége d'une phlegmasie, et sur les modifications que leur impriment les divers tissus et organes.

Nous passerons ainsi en revue les détails microscopiques de l'inflammation du cerveau, de la moelle épinière, des poumons, du foie, des reins, de la glande thyroïde, du péricarde, de la plèvre, du péritoine, des bronches, des intestins, des jointures, des os, de la peau et du système vasculaire.

§ I. De l'inflammation du cerveau et de la moelle épinière.

L'inflammation de la pulpe cérébrale a cela de particulier que la structure délicate des éléments qui la composent à l'état normal entraîne comme conséquence nécessaire une plus grande accessibilité à la destruction. Aussi, si l'on compare la substance d'un cerveau, et surtout ses fibres primitives, altérées par une inflammation qui n'a duré que pendant quelques jours, avec celle d'une membrane séreuse enflammée, ou avec les fibres cellulaires des poumons, quand même ces parties auraient été le siége d'un travail phlegmasique plus long et plus intense, on trouvera toujours les fibres primitives du cerveau proportionnellement bien plus endommagées. Du reste, cela se conçoit, parce qu'aucune espèce de fibres primitives d'un organe volumineux n'a des fonctions aussi délicates que celles des centres nerveux. Aussi, ces organes sont-ils les plus fortement protégés par une boîte osseuse, solide, close, doublée de membranes fibreuses et séreuses, en un mot, douée de toutes les propriétés propres à abriter et à garantir les fonctions importantes du cerveau et de la moelle épinière. Nous ne nous occuperons ici que de l'inflammation de la substance cérébrale elle-même. La phlegmasie des méninges montre des propriétés physiologiques et une structure anatomique tellement différentes, que nous n'en donnerons des détails qu'à l'occasion de l'inflammation des membranes séreuses.

Le cerveau est souvent le siége de congestions passagères, et, dans ce cas, ses vaisseaux capillaires sont gorgés de sang. Cet état se dissipe aisément. Mais lorsqu'il se prolonge, il passe d'autant plus facilement à l'état inflammatoire que les vaisseaux capillaires du cerveau sont très-nombreux, très-fins et très-délicats. D'un autre côté, ces vaisseaux n'étant pas situés dans une substance dure, résistante de tous côtés, étant plutôt entourés d'une pulpe molle à éléments primitifs peu consistants, peuvent aussi plus facilement revenir d'une plénitude momentanée, même poussée assez loin. Aussi faut-il convenir que l'inflammation de la pulpe cérébrale idiopathique et primitive, sans complication du côté des méninges, sans foyer apoplectique, sans tumeur tuberculeuse ou autre, sans cause traumatique enfin, n'est pas une maladie très-fréquente.

Dès le moment que l'inflammation, soit primitive soit secondaire, s'établit dans le cerveau, nous y voyons d'abord une forte augmentation de vascularité ; ensuite les vaisseaux distendus par le sang offrent une forme plus tortueuse, ils se dilatent, et le sang, qui ne peut plus les traverser librement, s'arrête et se coagule. A travers leurs parois transsude un liquide qui, d'abord séreux et rougeâtre, ne renferme que la matière colorante du sang dissoute ; ensuite se déposent dans ce liquide par une espèce de précipitation organique de grands globules granuleux, dont le diamètre est en moyenne de $0^{mm},02$ à $0^{mm},03$, atteignant cependant quelquefois à peine celui de $0^{mm},0175$; ceux qui sont plus grands renferment un noyau dont le diamètre varie entre $0^{mm},006$ et $0^{mm},0075$. Ces globules granuleux constituent toujours le premier degré de l'exsudation phlegmasique. Dès leur première apparition, le cerveau commence à subir des altérations notables dans sa structure. Les fibres sont d'abord écartées, et l'on trouve dans leur intervalle les globules granuleux dont nous venons de faire mention ; de plus, beaucoup de granules moléculaires et un certain nombre de globules du sang. Car il ne faut pas oublier de noter que, conformément à ce que l'inflammation nous montre dans d'autres organes, beaucoup de capillaires très-fins du cerveau phlegmasié, distendus par le sang, finissent par se rompre et par répandre des globules sanguins parmi les éléments de l'organe malade et parmi ceux de l'exsudation. Quant à l'altération des fibres elles-mêmes, celles qui sont les plus volumineuses, de $0^{mm},01$ par exemple, et au delà, résistent le plus longtemps. Il va sans dire qu'il ne faut pas tomber ici dans l'erreur, souvent signalée, de prendre pour morbide l'état variqueux d'un certain nombre de ces fibres, altération produite par leur contact avec l'eau. Mais les fibres plus fines, surtout très-nombreuses dans le cerveau, perdent facilement la netteté de leurs contours et leur consistance, se réduisant à un détritus granuleux, dans lequel on reconnaît plus ou moins bien quelques débris de leur état primitif.

Il est un fait qui nous a frappé, c'est que, lorsqu'un épanchement sanguin se fait d'une manière brusque dans la substance du cerveau, comme dans l'apoplexie, maladie que nous sommes, du reste, bien loin de regarder comme inflammatoire, il arrive alors qu'on rencontre au milieu de la partie du cerveau qui est occupée par le caillot un grand nombre de fibres cérébrales, sinon intactes, au moins beaucoup mieux conservées qu'on ne s'y attendrait *a priori*.

Lorsque l'inflammation cérébrale offre une certaine étendue, elle entraîne ordinairement trop promptement la mort pour permettre la formation du pus. Mais si la maladie est plus circonscrite, et par cela même plus lente dans sa marche, elle peut se terminer par la suppuration, et l'on rencontre en pareil cas une infiltration de pus mêlé avec les autres éléments de l'inflammation. Cela constitue en partie, comme l'a déjà fort bien démontré Gluge, le ramollissement rouge des auteurs. Cet auteur, auquel l'anatomie pathologique est redevable d'un grand nombre de beaux travaux microscopiques, a communiqué des observations très-intéressantes sur les affections inflammatoires du cerveau. Il va sans dire que nous ne voulons pas décider ici la question de savoir si tous les ramollissements sont de nature inflammatoire ou non. La rougeur peut disparaître presque complétement dans le ramollissement d'origine inflammatoire. Mais il n'en reste pas moins des cas dans lesquels le ramollissement est, ou mécanique, comme dans les épanchements séreux, ou même, peut-être, une maladie essentielle, une altération de nutrition, comme on rencontre le ramollissement gélatiniforme dans l'estomac, le ramollissement primitif des os, et de plusieurs autres tissus.

Le ramollissement inflammatoire, accompagné d'abord d'infiltration de globules granuleux et ensuite de pus, a lieu aussi autour des foyers apoplectiques, et c'est à cette inflammation consécutive qu'est due l'exsudation qui, sous forme de kyste, entoure les épanchements de sang, et en facilite la résorption. Nous avons examiné la structure de ces kystes au microscope, et nous n'y avons rencontré qu'une substance granuleuse formée de granules molécu-laires, de quelques globules granuleux et une substance ho-mogène intermédiaire, mais ne renfermant point de fibres; des vaisseaux sanguins s'y répandent, et une fois nous avons même cru y reconnaître des vaisseaux lymphatiques ayant un aspect d'arborisation, mais étant distinctement inco-lores. La teinte de ces membranes varie, et parfois elle peut prendre un aspect jaune orange; mais toutes ces di-verses teintes ne sont qu'une transformation de la matière colorante du sang. On rencontre parfois dans le cerveau de véritables abcès enkystés qui ne se développent aux dépens d'aucun organe, mais dans l'interstice de ses diverses par-ties. Nous citerons plus bas un exemple dans lequel nous avons trouvé un de ces kystes renfermant un pus verdâtre, et formé lui-même d'un tissu fibreux et vasculaire, et con-stituant une véritable membrane pyogénique.

On rencontre quelquefois dans le cerveau de très-petites vésicules, presque transparentes, du volume d'une tête d'é-pingle, siégeant dans la pie-mère qui revêt les organes in-ternes du cerveau, et qui, à l'œil nu, ressemblent aux vési-cules des éruptions miliaires, telles qu'on les rencontre sur la peau, près des clavicules et dans d'autres endroits, dans la fièvre typhoïde, né siégeant nullement sur une surface enflammée. L'enveloppe de ces vésicules est constituée par une trame de fibres cellulaires très-fines; elles renferment un liquide séreux parfaitement transparent.

Nous pourrions encore communiquer bien des points in-téressants sur l'inflammation du cerveau, mais nous tenons à ne pas répéter ce qui a déjà été dit dans d'autres ouvrages. Notre intention est plutôt d'attirer ici l'attention du lecteur sur tous les points de l'inflammation sur lesquels la science manque de recherches détaillées, par rapport aux change-ments moléculaires qui en constituent les éléments.

Nous allons citer quelques exemples à l'appui de plusieurs points généraux que nous venons d'exposer.

1° *Inflammation du cerveau ; suite d'un érysipèle à la tête.*

Un homme de quarante ans était atteint d'un érysipèle à la tête, qui, après avoir marché d'une manière bénigne, s'étendit aux méninges et au cerveau ; ces parties devinrent le siége d'une inflammation vive, et amenèrent la mort du malade au bout de quatre jours.

La surface rouge et enflammée du cerveau est presque diffluente, et on l'enlève avec le scalpel sous forme d'une bouillie molle. Les fibres propres à la substance cérébrale y ont en bonne partie disparu, et on ne les retrouve plus que par fragments courts et effacés, entremêlés de beaucoup de granules moléculaires. On distingue de plus, dans la pulpe cérébrale enflammée, beaucoup de vaisseaux capillaires dilatés, remplis de sang coagulé, et entourés d'une rougeur diffuse. Dans le détritus de la substance cérébrale existe une quantité notable de grands globules granuleux de $0^{mm},02$ à $0^{mm},03$, propres au premier degré d'exsudation inflammatoire. Plus on s'éloigne de la surface des hémisphères du cerveau qui étaient le siége de la phlogose, et plus on se rapproche de la substance saine, plus cet organe reprend sa consistance, sa coloration et sa structure normale.

Nous avons représenté (Pl. iv, fig. 6) les divers éléments que l'on rencontre dans la substance cérébrale enflammée.

2° *Inflammation traumatique du cerveau, avec déchirure des méninges à la suite d'un coup de feu. Mort au bout de soixante-quinze heures.*

Pendant la dernière guerre civile qui eut lieu au mois de mai 1844 dans le canton du Valais, en Suisse, j'eus occasion d'observer de nombreux cas de plaies par armes à feu, dont j'ai, du reste, ailleurs, rapporté les détails [1].

----

[1] *Archives générales de médecine.* 1845, février et mars.

Un des blessés m'a fourni un exemple d'une inflammation cérébrale traumatique tout à fait récente.

C'était un homme de quarante ans qui reçut un coup de feu à sept centimètres au-dessus de la protubérance occipitale. La table externe du crâne était traversée ; l'interne était fracturée, sans avoir été entièrement pénétrée. La balle était restée enclavée dans l'os, duquel elle ne fut retirée qu'avec peine. Le blessé eut du délire, la face très-rouge, le pouls à quatre-vingt-seize, dur et tendu, les pupilles contractées. Un sang noir sortit en petite quantité par la plaie, et, après l'avoir enlevé, on put voir au-fond les pulsations du cerveau dans une étendue de 18 millimètres. Malgré un traitement antiphlogistique très-énergique, le délire fut suivi d'assoupissement ; après une courte agonie, le blessé succomba au bout de soixante-quinze heures.

A l'autopsie, nous examinons d'abord l'ouverture d'entrée de la balle à la table externe du crâne ; c'est un trou de 13 millimètres de largeur : sur la table interne se trouve une esquille triangulaire adhérente par sa base, ayant déchiré avec sa pointe les méninges dans une étendue de 18 millimètres, et ayant même labouré la surface du cerveau. Il s'en était suivi une inflammation fort intense. De petits morceaux détachés de substance cérébrale, des caillots sanguins, et un morceau de bourre se trouvent entre les méninges et la surface du cerveau. La pulpe cérébrale enflammée est réduite à un détritus dont la coloration varie entre le rouge jaunâtre et le rouge brun ; toute la moitié postérieure de l'hémisphère gauche est rouge, injectée et ramollie. Les ventricules renferment une sérosité rougeâtre, du reste peu abondante.

La substance cérébrale enflammée, examinée au microscope, montre peu de fibres primitives intactes ; elle offre un aspect diffus et granuleux, et renferme des globules de sang et de grands globules granuleux d'exsudation. On peut suivre tous les passages entre les fibres cérébrales intactes, d'autres brisées en plusieurs morceaux de couleur pâle, et d'autres, enfin, réduites à l'état de molécules granulées, ne montrant que fort peu de fragments de fibres à contours tout à fait effacés.

3° Inflammation cérébrale avec ramollissement rouge autour d'un abcès enkysté.

Ce malade, qui avait été dans le service de M. Bouillaud, à la Charité, avait été pendant cinq semaines à l'hôpital. Au commencement, les symptômes de sa maladie étaient si peu tranchés qu'on le crut fort peu malade. Ce qui avait le plus frappé chez lui, c'était une certaine lenteur de toutes ses fonctions que l'on avait attribuée à une habitude depuis longtemps contractée de la masturbation. Il avait conservé l'appétit; et comme il prenait régulièrement ses repas sans montrer de symptômes d'une maladie déterminée, et qu'il restait continuellement couché, il fut taxé de paresse, et on le fit lever cinq jours avant sa mort, au moment de la visite. On s'aperçut alors qu'il marchait avec peine, et en s'inclinant fortement du côté gauche; le membre inférieur de ce côté défaillit sous lui. Du reste, il s'était plaint depuis son entrée à l'hôpital de douleurs vives et continues à la région lombaire. Ce malade n'eut jamais de vomissements, mais pendant les derniers temps il eut de la diarrhée et des selles abondantes. Vers la fin, la somnolence devint très-marquée, ce qui causa la plénitude de la vessie qu'on trouva à l'autopsie.

Autopsie. Les membranes du cerveau et l'intérieur de cet organe ne montrent rien d'anormal. En enlevant la paroi supérieure du ventricule droit, on aperçoit une tumeur à peu près de la grosseur d'un marron ou d'un œuf de pigeon située à peu près à la limite postérieure du lobe antérieur, et au-devant du corps strié. Autour de la tumeur, la substance cérébrale est ramollie et fortement enflammée. A la partie postérieure, elle est réduite en détritus rougeâtre. En incisant la tumeur, il s'échappe un flot de pus verdâtre très-visqueux, de la quantité de 30 à 40 grammes.

En vidant entièrement la tumeur au moyen du lavage, on voit flotter sous l'eau les franges tomenteuses qui tapissent la surface intérieure du kyste, et qui ne sont autre chose que des concrétions pseudo-membraneuses en partie adhérentes. Le tissu, lui-même, est dur, résistant, ne se déchirant qu'avec peine ; les tractions le séparent entièrement du cerveau, dont il emporte quelques lambeaux à sa surface. En examinant alors le kyste de plus près, on y trouve une vascularisation très-prononcée. Cette tumeur longeait le corps strié dans toute sa longueur pour aller atteindre la partie antérieure de la couche optique. La poitrine n'offre rien d'anormal ; la membrane muqueuse de l'estomac est injectée et épaissie dans ses portions splénique et cardiaque. Dans l'intestin grêle, on ne voit que quelques rougeurs disséminées. Le gros intestin offre à toute sa surface muqueuse un pointillé noir uniforme, qui doit son origine à l'augmentation de volume des follicules. La rate est hypertrophiée ; elle est le siége d'une hémorrhagie dans toute l'étendue de son bord antérieur. Une petite rate surnuméraire est également hémorrhagiée. Le foie et les reins, gorgés de sang, n'offrent point d'altération de structure. La vessie est distendue par l'urine.

Examen microscopique. Les parties enflammées du cerveau présentent une injection capillaire très-prononcée ; les anses vasculaires sont très-tortueuses, entourées d'un liquide rougeâtre, tenant en dissolution beaucoup de matière colorante du sang. La pulpe cérébrale est réduite en bouillie granuleuse et diffluente dans laquelle on ne reconnaît presque plus de fibres cérébrales. On n'y voit que des granules moléculaires, des globules de pus, de grands globules granuleux de $0^{mm},02$ à $0^{mm},03$, dont quelques-uns renferment un noyau de $0^{mm},0075$, et il y a quelques globules du sang déformés (Pl. IV, fig. 7).

Le pus verdâtre, renfermé dans le kyste, offre des globules assez petits, ayant en moyenne $0^{mm},0084$, et montrant dans leur intérieur de un à trois noyaux ; ce pus est

très-granuleux, et il paraît que son séjour prolongé dans
le kyste a eu pour effet de l'épaissir et d'opérer sur un
bon nombre de ses globules une diffluence en granules;
on y aperçoit de plus beaucoup de vésicules graisseuses,
de grands globules granuleux, et des coagulations pseudo-
membraneuses, dont la consistance est intermédiaire entre
celle de la gélatine et celle de la fibrine.

La paroi interne du kyste n'offre, sous l'eau, l'aspect
tomenteux signalé que tant que des fragments de fausses
membranes purulentes lui adhèrent; on les détache aisément, et on se convainc alors que sa surface est, au contraire, parfaitement lisse, et comme veloutée, rose dans la
plupart de ses points, rouge écarlate ecchymotique dans
d'autres. Les éléments microscopiques qui composent le
kyste sont : 1° une trame fibreuse dense, composée de fibres
primitives serrées, renfermant beaucoup de granules dans
leurs interstices; 2° beaucoup d'éléments fibro-plastiques,
dont on reconnaît surtout bien les noyaux; entre les cellules rondes ou ovales, on y distingue de nombreux corps
fusiformes avec ou sans noyaux (Pl. IV, fig. 8); 3° une
quantité notable de vaisseaux capillaires, entourés d'une
infiltration rougeâtre diffuse. Les couches extérieures de
cette membrane pyogénique renferment à peu près les
mêmes éléments, mais moins de vaisseaux, et davantage
de tissu fibreux offrant une structure fasciculaire bien
prononcée.

Quoique l'apoplexie cérébrale soit une affection différente dans son origine de l'inflammation, et n'excite une
phlegmasie locale que par la présence des caillots, il ne
sera pas sans intérêt de citer ici deux faits d'apoplexie cérébrale, dont les détails anatomiques ont été soumis à
l'examen microscopique; on verra en même temps la différence qui existe entre la substance cérébrale altérée peu
à peu par l'inflammation, et celle qui, à l'état à peu près
sain, a été pour ainsi dire surprise par un épanchement
abondant de sang.

4° *Apoplexie cérébrale.*

Une femme de soixante ans était entrée à l'hôpital de la Pitié, atteinte d'une attaque d'apoplexie à la suite de laquelle elle était paralysée du côté droit. Elle n'a plus repris connaissance; huit jours après l'attaque, elle succomba.

A l'autopsie nous trouvâmes dans le côté gauche du cerveau, dans la substance de la couche optique et du corps strié, un épanchement sanguin de plus de 4 centimètres d'étendue. Le caillot était d'un rouge brunâtre à sa périphérie, mais dans son intérieur sa consistance était celle de la gelée de groseille. La consistance du cerveau n'était altérée que tout à fait dans le proche voisinage de l'épanchement, où il était le siége d'un ramollissement rouge. Au fond de l'intérieur de la couche optique existait un second petit caillot de 5 millimètres de diamètre.

Dans le caillot on trouve, à l'examen microscopique, beaucoup de grands globules granuleux contenant de petits granules, qui cependant ne remplissent pas tout à fait leur intérieur. Dans quelques endroits, on les voit mêlés avec de petits globules de 0^{mm},0054, qui appartiennent à la substance cérébrale.

Dans un bon nombre de points de l'intérieur du caillot, les fibres cérébrales peuvent être reconnues, et en partie presque intactes; d'autres fort peu altérées, et même celles qui sont déchirées ont conservé une certaine netteté des contours, et la majeure partie paraissent plutôt écartées par la matière de l'épanchement que détruites; ce qui explique pourquoi la structure et les fonctions du cerveau peuvent recouvrer quelquefois une certaine intégrité après la résorption des épanchements apoplectiques (Pl. iv, fig. 9).

La substance cérébrale la plus voisine de ces caillots montre beaucoup plus de fibres déchirées, et elle est généralement infiltrée de globules granuleux, plus volumineux et plus remplis que ceux dont nous avons signalé l'existence dans le caillot. Nulle part la substance saine du cerveau n'en montre.

Dans quelques vaisseaux capillaires très-fins du cerveau, qui ont de $0^{mm},0108$ à $0^{mm},0135$, on voit des globules à noyaux qui ressemblent un peu aux globules granuleux, mais qui ne sont autre chose que des globules d'épithélium (Pl. IV, fig. 10).

5° *Épanchement apoplectique en bonne partie résorbé.*

Une femme de soixante-deux ans entre à l'hôpital de la Pitié pour une hémiplégie du côté gauche ; elle est en délire, alternant avec du coma, et elle succombe après avoir éprouvé beaucoup de gêne dans la respiration pendant les derniers jours de sa vie.

A l'autopsie nous trouvâmes les produits d'une pleurésie récente, avec épanchement purulent et fausses membranes. L'aorte montrait de nombreuses plaques ossiformes ; l'artère cérébrale moyenne présentait les mêmes altérations. Près de la scissure de Sylvius, du côté gauche, existaient les traces d'un épanchement apoplectique, en bonne partie résorbé et enkysté par une membrane jaunâtre vasculaire. Tout autour, la substance cérébrale était ramollie et rougeâtre, infiltrée de grands globules granuleux, et montrant ses fibres ou déchirées ou réduites en détritus, mais bien conservées dans quelques endroits.

La membrane jaunâtre ne montre aucune structure fibreuse, et on n'y découvre que des granules et des globules granuleux, mais beaucoup de vaisseaux sanguins, et des vaisseaux d'apparence lymphatique, blancs et incolores, s'entrelaçant avec les capillaires sanguins. La surface interne est recouverte de grumeaux de sang dans lesquels on ne voit plus ses éléments primitifs.

Les épanchements apoplectiques à la surface interne des ventricules ne renferment que peu de fibres cérébrales, et favorisent par conséquent le développement d'une membrane destinée à cerner le caillot. Un kyste pareil éprouverait plus de difficulté, soit pour sa formation, soit pour la résorption de son contenu, s'il prenait origine au milieu de la pulpe cérébrale, et s'il renfermait un caillot dans lequel beaucoup de fibres cérébrales seraient bien conservées.

6° *Inflammation chronique de la moelle épinière.*

Un jeune homme de dix-neuf ans, d'une bonne constitution, et fortement musclé, a été bien portant jusqu'à la fin du mois de janvier 1843. Il n'a eu d'autres maladies auparavant que de temps en temps des amygdalites. Après avoir éprouvé des frissons suivis de chaleur, il eut de la peine à mouvoir la cuisse droite, et ne put point uriner. Il fut sondé et mis dans un bain. Le lendemain même traitement. Le surlendemain il ne put pas sortir seul de son bain. A partir de ce moment, les membres inférieurs furent paralysés dans leurs mouvements. Il en fut de même au commencement pour la sensibilité des membres pelviens, ensuite elle était, au contraire, exaltée, et, plus tard, elle revint à son état normal. Les membres inférieurs devinrent le siége d'une infiltration séreuse qui, en arrière, s'étendit jusqu'à la partie moyenne de la région dorsale. Plus tard, une escarre, de la grandeur d'une pièce de cinq francs, se forma à la partie interne de la fesse gauche. De temps en temps il eut des soubresauts involontaires dans les muscles des membres inférieurs. La vessie se paralysa complétement, ainsi que le sphincter de l'anus. Les selles devinrent involontaires. Du reste la colonne vertébrale n'a jamais été douloureuse, ni spontanément ni à la pression. Point de maux de tête, intelligence bonne, appétit et digestion normale, la respiration bonne, le pouls régulier, d'abord à 76, ensuite à 96 par minute.

Les urines devinrent de plus en plus épaisses, l'escarre s'agrandit; il eut de temps en temps des frissons; la fièvre devint continue, le visage prit une teinte terreuse; il survint de la difficulté pour avaler et des vomissements. Dans cet état, le malade succomba trente-trois jours après l'invasion de la maladie. Il avait d'abord été soigné chez lui, ensuite à l'hôpital de la Pitié dans le service de M. le professeur Bérard, et plus tard chez M. Clément, dont l'interne, M. Cloquet, eut l'obligeance de me communiquer les détails de cette observation.

Autopsie faite trente-quatre heures après la mort. Les veines intra-rachidiennes sont gorgées de sang. Le tissu cellulaire qui sépare la dure-mère des lames vertébrales est infiltré de sérosité sanguinolente. Les enveloppes de la moelle n'offrent aucune altération. La moelle elle-même est beaucoup moins consistante au niveau des cinquième, sixième, septième et huitième vertèbres dorsales ; ramollissement borné à sa partie antérieure. Dans ce point, la moelle est diffluente et présente une teinte grisâtre. Quelques vaisseaux serpentent à travers la matière du ramollissement. Les faisceaux inférieurs sont sains dans toute leur étendue. La portion du faisceau antérieur ramolli étant soumise à l'action du jet d'eau, se désagrége avec la plus grande facilité, et de nombreux détritus sont entraînés par l'eau ; elle présente sous ce rapport des différences marquées avec les parties non ramollies de la moelle. La muqueuse des gros intestins est rouge dans quelques points ; celle de la vessie est considérablement épaissie, sans altération. Les membres inférieurs sont infiltrés de sérosité, et la substance musculaire en est un peu décolorée, et moins consistante que dans son état normal.

Il était important d'examiner au microscope les altérations pathologiques de la partie malade de la moelle épinière. En comparant les éléments de la moelle ramollie avec ceux de la moelle saine, on trouve que ce sont surtout les fibres larges de $0^{mm},01$ à doubles parois d'enveloppe, qui y sont le mieux conservées, variqueuses par places plutôt par l'action de l'eau que par altération morbide.

Les fibres fines à parois simples, de $0^{mm},0025$ à $0^{mm},0033$, ont en grande partie disparu ; on en voit bien par-ci par-là des fragments, mais la plupart sont réduites en un liquide granuleux, dans lequel on voit des globules grenus à aspect framboisé, de $0^{mm},015$ à $0^{mm},0175$, remplis de granules, ne montrant point de noyaux (Pl. ɪv, fig. 11). Telle a été la destruction de cette partie de la moelle qu'on n'y reconnaît presque plus de vaisseaux capillaires.

§ II. De l'inflammation des poumons.

La pneumonie est parmi les maladies inflammatoires une des plus fréquentes et des mieux étudiées. Cependant, sous le rapport des changements moléculaires qu'elle fait subir aux poumons, il reste encore bien des lacunes à remplir.

Si nous comparons entre eux les divers états d'inflammation du tissu pulmonaire, nous trouvons que le premier degré, l'engouement pulmonaire, consiste dans un afflux sanguin vers les capillaires du poumon, surtout de ses lobes inférieurs. Cet afflux sanguin qui constitue l'engouement pulmonaire, est suivi d'une gêne de plus en plus grande dans la circulation capillaire, gêne qui se termine par une stase partielle lobulaire, ou plus étendue. La rupture de quelques capillaires en est la conséquence, et elle explique l'existence des globules du sang soit dans l'expectoration pneumonique, soit dans les produits de l'exsudation. Il s'opère en outre une transsudation de la partie liquide du sang dans le tissu inter-vésiculaire et dans les vésicules pulmonaires. Dans cette matière d'épanchement vésiculaire et interstitiel se forment des globules granuleux, qui sont mêlés à beaucoup de liquide séreux. De plus, le liquide transsudé renferme de la matière colorante de sang et des globules sanguins. L'ensemble de tous ces éléments constitue le second degré de la pneumonie, l'hépatisation rouge que M. Andral a beaucoup mieux désignée sous le nom de *ramollissement rouge.* Ces éléments peuvent être résorbés, et permettent au poumon de revenir, au bout de quelques semaines, à son état presque normal. Mais lorsque la stase capillaire des poumons augmente, et que le travail de résorption et de rétablissement de la perméabilité des capillaires et des vésicules pulmonaires n'a lieu qu'incomplétement, il survient non-seulement une gêne locale dans la circulation, mais une partie du sang est même dans l'impossibilité de subir dans les poumons les changements importants d'oxygénation, de décarbonisation et d'exhalation aqueuse. L'exsudation alors change de nature, et de granuleuse et séro-sanguinolente, elle devient purulente. Le pus, dans ce cas, infiltre une partie du tissu pulmonaire, soit comme infiltration lobulaire, soit comme lobaire. Au moyen des capillaires très-fins et très-nombreux du poumon, le pus arrive facilement dans le torrent de la circulation. Est-ce par infection purulente, ou d'une autre manière, que la mort alors devient presque inévitable? c'est ce que nous ne saurions décider. Mais le fait est que l'infiltration purulente du poumon est à peu près constamment mortelle.

L'hépatisation ou le ramollissement rouge ne marche quelquefois ni vers la résolution, ni vers la suppuration; alors les parties liquides de l'épanchement s'absorbent en partie, les globules granuleux restent, mais beaucoup moins délayés. Les vaisseaux continuent à être gorgés de sang en partie coagulé. Le ramollissement alors est remplacé par une augmentation de consistance, et l'on voit survenir la carnification du poumon, qui n'est autre chose qu'une hépatisation rouge, prolongée, avec diminution de la fluidité de l'exsudation.

Dans des cas rares, lorsque l'afflux sanguin a cessé dans l'inflammation pulmonaire, et qu'un certain nombre de vaisseaux sont devenus imperméables, comprimés en partie par la masse d'exsudation, on observe la pneumonie chronique, qui offre ordinairement une teinte d'un rose jaunâtre, état qu'on pourrait appeler hépatisation jaune. Elle est accompagnée d'une augmentation de consistance, offrant souvent des inflammations lobulaires subaiguës disséminées dans son tissu, montrant, comme matière d'exsudation, de petits globules granuleux, ressemblant aux glo-

bules pyoïdes, de grands globules granuleux, des coagulations fibrineuses et même parfois des éléments fibro-
plastiques.

Lorsqu'enfin la matière de l'épanchement est riche en
fibrine, et ne contient que fort peu de globules mêlés seulement de quelques éléments pigmentaires, on observe une
induration grise d'une partie des poumons, consécutive
également à l'inflammation.

On retrouve ainsi tous les passages entre l'afflux sanguin,
la stase, et même l'anémie consécutive à l'inflammation,
entre une teinte presque blanche et le rouge foncé, entre le
ramollissement le plus prononcé et l'induration presque
fibreuse; et ces divers états, tout différents les uns des
autres qu'ils paraissent au premier aspect, ont pourtant
entre eux des liens physiologiques bien réels et faciles à
démontrer. Cet enchaînement des lésions moléculaires
nous rappelle ce beau passage de l'ouvrage de Rilliet et
Barthez [1] : « Comme nous nous sommes efforcés de mon-
« trer le passage de la pneumonie lobulaire à la pneumonie
« lobaire, nous avons ainsi complété la chaîne des in-
« flammations pulmonaires, dont le premier anneau est
« la bronchite capillaire et le dernier la pneumonie lobaire,
« et nous avons prouvé que la seule différence anato-
« mique qui existe entre ces maladies est une différence
« d'étendue. »

Ce tableau est le complément de celui que nous venons
de donner pour les divers changements qu'éprouvent, dans
la pneumonie, les produits de l'inflammation, et il exprime
la liaison topographique de ces altérations. Nous avons plutôt cherché à démontrer les liens physiologiques.

Après ces remarques générales, nous allons en montrer
les détails par quelques exemples.

[1] Rilliet et Barthez, *Maladies des enfants.* Paris, 1845, tome I,
page 72.

1° *Pneumonie au premier degré; passage de l'engouement pulmonaire à l'hépatisation rouge; méningite aiguë; péricardite chronique.*

Un garçon de douze ans, dont nous rapporterons l'observation détaillée à l'occasion de la méningite, montre à
l'autopsie une inflammation du lobe inférieur du poumon
droit. On y voit une forte vascularité, surtout plus prononcée autour des vésicules pulmonaires qui sont encore en
partie vides, mais fortement injectées; mais quelques-unes
sont déjà remplies de matière d'exsudation. On reconnaît
très-bien les derniers canaux bronchiques, dont plusieurs
sont entourés de vésicules pulmonaires. Le tissu intervésiculaire est rempli de la même matière que quelques vésicules, c'est-à-dire d'un sérum rougeâtre dans lequel il y a
de la matière colorante du sang, des globules sanguins plus
ou moins bien conformés, et beaucoup de globules granuleux de $0^{mm},02$ à $0^{mm},03$, remplis de granules dans leur intérieur, sans noyaux (Pl. v, fig. 1).

Quelques parties de ce poumon enflammé offraient donc
les signes d'une simple hyperémie, d'une plénitude des capillaires autour des vésicules, tandis que dans d'autres parties les vésicules et le tissu inter-vésiculaire étaient déjà
remplis d'une matière rougeâtre d'exsudation.

2° *Pneumonie compliquant une fièvre typhoïde.*

Une jeune fille de treize ans avait succombé à une fièvre typhoïde accompagnée d'inflammation pulmonaire. L'intestin
grêle présenta dans sa moitié inférieure les altérations connues des plaques de Peyer; elles étaient recouvertes de
masses jaunâtres caséeuses, composées de granules moléculaires et de petits globules de $0^{mm},005$, sans noyaux
(Pl. v, fig. 2). Ces mêmes petits globules et granules étaient
aussi déposés entre les éléments des plaques engorgées et
épaissies. Autour des plaques gonflées ou ulcérées se voient
des cercles de petites ouvertures, probablement dues aux

conduits excréteurs de petits follicules. Les glandes engorgées montrent une vive injection capillaire; il en est de
même des glandes mésentériques. Les lobes moyen et inférieur du poumon droit offrent une hépatisation rouge très-
prononcée. Leur surface est recouverte de fausses membranes; on exprime de leur intérieur un sang très-liquide :
celui du cœur est brun, mou, pris en gelée, ne montrant
presque point de coagulations de fibrine. Les vésicules pulmonaires, ainsi que le tissu intervésiculaire, sont remplis
d'un liquide jaune'rougeâtre, renfermant surtout de grands
globules granuleux. Quelques globules du pus n'y sont mêlés
qu'accidentellement, et proviennent des bronches enflammées, dont la membrane muqueuse est fortement injectée
et épaissie.

Nous trouvons donc, dans cette pneumonie qui complique
la fièvre typhoïde, les mêmes altérations que dans la pneumonie franche au deuxième degré.

3° *Hépatisation rouge du poumon avec augmentation*
de consistance.

Un homme de trente-huit ans, d'une forte constitution,
adonné aux excès du vin, succomba à une pneumonie qui
avait duré un mois, et n'avait offert que peu de gravité
pendant les premiers temps. Mais le malade s'était négligé, n'était entré à l'hôpital que quelques jours avant sa
mort, et avait ainsi aggravé sa maladie, qui se termina par
la mort.

A l'autopsie, les lobes moyen et inférieur du poumon
droit étaient complétement hépatisés avec augmentation
notable de consistance, l'inverse de ce qui a lieu ordinairement dans l'hépatisation rouge. A l'œil nu, une coupe
fraîche offre un aspect presque lisse; la loupe y montre
cependant une structure finement grenue. La substance
pulmonaire est généralement parsemée d'une matière
d'exsudation jaunâtre, beaucoup plus consistante que dans
les deux précédentes observations, et ayant son siége tant

dans les vésicules que dans le tissu cellulaire interstitiel.
Les capillaires sont partout gorgés d'un sang fort peu
liquide, ce qui donne à ce poumon la consistance et la
couleur de la chair musculaire. L'hyperémie mécanique
qu'on observe dans un poumon condensé par compression, surtout par suite d'un épanchement, n'a rien de commun avec la véritable carnification, quoiqu'on ait donné
aussi, mais à tort, ce nom à ce genre d'altération. L'élément principal de toute cette matière d'exsudation se compose de deux espèces de globules granuleux dont l'une,
de $0^{mm},01$ à $0^{mm},015$, ne renferme que peu de granules,
tandis que l'autre, de $0^{mm},015$ à $0^{mm},025$, en renferme beaucoup et quelques-uns montrent même un noyau. Il s'y trouve
de plus des coagulations fibrineuses stratifiées et même quelques cellules fusiformes. Les fibres pulmonaires, quoique
écartées, sont partout parfaitement bien conservées; les vésicules sont bien moins visibles. Là où le tissu pulmonaire
hépatisé passe au tissu sain, on peut suivre la matière d'exsudation dans ses divers degrés de résorption, et on y voit
même des vésicules dont le fond est encore rempli de matière d'exsudation, tandis que leur partie supérieure en est
déjà en bonne partie débarrassée.

4° *Hépatisation pulmonaire rouge et grise.*

Un enfant de six ans a succombé à une pleuro-pneumonie. A l'autopsie, on trouve le lobe inférieur du poumon
gauche recouvert à sa surface de fausses membranes récentes, et montrant dans son intérieur un mélange d'hépatisation rouge et grise. La partie rouge montre une vascularité intense autour des vésicules, et ces dernières, ainsi
que leurs interstices, sont remplies d'un mélange d'exsudation
sanguinolente et d'une substance jaunâtre opaque. Dans
cette hépatisation rouge, les éléments déjà signalés comme
propres à cette altération sont mélangés avec des globules
du pus. Dans les endroits où l'hépatisation grise se traduit
déjà à l'œil nu par une coloration d'un jaune grisâtre,

ayant la forme anguleuse des lobules pulmonaires, le pus existe en bien plus grande quantité, ayant détruit en bonne partie les vésicules pulmonaires, mais n'ayant que fort peu altéré les fibres cellulaires.

5° *Abcès pulmonaire lobulaire chez un enfant qui a succombé à la petite vérole.*

Dans plusieurs endroits d'un des poumons se voient des points de pneumonie lobulaire de 6 à 12 millimètres d'étendue, infiltrés d'un liquide jaune grisâtre, composé de globules pyoïdes et de granules. Les fibres pulmonaires y persistent, étant seulement écartées, mais les vésicules sont en partie détruites. Les lobules infiltrés de pus ressemblent beaucoup aux abcès métastatiques et ne sont probablement pas autre chose non plus, vu que l'intoxication purulente n'est pas très-rare dans la variole. Quelques-unes de ces infiltrations purulentes sont entourées de lobules à l'état d'hépatisation rouge, dans laquelle on reconnaît une infiltration rougeâtre qui renferme beaucoup de grands globules granuleux.

6° *Infiltration purulente du poumon; carie vertébrale.*

Nous rapporterons les détails de cette observation à l'occasion de l'inflammation des os, et nous nous occuperons seulement ici de la lésion pulmonaire.

C'était un homme de quarante-huit ans, atteint de carie vertébrale. Dans le lobe inférieur d'un des poumons on voit des granulations d'un gris jaunâtre. Déjà avec de faibles grossissements on reconnaît une forte injection vasculaire tout autour d'elles. Les fibres cellulaires du poumon, longues, élastiques et recourbées de $0^{mm},0028$ de largeur, sont infiltrées de grands et de petits globules granuleux. Les granulations du tissu pulmonaire malade, coupées par le milieu, se montrent composées d'une paroi qui garde sa disposition ronde et béante après la section, et, dans l'intérieur, d'un liquide composé de sérum, de granules, de glo-

bules pyoïdes, de globules de pus et de vésicules graisseuses.
On n'y trouve aucun élément de tubercules.

Nous avons donc ici affaire à une pneumonie vésiculaire, et les vésicules pulmonaires agrandies, remplies
d'un liquide puriforme, ressemblent alors beaucoup aux
granulations tuberculeuses naissantes. Le microscope, cependant, parvient à y établir le diagnostic.

7° *Hépatisation rouge et grise du poumon; tubercules
miliaires.*

Un homme atteint de tumeur blanche avait succombé
avec les symptômes de l'infection purulente. On avait soup-
çonné pendant la vie l'existence de tubercules pulmonaires.
Le lobe inférieur du poumon gauche offre l'aspect extérieur
de l'hépatisation rouge mêlée avec la grise. Le microscope
montre, en effet, le mélange des deux éléments, savoir: un
sérum rougeâtre et des globules granuleux mêlés surtout,
par places, avec beaucoup de globules du pus. Au milieu
de ces tissus enflammés se trouvent des tubercules miliaires
dont les éléments, par conséquent, se trouvent, sous le microscope, mêlés avec ceux de l'exsudation. Le cœur du
même individu était adhérent au péricarde à la suite
d'une ancienne péricardite. Ce péricarde est très-vasculaire;
les restes des fausses membranes sont infiltrés de matière
tuberculeuse et dans quelques endroits de tissu adipeux.

8° *Abcès métastatiques du poumon et du foie.*

Nous reviendrons sur cette observation à l'occasion de
la phlébite. C'était un individu qui avait subi l'opération
de la fistule à l'anus, suivie d'une phlébite mortelle et
d'abcès multiples. Ceux du poumon n'ont guère au delà de
5 à 8 millimètres d'étendue, remplis d'un pus jaune
verdâtre dont les globules, petits et très-granuleux, renfermaient généralement des noyaux. Outre ces petits foyers,
dans lesquels les éléments physiologiques du poumon ont
en partie disparu, il en existe d'autres qui ne montrent

qu'une infiltration du pus entre des fibres bien conservées dont la disposition aréolaire se montre même presque intacte, lorsque par compression on en fait sortir le pus. De très-petites ramifications bronchiques sont aussi remplies et comme injectées artificiellement par du pus que l'acide acétique dissout en partie. On reconnaît alors que ces vésicules pulmonaires sont mieux conservées qu'on ne l'aurait supposé à l'œil nu, et on les voit soit comme appendices latéraux, soit comme terminaisons des dernières ramifications bronchiques. Les divers liquides granuleux qui infiltrent ce poumon offrent une teinte jaune clair provenant de la matière colorante de la bile, répandue dans toutes les parties du corps, le malade étant mort ictérique.

9° *Pneumonie chronique; gangrène de la mâchoire supérieure.*

Un enfant âgé de trois ans, d'une constitution chétive, avait été depuis longtemps dans le service de M. Jadelot, à l'hôpital des Enfants. Il y était entré pour une affection gangréneuse de la bouche qui avait détruit tout le côté droit des lèvres. La gangrène s'était arrêtée, et il s'était formé des adhérences entre la mâchoire inférieure et les parties molles qui la recouvrent. Deux mois avant sa mort la poitrine s'était prise, il était survenu de la toux, de la gêne dans la respiration, perte des forces, amaigrissement rapide, et cette maladie avait fait succomber l'enfant dans le dernier degré de marasme, ayant présenté en apparence les signes d'une phthisie pulmonaire. La poitrine, du reste, n'avait pas été bien examinée avec le sthétoscope.

A l'autopsie, nous trouvons dans le lobe supérieur du poumon droit une inflammation chronique, d'un aspect tout particulier; quelques ganglions bronchiques renferment de la matière tuberculeuse. A la surface du poumon se trouvent des fausses membranes, ayant jusqu'à 4 millimètres d'épaisseur, et n'adhérant que lâchement à la plèvre pulmonaire. La face des fausses membranes qui regarde le poumon est vasculaire et infiltrée, par places, de matière colorante du sang. Dans ces fausses membranes on voit des fibres fines et granuleuses, s'entre-croisant dans tous les sens, et offrant une disposition stratifiée. Entre les fibres existent de nombreux granules moléculaires et de petits globules déformés.

Le poumon enflammé offre un aspect jaune grisâtre, une bonne consistance, il va au fond de l'eau. Sur les coupes, la surface est lisse, uniforme, ne montrant pas à l'œil nu la disposition vésiculaire du poumon normal. De la matière colorante noirâtre est disséminée par le poumon. Dans quelques places existe une injection rouge circonscrite, inflammation aiguë au milieu de l'inflammation chronique : les capillaires y sont très-développés et gorgés de sang; entourés d'une teinte rougeâtre diffuse. Dans quelques endroits du poumon hépatisé, on reconnaît des vésicules pulmonaires d'un demi à 1 millimètre, d'une forme ronde, circonscrite, renfermant une masse jaunâtre d'exsudation qui infiltre également le tissu pulmonaire. Outre les globules pigmentaires qui renferment de la matière colorante noirâtre, on trouve dans cette matière d'exsudation presque tous les éléments des fausses membranes ; ce qui, du reste, n'a rien d'étonnant, puisque ce produit d'épanchement ne diffère que par le siége, qu'il soit interstitiel, ou contenu dans une cavité close. Cette substance à demi liquide, qui remplit les divers éléments du poumon, montre surtout de petits globules granuleux d'exsudation, globules pâles, assez aplatis, d'une circonférence irrégulièrement ronde, de $0^{mm},008$ à $0^{mm},011$, ne contenant point de noyaux, mais bien un certain nombre de granules moléculaires dans leur substance. On y voit de plus de grands globules granuleux de $0^{mm},025$.

Ces globules sont mêlés à beaucoup de coagulations fibrineuses, présentant en général plutôt un aspect fibroïde que des fibres bien caractérisées. Ce poumon est très-anémique, parce que la masse si considérable d'épanchement interstitiel a fait disparaître un bon nombre de vaisseaux en les comprimant. Lorsqu'on place des tranches de ce tissu dans le compresseur, on fait sortir ces divers éléments et on reconnaît les fibres pulmonaires peu altérées, montrant leur disposition aréolaire (Pl. v, fig. 3), on reconnaît alors aussi plus distinctement quelques vésicules pulmonaires et les dernières ramifications bronchiques comme injectées de cette même matière plastique (Pl. v, fig. 4); les ramifications bronchiques, un peu plus grandes, renferment beaucoup de globules de pus à noyaux qui tapissent la surface de leur muqueuse.

En résumé, cette pneumonie chronique montre donc les altérations suivantes : 1° infiltration par des globules granuleux d'un petit diamètre, et d'autres plus grands; de plus, infiltration de coagulations fibrineuses, ayant pour siége le tissu pulmonaire intervésiculaire, les dernières ramifications bronchiques et les vésicules pulmonaires; 2° disparition d'un grand nombre de vaisseaux du poumon, comprimés par la masse de l'épanchement; formation de nouveaux vaisseaux, suite d'inflammation aiguë au milieu du tissu, qui est le siége de l'inflammation chronique; 3° sécrétion muco-purulente dans les tuyaux bronchiques encore perméables à l'air.

Quant à la description de la partie gangrenée de la joue, nous la donnerons à l'occasion du paragraphe qui traite de l'inflammation des os.

Cette forme de pneumonie chronique et d'hépatisation jaune avec augmentation de consistance est rare. Sur le grand nombre de poumons malades que j'ai examinés, soit à l'œil nu soit au microscope, je ne l'ai rencontrée que deux fois. Nous rapporterons cette seconde observation dans le chapitre des tubercules, vu que nous l'avons rencontrée chez un enfant atteint d'une tuberculisation générale.

10° *Induration grise du poumon, suite d'inflammation.*

Une autre forme d'inflammation pulmonaire chronique, que nous avons rencontrée quelquefois, consiste dans une

infiltration de grands et de petits globules granuleux, d'é-
léments fibrineux, avec augmentation de consistance et développement de matière colorante noire, et offrant plutôt
une teinte grisâtre rappelant un peu la teinte grise ardoisée
de la gastrite chronique. Nous avons observé cette forme de
pneumonie, entre autres, une fois chez un homme qui avait
succombé à une péritonite chronique avec formation de
masses d'apparence gélatineuse dans le péritoine, et une autre
fois dans le cadavre d'une femme qui avait succombé à un
cancer de l'utérus, et dont un des poumons était le siége
d'emphysème, et l'autre d'une pneumonie chronique avec
une induration telle qu'il fallait un certain effort pour y faire
pénétrer le doigt. Ce tissu était d'un gris noirâtre, montrant
beaucoup d'éléments pigmentaires. A la loupe, il offrait un
aspect grenu; au microscope, les aréoles pulmonaires paraissaient bien conservées, mais l'on voyait partout entre les
mailles une organisation fibreuse assez dense, ne montrant
plus aucune espèce de globules, ni granuleux, ni purulents.
Ce tissu était en général peu humide et peu vasculaire.

Comme nous le verrons plus tard, l'hépatisation pulmonaire qui entoure souvent les tubercules n'a rien de
spécifique, et offre tous les divers caractères que nous
venons de signaler, comme éléments de la pneumonie
ordinaire. Nous verrons à cette occasion, que, chaque
fois que les éléments de l'inflammation et de la tuberculisation se rencontrent ensemble, on parvient toujours,
avec quelque attention et quelque habitude du microscope,
à distinguer, d'une manière nette et tranchée, les éléments
de ces deux affections essentiellement différentes. Cela est
toujours possible, mais n'est pas toujours facile.

§ III. De l'inflammation du foie.

Le foie est bien plus rarement le siége d'une inflammation
franche et idiopathique que les poumons et la plupart des
autres organes. Il en est au moins ainsi pour notre climat

tempéré. Dans les Indes, il paraît que l'hépatite et les abcès phlegmoneux du foie sont plus fréquents. Toutefois, il faudrait examiner bien sévèrement les observations sur les abcès idiopathiques du foie, vu que souvent on croit avoir affaire à un abcès primitif, tandis qu'il s'agit plutôt d'abcès consécutifs à l'intoxication purulente. Cette dernière affection peut être due à des causes parfois très-peu graves et qui fixent peu l'attention : une saignée, une piqûre avec une substance vénéneuse, un simple panaris, le cathétérisme, suivi d'une légère irritation de l'urètre, peuvent occasionner une phlébite latente, qui, pour les organes urinaires surtout, n'occupant, dans le principe, que des petits vaisseaux, reste, à cause de cela même, latente et insidieuse au début. Bien des phlébites des petits vaisseaux guérissent peut-être sans qu'on se soit seulement douté de leur existence. Le moment du danger n'arrive en effet que lorsque le pus est formé dans les vaisseaux enflammés et entre en contact avec le sang vivant dans le torrent de la circulation. Alors surviennent les frissons, les douleurs articulaires, les abcès multiples, les symptômes typhoïdes, etc.

Il serait donc important de savoir si, dans les Indes, on ne regarde pas quelquefois comme des abcès idiopathiques des abcès métastatiques du foie, qui, parfois, peuvent acquérir un volume considérable, et dont la cause peut être latente.

On rencontre rarement des hépatites aiguës appréciables par la nécropsie. Elles sont ordinairement partielles, et guérissent alors, si elles ne se terminent pas par la suppuration. Le tissu du foie qui en est le siége devient très-rouge, mais pas aussi foncé que dans la forme particulière d'hyperémie générale de cet organe, qui accompagne quelques affections du cœur. Les vaisseaux sont gorgés de sang, le tissu hépatique perd bientôt sa consistance, il se ramollit, et une matière comme gélatineuse se montre mêlée à ses cellules. Cette matière d'exsudation, teinte par place de matière colorante du sang, peut quelquefois être déposée dans les canalicules biliaires ; les cellules propres à la substance du foie s'altèrent, s'infiltrent de graisse et de substance granuleuse.

Lorsque la gêne de la circulation augmente encore, et qu'une partie des capillaires hyperémiés ne permet plus la circulation, il se forme du pus. Au centre d'une injection vasculaire se voit un point jaunâtre, dans lequel le microscope démontre des granules et des globules du pus incomplétement développés ; la sécrétion du pus augmente. Déposé entre les cellules primitives (peut-être épithéliales) du foie, entre les capillaires sanguins et bilipares, il détruit peu à peu ces divers éléments, et les globules du foie altérés se voient ordinairement mêlés avec le pus. L'abcès augmente ainsi d'étendue, et les divers foyers de formation de pus se rapprochent et se réunissent. De là vient l'anfractuosité de ces abcès ; de là aussi la diversité des degrés de conservation des éléments physiologiques du foie sur les divers points des parois de l'abcès.

Nous ne nous occuperons point ici des terminaisons des abcès du foie, ni de la manière dont ils amènent une issue fatale. Nous savons d'ailleurs qu'ils peuvent s'ouvrir au dehors, ou à travers le diaphragme dans la plèvre, ou à travers le poumon dans les bronches, ou enfin après des adhérences préalables dans l'estomac ou dans les intestins.

Nous rapporterons nos observations sur les abcès du foie à l'occasion de la phlébite et des abcès multiples ; nous verrons alors que ces abcès ne sont nullement de simples dépôts, mais qu'ils naissent au milieu de tissus phlogosés, sous l'influence d'un sang altéré par le mélange avec le pus.

De même que l'hyperémie et l'anémie produisent quelquefois des phénomènes analogues, de même le sang surchargé de fibrine, ainsi que celui dans lequel la fibrine a notablement diminué, peuvent l'un et l'autre produire les phénomènes locaux de l'inflammation. L'entérite typhoïde et les inflammations suppuratives multiples, consécutives à l'intoxication du sang par le pus, en sont un exemple.

Nous avons observé deux fois des inflammations suppuratives, des abcès considérables du foie, à la suite du développement d'hydatides renfermant des échinocoques dans l'intérieur du foie. Une fois, c'est l'autopsie qui nous avait révélé l'existence d'un abcès très-considérable dans le foie, chez un individu qui avait succombé à une fièvre typhoïde ; la seconde fois, c'était sur le vivant que M. Rayer, dans son service à l'hôpital de la Charité, avait diagnostiqué l'existence d'un abcès hydatique dans le foie. M. Velpeau pratiqua l'opération, et fit sortir par l'incision une quantité notable de pus et d'hydatides renfermant des échinocoques. Nous reviendrons plus tard sur ces cas à l'occasion d'un petit Mémoire sur le développement des hydatides de nature animale dans le foie de l'homme.

§ IV. De l'inflammation des reins.

Depuis que Bright a signalé, en 1827, que les granulations des reins, qu'il décrivit le premier, étaient souvent accompagnées d'urines albumineuses et d'hydropisie, l'attention des pathologistes a été tout spécialement fixée sur les altérations des reins, et surtout sur les deux espèces différentes de néphrite, dont on pourrait appeler l'une *néphrite fibrineuse*, par opposition à l'autre qu'on a désignée sous le nom de *néphrite albumineuse*.

La première, la néphrite fibrineuse, est une inflammation analogue à toutes les autres inflammations franches, et présente les phénomènes connus de la phlogose, savoir : injection vive des capillaires, avec augmentation de volume et de pesanteur de l'organe malade ; rougeur vive, devenant bientôt foncée, à cause de l'exsudation séro-sanguinolente qui, en infiltrant le tissu rénal, surtout la substance corticale, le ramollit. L'enveloppe du rein, ainsi que la muqueuse du bassinet, participe à l'inflammation ; l'une d'une manière conforme à l'inflammation des enveloppes fibreuses, en général ; l'autre offrant les caractères de la phlogose des mem-

branes muqueuses. L'infiltration rougeâtre est bientôt remplacée par des épanchements fibrineux qui, en se coagulant
sans être résorbés, peuvent occasionner l'atrophie de l'organe malade. Souvent la néphrite prend un caractère purulent. Au centre des injections vives et circonscrites, ordinairement dans la substance corticale, ou dans l'intérieur
des corpuscules de Malpighi, apparaît un point jaunâtre qui,
de microscopique qu'il est au commencement, devient
bientôt un petit foyer. Les recherches les plus attentives dans
cette première apparition du pus m'ont montré qu'il se
trouve autour, mais toujours au dehors des capillaires, qui
eux-mêmes renferment un plasma sanguin, dans lequel des
globules sanguins, intacts à peu près, mais fortement serrés les
uns contre les autres, ne montrent que peu de coagulations
fibrineuses inter-globulaires. Le pus, en augmentant de quantité, détruit les divers éléments du rein, les corpuscules de
Malpighi d'abord, ensuite les canalicules urinifères, et seulement plus tard les capillaires sanguins devenus imperméables
à la circulation. Mais il faut bien prendre garde dans ces cas
de s'en laisser imposer par les apparences. Souvent un
examen microscopique dans le début de la formation du
pus montre que ces divers éléments ne sont qu'écartés par
le pus et résistent pendant un certain temps. Dans les endroits de la surface qui ne présentent encore qu'une infiltration purulente on peut alors reconnaître les éléments
physiologiques du rein. L'élément normal qui se conserve
le plus longtemps est une espèce de cellule particulière à
la substance rénale de $0^{mm},01$, ronde ou ovale, à paroi
d'enveloppe fort pâle renfermant un noyau de $0^{mm},005$,
placé vers la circonférence, à contours marqués et contenant un ou deux granules. C'est l'épithélium des canaux
urinifères et qui revêt aussi l'intérieur de la capsule des
corpuscules de Malpighi.

Les abcès des reins peuvent former de vastes foyers, ou
rester sous forme de foyers circonscrits; ils peuvent entraîner la mort, ou guérir en s'ouvrant, soit à l'extérieur, soit

dans les intestins, soit, et c'est le cas le plus fréquent, dans le bassinet et par là dans la vessie. Leur cicatrisation peut devenir complète jusqu'à un certain point.

Les abcès métastatiques du rein ne sont pas très-rares, et bon nombre de malades qui succombent aux soi-disant symptômes typhoïdes qu'entraînent souvent les maladies des voies urinaires, succombent certainement à une néphro-phlébite, accompagnée des phénomènes de l'intoxication purulente, ou à cette dernière, survenant d'une manière plus directe par la phlébite latente des parties lésées soit par la maladie, soit par les manœuvres chirurgicales.

Dans ces cas, on trouve ordinairement des abcès dans d'autres organes, tant dans le foie et dans les poumons que dans les jointures et le tissu cellulaire des membres.

L'observation suivante nous offre un exemple de ce genre.

Néphrite purulente, consécutive à des fistules urinaires.

Un malade, âgé de cinquante ans, était entré dans le service de M. A. Bérard, à l'hôpital de la Pitié; il était atteint d'un rétrécissement de l'urètre, avec engorgement de la prostate et inaction paralytiforme de la vessie. Il se développa un abcès urinaire au périnée, qui fut ouvert et mit à nu des fistules urinaires traversant la prostate.

M. Bérard, pour redonner du ton à la vessie, fit mettre en usage les injections continues d'eau froide par la sonde à double courant. Peu de temps après leur emploi se déclara une affection aiguë, fort grave dès le début, frissons répétés, prostration rapide des forces, anxiété, dyspnée, selles sanguinolentes, irrégularité et fréquence du pouls, vomituritions, subdélirium, douleurs articulaires très-vives, ayant d'abord leur siége dans le coude, qu'elles quittèrent brusquement pour se fixer au genou gauche, dans lequel se forma un épanchement assez considérable. Les urines n'étaient sécrétées qu'en petite quantité, épaisses et fétides, et pendant les dernières vingt-quatre heures le malade n'en a même pas rendu du tout. Cinq jours après l'invasion de cette maladie aiguë le malade succomba.

A l'autopsie nous trouvâmes les deux reins fortement enflammés et parsemés d'abcès. La vessie offrait un épaississement considérable de sa substance musculaire. La membrane muqueuse était presque dans son état normal. A la partie prostatique de la vessie se trouvait un rétrécissement, et au-devant de lui un cul-de-sac dans la partie membraneuse de l'urètre. Toute la prostate était hypertrophiée. Les fistules urinaires avaient un trajet très-sinueux, et l'on ne pouvait point passer de stilet entre leur ouverture périnéale et celle de la vessie. Il est probable que les fistules aboutissaient des deux côtés dans des lacunes de la prostate, ce qui rendait leur communication plus difficile.

Les reins avaient considérablement augmenté de volume, et présentaient de 13 à 14 centimètres de longueur sur 9 de largeur dans leur partie moyenne. Ils étaient très-injectés, surtout à la surface, qui montrait de nombreuses arborisations vasculaires qui s'étendaient aussi à l'enveloppe du rein. Les gros vaisseaux du rein, soit veines soit artères, n'offraient aucune trace d'inflammation. De nombreux abcès se trouvaient dans les deux reins, surtout dans leur substance corticale. La plupart variaient du volume d'un petit pois à celui d'une noisette; mais il y en avait un certain nombre presque microscopiques, ayant à peine un demi-millimètre carré d'étendue, montrant avec les instruments grossissants une petite gouttelette de pus au milieu d'un cercle vasculaire rouge, qui, lui-même, ne contenait aucun des éléments du pus.

Autour de la plupart des abcès il y avait une hyperémie bien prononcée; la substance des reins y était ou écartée par infiltration, ou en partie détruite. Le pus de ces abcès offre tous les caractères du pus ordinaire, et on y reconnaît facilement ses globules à noyaux. Lorsqu'on déterge avec soin les parois des collections purulentes, on y voit, par places, une vive injection et beaucoup de petits creux latéraux en communication avec la cavité principale, ce qui lui donne un aspect lobuleux. L'intérieur des vaisseaux capillaires y montre les globules sanguins très-serrés, mais ni globules granuleux ni ceux du pus; leur plus petit calibre varie entre $0^{mm},02$ et $0^{mm},025$; ils ont l'aspect tortueux ordinaire des vaisseaux de l'inflammation. Dans la partie corticale, on reconnaît les corpuscules de Malpighi, beaucoup plus rouges et injectés qu'à l'état normal, ressemblant à ces mêmes corps remplis par une injection artificielle; ils ont $0^{mm},24$ à $0^{mm},33$ de diamètre, et en général plutôt une forme ronde qu'ovale. Les canaux urinifères, soit ceux de la surface qui sont tortueux, soit ceux plus droits de l'intérieur, ne contiennent ni pus ni liquide granuleux. C'est plutôt dans la substance rénale inter-canaliculaire que les abcès avaient eu leur siége.

La membrane synoviale du genou malade avait renfermé une quantité notable de liquide séro-purulent. Pour voir jusqu'à quel point le produit pathologique de sécrétion était consécutif à une inflammation, j'ai comparé cette membrane synoviale du genou malade avec celle d'un genou sain. La structure de cette dernière était composée de fibres denses et tortueuses, elle était fort peu vasculaire, on n'y voyait les vaisseaux qu'à l'aide d'instruments grossissants. La membrane synoviale malade, au contraire, était généralement injectée et épaissie, ses fibres étaient écartées par des globules pyoïdes. Les vaisseaux capillaires de $0^{mm},025$ à $0^{mm},033$, étaient dilatés, remplis dans leur intérieur d'une masse uniformément rouge et coagulée. Un assez grand nombre de ces vaisseaux s'étendaient vers les parties sous-jacentes, et surtout dans le tissu cellulaire adipeux.

Je n'ai malheureusement pas noté l'état du foie et des poumons. Autant que je me le rappelle, ils n'étaient pas malades; toutefois, ne l'ayant pas noté au moment même, je n'oserai l'affirmer.

Néphrite albumineuse.

La néphrite albumineuse a été depuis quinze ans l'objet d'un si grand nombre de travaux qu'il serait superflu de nous étendre longuement sur cette maladie. Nous ne mentionnerons que quelques détails sur les éléments microscopiques de ses éléments anatomiques.

Rappelons en peu de mots ici la classification des formes de cette maladie, telle que M. Rayer l'avait déjà donnée dans la *Gazette médicale*, 1836, et qu'il l'a exposée plus tard dans son bel ouvrage sur les maladies des reins [1]. L'auteur distingue six formes : 1º augmentation du volume des reins, injection vive de la substance corticale, surtout des corpuscules de Malpighi ; 2º augmentation de volume et de poids, mélange de taches jaunes et rouges, la substance corticale pâle et boursouflée, la substance médullaire d'un rouge brunâtre ; 3º l'augmentation de volume persiste, mais la substance corticale est uniformément pâle, jaunâtre ; 4º apparition des granulations de Bright, taches d'un blanc lactescent de la grosseur d'une tête d'épingle dans la substance corticale, qui est pâle ; la substance médullaire est rouge. Les taches ne paraissent point isolées comme à la surface, mais réunies par des lignes irrégulières ; 5º la surface est anémique jaunâtre, parsemée de petites taches grisâtres élevées et granuleuses ; 6º les reins diminuent de volume, offrent une surface mamelonnée et montrent les granulations dans la substance corticale et non à la surface.

Je n'ai rien à ajouter aux détails anatomiques des divers auteurs, tels que l'inspection à l'œil nu montre ces altérations. Les trois questions principales, que je me suis posées par rapport à l'albuminurie, étaient : 1º Dans quel état les éléments du sang se trouvent-ils dans les urines ? 2º Quelle est la composition moléculaire de la substance granuleuse ? 3º Dans quelles parties du rein les granula-

[1] *Traité des Maladies des reins.* Paris, 1839-1841, 3 vol. in-8.

tions sont-elles déposées? Voici en peu de mots ce que l'observation microscopique m'a appris à cet égard :

1° On ne peut pas nier que, dans la période plus avancée de la maladie, ce ne soit plutôt l'albumine pure du sang qui se trouve dans les urines, et que la coagulation ne le réduise à des plaques peu colorées et très-finement ponctuées et grenues. Mais au commencement, lorsque les urines ont une teinte brunâtre tirant légèrement sur le rouge, on y voit beaucoup de globules sanguins parfaitement intacts, et, en outre, une certaine quantité de matière colorante du sang par fragments tout à fait irréguliers.

Cela nous prouve que l'albumine et la matière colorante du sang ne sortent pas en entier des capillaires du rein par simple exosmose, mais qu'analogue à d'autres inflammations, la néphrite albumineuse offre au début, pendant que l'afflux du sang est le plus fort, une véritable rupture d'un certain nombre de capillaires gorgés de sang, et par conséquent une partie de l'albumine et de la matière colorante provient, ainsi que les globules, directement du torrent de la circulation.

2° Quant à la composition moléculaire microscopique des granulations rénales de Bright, je n'y ai trouvé d'autres éléments que de très-nombreux granules moléculaires de $0^{mm},002$ à $0^{mm},0025$, formant des agminations considérables. Souvent un certain nombre de ces granules se groupent ensemble, et ils finissent par s'entourer d'une membrane cellulaire d'enveloppe, travail analogue à la formation des grands globules du jaune de l'œuf de poulet. Ces globules granuleux de $0^{mm},015$ à $0^{mm},025$, montrent un mouvement moléculaire dans leur intérieur; ils existent quelquefois en quantité notable dans ces reins altérés. Quelque peine que j'aie prise, je n'ai pas pu les voir dans l'intérieur des capillaires, et je ne les crois formés qu'après la sortie exosmotique de leurs éléments à travers les parois des capillaires. J'ai enfin rencontré dans les granulations des granules et des vésicules graisseuses, même quelquefois en assez forte proportion.

3° Quant au siége de l'épanchement granuleux et albu-

mineux, je l'ai trouvé le plus souvent dans les canaux urinifères qui en étaient comme artificiellement injectés ou
dans la substance rénale interstitielle, en écartant les divers
éléments physiologiques du rein. Il n'est pas rare, enfin, de
rencontrer des concrétions albumineuses dans les corpuscules de Malpighi. L'albumine subit donc, en général, des
transformations peu notables dans la substance rénale.

Une des premières observations microscopiques importantes sur la néphrite granuleuse a été faite par M. le professeur Valentin de Berne, et se trouve consignée dans son
Répertoire d'anatomie et de physiologie[1]; voici la traduc-
tion de cette observation :

« Un garçon de treize ans avait souffert depuis long-
« temps d'anasarque et d'ascite. Ses urines avaient contenu
« de l'albumine en quantité variable, parfois très-abondante.
« A l'autopsie on trouva, outre l'épanchement dans les cavi-
« tés pleurale et péritonéale, les reins en état de granulation
« a leur cinquième période. Leur plus grande longueur était
« de 3 pouces 7 lignes; leur longueur de 2 pouces. L'aug-
« mentation de volume était uniforme comme celle d'un
« rein bien injecté. A la surface on voyait des taches d'un gris
« cendré; la substance corticale offrait dans son intérieur
« une teinte jaune particulière. L'examen microscopique
« montra que les canaux urinifères de la substance tubu-
« laire étaient presque vides; mais les canaux tortueux de
« la substance corticale, par contre, étaient remplis et
« comme injectés d'une masse d'un jaune grisâtre. Le dia-
« mètre des canaux de la substance corticale était de
« 0,0035 pouces parisiens; celui des canaux de la substance
« médullaire était de 0,0054. L'injection artificielle des
« vaisseaux et des corpuscules de Malpighi n'y montra rien
« d'anormal.

« La masse jaune grisâtre qui remplissait les canaux était

---

[1] Valentin, *Repertorium für Anatomie und Physiologie*. Berne,
1837, p. 290 et 91.

« composée de morceaux granuleux, de granules molécu-
« laires et de petits globules granuleux. Dans les canaux
« de la substance médullaire , ces granules se trouvaient en
« bien moins grande quantité. »

Le premier travail microscopique un peu étendu qui a
paru sur la néphrite granuleuse est celui de Gluge [1]. Il
avait déjà parfaitement bien prouvé par le microscope la
nature inflammatoire de cette maladie. En lisant ce travail,
on peut se convaincre aisément que nos recherches sont assez
conformes avec celles de Valentin et Gluge. Ce dernier signale l'existence des globules granuleux dans l'intérieur des
vaisseaux sanguins, fait que je n'ai pu confirmer. Il est possible que, dans les corps de Malpighi, les vaisseaux ayant
été en partie détruits, et les globules granuleux s'y trouvant
dans l'interstice des vaisseaux, cette disposition ait fait
croire à l'auteur que les globules granuleux avaient été formés dans l'intérieur des vaisseaux, fait que l'observation ne
nous a jamais montré dans aucune espèce d'inflammation.
M. Gluge décrit, de plus, l'existence de globules de pus
dans la substance corticale ; leur formation n'y est pas impossible ; toutefois, l'épithélium des canaux urinifères ressemble aux globules de pus, surtout lorsqu'on ne met en
usage que le grossissement de 250 diamètres employé par
M. Gluge. Nous avons de plus signalé l'existence des globules
du sang dans les urines , que M. Gluge nie (p. 48), et nous
avons vu que nous y attachons une grande importance.

Hâtons-nous, du reste, de dire que si nous signalons
cette différence de nos résultats avec ceux de Gluge, nous
avons pourtant confirmé les siens sur les points les plus importants , et que nous regardons en général ses travaux
comme point de départ de la micrographie pathologique ,
et nous avouons que ses recherches nous ont été souvent
fort utiles et instructives.

---

[1] Gluge , *Anatomisch microscopische Untersuchungen zur Pathologie.* Minden, 1838, p. 12 et 13.

Quoique la nature inflammatoire de la néphrite albumineuse soit aujourd'hui difficile à contester, il reste encore
une question importante à résoudre, savoir : si l'inflammation des reins est la cause ou la suite du dépouillement du
sang d'une partie de son albumine. Quant à l'hydropisie,
il est incontestable, d'après les belles recherches de
MM. Andral et Gavarret, très-bien résumées par M. Andral
dans son *Essai d'hématologie pathologique* [1], que dans les
cas d'albuminerie et dans les hydropisies en général, c'est
à la diminution de l'albumine dans le sang qu'il faut essentiellement attribuer l'hydropisie. « Il est une maladie, dit
« l'auteur, qui, en même temps qu'elle ajoute aux maté-
« riaux de l'urine une certaine quantité d'albumine, abaisse
« plus notablement qu'aucune autre le chiffre de l'albu-
« mine dans le sang. Or, dans cette maladie qui a le rein
« pour siège, un phénomène constant apparaît tôt ou tard ;
« c'est une hydropisie qui, d'abord partielle et légère, finit
« par être générale et très-considérable. Cette hydropisie
« augmente d'autant plus qu'il s'échappe des reins une
« plus grande quantité d'albumine, et qu'on en trouve
« moins dans le sang. Voilà donc trois faits qui coïncident :
« une maladie du parenchyme rénal, une diminution de
« l'albumine dans le sang, une hydropisie. » (P. 154.)

Plus loin M. Andral (p. 157) cite l'exemple fort curieux d'un jeune homme qui, à la suite d'un refroidissement brusque, fut pris d'albumine et d'anasarque consécutive. Il paraît résulter de ce fait qu'une suppression brusque
de la perspiration cutanée peut entraîner une exhalation su-
bite du sérum du sang, et le priver ainsi d'une partie de
son albumine. Si cette surabondance d'albumine excrétée
porte sur les reins, il surviendra nécessairement une gêne
considérable dans la circulation capillaire, et il s'ensuivra
une inflammation locale ; en même temps la soustraction de
l'albumine au sang, en général, produira l'hydropisie.

[1] Andral, *Essai d'hématologie pathologique*. Paris, 1843, p. 148-164.

Peut-il arriver, d'un autre côté, qu'une néphrite primitive amène, par ses produits d'exsudation, une déperdition assez abondante d'albumine pour amener l'hydropisie? Cela serait possible; mais pourtant il nous paraît plus probable que la néphrite ne prend la forme albumineuse qu'après que, par une cause quelconque, le sang aura déjà éprouvé la disposition à se dépouiller d'une portion de son albumine: l'inflammation locale y serait donc plutôt effet que cause de l'altération du sang et de son dépouillement d'albumine. Cette circonstance distinguerait la néphrite albumineuse des inflammations franches et primitives des reins.

§ V. De l'inflammation de la glande thyroïde.

J'ai eu occasion d'observer un grand nombre de maladies de la glande thyroïde, et j'ai pu me convaincre que l'inflammation idiopathique de cette glande est une affection assez rare; mais elle peut devenir fort grave par la compression des organes de la respiration, comme l'exemple suivant fera voir.

Inflammation de la glande thyroïde; mort par suite de la gêne de la respiration.

Une femme âgée de cinquante-deux ans avait depuis plusieurs années une hypertrophie de la glande thyroïde qui n'avait guère dépassé le volume d'un œuf de dinde, lorsqu'elle fut prise, au mois de février 1843, d'une inflammation intense de la glande thyroïde et des bronches. La glande avait, en peu de jours, presque triplé de volume, sans que cependant la peau qui la recouvrait eût été altérée. La compression de la trachée-artère et des gros vaisseaux qui en résultait, rendait la respiration de plus en plus gênée, et peu à peu se développèrent les symptômes d'une véritable asphyxie. La malade succomba un mois après l'invasion de cette maladie, ayant beaucoup souffert, surtout pendant les derniers jours.

A l'autopsie se montrèrent d'abord les signes d'une brou-
chite intense ; la muqueuse de la trachée comprimée était
épaissie, et au niveau de l'endroit dans lequel la compression avait été la plus forte, elle avait presque un demi-centimètre d'épaisseur. Au microscope on y remarquait une forte
vascularité, un écartement des fibres propres à la tunique
muqueuse, une augmentation de ses éléments globuleux et
de son épithélium ; elle était donc rouge et injectée, ramollie et gonflée.

La glande thyroïde avait 12 centimètres de longueur
sur 8 de largeur et 7 d'épaisseur, présentant à peu près la
forme d'un cœur ; la partie la plus étroite située en bas.
Nulle part son tissu n'était ni ferme ni résistant, et dans
plusieurs endroits il offrait même au toucher la sensation
d'une fluctuation obscure.

Dans ces places se trouvaient, dans son intérieur, des
épanchements sanguins. Sa substance était très-ramollie
tout autour, et infiltrée de grands globules granuleux. Les
globules du parenchyme de la glande ont de $0^{mm},02$ à
$0^{mm},025$, renfermant un noyau excentrique de $0^{mm},008$,
qui contient un ou deux nucléoles. On voit de ces noyaux sans
globules, et beaucoup de ces globules sans noyaux. Leur
forme est ronde ou irrégulièrement-polygonale. La coupe
du tissu de la glande, dans les endroits qui ne sont pas trop
ramollis, offre une alternation de coloration rouge et jaune.
La teinte rouge provient d'une infiltration sanguine ; la jaune
correspond au tissu fibro-aréolaire normal de la glande, tissu
distendu par les matières d'épanchement. Ce sont des fibres
cellulaires qui ont une disposition aréolaire, laissant des interstices ronds ou polygonaux, ressemblant un peu à la disposition des fibres pulmonaires, et contenant dans ces aréoles
les cellules du parenchyme normal de la glande, avec les
globules granuleux et les éléments fibrineux et globuleux
du sang épanché. Nulle part il n'y existe de globules du pus.

En résumé, nous avons donc affaire ici à une glande déjà
hypertrophiée dont les aréoles sont dilatées, et dont le pa-

renchyme et la vascularité ont augmenté. Cette glande devient le siége d'une vive inflammation, qui se termine par ramollissement, par des épanchements granuleux, et par des petites hémorrhagies capillaires, épanchements qui ont pour siége principal les aréoles, mais en partie aussi les interstices des fibres cellulaires,

J'ai observé un autre cas d'inflammation de la glande thyroïde qui a eu une terminaison fort heureuse.

Inflammation de la glande thyroïde terminée par la suppuration et la fonte d'une bonne partie d'un goître fort volumineux.

Un homme de Bex, en Suisse, âgé de cinquante et un ans, d'une bonne constitution, avait un goître depuis l'âge de douze ans, et comme il n'avait jamais rien fait pour le faire diminuer, celui-ci avait acquis un volume fort considérable, presque celui d'une tête de fœtus à terme.

Au mois de février 1840, ce goître commença à s'enflammer, fort heureusement dans sa partie antérieure ; il y eut successivement des abcès considérables, qui, au début, amenèrent des accidents de compression, mais qui se dissipèrent sous l'influence des antiphlogistiques, des émollients, du iodure de potassium, et l'ouverture prompte des foyers. Plus tard se forma un vaste abcès sur la partie antérieure de la glande. Au bout de quelque temps s'y creusèrent même plusieurs profondes crevasses de 7 à 9 millimètres de longueur sur 9 à 15 de profondeur, dont les parois étaient couvertes de granulations rougeâtres et sécrétaient un pus abondant et de bonne nature. La suppuration dura pendant plus d'une année, et j'eus soin de l'entretenir par des cataplasmes et des onguents digestifs. Peu à peu le volume du goître diminua, et lorsqu'au bout d'un an et demi les derniers ulcères s'étaient cicatrisés, il restait à peine le quart de la tumeur entière.

Le goître, tout variable qu'il paraisse, au premier abord, dans sa forme extérieure et dans sa consistance, ne se réduit pourtant qu'à trois classes de lésions. La première est l'hypertrophie, consistant en une dilatation des aréoles de la glande avec plus grande densité des fibres qui les entourent, augmentation de ses éléments globuleux, et quelquefois dépôt d'une matière granuleuse d'un jaune grisâtre entre ce diverses substances. La vascularité est souvent bien augmentée, d'autres fois, diminuée ; en général elle a une tendance à la varicosité. L'hypertrophie peut être générale ou partielle ; dans ce dernier cas elle peut être lobulaire ou simplement aréolaire. Les aréoles forment, par leur disposition, des sphères ou des polyèdres irréguliers ; leur surface peut se condenser en kyste et devenir le siége d'un travail morbide très-circonscrit.

C'est dans ces conditions qu'arrive ordinairement le second ordre de lésions qui consiste en épanchements divers, et leur transformation dans l'intérieur d'un lobe ou celle d'une aréole en kyste. Ces épanchements peuvent se faire à travers les capillaires intacts et constituer une matière grasse, albumineuse et granuleuse, ou ils peuvent se faire par des capillaires d'abord dilatés, ensuite déchirés, en un mot constituer des épanchements sanguins qui restent quelquefois pendant assez longtemps liquides, et souvent les chirurgiens sont étonnés de voir sortir du sang liquide d'un kyste qu'ils croient rempli d'un liquide séreux. Les divers épanchements sanguins, fibrineux et autres peuvent se résorber en bonne partie ; les parois du kyste prennent alors une structure fibreuse, dense, à aspect cartilagineux, et s'encroûtent ou renferment dans leur intérieur les sels des épanchements sous formes de concrétions ou de plaques ossiformes. De là l'existence d'indurations comme cornées ou osseuses des plaques de diverses formes et aspects, constituées en majeure partie de sels calcaires. Le tissu de la glande offre ordinairement tout autour de ces kystes et pétrifications tous les divers degrés d'hypertrophie.

Le troisième ordre de lésions enfin est le dépôt de matière tuberculeuse ou cancéreuse dans la thyroïde.

Cela amène quelquefois des accidents fort graves , et j'ai vu succomber deux malades à cette affection par suite de la compression que le tissu squirrheux très-dur exerce sur les organes de la respiration. Après avoir rendu le passage de l'air de plus en plus difficile, il fait mourir les malades par asphyxie lente avec les symptômes d'une trachéo-bronchite intense, qu'aucun moyen thérapeutique ne peut ni modifier ni arrêter dans sa marche. Au début de ma pratique, j'ai vu mourir un homme presque entre mes bras de cette cruelle affection. J'étais allé un jour à Martigny en Valais, pour faire une opération. En revenant, on me pria de monter à Salvan, dans une des vallées alpestres qui s'étendent du côté de Chamouni. Là je vis un homme qui portait dans la glande thyroïde une tumeur bosselée, dure comme une pierre et qui avait comprimé tellement la trachée et le larynx, qu'ils n'étaient plus dans la ligne médiane, et que le malade ne pouvait presque pas respirer ; il ne pouvait point se coucher depuis plusieurs semaines, la respiration était accompagnée d'un sifflement analogue à celui du croup. Je pratiquai une petite saignée qui momentanément parut soulager le malade. Mais à quatre heures du lendemain matin je fus éveillé, et je trouvai le patient près de sa fin, et il expira au bout d'une demi-heure. Je regrette de ne pas avoir pu faire l'autopsie.

A cette occasion je fais observer que je ne puis nullement partager l'opinion émise par beaucoup d'auteurs que le goître soit une affection scrofuleuse. De là vient même la synonymie de maladie scrofuleuse et strumeuse ; plusieurs médecins vont même beaucoup plus loin encore, en regardant le goître comme un commencement de crétinisme.

Qu'on appelle strumeuses les maladies scrofuleuses, je n'ai aucune objection à cela, puisque le mot de scrofules est de ceux qu'on ne peut pas toujours prononcer dans la pratique particulière. Mais, ayant exercé la médecine dans un pays dans lequel j'eus occasion de voir beaucoup de goîtres, d'affections scrofuleuses et de crétinisme, je puis affirmer

que la plupart des personnes qui avaient le goître n'étaient
nullement scrofuleuses, et encore beaucoup moins crétins,
et que ces derniers ont quelquefois, mais pas toujours, une
hypertrophie de la glande thyroïde. Le goître est une maladie commune à tous les pays de montagnes, le crétinisme
est beaucoup plus rare, et ne se trouve que dans quelques
vallées; la maladie scrofuleuse, par contre, est répandue
partout, et quoique ces diverses affections puissent se rencontrer sur le même individu, il n'existe pourtant aucune
liaison pathologique entre elles.

§ VI. De l'inflammation des méninges.

Nous ne nous occuperons pas ici de la fréquence comparative de l'inflammation de la dure-mère, de l'arachnoïde et de la pie-mère, ni de leurs divers caractères anatomiques. Ces recherches ont été faites avec beaucoup
d'exactitude par un grand nombre d'auteurs.

Mais ce qui n'a pas été fait d'une manière aussi complète, c'est l'examen microscopique des divers éléments
qu'on rencontre dans la méningite.

Dans la méningite traumatique, dont le point de départ
est souvent la dure-mère, on trouve quelquefois des épanchements purulents assez abondants, surtout à sa face interne; l'inflammation, dans ces cas, peut s'étendre à toutes
les membranes du cerveau. Les éléments qu'on trouve dans
ces épanchements sont essentiellement du sérum, du pus,
des globules de pus, des globules granuleux et des concrétions purulentes, qui ne présentent cependant pas la cohérence élastique des fausses membranes. Il survient donc, dans
ces cas, une véritable suppuration des méninges. Lorsque le
cerveau a plutôt été atteint par une contusion que par une
plaie de ses téguments, c'est de préférence l'arachnoïde qui
devient le siége de l'inflammation; et, dans ces cas, nous avons
trouvé des épanchements purulents dans sa grande cavité.

Nous verrons ailleurs que la méningite tuberculeuse, et

même la méningite des tuberculeux (sans tubercules mé-
ningiens) a surtout son siége dans la pie-mère.

L'inflammation franche, qui n'est produite ni par continuité, comme dans l'érysipèle, ni par contusion, ni par
blessure directe, a son siége tantôt à la face viscérale de
l'arachnoïde, et les épanchements alors se trouvent ordinairement dans sa grande cavité, tantôt à sa face pariétale,
tantôt même dans la pie-mère. Les éléments de l'épanchement sont essentiellement fibrineux et purulents, ayant cependant moins la tendance à la formation des pseudo-membranes que la péricardite et la pleurésie. Ce pus montre
ordinairement des globules du pus, des globules pyoïdes,
de globules granuleux et des vésicules graisseuses. La sérosité trouble et louche qu'on trouve, dans ces cas, dans les
ventricules, contient également des globules du pus, mais
en bien moins forte proportion.

L'existence des globules du pus dans les épanchements
de l'arachnoïde a, du reste, été signalée par M. Legendre[1].
Le sérum du pus est promptement absorbé lorsque la maladie se prolonge, et alors on rencontre des concrétions
jaunâtres, ressemblant quelquefois à des infiltrations tuberculeuses, à la surface du cerveau. Les éléments du pus
peuvent y être devenus méconnaissables par diffluence granuleuse, par compression et par absorption de leur partie
liquide, mais la présence ou l'absence des corpuscules du
tubercule, permet toujours d'établir le diagnostic d'une
manière assez sûre.

On sait qu'on rencontre souvent dans les méninges des
plaques lactescentes et des petits corpuscules qu'on a bien
mal désignés sous le nom de glandes de Pacchioni, et on y
a commis une double erreur ; ce ne sont ni des glandes ni
des éléments physiologiques du cerveau ; opinion, du
reste, déjà émise par Henle et par Rokitansky. Les plaques
lactescentes peuvent exister dans une certaine étendue.

---

[1] Rillet et Barthez, *Maladies des enfants*, t. I, p. 628.

Elles ne montrent, du reste, pas les mêmes éléments que
les épanchements purulents, on y reconnaît des fibres bien
distinctes, entre lesquelles se voient des globules de 0^{mm},01
à 0^{mm},015, pâles, à un seul noyau, des corps fusiformes
en un mot, plutôt les éléments d'une exsudation fibro-plastique que ceux d'un épanchement inflammatoire. Quant
aux corpuscules de Pacchioni, le microscope n'y fait découvrir autre chose qu'une structure fibreuse, dense, à fibres
bien formées, étroites et régulières, et renfermant beaucoup de granules dans leurs interstices.

Nous regardons donc ces productions plutôt comme le
développement local du tissu fibreux que comme le produit
de l'inflammation, ayant quelque analogie avec les productions osseuses accidentelles, à la surface interne du
crâne, dans les affections puerpérales. Ces plaques se forment plutôt par suite d'une augmentation locale de nutrition que par la stase capillaire phlegmasique.

La méningite inflammatoire idiopathique est rare chez
les enfants. MM. Rilliet et Barthez [1] n'en ont vu, en tout,
que cinq cas. Je n'ai eu, pour ma part, qu'une seule fois
occasion de la confirmer par l'autopsie ; je crois cependant
en avoir guéri plusieures.

Le cas dans lequel j'ai pu faire l'examen microscopique
offre le double intérêt des détails sur cette lésion, et d'une
complication de plusieurs autres altérations graves. Voici
l'observation.

Méningite aiguë exsudative purulente; pleuro-pneumo-
nie, péricardite chronique, hypertrophie du cœur.

Un garçon âgé de douze ans, d'une bonne constitution,
avait été depuis plusieurs mois à l'hôpital des Enfants. Il
avait d'abord présenté les symptômes d'une péricardite;
ensuite survint une pleuro-pneumonie à marche lente;
de la gêne dans la respiration, de la toux avec une expec-

[1] *Maladies des enfants*, t. I, p. 627.

toration sanguinolente. La région précordiale a continué à offrir un son mat; l'auscultation fit entendre un bruit de soufflet très-prononcé entre le premier et le second bruit du cœur, bruit qui se continuait dans les artères, surtout dans les carotides. La cavité gauche de la poitrine était le siége d'un épanchement peu considérable; le poumon droit, dans son lobe inférieur, était le siége d'une inflammation chronique.

Le malade avait maigri et perdu ses forces, mais malgré cela il aurait pu encore vivre pendant quelque temps, s'il n'était pas survenu une inflammation cérébrale, céphalalgie intense, délire, vomissements, fièvre, puis somnolence et stupeur.

Le jeune malade a succombé le cinquième jour après l'invasion de cette dernière maladie.

Autopsie. La surface du cerveau et des méninges offre peu d'altérations; les granulations fibreuses (glandes de Pacchioni) y sont moins nombreuses. Il existe de plus des plaques jaunâtres de la couleur du pus entre le feuillet viscéral de l'arachnoïde et la pie-mère. Les ventricules latéraux renferment une sérosité louche, d'aspect purulent; mais l'épanchement le plus apparent et le plus abondant existe à la base du crâne. Là, soit dans la grande cavité de l'arachnoïde, soit entre elle et la pie-mère, tout autour du cervelet, surtout de sa partie inférieure, se trouve une couche d'exsudation, qui offre tout à fait l'aspect du pus phlegmoneux; elle se montre à l'état liquide et sous forme de fausses membranes élastiques et assez consistantes. Les poumons sont sains dans leurs lobes supérieurs; le lobe inférieur droit est hépatisé; le lobe inférieur du poumon gauche est recouvert de fausses membranes, et un épanchement assez considérable existe dans la cavité gauche de la plèvre.

Le cœur offre un péricarde épaissi et partout adhérent à sa surface et très-vasculaire; le ventricule droit est dilaté sans avoir augmenté d'épaisseur; le ventricule gauche est dilaté et épaissi; le cœur entier a au moins le volume des deux poings de l'individu ; les oreillettes n'offrent rien d'autre d'anormal qu'une végétation fibreuse qui se trouve à la surface interne de l'oreillette gauche.

La rate est ramollie ; les reins et le foie sont dans leur état normal. La muqueuse des intestins est hypérémiée par places ; les follicules isolés et agminés sont très-développés, ce qui constitue, du reste, l'état physiologique de l'enfance.

Examen microscopique. Le liquide qui recouvre la surface des parties enflammées ainsi que les fausses membranes du cervelet et de la base du crâne, montre des globules du pus dans leur état le plus parfait, et, tant avec l'acide acétique que même sans ce réactif, on y reconnaît distinctement un ou plusieurs noyaux. La structure des fausses membranes est fibroïde et stratifiée, emprisonnant, par coagulation, de nombreux globules du pus.

La lymphe, qu'on appelle *plastique*, la sérosité louche et trouble des ventricules, montre au microscope des globules de pus, des globules pyoïdes et des globules pâles à un seul noyau ; on y voit de plus quelques globules du sang déformés, à bords irréguliers et crénelés, offrant à leur circonférence des angles et des lignes concaves, au nombre de cinq à neuf. (Pl. v, fig. 5.)

L'infiltration purulente de la surface du cerveau est probablement de date plus ancienne que l'épanchement de la base, et on n'y reconnaît plus bien des éléments globuleux.

Le péricarde épaissi offre une structure tout à fait fibreuse, mêlée de tissu adipeux. La surface du cœur présente de nombreuses villosités, offrant aussi une structure fibreuse mêlée d'éléments fibro-plastiques à divers degrés de développement.

La substance hypertrophiée du cœur n'offre point de nouveaux éléments, et ne paraît consister qu'en une augmentation notable de ses faisceaux musculaires.

La végétation fibrineuse, qui se trouve à la surface interne de l'oreillette gauche, a 7 millimètres de longueur sur 5 de largeur ; elle est d'une teinte rougeâtre, mais seulement infiltrée de matière colorante du sang ne renfermant point de vaisseaux, ayant une surface inégale et la forme de choux-fleurs, composée de feuillets amorphes superposés les uns aux autres d'une manière imbriquée ; là où elle est adhérente à l'endocarde, on y reconnaît une structure fibreuse.

La fausse membrane qui recouvre la surface d'un des lobes pulmonaires paraît ancienne ; elle a plusieurs millimètres d'épaisseur, et renferme des fibres stratifiées, des granules et des débris de grands globules granuleux.

§ VII. De l'inflammation du péricarde.

Le péricarde est un des organes des plus propres à l'étude de l'inflammation, et surtout de l'injection vasculaire, soit primitive, soit secondaire, dans les fausses membranes.

Mais, comme nous verrons tout à l'heure, il offre quelques particularités assez curieuses qui le distinguent des autres inflammations exsudatives, et pour lesquelles le microscope démontre des différences que l'examen à l'œil nu fait, du reste, déjà reconnaître.

Dans la première période de la péricardite aiguë, l'injection vasculaire, surtout celle du feuillet qui revêt la surface du cœur, est générale, dense et étendue ; de là, la fréquence de rupture de petits vaisseaux et d'épanchements hémorrhagiques ; mais bientôt l'injection vasculaire, trop forte en général pour admettre une résolution sans transsudation, forme des épanchements qui sont, comme on peut souvent fort bien s'en convaincre, pour ainsi dire moulés sur le trajet des vaisseaux. La matière de l'épanchement peut bien être liquide et séreuse, mais en général elle est fortement fibrineuse. La formation de globules de pus y est beaucoup plus rare que dans d'autres exsudations ; souvent on y trouve les fausses membranes presque entièrement composées de grands globules granuleux. La fibrine y existe ordinairement en forte proportion, ce qui fait que, lorsque la péricardite est très-circonscrite et partielle, il n'en reste bientôt plus que des plaques lactescentes, composées de fibres fort régulières, rangées en faisceaux, et rappelant la structure des brides d'adhérences entre la plèvre pulmonaire et la plèvre costale. Quelquefois ces plaques peuvent être le résultat d'une hypérémie momentanée, qui se termine par une plus forte sécrétion du suc nutritif de la membrane fibro-cellulaire, et alors leur formation offre beaucoup d'analogie avec celles des plaques de la dure-mère et des granulations fibreuses (dites glandes de Pacchioni), que l'on rencontre aussi quelquefois à la surface du péricarde viscéral.

Les fausses membranes de la péricardite renferment, en général, peu de globules de pus, quelquefois beaucoup de globules granuleux, et se transforment beaucoup plus rapidement en tissu fibro-cellulaire que celles des méninges; aussi se contractent-elles souvent autour des vaisseaux qui leur ont donné naissance, adhérents par un de leur côté, libres par une partie de leur circonférence irrégulière. Dans leur structure on reconnaît souvent, outre les fibres, des feuillets presque hyalins, finement ponctués, et de petits vaisseaux de nouvelle formation, qui, provenant de la circulation générale des vaisseaux les plus voisins de la surface du cœur, s'y arborisent jusque dans l'extrémité de ces papilles d'exsudation.

Telle est la structure et la formation de ce que l'on a décrit comme villosités du cœur, *cor villosum, tomentosum, hirsutum, hispidum*, et qu'on a comparé aux papilles de la langue, très-développées chez quelques mammifères.

Les fausses membranes gardent souvent leur aspect réticulaire et revêtent d'assez larges surfaces; alors elles s'organisent, c'est-à-dire, collées d'abord à la surface du péricarde, elles y adhèrent bientôt plus intimement par des vaisseaux qui y pénètrent et s'y ramifient. Jamais des vaisseaux indépendants de ceux qui existent déjà ne s'y développent spontanément; c'est ce que des injections artificielles et les recherches les plus minutieuses dans la péricardite, sans injection artificielle, m'ont démontré.

On sait que les adhérences peuvent être partielles ou générales; si ces dernières ont souvent pour effet de favoriser l'hypertrophie du cœur, les premières peuvent parfois l'atrophier et l'altérer notablement dans sa structure, au moins dans la partie adhérente; nous en citerons plus bas un exemple fort curieux.

Cette disposition bien prononcée aux adhérences doit étonner à la surface d'un organe qui est constamment dans un mouvement de contraction et de dilatation rhythmique, et dont l'enveloppe, à l'état normal, est assez lâche. Mais, d'un autre côté, la matière exsudée est, comme nous l'avons vu, tellement fibrineuse qu'elle parvient à surmonter tous ces obstacles par sa nature visqueuse et collante, propriétés qui lui donnent une action si salutaire dans la guérison des plaies, qu'on a appelée *guérison par première intention*.

Dans les cas d'exsudation purulente, le péricarde peut quelquefois subir de singulières transformations, et être même, en partie, détruit par la suppuration. Nous trouvons un exemple de ce genre fort curieux dans l'ouvrage d'anatomie pathologique de Rokitansky [1], ayant rapport à une préparation qui se trouve dans la collection de Vienne :
« Un épanchement primitivement séro-purulent du péri-
« carde avait subi une transformation remarquable; autour
« du ventricule gauche, le cœur est adhérent au péricarde;
« autour du ventricule droit se trouve un liquide blan-
« châtre et trouble, analogue au lait de chaux. La surface
« interne du péricarde, et surtout la surface externe du
« cœur, y paraissent en partie comme incrustées d'une
« couche de mortier sablonneux, recouvertes d'une couche
« blanche, lisse, et comme gypseuse. »

L'inflammation du péricarde paraît aussi favoriser le développement du tissu adipeux, qu'on rencontre presque ha-

[1] Rokitansky, *Handbuch der pathologischen Anatomie*, t. II, p. 375.

bituellement à côté des produits de la péricardite chronique.

Les altérations inflammatoires de l'endocarde sont assez analogues à celles du péricarde, et les végétations, qui en cas pareil se forment soit dans le cœur, soit sur les valvules, offrent souvent des ressemblances frappantes avec les papilles de la surface du cœur dans la péricardite. Une fois nous avons rencontré un produit singulier de l'endocardite, produit, du reste, signalé par plusieurs auteurs; c'étaient des kystes, de tous côtés adhérents à l'endocarde, remplis de pus; leur intérieur était d'un blanc jaunâtre, lisse, l'extérieur rougeâtre, sans contenir cependant des vaisseaux; ils étaient formés d'un tissu grenu et stratifié, et renfermaient un pus, qui à l'œil nu, en offrait tous les caractères, mais qui, au microscope, ne montrait qu'un liquide purulent, granuleux, sans véritables globules.

La péricardite chronique peut parfois produire des adhérences si intimes entre le cœur et le péricarde qu'il devient impossible de les séparer, et que le cœur, ordinairement hypertrophié en cas pareil, lisse et très-vasculaire à sa surface, a l'air de ne point avoir de péricarde.

Pour mieux faire comprendre la nature de toutes ces diverses altérations, nous allons en citer quelques exemples.

1° *Péricardite avec développement papilliforme à la surface du cœur.*

Une jeune fille, âgée de vingt ans, avait succombé à une péricardite qui avait duré pendant trois semaines. A l'autopsie, le péricarde se trouva rempli de fausses membranes organisées, de plusieurs millimètres d'épaisseur, qui du côté pariétal avaient un aspect aréolaire, produit par les variations d'épaisseur. La face viscérale du cœur était recouverte de papilles, et offrait l'aspect le mieux caractérisé du *cor villosum*. La surface de la fausse membrane était fibreuse, composée de fibres cellulaires, granuleuses à leurs bords, tortueuses, de $0^{mm},0025$ à $0^{mm},0033$, à contours pâles, parallèles, sans anastomoses. On y voit, de plus, beaucoup de globules pâles de 0^{mm},01, renfermant un noyau; cette substance est très-granuleuse. Les papilles sont formées de feuillets finement ponctués, imbriqués (Pl. v, fig. 6). Dans plusieurs morceaux de fausse membrane, on voit, au moyen d'une légère compression, un certain nombre de globules de 0^{mm},0084 à 0^{mm}0112, contenant dix à douze granules dans leur substance, mais point de noyaux (globules pyoïdes). Il existe, en outre, beaucoup de vésicules graisseuses; le sang se trouve, dans ces fausses membranes, sous diverses formes, ou comme matière colorante qui les infiltre, ou comme sang à éléments complets dans les vaisseaux capillaires de nouvelle formation qui ont pris origine de ceux de la surface du cœur, et varient de diamètre entre 0^{mm},012 et 0^{mm},033; les plus petits ne laissent guère passer qu'un globule à la fois; dans tous on reconnaît des parois distinctes.

2° *Péricardite; description des villosités.*

Une femme de cinquante-huit ans avait succombé à une péricardite accompagnée de pleuro-pneumonie. A l'autopsie, on trouve toute la surface du feuillet du péricarde qui revêt le cœur, couverte de papilles. C'est un réseau d'exsudation formé de feuillets irréguliers fibro-granuleux, les uns superposés aux autres, et formant des papilles là où les couches sont les plus nombreuses. On distingue bien les vaisseaux qui se ramifient dans leur intérieur. Les éléments suivants composent ces papilles : 1° des feuillets en partie hyalins, en partie fibreux, finement grenus; 2° beaucoup de granules moléculaires infiltrés dans leurs interstices; 3° des globules opalescents (graisseux); 4° des vaisseaux en petite quantité. Les réseaux d'exsudation papilliformes sont comme moulés sur le trajet des vaisseaux capillaires dont ils sont sortis. Nulle part on n'y reconnaît ni globules du pus, ni globules granuleux. Cette péricardite doit avoir duré depuis plusieurs semaines. Nous n'avons pas pu nous procurer des renseignements sur la malade, dont nous avons seulement vu l'autopsie à l'Hôtel-Dieu. Mais il paraît que, même dans le principe, cette exsudation était peu globuleuse et plutôt fibrineuse.

Péricardite aiguë à la suite d'un rhumatisme; végétations fibroïdes sur les valvules de l'aorte et sur l'orifice auriculo-ventriculaire gauche.

Un homme âgé de vingt-quatre ans, d'une forte constitution, avait été successivement pris d'un rhumatisme articulaire aigu, ensuite d'une pleuro-pneumonie du côté gauche, et un peu plus tard, d'une péricardite fort intense, à laquelle il succomba au bout de quinze jours de maladie.

Le tissu cellulaire, entre la plèvre et le péricarde, est vivement injecté et épaissi. Le péricarde offre une injection générale très-rouge et intense; d'épaisses fausses membranes tapissent l'intervalle entre ses deux feuillets, dont la réunion est devenue intime par des vaisseaux, qui à travers les fausses membranes, ont établi de nombreuses anastomoses entre le péricarde viscéral et pariétal. Les fausses membranes, qui forment de larges expansions aréolaires, sont très-rouges, ce qui tient en partie à leur vascularité, et en bonne partie à leur infiltration de matière colorante du sang. La disposition aréolaire ne tient à autre chose qu'à la diversité d'épaisseur, les aréoles contenant davantage de stratifications fibrineuses que les lacunes. Les principaux éléments microscopiques de ces pseudo-membranes sont des fibres assez nettes, à contours réguliers, pâles, une substance inter-cellulaire hyaline et granuleuse, et surtout des globules granuleux de $0^{mm},015$ à $0^{mm},02$, renfermant, en bonne partie, un noyau de $0^{mm},01$. Ces globules forment sous le microscope de fort belles expansions membraneuses (Pl. v, fig. 7). Un certain nombre d'entre eux s'allongent et tendent à prendre une forme pointue à l'extrémité pour se transformer en fibres, ou plutôt en faisceaux de fibres (Pl. v, fig. 8). Dans quelques

parties de ces fausses membranes, ce sont les fibres qui
prédominent; dans d'autres, les cellules; il y en a enfin
dans lesquelles on reconnaît tous les passages intermédiaires (Pl. v, fig. 9).

Sur les valvules sigmoïdes de l'aorte ainsi que sur
celles de l'orifice auriculo-ventriculaire gauche, existent des
végétations fibrineuses récentes; celles des valvules aor-
tiques sont placées à leur partie inférieure; celles de l'orifice, au contraire, au bord de leur face supérieure. Elles
sont jaunâtres, fortement adhérentes, et ont la forme de
choux-fleurs. Elles sont composées d'un tissu finement
grenu par place, fibreux, et montrent aussi des globules
granuleux, mais en plus petites quantités.

*Atrophie partielle du cœur, et transformation cholesté-
rique à la suite d'une péricardite.*

Je regrette de n'avoir pu me procurer des renseignements
sur la malade qui présenta l'altération curieuse que nous
allons décrire.

C'était une femme déjà âgée, qui avait eu anciennement
une péricardite, à la suite de laquelle s'était formée, ce
qui se voit quelquefois, une adhérence partielle entre le
cœur et le péricarde, à peu près du volume d'une pièce de
cinq francs, et ayant son siége sur la partie inférieure du
ventricule gauche. Le cœur était, dans cette partie, si notablement aminci, qu'on pouvait presque voir le jour à
travers; il avait à peine deux millimètres d'épaisseur. Le péricarde offre la structure fibreuse ordinaire; mais son épaississement notable est la preuve d'un travail inflammatoire
antérieur.

Déjà au toucher on remarque dans la partie adhérente une
dureté comme osseuse. Après avoir détaché le péricarde, on
voit que la partie malade du cœur est formée par des plaques ossiformes qui entourent une couche musculaire
jaune et racornie. Dans le tissu cortical, on reconnaît les
débris d'une structure fibro-fasciculaire, entremêlés d'une

matière minérale jaune amorphe et de beaucoup de cristaux aplatis et rhomboïdaux de cholestérine, dont un certain nombre se présentaient de profil et ne montraient qu'une ligne étroite pouvant facilement induire l'observateur en erreur. Ces feuilles rhombiques constituent la masse principale de la matière ossiforme. Les éléments musculaires altérés entre ces deux couches corticales ont perdu leur élasticité. Ce sont des fibres dures et raides, entremêlées des mêmes cristaux. On n'y reconnaît plus leurs fibres primitives, ponctuées et leur arrangement par faisceaux, qu'on peut très-bien étudier comparativement sur le tissu musculaire normal de ce même cœur.

Il paraît donc que dans cette partie malade du cœur, le tissu musculaire a presque entièrement disparu et a été remplacé par du tissu fibreux, par des matières minérales amorphes et par des cristaux cholestériques.

Ces plaques offrent, du reste, la même composition que nous avons signalée bon nombre de fois dans les plaques qu'on appelle ossification des artères. Il est probable qu'ici l'adhérence partielle du péricarde a eu pour suite l'oblitération d'une partie des vaisseaux nourriciers du cœur, et de là atrophie et dégénération.

Nulle part on n'y reconnaît d'éléments osseux, quoique cette altération présente les caractères physiques et extérieurs de ce qu'on a décrit comme ossification des artères et du cœur. Nous sommes, du reste, loin de nier l'existence de véritable tissu osseux dans l'épaisseur d'un muscle, et nous en rapporterons, dans une autre partie de cet ouvrage, un exemple curieux.

§ VIII. De l'inflammation de la plèvre.

La pleurésie est, sans contredit, une inflammation des plus fréquentes, et qui peut même servir le mieux à l'étude de la formation des épanchements inflammatoires et des fausses membranes. Bien décrite dans ses caractères anatomiques à l'œil nu par beaucoup de pathologistes, elle n'a pas encore assez servi à l'étude des changements moléculaires élémentaires produits par l'inflammation.

On sait que l'épanchement, ou au moins l'exsudation, est une des conséquences habituelles de l'inflammation des membranes séreuses en général, et de la plèvre en particulier; aussi ne rencontre-t-on guère de pleurésie avec simple hypérémie et stase capillaire et les autres phénomènes qui caractérisent la phlogose, sans y rencontrer en même temps les éléments de l'exsudation. Cette dernière peut être très-circonscrite, lorsque la pleurésie qui l'a produite est locale et n'occupe qu'un espace restreint; mais en général, les épanchements pleurétiques se distinguent, au contraire, plutôt par leur abondance et par leur étendue.

Il existe bien, à l'état normal, plus qu'un simple halitus, et toujours du liquide dans la cavité des séreuses. On le sait pour le liquide céphalo-rachidien. Je l'ai confirmé plusieurs fois pour le liquide péritonéal, et en ouvrant l'abdomen à des lapins pour faire des injections de pus, d'eau salée et d'autres substances, j'ai toujours vu sortir une certaine quantité de sérosité parfaitement liquide.

Il est donc probable qu'il en est de même avec la plèvre.

Le liquide épanché dans la cavité de la plèvre enflammée peut avoir des degrés de consistance bien variables. Quelquefois il ressemble presque au liquide de l'hydrothorax, tant par l'abondance du sérum que par sa richesse en albumine. Pour apprécier la plus ou moins grande quantité de sérum presque limpide, par rapport aux globules et aux flocons pseudo-membraneux, j'ai mesuré quelquefois, dans des tubes gradués, la longueur de la colonne des parties solides et celle du sérum, et comme le repos de quelques heures suffit pour précipiter au fond du tube les globules, cette méthode fournit des résultats intéressants, d'abord pour avoir le sérum pur, que l'on peut ensuite décanter; et ensuite pour rendre compte de la diversité des résultats des analyses chimiques des exsudations. J'ai vu les parties spontanément précipitées n'offrir que la cinquième partie de la colonne des tubes, tandis qu'à l'ordinaire, ils en occupent la moitié ou les trois cinquièmes. Une seule fois j'ai rencontré cet épanchement tout formé par un pus concret de la consistance du mortier, et ne montrant au microscope que des globules pyoïdes et des granules moléculaires, fait dont nous parlerons à l'occasion des tubercules. Quelle que soit la pauvreté du liquide épanché en parties solides, nous y avons constamment rencontré des globules du pus ou des globules pyoïdes, et nos observations, sous ce rapport, sont en contradiction avec celles de MM. Rilliet et Barthez [1], qui disent que, dans la pleurésie, de tous les produits de l'inflammation, le pus était le plus rare. Pour l'aspect à l'œil nu, cela peut être vrai chez les enfants; mais le fait est que je n'ai pas examiné une seule fois le produit de l'épanchement récent de la plèvre sans rencontrer du pus, et j'en ai examiné un grand nombre. La pleurésie est donc une maladie essentiellement suppurative. Il m'a paru que, chez les individus cachectiques épuisés par des maladies chroniques, surtout par les tubercules, les épanchements étaient plus liquides, plus albumineux et moins fibrineux. Toutefois, cela doit être soumis à des recherches plus complètes que je n'en ai fait jusqu'à présent sur ce sujet.

Les parties solides des produits de la pleurésie sont, les diverses espèces de globules exsudatifs, globules de pus à noyaux, globules de pus sans noyaux, globules à parois pâles et à un seul grand noyau, globules granuleux, plus volumineux que les précédents, vésicules graisseuses et granules moléculaires. Les flocons qui nagent dans le liquide offrent la même composition que les fausses membranes, qui, comme nous l'avons vu dans la partie générale de l'inflammation, sont d'abord composées de fibrine coagulée, hyaline, d'apparence granuleuse, ensuite irrégulièrement stratifiée et fibroïde et emprisonnent une quantité notable

---

[1] *Maladies des enfants*, t. I, p. 146.

des globules granuleux ou purulents. Dans cette première période, les fausses membranes libres et flottantes, ou lâchement adhérentes à la surface de la plèvre, renferment des taches de matière colorante du sang, des infiltrations rougeâtres partielles, mais point de vaisseaux. Une seule fois j'y ai vu de la matière pigmentaire noire.

Ces fausses membranes deviennent ensuite adhérentes aux surfaces de la plèvre dans les vaisseaux sanguins, et quelquefois les vaisseaux lymphatiques, d'après Schrœder Van der Kolk, s'y répandent et y forment de nouveaux arcs vasculaires. Les globules se décomposent de plus en plus ; les vaisseaux absorbent, dans la pleurésie en voie de guérison, d'abord le sérum, ensuite les globules eux-mêmes, qui se désagrègent et se transforment en un liquide granuleux. En même temps la fibrine coagulée perd de plus en plus ses parties liquides, et prend ainsi un aspect fibreux, renfermant beaucoup de granules entre ses fibres formées par coagulation. Les fausses membranes sont ainsi réduites à l'état de simples feuillets fibro-cellulaires, qui recouvrent la séreuse ou qui en réunissent les deux feuillets par des brides, et comme des vaisseaux se répandent dans ces renforts cellulaires de la séreuse, il n'y a rien d'étonnant que ces brides soient susceptibles de s'enflammer, fait déjà signalé par Laennec [1], car partout où il y a des capillaires, il y a possibilité d'inflammation, et d'une manière inverse, on peut dire que partout où l'on observe l'inflammation, il doit nécessairement exister des capillaires.

Comme les parois des vaisseaux nouveaux de la surface de la plèvre sont plus minces et plus délicates que celles des capillaires plus anciens, la continuation d'un fort afflux sanguin peut facilement y avoir pour suite des hémorrhagies capillaires, qu'on a en effet rencontrées un certain nombre de fois dans la cavité de la plèvre.

Si, par contre, ces nouveaux vaisseaux prennent un cer-

---

[1] Laennec, *Traité sur l'auscultation*, dernière édition, t. I, p. 415.

tain degré de consistance, ils peuvent occasionner une exagération de nutrition, une hypertrophie de la plèvre, à
aspect fibreux, dense et lactescent, état du reste plus fréquent dans la pleurésie tuberculeuse que dans la pleurésie
franche. Cette hypertrophie fibreuse peut aller au point de
prendre un aspect cartilagineux ; nous disons aspect, parce
que les vrais éléments du cartilage y manquent. Cette transformation peut même se terminer par le dépôt de matières
minérales amorphes ; elle offre alors les caractères de ce
qu'on a improprement appelé des ossifications des fausses
membranes.

Les sacs qui renferment du pus dans l'empyème, et qu'il
faut bien distinguer des collections purulentes sous-pleu-
rales, ou bornées par des adhérences, offrent la structure
des membranes pyogéniques, structure fibro-cellulaire assez
dense, quelquefois vasculaire aréolaire, et contiennent souvent, surtout à la surface interne, des couches de coagulations fibroïdes et stratifiées.

Lorsque les vaisseaux de la plèvre ou du tissu cellulaire
qui l'entoure sont la source de ces divers produits d'épanchements, les fibres de la plèvre elle-même ne sont pas en
général fortement altérées ; elles peuvent être infiltrées de
granules qui alors se trouvent en grande quantité dans les
interstices des fibres.

Mais lorsque la pleurésie est circonscrite et provoquée
par une pneumonie gangréneuse, les fibres peuvent éprouver une destruction partielle et être transformées en détritus gangréneux.

Pour mieux faire comprendre les détails sur les divers
éléments qu'on rencontre dans les produits de la pleurésie,
nous citerons quelques-unes de nos observations.

1° *Pleurésie récente; fausses membranes; hydropisie du
thorax, de la cavité abdominale et de la peau.*

Un enfant de quatre ans entra à l'hôpital des enfants
avec des symptômes d'une simple bronchite. Il avait

été probablement atteint de scarlatine avant son entrée ; on voyait au moins par places sur la peau des plaques d'épiderme qui se détachaient par desquamation. Pendant les premiers jours, l'enfant alla beaucoup mieux, et parut entrer en convalescence, lorsque vingt-quatre heures avant sa mort il fut pris subitement d'une gêne extrême dans la respiration et d'une anasarque générale ; toux sèche, respiration haletante, pouls à 140 par minute. L'enfant succomba au bout d'un jour de maladie. La saignée du bras, très-salutaire en cas pareil, avait été pratiquée, mais il n'était point venu de sang, et nous avons reconnu, à l'autopsie, que c'était parce qu'on avait piqué à côté de la veine.

Autopsie. Le cerveau est à l'état normal ; forte injection veineuse des méninges. Dans la poitrine se trouve un épanchement séreux considérable, un peu plus trouble que celui de l'hydrothorax, sans complication inflammatoire. Le lobe inférieur du poumon droit est recouvert de fausses membranes toutes récentes, d'un jaune clair, d'épaisseur inégale, d'aspect aréolaire, de 5 millimètres d'épaisseur, molles, faciles à déchirer, gélatiniformes. Au microscope, on y reconnaît des globules de $0^{mm},01$, sphériques ou discoïdes, renfermant un noyau, et offrant à leur surface des granules moléculaires. La substance inter-globulaire est hyaline, finement granuleuse, sans trace de fibres.

Les lobes inférieurs des deux poumons étaient bleuâtres, fortement injectés, laissant cependant pénétrer l'air partout, et montrant le tissu cellulaire inter-vésiculaire infiltré de sérosité.

Le foie avait doublé de volume, et même, avant l'autopsie, on sentait son bord tranchant dépasser les fausses côtes de trois travers de doigts.

Il n'y avait cependant que simple hypérémie, car la compression le fait revenir à son état normal. Les reins étaient fortement hypérémiés, mais sans altération aucune de structure, quoique les urines eussent contenu passablement d'albumine. La cavité abdominale renfermait un épanche-

ment considérable; les organes qu'elle contient étaient, du
reste, sains.

2° *Épanchement pleurétique récent.*

Une petite fille de trois ans avait succombé avec tous les
signes de la pleurésie. A l'autopsie, nous trouvâmes le poumon gauche, dans sa partie inférieure, recouvert de fausses
membranes, et de ce même côté, un épanchement pleurétique considérable, présentant un mélange d'un liquide
louche et trouble, de flocons et de fausses membranes
molles et peu étendues. Le liquide renferme beaucoup de
globules de pus et des globules granuleux, mais bien moins
que les pseudo-membranes, qui offrent déjà à l'œil nu tout
à fait la coloration purulente; elles opposent une certaine
résistance à la compression et aux tractions. La consistance
est bien plus élastique que dans le cas précédent. Déjà,
avec un faible grossissement, on y reconnaît une structure
grenue, et en examinant successivement les divers éléments avec de forts grossissements, on en reconnaît surtout
les deux suivants :

1° Des globules de pus de $0^{mm}011$ renfermant des noyaux,
et recouverts de granules ; 2° une substance presque hyaline, qui renferme beaucoup de granules de pus, et quelques fibres fines de $0^{mm},0025$.

Le lobe inférieur du poumon droit est recouvert de
fausses membranes beaucoup plus anciennes, qui sont plus
minces, plus consistantes, montrant davantage de fibres et
de débris de globules granuleux. Des vaisseaux de la surface
du poumon passent, dans plusieurs endroits, dans la fausse
membrane qui, par places, est recouverte de pigment noir.

3° *Fausses membranes de la plèvre, ayant pris un aspect cartilagineux par places, gélatineux ou osseux
dans d'autres.*

Le 6 janvier 1843 je trouvai, sur une des tables d'autopsie de l'amphithéâtre de l'hôpital de la Pitié, des altéra-

tions assez curieuses, qui avaient surtout leur siége dans la cavité de la plèvre. J'ai appris plus tard, en demandant des renseignements sur le malade, que c'était un homme de quarante ans, sur lequel on ne put me dire autre chose si ce n'est que, depuis quatre mois, il avait été atteint d'une pleurésie chronique avec complication tuberculeuse, et qu'il avait été pris, pendant ses derniers jours, d'une méningite aiguë non tuberculeuse, qui avait promptement mis fin à sa vie.

Dans la cavité gauche de la plèvre existaient des fausses membranes qui avaient subi une altération telle, qu'elles offraient un mélange d'aspect gélatineux, cartilagineux et osseux. Ces diverses lésions ont leur siége entre la quatrième et la neuvième côte.

Les côtes elles-mêmes sont intactes dans leur structure, et on peut même en détacher aisément la plèvre costale, recouverte d'une substance qui a un centimètre d'épaisseur, et offre, dans plusieurs endroits, des adhérences à la plèvre pulmonaire. C'est une fausse membrane ancienne qui offre une structure fibreuse, fort dense, ce qui, là où cette densité est le plus prononcée, lui donne un aspect lactescent et le consistance du cartilage dont les éléments microscopiques, cependant, ne s'y trouvent nullement. Ce n'est donc point du véritable cartilage, c'est du tissu fibreux qu'on pourrait désigner sous le nom de chondroïde.

La substance d'apparence et de dureté osseuse n'est que cette même substance renfermant beaucoup de grains minéraux amorphes, et ayant perdu ainsi la teinte lactescente qui a été remplacée par une couleur jaune terne; nulle part on n'y rencontre de véritables éléments de tissu osseux. La substance gélatiniforme, qui dans beaucoup d'endroits existe en quantité notable dans des creux de la fausse membrane transformée et de la plèvre épaissie, ressemble, pour l'aspect extérieur, à de la gélatine de viande et montre au microscope une trame de fibres très-fines, qui renferme dans ses mailles une substance hyaline et beaucoup de granules.

Par places, ces divers éléments sont rouges, ce qui provient, en grande partie, de l'imbibition de matière colorante du sang, probablement par suite de quelques petites hémorrhagies par rupture capillaire. De vrais vaisseaux sanguins n'y existent qu'en petit nombre. Entre les parties constituantes des fausses membranes, se voit beaucoup de matière tuberculeuse infiltrée, dont le microscope fait reconnaître les corpuscules d'une manière indubitable.

Ce fait montre combien il faut être réservé à prendre pour transformation cartilagineuse et osseuse ce qui n'en a que l'apparence; et nous verrons, par la suite, qu'on s'est si souvent trompé à cet égard, que pour arriver à des résultats positifs, il faudra soumettre à l'inspection microscopique toutes ces transformations apparentes, pour pouvoir les distinguer des vrais tissus cartilagineux et osseux accidentels.

§ IX. De l'inflammation du péritoine.

On sait généralement aujourd'hui que la péritonite idiopathique est une maladie rare, et qu'en bien examinant l'étiologie, les symptômes et les lésions cadavériques, on finit ordinairement par découvrir pour cause de sa production une lésion traumatique, ou une perforation intestinale, ou une perforation qui s'est opérée de dehors en dedans, venant des parties ambiantes du péritoine et pénétrant dans sa cavité. D'autres fois, la péritonite est consécutive à une métrite puerpérale, ou à des tubercules, ou à un épanchement produit par la rupture d'un kyste de l'ovaire, dont nous rapporterons ailleurs un exemple curieux.

Mais quelle que soit la cause de la péritonite, elle offre des phénomènes dans la nature de ses produits qui ont un caractère commun et un cachet particulier.

L'injection vasculaire est le premier phénomène qui y dénote l'inflammation, et quoique à côté de l'injection inflammatoire des vaisseaux, on rencontre habituellement les produits de l'exsudation, il y a pourtant peu de phlogoses dans lesquelles on puisse aussi bien étudier la vascularité inflammatoire. On la trouve quelquefois fort étendue, occupant une bonne partie du péritoine pariétal ou intestinal. La surface de ces derniers offre alors une teinte rose générale et une fort belle injection vasculaire étendue.

Les vaisseaux sont tortueux, souvent entourés de matière colorante du sang suspendue dans du sérum. Au lieu de larges expansions vasculaires, on rencontre quelquefois de la rougeur plus circonscrite par petits îlots. La quantité des vaisseaux hypérémiés, la plénitude et la stase des capillaires sont quelquefois telles, que par place le péritoine offre un aspect rouge uniforme, lisse et comme velouté. Par fois cette injection prend une teinte violette ou presque noirâtre; c'est alors que la gêne dans la circulation capillaire est arrivée au point d'amener la gangrène.

Nous avons dit que la péritonite, comme en général toutes les inflammations, reste rarement à l'état de simple injection avec stase capillaire. Le liquide exsudé au commencement n'est constitué que par une forte exhalation de sérum sanguin, et peut avoir l'aspect de la sérosité citrine, renfermant quelques flocons d'apparence purulente. Des flocons semblables se trouvent souvent déposés le long du trajet des vaisseaux les plus fortement injectés; ils forment alors des couches minces, grisâtres, demi-transparentes, comme gélatineuses. En général ce liquide renferme une matière purulente. Il peut prendre un aspect terne et grisâtre et avoir parfois, dans la péritonite très-intense, une odeur stercorale, sans qu'il y ait perforation. Les globules que la sérosité renferme peuvent être des globules granuleux, des globules du pus à noyaux, ces derniers en faible proportion, mais principalement des globules pyoïdes; quelquefois, lorsque l'inflammation tend à la gangrène, d'autres fois, lorsqu'il y a en même temps épanchement stercoral, les globules du pus peuvent être profondément altérés par la force décomposante de leur sérum, et être en

majeure partie désagrégés en granules moléculaires. Il va
sans dire que dans les épanchements stercoraux on reconnaît, tant à l'œil nu qu'au microscope, les éléments des
sécrétions intestinales. Ces dernières contiennent, comme
on sait généralement aujourd'hui, beaucoup de cristaux;
mais, pour ne pas leur attribuer une trop grande valeur
dans le diagnostic des perforations, il est bon de savoir
qu'on rencontre quelquefois dans le liquide de l'épanchement péritonéal des cristaux, sans qu'il y ait perforation
intestinale. Une fois même j'ai trouvé des cristaux dans
un kyste purulent à parois épaisses situé entre la surface
convexe du foie et le diaphragme, ainsi tout à fait en
dehors de la possibilité d'une communication avec les intestins.

La partie non globuleuse du liquide de la péritonite qui
se coagule sous forme de fausses membranes, peut se déposer sur toutes ses parties. Du reste, ses éléments sont, en
général, ceux que nous avons déjà signalés plusieurs fois.
Il m'a paru qu'on y rencontre davantage de fibres que dans
d'autres fausses membranes, sans compter les fibres du
péritoine, qui sont souvent très-adhérentes aux fausses
membranes. Leur consistance est assez forte; leur couleur
est souvent d'un jaune pâle grisâtre, quelquefois d'un
jaune plus franchement purulent.

Il n'est pas rare, dans la péritonite intense, de rencontrer des plaques granuleuses, plaques verdâtres composées
du mélange de fausses membranes décomposées et de fibres
du péritoine réduites à l'état de bouillie granuleuse; elles
sont entourées alors d'un cercle rouge foncé ou violet,
tirant sur le noir, formé par des vaisseaux dans lesquels la
circulation est complétement arrêtée. Ces plaques sont doublement instructives, d'abord pour montrer la composition
des parties frappées de gangrène, ensuite parce que, en les
disséquant couche par couche, on y rencontre ordinairement les divers degrés de la péritonite et de l'altération
des fibres du péritoine. Dans les parties les plus profondes,

on ne voit qu'une simple injection vasculaire et le dépôt
d'éléments granuleux entre les fibres écartées; plus vers
la surface, l'injection paraît plus dense, et montre une exsudation fibrineuse et purulente avec déchirure des fibres
du péritoine, et diverses altérations de destruction gangréneuse.

Lorsque la péritonite se prolonge, il se fait ordinairement un dépôt de matière pigmentaire noire autour des
foyers de la phlogose. On sait que l'hémorrhagie capillaire
n'est pas très-rare non plus dans la péritonite.

Quant aux brides qui collent ensemble les intestins et les
divers organes de la cavité abdominale, on sait quelle gêne
elles produisent dans le mouvement péristaltique des intestins, gêne qui peut aller jusqu'à l'étranglement (iléus). Quelquefois aussi ces brides, ces adhérences peuvent circonscrire
des collections purulentes, protéger la cavité abdominale
de divers épanchements, et être fort utiles pour l'exécution
de plusieurs opérations chirurgicales. On connaît le beau
parti qu'en a su tirer Dupuytren dans l'opération de l'anus
contre nature. Nous verrons, dans le chapitre des tubercules, que ces adhérences ont une fois préservé pendant
quelque temps la vie d'un malade atteint d'un anus contre
nature, formé par une perforation tuberculeuse.

Dans la péritonite chronique, la matière épanchée prend,
dans des cas fort rares, un aspect colloïde, et ressemble à
de la gelée, renfermant une substance transparente et des
globules granuleux dans une trame fibreuse qui peut devenir
fibro-chondroïde, et contenir même des concrétions minérales. Nous en citerons plus loin un exemple fort remarquable.

Le tissu du péritoine lui-même, dans les inflammations
chroniques, prend une teinte d'un gris ardoisé; il s'épaissit
et se ramollit, et ne renferme que des fibres peu distinctes,
écartées par une substance fibrineuse et granuleuse qui s'est
déposée entre ses interstices.

Les abcès de la cavité du péritoine, circonscrits par des

brides, péuvent prendre, à la suite de transformations successives, la forme d'abcès enkystés par une membrane pyogénique épaisse, résistante, fibreuse ou fibrineuse, et plus
ou moins vasculaire.

Nous citerons quelques exemples de péritonites qui feront
mieux ressortir les détails que nous venons de mettre sous
les yeux du lecteur.

Nous pourrions en communiquer un grand nombre, mais
d'abord nous en séparerons les cas de péritonite tuberculeuse, que nous analyserons dans le chapitre des tubercules ;
ensuite nous ne choisirons que celles qui nous paraissent
utiles pour bien saisir les généralités que nous venons
d'exposèr.

1° *Péritonite aiguë idiopathique.*

Une femme, âgée de quarante ans, a été apportée à l'hôpital de la Pitié, atteinte d'une péritonite des plus intenses,
ne durant que depuis peu de jours. A son entrée, elle était
si souffrante qu'elle ne put donner que des renseignements
fort incomplets sur son état. Au bout de huit heures, elle
succomba.

L'autopsie, faite avec le plus grand soin, montra l'absence
de traces de contusions, de plaies, d'inflammation intestinale
et utérine, ainsi que l'absence de toute perforation. Nulle
part nous ne pûmes découvrir de tubercules.

L'injection du péritoine était bien vive par places et surtout bien étendue, occupant une bonne partie des faces
pariétale et viscérale de la séreuse. L'épanchement purulent était abondant ; des fausses membranes jaunes et récentes
recouvraient bien des portions du péritoine.

Le liquide, d'apparence purulente, ne renfermait que peu
de globules de pus et passablement de cristaux ; c'étaient des
prismes allongés à trois ou quatre faces et à extrémités tronquées : ils avaient de $0^{mm},0275$ à $0^{mm},033$ de longueur sur
$0^{mm},011$ de largeur. Les globules étaient de véritables globules
purulents, mais assez petits, de $0^{mm},0084$ à $0^{mm},012$ renfer-

mant un à trois noyaux. Les pseudo-membranes étaient jaunes, de 2 à 5 millimètres d'épaisseur, fibreuses par places, hyalines, granuleuses et stratifiées dans d'autres, renfermant bon nombre de globules de pus, recouvertes par places de cristaux.

Malgré l'absence de toute perforation, ces divers produits d'exsudation offraient une odeur stercorale bien marquée et nauséabonde.

Les vaisseaux des parties enflammées étaient entourés d'un sérum rougeâtre, et les fibres de la séreuse, dans bien des endroits, étaient écartées, en partie même détruites; dans d'autres, adhérentes aux pseudo-membranes.

Dans une place assez circonscrite du péritoine abdominal, l'injection était dense et veloutée, d'un rouge vermeil dans quelques endroits, d'un gris jaunâtre dans d'autres. A la surface de ces derniers on reconnaissait des flocons minces et demi-transparents d'exsudation. Là où il n'y avait que des îlots rougeâtres d'injection, sans continuité de la rougeur, ces flocons étaient très-bien apparents et isolés les uns des autres.

2e *Abcès à l'aine; perforation du péritoine par l'abcès; péritonite aiguë avec formation de fausses membranes.*

Une petite fille de quinze mois avait joui d'une bonne santé jusqu'à l'âge de onze mois, époque à laquelle elle fut sevrée. Elle fut alors prise d'une diarrhée qui amena rapidement le marasme, encore très-prononcé à son entrée à l'hôpital; elle portait même, sur diverses parties du corps, des ulcères atoniques et grisâtres d'assez mauvais aspect. Sous l'influence d'une bonne nourriture, de soins de propreté, d'une médication tonique, de l'usage externe d'une décoction de quinquina, l'état de cette petite fille s'améliora sensiblement et marcha vers la guérison, lorsqu'elle fut prise d'une inflammation phlegmoneuse à l'aine droite, qui se termina par la formation d'un abcès, ouvert dès que la fluctuation fut manifeste. Il en sortit peu de pus, mais tout à fait de bonne nature. L'enfant fut de nouveau mieux; mais après cette courte convalescence, elle fut prise d'une péritonite fort intense, ballonnement et douleurs de ventre, fièvre ardente, soif, vomissements, etc. Au bout de vingt-quatre heures l'enfant succomba.

Autopsie. Le cerveau, les organes de la circulation et de la respiration étaient dans leur état normal. Le pus de l'abcès avait fusé le long du ligament rond, et avait perforé le péritoine au-dessus de la matrice. Le péritoine était généralement injecté, surtout dans toute sa partie inférieure. La surface péritonéale des intestins, et surtout celle des ligaments de la matrice, était couverte de fausses membranes récentes minces, offrant par places l'aspect d'une simple exhalation grisâtre, formant dans d'autres une couche demi-liquide, et dans d'autres enfin, des fausses membranes consistantes, élastiques, jaunâtres. Les intestins n'offraient presque plus de traces de l'entérite dont l'enfant avait été atteint antérieurement.

Les fausses membranes détachées de la surface des intestins montraient une teinte grisâtre mêlée de rouge par infiltration de matière colorante de sang ; elles renfermaient davantage de fibres qu'on n'en voit ordinairement dans des fausses membranes récentes ; leur aspect général était fibroïde et stratifié, et l'on y voyait beaucoup de granules et des globules pâles de 0^{mm},008 à 0^{mm},01. La forme de ces globules était ronde, irrégulière, ou semi-lunaire (Pl. v, fig. 11) ; on y apercevait en outre beaucoup de globules granuleux de 0^{mm},012 à 0^{mm},02, sphériques, à surface irrégulière, renfermant des granules dans une substance de consistance gélatineuse. Ces fausses membranes ne renfermaient point de vaisseaux.

3° *Péritonite chronique ; pneumonie chronique ; pleurésie récente ; masses gélatineuses remplissant le péritoine.*

Un homme âgé de cinquante-cinq ans, d'une constitution détériorée, présentant le teint pâle et les traits pointus d'une affection abdominale grave, avait passé les dernières

semaines de sa vie dans le service de M. Cruveilhier, à l'hôpital de la Charité. Ce qui avait le plus fixé notre attention,
c'était l'état de l'abdomen qui avait considérablement augmenté de volume sans qu'on pût sentir ni tumeur ni fluctuation manifeste. Le son n'était ni très-mat, ni tympanique
non plus. La respiration était gênée, la toux fréquente,
accompagnée d'une expectoration rougeâtre habituelle ; les
signes stéthoscopiques firent reconnaître une pneumonie
chronique. La fièvre n'était pas très-intense, le pouls à 96 ;
le malade avait peu d'appétit ; il était habituellement con-
stipé, les urines déposaient souvent, sans cependant avoir
notablement diminué pour la quantité.

A l'autopsie nous trouvâmes, à notre grand étonnement,
toute la cavité du péritoine remplie d'une matière d'apparence gélatineuse qui s'étendait en haut autour du foie et
de la rate, et en bas jusque dans le scrotum, où elle était
descendue par une double hernie inguinale que le malade
avait depuis longtemps. Cette substance montre à l'examen
chimique qu'elle n'est pas de la véritable gélatine, quoiqu'elle ressemble par sa transparence et par son état trem-
blotant à de la gelée de viande. Le microscope y montre
des globules granuleux, ou assez pâles, ou d'un jaune grisâtre de 0^{mm},025 à 0^{mm},03. Quelques-uns paraissent contenir un noyau placé au bord et à peu près du volume du
quart des globules entiers. Dans la substance hyaline qui
entoure ces globules se voient beaucoup de granules moléculaires dont quelques-uns de nature minérale. Dans bon
nombre d'endroits cette matière gélatiniforme a pris une
forme arrondie de sphères un peu irrégulières, qui ont
jusqu'à deux centimètres de diamètre, et qui se sont con-
densées à leur périphérie en une membrane d'enveloppe
renfermant beaucoup de fibres très-fines. Dans une de
ces boules se trouve une petite concrétion pierreuse de
plusieurs millimètres. A l'extrémité de quelques-uns se
trouvent de longs cordons noueux formés de fibres
longues, fines et denses, et ayant à peu près les contours

de vaisseaux lymphatiques, du reste pleins, sans cavité aucune.

Quelques-unes de ces masses gélatineuses sont lobulées et font sentir une partie centrale dure. En les coupant par le milieu, on y voit une structure cloisonnée ; les cloisons sont fibreuses, la substance intermédiaire transparente et granuleuse, la partie centrale montre des fibres fort denses.

Toutes ces formes différentes, sous lesquelles se présente cette substance, ne nous paraissent autre chose que des transformations fibreuses, et rappellent le fait cité à l'occasion de la pleurésie, avec formation de fausses membranes renfermant du tissu d'aspect gélatineux, cartilagineux et osseux.

La cause prochaine de la mort du malade avait été une pleurésie qui n'était survenue que pendant les derniers jours de la vie. Elle avait eu son siège dans le côté droit de la poitrine, où l'autopsie démontra un épanchement abondant et beaucoup de fausses membranes sur la plèvre costale et pulmonaire ; on y reconnut des globules de pus à noyaux bien caractérisés, renfermés en partie dans les coagulations stratifiées des fausses membranes.

Le lobe inférieur du poumon gauche qui avait été le siège d'une inflammation chronique, était hépatisé avec augmentation de consistance. Il était d'une couleur grisâtre, ce qui provenait du développement pigmentaire. Les éléments microscopiques de l'épanchement interstitiel du tissu pulmonaire étaient de grands globules granuleux et de petites coagulations fibrineuses assez denses.

Le foie de ce malade offrait un commencement de granulation, de cirrhose, et serait probablement devenu le siège d'une cirrhose plus prononcée, si le malade avait encore vécu pendant quelque temps.

Parmi les cas de péritonite traumatique que nous avons eu occasion d'observer, il y en a eu plusieurs d'assez curieux. Nous en citerons deux que nous avons soignés lors de la dernière guerre civile dans le canton du Valais en Suisse.

Le premier est celui d'un homme qui succomba à un coup de feu, le second à un coup de pointe de sabre dans les parois de l'abdomen.

4º *Péritonite suraiguë à la suite d'un coup de feu.*

Un jeune homme de vingt ans, d'une bonne constitution, reçut un coup de feu dans l'abdomen, le 21 mai 1844 ; un autre coup de feu lui avait emporté la plus grande partie du pouce, la désarticulation dut être pratiquée dans la jointure métacarpo-phalangienne. Le second coup de feu au ventre était bien autrement grave. La plaie avait été pénétrante, les intestins étaient sortis, et la suture fut pratiquée après leur réduction. Le blessé fut transporté à l'hôpital militaire de Lavey, dont j'étais le chirurgien en chef. Il y arriva le 23 mai, à deux heures de l'après-midi, offrant tous les symptômes d'une péritonite fort grave et prochainement mortelle. Le ventre était tendu, ballonné, fort douloureux à la pression, le pouls petit et très-accéléré ; le visage empreint d'une profonde souffrance, offrant même déjà quelques traits du facies hippocratique. A deux heures du matin, le 24 mai, douze heures après son entrée à l'hôpital, le malade a succombé.

Autopsie faite dix heures après la mort. A un travers de main en dehors du nombril du côté gauche se trouve la plaie de 4 centimètres de longueur. Pour étudier le trajet de la balle, nous détachons les parois abdominales par une incision ovale et nous sommes frappés de l'abondance de l'épanchement sanguin qui s'était fait dans le tissu cellulaire des diverses couches des parois abdominales ; ces dernières en étaient infiltrées au point de présenter une épaisseur de 6 centimètres. Dans la partie du péritoine qui se trouve au-dessus de la vessie, se voit un caillot de sang volumineux baigné d'une sérosité rougeâtre. Après l'avoir soulevé, on découvre un morceau de drap entraîné par la balle, et logé entre deux anses intestinales. Ce morceau de drap enlevé, la paroi de l'intestin, contre lequel il est appuyé, est molle, grisâtre, gangréneuse. Du reste, les intestins collés ensemble par des adhérences récentes, offrent généralement une vive injection inflammatoire, qui par places alterne avec des plaques sphacélées grises, entourées d'un bord noirâtre. En faisant la dissection des intestins et des parties environnantes de la plaie, nous trouvons au milieu d'un gros caillot de sang un morceau de plomb, un lingot de 28 millimètres de longueur sur 15 de largeur et 3 à 8 d'épaisseur, offrant l'une des extrémités arrondie, l'autre dentelée et presque tranchante. Au-devant de l'apophyse sacro-iliaque se trouve un petit abcès phlegmoneux dans le tissu cellulaire; phlegmon tout à fait en dehors du péritoine.

Nous avons donc ici sous les yeux un de ces cas fort rares, dans lequel une péritonite traumatique avait duré soixante-huit heures et avait atteint un degré d'étendue et d'intensité tel que plusieurs portions du péritoine étaient frappées de gangrène, et malgré cela nous ne rencontrons nulle part, dans le péritoine, trace d'un épanchement purulent, ni de fausses membranes fibrino-purulentes.

5° *Plaie pénétrante de l'abdomen par un coup de pointe de sabre; péritonite intense et prolongée; mort au bout de trente-sept jours.*

Un jeune homme de vingt-deux ans, d'une constitution délicate, reçut, dans le combat du défilé du Trient, un coup de pointe de sabre dans la partie inférieure de l'abdomen un peu au-dessous et en dehors du nombril. La plaie avait cinq centimètres de longueur; elle fut recousue après la réduction de l'intestin et de l'épiploon qui étaient sortis. Cette opération ne put être pratiquée que dans l'après-midi; il avait été blessé dans la matinée entre cinq et six heures, et il était resté pendant plus de six heures sans secours et sans pansement. L'inflammation du péritoine ne fut pas très-violente pendant les premiers jours, mais malgré un traitement antiphlogistique énergique, le mieux qu'on obtint ne fut que momentané ; le ventre resta ballonné et douloureux, le pouls plus ou moins accéléré ; plus tard survint un besoin fréquent, accompagné de difficulté d'uriner ; il ne s'évacuait que de 60 à 90 grammes à la fois, même par la sonde. Au bout de trois semaines survint un état leuco-phlegmatique, de l'œdème aux membres et à la figure ; il se forma un abcès phlegmoneux à la région parotidienne gauche. Je l'ouvris, cela lui procura un soulagement momentané ; quoique la douleur abdominale eût presque cessé, le pouls restait cependant petit et fréquent ; la respiration s'embarrassa pendant les derniers jours ; il eut une toux sèche à quintes fréquentes. Dans la matinée du 27 juin, il perdit connaissance, et après une agonie de quelques heures il succomba à onze heures du matin, trente-sept jours après avoir été blessé.

Autopsie faite trente heures après la mort. — *Poitrine.* Le poumon gauche offre des dimensions normales, mais sans montrer précisément des collections purulentes ; il y a plusieurs parties assez étendues, ramollies, offrant une teinte jaune, sale et comme infiltrée de pus. A la surface des deux poumons, dans le tissu cellulaire sous-pleural, se trouvent plusieurs tubercules crétacés bien isolés ; une partie des ganglions bronchiques autour de la bifurcation de la trachée-artère sont aussi remplis de matière tuberculeuse presque toutes à l'état crétacé.

Le poumon droit offrant à sa surface quelques tubercules crétacés, et dans son intérieur plusieurs points d'infiltration purulente, est réduit à la moitié de son volume normal, et refoulé en haut. Son tissu est devenu dense, compacte et fortement injecté. La cause de ce refoulement n'est nullement, comme on aurait pu le croire, un épanchement pleurétique, mais il est produit par une collection purulente très-considérable et enkystée, dans une poche qui s'était formée entre la surface convexe du foie et la paroi inférieure du diaphragme, qui refoulé en haut, avait refoulé le poumon. Ce poumon était, en plusieurs endroits, adhérent à la plèvre costale par des brides récentes.

Abdomen. C'est dans cette cavité que nous rencontrons des lésions fort graves. Les parois abdominales ayant été ouvertes par une incision ovalaire, nous rencontrons partout des adhérences assez fortes, surtout tout autour de la plaie qui avait été cicatrisée à sa surface, mais dont la partie interne était tapissée de fausses membranes et de pus. Le péritoine, soit tégumentaire, soit intestinal, est d'un gris ardoisé, épaissi et ramolli. La vessie, les intestins, le foie, le diaphragme, tout paraît réuni par des brides et par des fausses membranes adhérentes. Dans les doublures du péritoine, ainsi que dans le bassin, se trouve une quantité très-notable de pus séreux d'un jaune terne, sans mélange avec les matières stercorales. Mais la lésion la plus curieuse était ce vaste kyste purulent entre le foie et le diaphragme, du volume d'une tête de fœtus à terme, kyste formé par une membrane pyogénique de plusieurs millimètres d'épaisseur. Le foie avait son volume normal, une consistance molle, sans présenter de collection purulente. La vésicule du fiel était volumineuse, remplie d'une bile d'un jaune clair, et le feuillet péritonéal qui en était le plus rapproché, était tout infiltré de pus. L'estomac n'offrait aucune altération notable. L'intestin grêle montrait dans plusieurs endroits une assez vive injection sans cependant présenter ni épaississement, ni ramollissement de la muqueuse; il renfermait des matières fécales liquides d'un jaune clair; le gros intestin était dans son état normal; la vessie était épaissie et adhérente par sa membrane externe, sa muqueuse du reste était saine; le rein gauche normal, le rein droit offrait plusieurs endroits fortement injectés. La région parotidienne du cou, qui avait été le siége de l'abcès, contenait plusieurs ganglions engorgés, mais point de matière tuberculeuse.

Examen microscopique. 1º Le pus renfermé dans la poche pyogénique, dans le bassin et dans les doublures du péritoine, renferme peu de globules de pus complets et à noyaux, et en le mélangeant avec l'acide acétique on se convainc qu'en effet ces globules petits et pâles ne sont que des globules pyoïdes.

2° La membrane pyogénique épaisse offre à son extérieur un aspect lisse et quelques vaisseaux; son intérieur a une surface irrégulièrement réticulaire, composée de coagulations fibrineuses organisées, dans lesquelles on reconnaît un aspect fibreux irrégulier et stratifié, beaucoup de granules et quelques vaisseaux sanguins. La couche de liquide qui la recouvre contient beaucoup de cristaux, des prismes allongés, tronqués à leur sommet et à facettes plus ou moins développées aux deux extrémités.

3° Les parties du poumon, qui déjà à l'œil nu me paraissaient offrir une infiltration purulente, contiennent des globules de pus à noyaux, d'autres sans noyaux, et beaucoup de globules granuleux volumineux. Quelques jeunes cellules épithéliales proviennent des bronches et ne sont mêlées qu'accidentellement aux éléments du pus.

4° Les ganglions bronchiques tuberculeux offrent dans l'interstice des dépôts une teinte noirâtre de pigment; outre l'enveloppe générale de la glande, le tubercule est comme enkysté. La matière tuberculeuse a à peu près la consistance de la chaux éteinte, montrant beaucoup de concrétions pierreuses, de plus une quantité considérable de granules minéraux moléculaires, quelques feuillets cristalloïdes de cholestérine et fort peu de globules propres aux tubercules, qui paraissent se remplir de matière granuleuse avant de se désagréger. Les tubercules sous-pleuraux offrent les mêmes éléments, mais renferment davantage de globules du tubercule intact.

Nous aurions encore à citer quelques observations de péritonite produite artificiellement sur des animaux, mais il en sera question dans d'autres parties de cet ouvrage.

Nous avons à présent passé en revue l'inflammation et ses produits dans les organes parenchymateux et dans les membranes séreuses, nous arrivons à son étude dans les membranes muqueuses.

§ X. De l'inflammation de la membrane muqueuse du pharynx et du larynx.

On sait que ces inflammations peuvent être superficielles ou profondes, qu'elles peuvent se borner à une forte congestion suivie de stase, inflammation érythémateuse, ou être suivies d'une sécrétion muco-purulente : inflammation catarrhale; ou enfin, et c'est là le cas le plus dangereux, suivies d'une exsudation fibrineuse pseudo-membraneuse ; c'est l'inflammation exsudative. En étudiant bien les divers degrés de cette dernière, on retrouve les caractères anatomiques et les éléments microscopiques des deux autres. Nous nous en occuperons par conséquent de préférence. Nous ne tiendrons pas, dans ces remarques, un compte bien rigoureux de la différence entre les pharyngites et les laryngites primitives ou secondaires, différences de la plus haute importance pour l'observation clinique et pour la thérapeutique, mais moins essentielles pour l'étude moléculaire des divers produits de la phlogose des membranes muqueuses.

Avant que l'exsudation ait lieu, la membrane muqueuse devient rouge et passe de sa teinte normale rose jaunâtre au rouge vif, écarlate, quelquefois plus foncé ; les arborisations vasculaires épaisses font de plus en plus place à l'injection dense et générale. De là sérosité est épanchée dans le tissu sous-muqueux ; quelques capillaires de la muqueuse, trop remplis de sang, se rompent et forment des ecchymoses; d'autres exsudent un liquide grisâtre demi-transparent, et dont la teinte remplace bientôt le rouge vif. Dans la diphthérite, surtout lorsqu'elle est secondaire, la muqueuse peut s'altérer; cela est fréquemment le cas dans les tonsilles. L'inflammation peut passer à la résolution, cette injection vive n'ayant produit qu'une très-légère exsudation ; mais ordinairement cela n'est pas le cas, la muqueuse devient un peu moins rouge, son tissu s'épaissit et se ramollit, et tous les vaisseaux de sa surface laissent sortir par exosmose, à travers leurs capillaires intacts, une partie du sérum du sang renfermant une plus ou moins forte proportion de sa fibrine. Ce liquide se coagule promptement, se moule et se colle sur les parties auxquelles il doit son origine. Ces coagulations peuvent être de deux espèces, ou muco-fibrineuses, ou fibrineuses et purulentes. Dans le premier cas, la consistance est moins dense, moins élastique, plutôt filante et gluante, à peu près celle de la colle. La couleur est d'un jaune sale, grisâtre, pouvant même présenter une fausse apparence d'état gangréneux lorsque des vaisseaux capillaires rompus lui ont donné un aspect rouge noirâtre. Au microscope on y reconnaît alors une substance gélatineuse, demi-transparente, granuleuse, renfermant peu de globules granuleux, des globules de pus, et surtout beaucoup d'épithélium, soit cylindrique, soit pavimenteux, suivant les parties qui l'ont sécrété.

Les fausses membranes, plus franchement fibrineuses, sont d'un blanc jaunâtre, molles, pulpeuses au début, mais bientôt élastiques et résistantes, lisses à leur surface tournée vers la muqueuse, irrégulièrement réticulaires à leur surface libre. Lorsqu'elles sont peu étendues, elles sont fortement adhérentes aux tissus sous-jacents. A mesure qu'elles augmentent d'étendue, elles le sont moins; elles se moulent aux parties qui les sécrètent, et deviennent ainsi souvent tubulaires dans le larynx, la trachée-artère et les bronches; souvent on y voit des taches de matière colorante du sang qui offrent quelquefois la forme de stries et d'arborisations, et, dans ce cas, on est souvent tombé dans l'erreur de les prendre pour des vaisseaux de nouvelle formation. Nous sommes, du reste, loin de nier que de véritables vaisseaux ne puissent se former dans ces fausses membranes; c'est aussi l'opinion de MM. Guersent, Blache, Royer-Collard, Rilliet et Barthez. Il existe même, dans la collection pathologique de Sœmmering, un exemple d'union vasculaire intime entre une fausse membrane croupale et la muqueuse sous-

-jacente[1]. Mais ces vaisseaux ne se forment jamais dans l'intérieur de la fausse membrane d'une manière indépendante de la circulation générale ; ils proviennent toujours, d'une manière centrifuge, de ceux de la muqueuse enflammée, comme c'est du reste la règle pour toutes les fausses membranes, qu'on appelle alors à tort *organisées*. Souvent leur vascularisation a, au contraire, pour but leur désorganisation en facilitant leur résorption.

Les éléments microscopiques de ces fausses membranes fibrineuses sont : 1° une substance stratifiée, fibrineuse, granuleuse, montrant par places de véritables fibres ; 2° des globules fibro-plastiques et des corps fusiformes, avec ou sans noyaux ; 3° des globules de pus formant quelquefois la majeure partie des éléments globuleux, manquant d'autres fois complétement, et étant alors ordinairement remplacés par : 4° les globules pyoïdes, ayant la grandeur de ceux du pus, mais n'ayant point de noyaux et renfermant des petits granules dans leur substance ; 5° de grands globules granuleux, cependant en moins forte proportion que dans d'autres exsudations ; 6° diverses espèces d'épithélium, et ordinairement du cylindrique, rarement du pavimenteux, et plus rarement encore du vibratil ; 7° quelquefois des granules et des globules de pigment noir ; 8° fréquemment des vésicules graisseuses.

Tout en provoquant l'exsudation fibrineuse et purulente, ces inflammations ont également pour effet d'augmenter l'apparition des éléments physiologiques de ces membranes muqueuses, ce qui fait qu'on y rencontre souvent les uns et les autres mêlés ensemble, mais le mucus et l'épithélium en proportion d'autant moins forte que la marche de la phlogose a été plus rapide et plus intense.

Les remarques qu'on vient de lire montrent donc que ces fausses membranes sont bien loin d'être des concrétions

---

[1] *Medicinische Praxis der bewaehrtesten Aerzte neuerer Zeit.* Berlin, 1840, t. I, p. 475.

fibrineuses amorphes, mais qu'elles contiennent, au contraire, bien des éléments divers, et qu'elles offrent une assez grande variété dans la combinaison et la coexistence de ces diverses matières.

Dans le croup primitif nous ne voyons qu'une inflammation franche, qui est dangereuse parce qu'elle attaque des parties vasculaires, disposées aux sécrétions muqueuses et fibrineuses, dont le moindre changement de calibre produit des troubles graves dans toute l'économie, et dont un rétrécissement notable amène nécessairement la mort par asphyxie et par l'impossibilité de respirer et de purifier le sang. Nous ne croyons pas qu'on ait besoin de recourir à une malignité particulière dans cette inflammation ; nous ne nous prononcerons pas d'une manière aussi positive sur la diphthérite, et nous avons vu succomber des enfants dont l'autopsie ne rendait pas compte de la mort par obstacle mécanique. Nous espérons que les brillants travaux de MM. Andral et Gavarret, sur le sang, seront bientôt appliqués à l'étude de toutes ces maladies, dans lesquelles, jusqu'à présent, on s'est trop exclusivement attaché à l'étude des symptômes, et à l'inspection incomplète et insuffisante de leurs lésions cadavériques. Le microscope, pour ces questions, ne peut pas seul non plus éclairer les doutes et les questions difficiles ; son emploi y doit nécessairement être aidé de l'analyse chimique.

Nous citerons quelques faits pour mieux faire comprendre l'aspect des lésions propres aux exsudations des membranes muqueuses.

1° *Diphthérite primitive.*

Un enfant de cinq ans fut atteint de diphthérite, qui, traitée par la cautérisation avec le nitrate acide de mercure, et par l'usage intérieur du carbonate d'ammoniaque, parut s'amender notablement pendant quelques jours.

Cependant la maladie se prolongea, les plaques cautérisées se guérirent, mais il survint d'autres exsudations tout

autour, et dans plusieurs parties de la muqueuse nasale et
pharyngienne ; les amygdales devinrent le siège d'altérations
profondes, et l'enfant succomba, après s'être graduellement affaibli, sans éprouver ni gêne dans la respiration ni
fièvre bien forte.

Les fausses membranes de la muqueuse des fosses nasales
et du pharynx, ainsi que les abcès des amygdales, furent
les seules lésions que révéla l'autopsie.

Ces produits d'exsudation étaient formés de globules
pyoïdes renfermés dans une substance hyaline stratifiée,
sans trace de fibration élastique, montrant du reste l'apparence fibreuse bien moins que ce n'est ordinairement le
cas dans les fausses membranes qui ne sont pas tout à fait
récentes ; elles avaient plutôt la consistance et la cohérence
de la gélatine.

J'avoue que la mort de cet enfant m'étonna beaucoup ; les
lésions cadavériques ne m'en rendaient pas compte, et je
fus obligé de recourir à l'hypothèse qu'elles n'étaient que
la manifestation extérieure d'une altération plus profonde
dans la crâse même du sang. C'est ainsi que dans la fièvre
typhoïde, les plaques et les ulcères des glandes de Peyer
rendent bien moins compte de la gravité de la maladie que
l'altération du sang, la diminution notable de sa fibrine si
bien prouvée par les beaux travaux de MM. Andral et
Gavarret.

2° *Angine couenneuse, suite de scarlatine.*

Une petite fille de trois ans, bien constituée, fut prise
de scarlatine. Dans la convalescence, vers le quinzième
jour, il se développa chez elle une angine couenneuse, qui
la fit succomber au bout de peu de jours avec des symptômes adynamiques prononcés.

A l'autopsie nous trouvâmes des fausses membranes de
2 à 4 millimètres d'épaisseur, jaunes, rougeâtres par places,
recouvrant en partie la muqueuse nasale et pharyngienne,
formées par des globules pyoïdes, mais unies ensemble par

une substance inter-globulaire granuleuse, non fibreuse. En soulevant ces pseudo-membranes, nous trouvâmes la muqueuse vivement injectée, sans que cependant les vaisseaux se prolongeassent dans le produit de l'exsudation. Dans peu d'endroits elle montrait des fibres, mais partout une certaine quantité de globules graisseux ; dans quelques endroits la muqueuse était recouverte de mucus hyalin, mêlé de grands globules granuleux.

3° *Fausse membrane d'angine couenneuse.*

Une fausse membrane des fosses nasales et du pharynx, provenant d'un enfant qui avait succombé le dixième jour d'une diphthérite, nous offrit un développement plus complet que celles des deux faits précédents.

Elle était molle, pulpeuse, d'environ 2 millimètres d'épaisseur, rougeâtre par places, ce qui provenait d'une infiltration de matière colorante du sang ; elle était, du reste, d'une épaisseur inégale, ce qui lui donnait un aspect aréolaire ; par place mêlée à du mucus, en général fortement adhérente à la muqueuse, l'on y voyait des globules du pus, des cylindres d'épithélium, des globules fibro-plastiques, des corps fusiformes intermédiaires et beaucoup de fibres complètes ; son organisation fibreuse était manifeste. Dans un endroit du cornet inférieur, la fausse membrane était très-adhérente, et en la séparant de la muqueuse sous-jacente, cette dernière apparaissait fortement injectée, gonflée, ramollie à sa surface, et on pouvait suivre plusieurs vaisseaux s'étendant dans l'épaisseur de la fausse membrane.

4° *Laryngite pseudo-membraneuse survenant après la rougeole et la scarlatine ; hydrocéphale chronique.*

Un enfant de deux ans et demi était depuis plusieurs mois à l'hôpital des Enfants, pour une hydrocéphale chronique. Au bout de quelque temps de séjour à l'hospice, il prit la rougeole, et quelque temps après la scarlatine. Quinze jours après l'invasion de cette dernière maladie, il fut pris du croup auquel il succomba le troisième jour.

A l'autopsie, nous trouvâmes les ventricules latéraux du cerveau très-dilatés, et remplis d'une sérosité abondante et limpide. Le septum lucidum était ramolli, et ne constituait plus qu'une lame mince presque diffluente ; la consistance des parties supérieures du cerveau était normale. A la surface des corps rétiformes il y avait des granulations très-fines et très-transparentes, à peu près du volume d'un grain de chènevis.

Les amygdales étaient le siége d'ulcères très-profonds, recouverts d'une exsudation d'un blanc jaunâtre. La muqueuse du larynx et celle de la partie supérieure de la trachée-artère étaient recouvertes de fausses membranes en partie pultacées, en partie plus denses et plus consistantes, d'un blanc jaunâtre, d'un millimètre d'épaisseur. Les éléments qui la composent sont : 1º une substance fibreuse renfermant des fibres, des corps fusiformes et des globules fibro-plastiques de $0^{mm},0125$ à $0^{mm},015$, granuleux dans leur intérieur, contenant un noyau de $0^{mm},006$; 2 il n'y existe que fort peu de globules du pus, l'exsudation étant ici fortement fibrineuse ; 3º dans la substance de la fausse membrane se trouvent beaucoup d'éléments d'épithélium. Le liquide qui recouvre les ulcères des amygdales en est composé en majeure partie.

Afin de ne pas prendre pour des formations pseudomembraneuses des éléments physiologiques, je soumis à une investigation minutieuse une lame très-mince de la surface libre de la fausse membrane, après m'être assuré que tout ce qui restait dessous était encore le produit de l'exsudation. Eh bien ! j'y rencontrai les mêmes éléments et des lambeaux tout entiers composés de cellules allongées à noyaux.

La partie malade du cerveau était très-anémique ; les capillaires les plus fins du cerveau avaient $0^{mm},01$. La substance du septum lucidum était ramollie, et on y reconnaissait à peine les fibres cérébrales, mêlées à un détritus d'un blanc jaunâtre, granuleux, et partout infiltrées de sérosité.

Le tissu des amygdales malades était normal et formé de grandes cellules de $0^{mm},03$, avec un noyau rond ou ovale de $0^{mm},006$ à $0^{mm},01$, qui se trouvaient entre des vaisseaux médiocrement injectés. Ces globules sont très-étroitement unis ensemble par une substance inter-globulaire, et forment ainsi de petites agglomérations arrondies et lobulaires d'environ $0^{mm},2$, dont la réunion forme l'ensemble des tonsilles, chaque lobule étant entouré d'une enveloppe cellulaire.

5° *Fausses membranes croupales dans le larynx, dans la trachée-artère et dans les bronches.*

Un enfant de huit ans, auparavant bien portant, fut pris de croup, qui, malgré un traitement énergique, augmenta d'intensité de jour en jour, et nécessita la laryngotomie qui fut pratiquée le sixième jour. L'enfant succomba le huitième.

A l'autopsie, nous trouvâmes des fausses membranes dans le larynx, dans la trachée-artère et dans les bronches; les ramifications secondaires de celles-ci en renfermaient de forme tubuleuse. La muqueuse était épaissie, et d'un rouge uniforme; les poumons étaient dans plusieurs parties le siége d'engouement et d'inflammation lobulaire.

Les fausses membranes, composées de véritables globules du pus enchâssés dans une substance fibrineuse et stratifiée sans fibres distinctes, étaient du reste consistantes et élastiques, et contenaient, en outre, de grands globules granuleux et quelques petits globules graisseux de $0^{mm},005$ à $0^{mm},0075$.

6° *Fausses membranes croupales; laryngo-bronchite.*

Un homme âgé de quarante-quatre ans, bien constitué, avait succombé à l'hôpital de la Pitié, dans le service de M. Nonat. Le malade avait présenté les symptômes non dou-

teux d'une laryngite exsudative et d'une bronchite intense.
A l'autopsie nous trouvâmes une fausse membrane, qui, depuis le larynx, s'étendait jusque dans les petites bronches.
Elle n'était que lâchement adhérente à la muqueuse enflammée, il n'existait surtout aucun vaisseau de réunion. Elle
avait une demi-ligne à une ligne d'épaisseur, et offrait
l'aspect aréolaire déjà signalé pour les fausses membranes.
Il y existait par places une teinte rougeâtre due à l'infiltration de matière colorante du sang.

La fausse membrane était composée de beaucoup de
globules graisseux, de quelques éléments d'épithélium,
mais essentiellement d'une espèce de globules du pus, qui
ressemblaient beaucoup à ceux qui se forment au début de
la suppuration d'une plaie de vésicatoire. Ils étaient petits
de $0^{mm},0075$, en partie recouverts par des granules, en
contenant quelques-uns, mais ne montrant que fort peu de
noyaux internes. Ils étaient unis par une substance inter-
globulaire hyaline, stratifiée, ayant par places un aspect
fibreux.

La membrane muqueuse était épaissie, d'un rouge écarlate là où il n'y avait point de fausses membranes, et d'un
rouge grisâtre sous ces dernières. A la surface de plusieurs
de ces places fortement injectées, on distinguait des globules
du pus.

7° *Laryngo-bronchite pseudo-membraneuse.*

La pièce pathologique dont nous allons donner la description me fut envoyée, au mois de novembre 1840, par
mon collègue M. le docteur Bezencenet, à Aigle, qui eut
la bonté de me donner les renseignements suivants sur la
marche de la maladie.

« L'enfant J., âgée de neuf ans, était déjà atteinte du croup
« depuis quarante heures, lorsque je fus appelé auprès d'elle.
« Elle avait une toux rauque, la voix croupale était sur-
« venue vers le soir : l'enfant cependant s'endormit; la
« journée suivante ne fut pas mauvaise, seulement la jeune

« malade était accablée. Dans la soirée, la toux devint plus
« fréquente, plus pénible, et la voix prit un timbre encore
« plus rauque que la veille. Dans la nuit, il y eut de la
« fièvre, de l'agitation, la respiration devint laborieuse et
« bruyante. Au matin, on me fit appeler. La dyspnée était
« déjà très-prononcée; le gosier était d'un blanc pâle, mais
« non recouvert de fausses membranes. Trente sangsues
« furent successivement appliquées sur la région du larynx,
« ainsi que des cataplasmes, un vésicatoire à la nuque, des
« sinapismes aux jambes. A l'intérieur, l'enfant prit alter-
« nativement du calomel et du sirop d'ipécacuana qui, ne
« produisant point d'effet, furent remplacés par le tartre
« stibié. Ce dernier amena quelques vomissements suivis
« d'une amélioration momentanée. L'enfant, après avoir
« beaucoup souffert, mourut dans la soirée du troisième
« jour, par l'effet d'une asphyxie lente, contre laquelle elle
« luttait convulsivement pendant les dernières heures.

« L'autopsie fut faite vingt-quatre heures après la mort.
« Je ne m'attendais qu'aux lésions directement produites
« par l'angine membraneuse, et je n'examinai que les or-
« ganes de la respiration. La muqueuse buccale et gutturale
« était pâle, molle, sans signes de phlogose. J'en dirai
« autant du pharynx. L'épiglotte était tapissée dès sa
« pointe d'une fausse membrane brune, siégeant sur son
« côté inférieur, seulement bien moins adhérente dans
« le larynx et la trachée-artère, mais davantage dans la
« bifurcation bronchique. Les petites bronches étaient en
« partie remplies d'une gelée puriforme. Le tissu pulmo-
« naire était emphysémateux dans certains endroits, hépa-
« tisé dans d'autres. »

L'épaisseur de la fausse membrane ne variait que de 1 à
3 millimètres, elle était lisse à la surface inférieure, irrégulièrement réticulaire et comme mamelonnée à sa surface libre,
recouverte par places de flocons noirâtres, composés d'éléments pigmentaires. Dans plusieurs endroits on remarque
une rougeur ayant tantôt la forme de taches, tantôt celle

de linéaments et ressemblant aux vaisseaux; mais aucun vaisseau véritable à parois distinctes et à contenu globuleux ne s'y rencontre.

La substance de la fausse membrane est composée d'une masse hyaline, qui, par places, montre le commencement d'une trame fibro-cellulaire, et qui renferme beaucoup de globules de pus et de globules granuleux; ces derniers peuvent être écrasés par la compression, et ne montrent dans leur intérieur que des granules moléculaires.

En traitant un morceau de fausse membrane avec l'acide acétique, on voit mieux les noyaux des globules du pus.

L'acide nitrique la racornit de même que l'acide sulfurique, et on voit sous le microscope s'opérer une plus grande condensation et un rapprochement des globules. L'ammoniaque liquide produit l'effet opposé, rend le tissu diffluent, et on voit les globules s'éloigner les uns des autres. La solution de carbonate de potasse n'y produit point d'effet visible. L'évaporation et l'ébullition racornissent la fausse membrane et la rendent opaque.

Si nous jetons en terminant un coup d'œil rapide sur la pathogénie du croup, nous y rencontrons successivement les phénomènes suivants.

Sous l'influence de divers agents extérieurs dont l'exposé est étranger à ce travail, il s'établit un afflux sanguin vers la membrane muqueuse du larynx. Sa vascularité et son contact direct avec l'air favorisent la stase capillaire qui survient ordinairement dans l'inflammation, après l'afflux exagéré et la dilatation des vaisseaux qui est la conséquence nécessaire d'une disproportion entre l'afflux et le reflux du sang amené aux derniers canaux du torrent de la circulation.

La tendance bien prononcée de l'enfance à la plasticité, tant physiologique que pathologique, favorise l'exsudation. Le sang n'étant plus sous l'influence vitale et mécanique de la circulation, se sépare en ses éléments solides et liquides. Les premiers, les globules surtout, restent dans les capillaires dilatés les éléments liquides tenant en dissolution à la fois une partie de la fibrine du sang et des matériaux nutritifs, sortent des vaisseaux capillaires par une espèce de force de pression. Ensuite, sortis des vaisseaux sanguins, ils se coagulent en partie et se transforment, pour le reste, en globules purulents, granuleux, pyoïdes, etc. L'exsudation fortement fibrineuse emprisonne ces diverses espèces de globules. Elle prend la forme membraneuse en se moulant à la surface des parties qui l'ont sécrétée. Lorsque l'afflux sanguin cesse, la pseudo-membrane est ou rejetée par les vomissements, ou absorbée peu à peu, quelquefois après que son tissu est devenu vasculaire. Si, par contre, de nouvelles exsudations viennent augmenter son volume et son épaisseur, elle oppose un obstacle mécanique à la respiration, et la mort par asphyxie en est la conséquence.

Le croup est donc en résumé une inflammation qui, comme tant d'autres, se termine par exsudation plastique du liquor sanguinis, et dont la gravité s'explique plutôt par les conditions locales des parties dans lesquelles il a son siége que par des caractères différentiels des autres inflammations exsudatives.

§ XI. De l'inflammation des bronches et de l'emphysème vésiculaire.

Dans les précédentes observations nous avons déjà donné des détails sur l'inflammation des bronches, et surtout sur la forme assez rare de la bronchite qui est pseudo-membraneuse, et qui le plus souvent n'est que la conséquence de la laryngo-bronchite croupale.

Ordinairement la bronchite ne revêt pas une forme à exsudation fortement fibrineuse, et ce n'est pas une maladie grave en elle-même lorsqu'elle occupe des bronches qui, même congestionnées, laissent encore pénétrer l'air. Elle est au contraire très-grave lorsqu'elle a son siége principal dans les bronches capillaires en obstruant une certaine quantité de ces petits tuyaux et en se propageant aux vésicules. Elle produit alors une telle gêne dans la respiration et la circulation pulmonaire, que sans des secours prompts et énergiques elle devient souvent mortelle.

L'injection vasculaire vive constitue le début de la bronchite ; elle a cela de particulier, que ni le lavage ni la macération, ni la pression ne rendent à la muqueuse bronchique sa coloration normale. Les follicules mucipares participent à l'injection et au gonflement consécutif. La teinte rouge devient un peu grisâtre lorsque l'exsudation muco-purulente commence. La consistance de la muqueuse est plus tard altérée ; d'abord gonflée et ramollie, ensuite épaissie, elle présente une augmentation de ses sécrétions physiologiques ; les fibres de la muqueuse alors sont écartées, mais du reste en général peu altérées, montrant dans leurs interstices des granules, des petits globules, de la sérosité et des éléments de muco-pus. Les ulcérations de la membrane muqueuse sont rares.

Ce qui caractérise surtout l'inflammation des bronches, c'est le changement de ses sécrétions. Nous avons déjà vu dans le chapitre de l'expectoration les éléments divers qu'on rencontre en cas pareil. Répétons ici en résumé que la sécrétion d'épithélium et de suc muqueux se change promptement, et dès les premiers jours, en sécrétion purulente, et que la formation du pus est un des phénomènes les plus constants de la bronchite. Ce qu'on a décrit comme globules du mucus est constitué ou par de jeunes cellules d'épithélium, ou par des globules du pus. L'épithélium buccal et la salive se trouvent accidentellement mêlés à l'expectoration. Les globules du pus qui y paraissent de très-bonne heure, montrent en général fort bien leurs noyaux, même sans qu'on ait besoin de les traiter par l'acide acétique. Ils se trouvent dans un suc muqueux plus ou moins liquide, filant, gluant, souvent spumeux et mêlé de beaucoup de bulles d'air. L'épithélium est ou pavimenteux, ou cylindrique, ou vibratil. On voit souvent des formes intermédiaires entre ces diverses espèces. L'existence de beaucoup d'épithélium cylindrique indique en général comme source du produit des sécrétions la partie des bronches la plus rapprochée du larynx et de la trachée-artère. Les globules granuleux s'y rencontrent fréquemment ; toutefois il ne faut pas confondre les globules granuleux de l'exsudation avec les jeunes cellules granuleuses d'épithélium pavimenteux. Lorsque la bronchite est très-grave, les éléments du pus y prédominent, et forment par confluence une espèce de purée ne contenant ni beaucoup d'air, ni beaucoup d'épithélium. Dans la bronchite ordinaire il y a presque proportion égale entre le suc muqueux, les globules granuleux et purulents et les éléments d'épithélium et de salive. Dans la convalescence, la sécrétion purulente diminue, celle d'épithélium reste encore pendant quelque temps abondante, et il y a ainsi une desquamation épithéliale analogue à celle de l'épiderme dans certains exanthèmes et dermatites. Les stries de sang qui se voient souvent dans les crachats de la bronchite sont formées en majeure partie de globules du sang intacts sortis par rupture des capillaires. Lorsque la bronchite est compliquée d'ictère, les divers éléments d'exsudation sont teints en jaune par la matière colorante de la bile.

De l'emphysème.

Nous sommes loin de regarder l'emphysème comme une affection inflammatoire en elle-même ; mais nous le plaçons ici, parce que souvent cette raréfaction des vésicules pulmonaires est la conséquence d'inflammations diverses des organes de la respiration et surtout des formes variées de la bronchite, soit primitive, soit consécutive aux névroses respiratoires, asthme, coqueluche, etc. L'emphysème complique rarement la tuberculisation pulmonaire, cependant nous en avons rencontré deux cas.

Pour nous rendre compte des diverses altérations qui accompagnent l'emphysème vésiculaire, le seul dont nous nous occuperons ici, nous avons suivi diverses méthodes. Nous avons pris des portions de poumons emphysémateux

fraîches, et nous les avons examinées à l'œil-nu, à la loupe
ou avec le microscope ; puis nous en avons fait sécher d'autres en passant une ligature au-dessus de la partie la plus
emphysémateuse ; enfin, nous avons injecté avec de la
colle et du cinabre les vaisseaux pulmonaires. L'examen
des vésicules pulmonaires sous le microscope n'est en général pas facile. Les tranches du tissu pulmonaire frais,
étendues sur une lame, ou entre deux lames de verre,
ou dans le compresseur, offrent un si grand nombre de
bulles d'air, que l'examen de ces parties en devient très-
difficile. Pour obvier à cet inconvénient, je fixe un morceau mince de tissu pulmonaire sur une plaque de liége,
dans laquelle je fais un trou assez grand pour pouvoir examiner le morceau par éclairage depuis dessous. J'emploie,
du reste, en même temps l'éclairage par en haut au moyen
d'une grande loupe. Après avoir exercé des tractions lentes
et très-modérées, je fixe au moyen d'épingles le tissu pulmonaire sur les bords du trou pratiqué dans le liége. De
cette manière, on reconnaît facilement les divers éléments
qu'on veut examiner. Je me suis servi du même procédé
pour l'examen de plusieurs membranes, et j'ai conçu l'idée
de faire faire un instrument que j'appelle *distenseur,* au
moyen duquel on pourrait graduer la traction d'une manière douce et progressive, soit dans le sens de la longueur,
soit dans celui de la largeur.

Les vésicules pulmonaires fraîches, examinées ainsi,
sont plus ou moins rondes, tandis que desséchées, elles
prennent une forme polygonale, surtout celle de l'hexa-
gone, et pour nous exprimer plus correctement, une forme
polyédrique ou dodécaédrique, telles qu'elles se trouvent
représentées dans l'ouvrage de Laennec sur *l'auscultation* [1]. Les vésicules pulmonaires les moins malades que
nous ayons pu examiner, variaient entre $0^{mm},03$ et $0^{mm},3$.
Les poumons emphysémateux sont en général très-légers ;

[1] Laennec, *Traité de l'auscultation*, Pl. iii, fig. 3, gg, hh.

il va sans dire qu'ils surnagent sur l'eau. La résistance qu'ils
offrent à la pression n'est qu'illusoire, elle est produite par
de l'air qui, n'étant plus toujours en communication directe
avec une petite bronche, ne peut pas s'échapper instanta-
nément. Cependant une pression un peu forte les rend bien
plus minces que les poumons à l'état normal.

Le premier changement qui s'opère dans les vésicules
pulmonaires est une simple dilatation.

Nous ne discuterons pas ici la dernière cause de cette
dilatation. Lorsque plusieurs vésicules se dilatent les unes
près des autres, elles compriment le tissu cellulaire inter-
vésiculaire et les vaisseaux qu'il renferme, éléments qui
finissent par disparaître en même temps que ces vésicules,
qui, se rapprochant de plus en plus, se joignent en cavités
communes, dont la grandeur augmente en proportion du
nombre des vésicules qui se réunissent. On observe, du
reste, aisément, et ce fait a été généralement signalé, des
cloisons, des éperons, de simples saillies comme vestiges des
parois de ces diverses vésicules. Les vaisseaux sanguins se
trouvent ainsi en petite quantité dans les poumons emphysémateux ; toutefois l'examen microscopique, aidé de l'injection artificielle, m'a montré qu'il y reste un bien plus
grand nombre de vaisseaux que l'examen à l'œil nu ne le
ferait supposer.

Les vésicules dilatées et confluentes forment quelquefois
des cavités dont le volume peut atteindre celui d'une noisette, d'une noix, et même le dépasser.

Pour mieux faire comprendre ces diverses altérations,
nous avons ajouté les dessins des détails les plus importants
que l'on observe dans l'emphysème pulmonaire au moyen
de l'étude microscopique. Nous les avons représentés sur
notre sixième Planche.

Dans la fig. 1, a et b sont deux vésicules pulmonaires qui
ne sont séparées que par la cloison c. Dans la fig. 2 les deux
cloisons a et b montrent la réunion de trois vésicules sur
le point de se réunir en une seule. La fig. 3 montre dans

les lignes *a, a, a,* des éperons qui sont des traces de vésicules qui se sont réunies en une seule. Dans la fig. 4, on voit une vésicule très-dilatée, et dont les parois sont tellement amincies, qu'on voit à travers sa substance des vésicules sous-jacentes.

Les fig. 5, 6 et 7 montrent diverses formes de vésicules pulmonaires dilatées. La fig. 8 représente tout un champ microscopique avec un grossissement de soixante-dix fois, montrant sur une coupe transversale les aréoles du tissu pulmonaire dilatées et irrégulières. Enfin, dans la fig. 9, on voit dans *a* une de ces cavernes aériennes comme on les rencontre souvent dans les poumons emphysémateux, quelquefois d'une étendue considérable, formée par la destruction successive des divers éléments du tissu pulmonaire.

Le tissu cellulaire intér-vésiculaire est en général assez bien conservé, et il ne disparaît qu'après les vaisseaux capillaires. Nous ne pensons pas que la dilatation des vésicules soit une hypertrophie des vésicules ; c'est une distension, mais sans augmentation de l'épaisseur des parois, qui sont plutôt amincies, et les lobules pulmonaires emphysémateux ressemblent par leur transparence aux poumons vésiculeux des batraciens. On voit même distinctement que les éléments microscopiques des vésicules sont distendus ; leur tissu est plus mince et plus hyalin qu'à l'état normal. Cette diminution d'épaisseur n'est pas non plus une atrophie des vésicules, puisqu'elles compensent en étendue ce qu'elles perdent en épaisseur ; leur disparition partielle n'est nullement une atrophie primitive, mais elle est plutôt due à une action mécanique. On sait de plus que l'emphysème se rencontre en général chez des malades qui sont loin de présenter un état de marasme ; quelquefois héréditaire, on le rencontre souvent chez des personnes fortes et bien constituées, dans la fleur de l'âge. Ainsi, dans l'emphysème, l'atrophie des vésicules nous paraît être plutôt effet que cause.

Dans l'emphysème, les vésicules pulmonaires commencent donc par ne plus expulser l'air que d'une manière incomplète ; cet air stagnant produit une diminution de leur élasticité. Les vésicules se dilatent, dilatation qui commence par leur fond plutôt qu'à leur insertion bronchique ; celles qui sont les plus rapprochées finissent par se réunir, et l'on trouve ainsi tous les degrés intermédiaires jusqu'à de vastes cavités aériennes, montrant beaucoup d'éperons et de cloisons imparfaites sur leurs parois. Il s'ensuit nécessairement une altération de plus en plus grande dans l'hématose et la production de symptômes morbides variés dans les fonctions des organes de la respiration et de la circulation. La bronchite, la toux, l'oppression et une expectoration muco - purulente habituelle accompagnent souvent l'emphysème vésiculaire. A la fin cette bronchite peut devenir fort intense et amener la mort.

Des maladies du cœur, surtout celles des cavités droites, en sont souvent le résultat. Une seule fois cependant nous avons vu dans la clinique de M. Chomel, à l'Hôtel-Dieu, un cas dans lequel une femme atteinte d'emphysème pulmonaire des plus prononcés a présenté une atrophie du cœur, organe qui était réduit à peu près à la moitié du volume qu'il aurait dû avoir en proportion de la taille et de toute la constitution de la malade.

Parmi les observations que nous avons recueillies sur l'emphysème pulmonaire, nous en rapporterons une qui nous fera en même temps passer en revue les diverses lésions propres à la bronchite.

Emphysème pulmonaire et bronchite.

Un homme âgé de quarante-sept ans, menuisier, entre à l'hôpital de la Charité (service de M. Andral), le 17 novembre 1843. Les affections asthmatiques sont héréditaires dans sa famille ; il a été sujet à l'asthme depuis son enfance. A son entrée, il souffre d'une forte oppression, toux fréquente, orthopnée, insomnie en partie occasionnée par les quintes fréquentes de toux. Il est affecté d'une incurvation de l'épine dorsale, le thorax est déformé ; on n'y voit pas cependant la saillie caractéristique d'une partie des parois thoraciques, qu'on rencontre chez les emphysémateux. La sonoréité est augmentée en arrière et en bas. Bien que la poitrine se soulève, on n'entend presque point de bruit respiratoire : quelques places font entendre du râle sibilant et ronflant ; abondante expectoration muco-purulente. Il n'a jamais craché de sang, ni eu des symptômes d'une maladie du cœur.

* Le tube digestif est sain. Un vomitif qu'il prit au commencement de son séjour à l'hôpital, le soulagea beaucoup. Dans la dernière semaine de novembre, il eut un érysipèle de la face, dont la marche fut bénigne. Jusqu'au 4 décembre il parut aller passablement, lorsqu'il fut pris d'une dyspnée intense ; le pouls à 104, petit et serré. On ordonna successivement un looch kermétisé, un vésicatoire, des opiacés, puis un purgatif, etc. Cependant la dyspnée alla en augmentant, il survint du râle sous-crépitant à la base des deux poumons ; dans tout le reste de la poitrine on entendit du râle ronflant, sonore et sibilant : il eut une expectoration abondante, visqueuse, verdâtre, confluente. Le 16 décembre, le malade succomba après avoir éprouvé une gêne extrême de la respiration, et une teinte livide violacée de la face et des mains.

Autopsie. Les poumons remplissent complétement la poitrine et restent dilatés après que le sternum est enlevé, se joignant dans le médiastin antérieur et recouvrant en partie le cœur. Ce dernier présente un volume assez considérable, surtout dans les cavités droites, notamment dans l'oreillette.

La membrane muqueuse des bronches est rouge, injectée et épaissie ; elle a au moins le double de son épaisseur naturelle, et c'est surtout dans la trachée-artère et dans les grosses bronches qu'elle est le plus enflammée. Même après le lavage, et après y avoir passé un filet d'eau, la rougeur reste écarlate. Dans quelques-unes des grandes ramifications bronchiques, la muqueuse est d'un rouge brun, recouverte d'un mucus purulent verdâtre. En étendant des portions de la muqueuse sur des plaques de liége troué, on y reconnaît une injection des capillaires, plus belle que la meilleure injection artificielle. Non-seulement on y voit beaucoup de capillaires d'environ $0^{mm},02$ de largeur, mais on en aperçoit même qui n'ont que $0^{mm},01$; ils sont remplis d'un plasma rouge de sang coagulé, et sont entourés d'une rougeur diffuse, provenant de l'exsudation de sérum, renfermant de la matière colorante rouge dissoute.

La surface de la muqueuse montre partout beaucoup d'épithélium, parmi lequel il y en a du vibratil, mais dont les cils ont cessé de vibrer. Nulle part il n'existe d'ulcération sur cette muqueuse ; les follicules n'y sont pas très-développés ; les fibres longitudinales et transversales de la trachée montrent leur structure normale.

L'emphysème très-prononcé dans les deux poumons est encore plus développé dans le droit que dans le gauche. Dans les parties de la surface des poumons qui sont le plus emphysémateuses, les polygones pulmonaires ont considérablement augmenté d'étendue, et déjà à l'œil nu on voit que les vésicules y sont généralement dilatées, ayant en moyenne 1 à 2 millimètres. Au microscope, on en voit de bien plus petites. Les vésicules sont très-rapprochées les unes des autres, et on n'y rencontre pas beaucoup de tissu cellulaire inter-vésiculaire. Les vaisseaux se sont conservés autour des lobules pulmonaires. Autour des vésicules ils ont notablement diminué ; cependant avec le microscope on en voit un bien plus grand nombre qu'on ne le supposerait quand on les examine à l'œil nu. On trouve tous les degrés intermédiaires entre des vésicules pulmonaires encore intactes et des cavités aériennes formées par la confluence d'un assez grand nombre de vésicules. Partout où le tissu cellulaire aréolaire a conservé une certaine largeur, on y voit des vaisseaux ; là où il est plus mince, ils ont disparu. La substance pulmonaire est partout irrégulièrement parsemée de taches noirâtres composées de globules pigmentaires.

Dans la partie inférieure des deux poumons se trouve un assez grand nombre de lobules enflammés, dont le volume ne dépasse guère celui d'une noisette. Sur une coupe fraîche, ces lobules offrent un tissu dense et grenu, et plongés dans l'eau ils vont rapidement au fond. Leur coloration est rouge, dans quelques-uns grisâtre ; avec de faibles grossissements, on voit que les vésicules et le tissu inter-vésiculaire y sont le siége de l'inflammation ; on ne reconnaît la structure aréolaire qu'après avoir soumis les lobules au lavage et à une légère compression. La vascularité a notablement augmenté dans ces lobules. La matière qui les infiltre est un mélange de grands globules granuleux, de globules de sang et d'un liquide fibrineux. Nulle part il n'y existe de globules du pus. Notons enfin que ces globules granuleux sont remplis de granules d'une manière inégale ; les uns en renferment peu, et sont presque transparents, d'autres en renferment beaucoup, ce qui leur donne un aspect opaque jaunâtre.

§ XII. De l'inflammation de la membrane muqueuse gastro-intestinale.

Depuis que la doctrine de Broussais a commencé à régner en France, et que la gastro-entérite a joué un rôle si important dans la pathologie, on s'est tout spécialement occupé d'étudier les altérations morbides de la membrane muqueuse gastro-intestinale. Par ces travaux, le rôle exagéré que Broussais lui assignait dans la production de la plupart des maladies a été réduit à sa juste valeur, et la science en a tiré grand profit, non-seulement pour les affections morbides du tube digestif en particulier, mais pour la localisation des maladies en général.

Nous savons aujourd'hui d'une manière bien positive que ce n'est que la réunion de la rougeur, du gonflement et du ramollissement qui caractérise la phlegmasie de la muqueuse gastro-intestinale. La rougeur à elle seule peut tenir à une imbibition cadavérique ou à une hyperémie passagère, survenue quelquefois pendant l'arrêt graduel de la circulation qui précède la mort. Les ecchymoses de la muqueuse intestinale peuvent aussi être produites soit par des maladies éruptives, soit par des affections scorbutiques, soit dans quelques cas, par la fièvre typhoïde. Elles ne sont donc nullement une preuve de rupture capillaire phlegmasique. Le ramollissement peut être primitif, et c'est vouloir forcer les explications que d'attribuer toujours à une inflammation précédente le ramollissement gélatiniforme de l'estomac, ainsi que M. Cruveilhier l'a si bien démontré. De même, l'épaississement de la muqueuse avec arborisation vasculaire à la surface n'est pas plus à lui seul un signe de phlogose. Nous l'avons rencontré plusieurs fois dans les affections organiques du pylore qui siégeaient dans le tissu sous-muqueux et musculaire.

Nous ne nous arrêterons pas ici à la description anatomique, telle que l'examen à l'œil nu la montre dans diverses lésions inflammatoires de la muqueuse qui nous occupe. Disons seulement que, lorsqu'on rencontre à la fois l'injection rouge (ardoisée dans les inflammations chroniques), l'épaississement et le ramollissement de la muqueuse de l'intestin grêle surtout, le microscope y montre les vaisseaux très-nombreux, beaucoup plus tortueux qu'à l'état normal, entourés d'un sérum rougeâtre, et en général d'une rougeur diffuse qui accompagne leurs arborisations. Les couches superficielles de la membrane muqueuse ont alors été altérées dans leur structure, et on en reconnaît les débris dans le liquide visqueux, jaune rougeâtre qui la recouvre; les contours des fibres sont pâles et effacés, les globules épithéliaux réduits à l'état de granules, les globules sanguins, quelquefois nombreux y sont peu altérés. Dans bien des endroits les capillaires sont si rapprochés que, même avec de faibles grossissements microscopiques, la

muqueuse présente encore son aspect velouté. Les couches
plus profondes ne sont pas aussi altérées, et on y reconnaît
encore la trame de la muqueuse ; cependant sa destruction
gagne de proche en proche, et elle finit par offrir des ulcérations arrondies ou oblongues qui laissent à nu la membrane musculaire, qui, elle aussi, peut être détruite de la
même manière que la muqueuse. Les perforations, en cas
pareil, ne sont pas rares. On connaît la ténacité de ces
ulcères et leur résistance aux moyens thérapeutiques et
hygiéniques les mieux combinés. J'ai vu plusieurs fois des
cas de mort, précédés de tous les signes d'un marasme
complet, et je n'ai trouvé à l'autopsie que ces ulcères de l'intestin grêle et du cœcum, sans affection, ni tuberculeuse,
ni cancéreuse. Nous reviendrons, du reste, avec plus de
détail sur ces diverses altérations à l'occasion de l'inflammation de la muqueuse des gros intestins. Les lésions anatomiques de la fièvre typhoïde, dont les plus constantes se
montrent dans la moitié inférieure de l'intestin grêle, ont
été prises tour à tour pour les signes d'une inflammation
intestinale et pour les résultats d'une altération du sang
qui est bien loin d'être identique avec celle que produit
l'inflammation. Cette dernière opinion a le plus d'arguments en sa faveur, et elle est presque mise hors de doute
par les travaux chimiques de MM. Andral et Gavarret sur
l'état du sang dans la fièvre typhoïde. Ils indiquent la
moyenne de fibrine dans le sang humain, comme 0,003.
Eh bien ! ils l'ont vue s'élever dans l'inflammation jusqu'à
0,010, et s'abaisser dans la fièvre typhoïde jusqu'à 0,0009.
Je cite ici, je le sais bien, les extrêmes, mais le fait est que
ces observateurs distingués ont posé la loi générale, que
tandis que la proportion de fibrine dans le sang tend tou-
jour à augmenter dans les phlegmasies, elle tend au contraire à diminuer dans la fièvre typhoïde, dont un des caractères constants est une défibrination partielle du sang.
De même que la néphrite albumineuse est accompagnée
d'une soustraction d'une partie de l'albumine du sang, de

même l'affection hyperémique ulcéreuse exanthématique de l'intestin grêle dans la fièvre typhoïde est intimement liée à la soustraction d'une partie de la fibrine du sang, ce qui est l'opposé des phlegmasies ordinaires.

Nous espérons qu'on distinguera bientôt d'une manière bien nette toutes ces maladies, dont les phénomènes physiques dans les solides ressemblent à l'inflammation, mais dont la dernière cause est une altération du sang bien différente de l'altération phlegmasique. De ce nombre seront les abcès métastatiques, la fièvre typhoïde, peut-être la diphthérite et les inflammations exanthématiques, énanthématiques et miasmatiques.

Ce que l'analyse chimique a révélé pour l'affection typhoïde, par rapport à l'inflammation en général, le microscope l'a pleinement confirmé. En général, la vérité n'est qu'une, il y a plusieurs voies pour y parvenir, mais l'une est toujours le contrôle des autres.

Rappelons avant tout que, dans la fièvre typhoïde, il y a une altération qui, morbide chez l'adulte, est un état physiologique dans l'enfance. Nous voulons parler de la saillie quelquefois assez notable, de l'aspect gauffré et aréolaire des plaques de Peyer. Nous ne signalerions pas ce fait si nous n'avions pas vu des praticiens distingués et versés en anatomie pathologique, s'y méprendre et en tirer des conséquences bien fautives, parce qu'ils ignoraient ce développement bien plus fort des plaques agminées chez les enfants.

Dans la fièvre typhoïde, les vaisseaux hyperémiés de l'intestin ne renferment pas ce plasma ferme et écarlate de la phlegmasie franche, mais un sang tirant sur le brun, liquide diffluent, et l'examen du sang des capillaires confirme ce qu'a déjà prouvé le sang de la veine brachiale. La rate ramollie dans la dothinentérite en fait encore foi.

Les masses exsudées, jaunâtres, qu'on rencontre à la surface des ulcères typhoïdes, et avant qu'ils soient formés dans les interstices des éléments glandulaires et ceux de la

membrane muqueuse, ne renferment ni les globules granuleux, ni ceux du pus, ni ceux du sang, que montrent les
éléments de l'inflammation. On n'y reconnaît au microscope que des granules moléculaires, jaunes, de 0^{mm},001,
à 0^{mm},002, et quelques petits globules de 0^{mm},005, sans
contenu distinct. Cette matière granuleuse fort peu organisée forme quelquefois des masses considérables à la
surface des plaques. On l'a confondue avec des escarres,
mais on trouve souvent, après avoir enlevé cette matière
granuleuse, les glandes agminées, sous-jacentes, engorgées
et non ulcérées. Les véritables escarres conservent ordinairement quelques traces de vascularité, et nous avons vu
dans le musée de Zurich une préparation d'injection artérielle et veineuse de l'intestin grêle d'un malade qui avait
succombé à une fièvre typhoïde ; pièce dans laquelle les ulcères étaient entourés d'un cercle vasculaire artériel et veineux, et dont plusieurs capillaires entraient dans la substance
de l'escarre prête à se séparer pour laisser à nu l'ulcération.
Jamais, au contraire, des vaisseaux ne se montrent dans la
matière jaune et granuleuse de l'affection typhoïde, qui se
produit même encore avec abondance au fond des ulcères.
Les follicules isolés, disséqués et étudiés dans leur composition avant d'être ulcérés, renferment également la même
substance. Il va sans dire qu'on rencontre dans les ulcères
typhoïdes les débris de tous les éléments anatomiques des
glandes de la muqueuse et même de la tunique musculaire.
L'épithélium s'y trouve toujours en quantité notable ; il est
entièrement détaché à la surface de ces intestins, c'est surtout de l'épithélium cylindrique à noyaux ; de nombreux
lambeaux de villosités intestinales se détachent également
de la surface, et constituent en partie les selles de la fièvre
typhoïde, dans lesquelles on rencontre aussi constamment
les cristaux prismatiques (Pl. vii, fig. 1), ou autres signalés
pour la première fois par Schœnlein [1]. Déjà, en 1836, j'ai

[1] Mueller's *Archiv für Physiologie und Pathologie.* 1836, p. 256.

pu confirmer l'observation de l'illustre professeur dont j'ai
eu le bonheur d'être l'élève ; mais mes recherches ulté-
rieures m'ont prouvé qu'il n'y a rien là dedans de spécifique pour l'affection typhoïde, et je partage pleinement
l'opinion émise par Gluge[1], qui affirme que dans les maladies
les plus diverses on rencontre très-souvent ces cristaux sur
la muqueuse intestinale et dans les évacuations alvines des
malades. Cependant c'est dans les selles typhoïdes qu'on
les rencontre le plus constamment et en plus grand nombre.

Nous ne possédons jusqu'à présent que peu de recherches
microscopiques sur la membrane muqueuse intestinale dans
l'affection typhoïde, et nous recommandons au lecteur de
comparer les résultats de nos études microscopiques avec
ceux de Vogel[2] et de Gluge[3] sur le même sujet. Le premier a trouvé ces mêmes éléments granuleux et ces petits
globules non-seulement dans les intestins, mais aussi dans
les ganglions lymphatiques engorgés du mésentère ; l'ammoniaque caustique les réduit presque en matière pultacée
amorphe. Il a aussi noté la fluidité du sang dans les capillaires des ulcères des intestins. M. Gluge signale de plus
une altération fort curieuse, et qu'il indique comme à peu
près constante dans le typhus, savoir : un aspect pâle et des
contours effacés dans les fibres primitives du cerveau. Si
cette observation se confirmait, elle rendrait compte de
l'atteinte plus ou moins profonde du cerveau dans la fièvre
typhoïde, qu'on est, du reste, généralement d'accord de ne
plus regarder comme inflammatoire. Ce fait est trop important pour ne pas imposer l'obligation de n'en tirer aucune
induction avant que la science en ait confirmé la validité.

Quant à la cicatrisation des plaques typhoïdes ulcérées,
nous avons trouvé qu'elle se faisait de la même manière
que celle des autres espèces d'ulcères des intestins. Il n'y a

[1] Gluge, *Op. citat.*, t. I, p. 88.
[2] Vogel, *Icones histologicæ pathologicæ.* Lipsiæ, 1845, tab. xxii,
p. 99.
[3] Gluge, *Op. citat.*, t. II, p. 170-72.

point de reproduction de glandes, même au commencement celle de l'épithélium ne s'observe pas non plus.

Les cicatrices ne sont composées que de fibres cellulaires, parmi lesquelles on remarque des granules et de fort petits globules et souvent des éléments pigmentaires qui donnent à ces cicatrices une teinte ardoisée.

De la dysenterie.

Quoique la dysenterie soit une des maladies les plus répandues et connue depuis la plus haute antiquité, il y a cependant bien des points de sa nature qui sont loin d'être aussi nettement connus qu'il serait à désirer.

On sait que la dysenterie a son siége dans le colon et le rectum. Elle est une vraie inflammation d'après les symptômes locaux qu'elle montre pendant la vie, et d'après ses altérations cadavériques.

Elle peut être une maladie fort légère, et elle l'est en effet dans des épidémies entières, tandis que dans d'autres elle fait de nombreuses victimes. Cela dépend-il de la plus ou moins grande quantité du miasme, qui lui donne le caractère épidémique? C'est une question que la science ne saurait résoudre, vu que nous ne possédons aucune donnée positive sur la nature de ce miasme. La dysenterie qu'on appelle catarrhale ou dysenterie blanche n'est qu'une irritation très-superficielle de la membrane muqueuse avec une exfoliation épithéliale abondante et une forte sécrétion séreuse. Elle guérit alors spontanément et malgré des traitements peu rationnels qui souvent doivent à cette apparence de succès une certaine vogue populaire.

Ordinairement l'inflammation est bien plus profonde et bien plus grave. Alors un grand nombre de vaisseaux de la membrane muqueuse des gros intestins sont promptement gorgés de sang, et à tel point, qu'après la pneumonie c'est peut-être l'affection inflammatoire dans laquelle il y a le plus souvent rupture de capillaires. On est en général encore beaucoup trop tenté aujourd'hui de prendre pour une simple transfudation des éléments liquides et de la matière colorante du sang, ce qui n'est que l'effet de la rupture des capillaires. J'ai bien souvent examiné les selles de malades atteints de dysentrie, eh bien! chaque fois qu'il y avait seulement la moindre teinte rougeâtre, le microscope me fit découvrir une quantité considérable de globules du sang intacts, irrégulièrement distribués dans le mucus ou collés ensemble.

Cet afflux prompt et étendu de sang a pour effet, outre la rupture des capillaires, une exsudation abondante de mucus avec beaucoup de globules du pus, montrant distinctement leurs noyaux, de plus beaucoup de globules granuleux et des feuillets d'épithélium qui se détachent tous de la surface de l'intestin malade (Pl. vii, fig. 2). Les petites masses muco-purulentes et sanguines du début de la dysenterie intense ont fort peu d'odeur et ont de la ressemblance à l'œil nu, et encore bien plus au microscope, avec les produits de l'expectoration de la pneumonie commençante. La membrane muqueuse à cette époque offre un aspect rouge vif, velouté, et paraît couverte de petites fausses membranes, d'ecchymoses et de petits caillots sanguins. Ses éléments infiltrés d'une sérosité rougeâtre ne sont encore qu'écartés, distendus, gonflés. A cette période, la dysenterie est capable d'une guérison assez rapide lorsqu'on met en usage un traitement convenable. Mais ordinairement elle fait encore des progrès. Peu à peu les éléments glandulaires, fibro-globulaires et vasculaires de la membrane muqueuse passent à un état de ramollissement et de désorganisation, qui fait que des morceaux de membrane muqueuse plus ou moins étendus se réduisent en détritus; le tissu cellulaire infiltré de sérosité soulève des plaques avant qu'elles soient amenées par les évacuations. Le tissu musculaire est alors dénudé. Les ulcérations cependant n'offrent point de bords taillés à pic, mais passent graduellement à des portions malades moins altérées. Des masses assez considérables de pus, de sang, de mucus, le tout réuni sous forme de concrétion pseudo-membraneuse, s'en vont alors par les selles, qui peuvent être au nombre de cent à deux cents dans les vingt-quatre heures. La terminaison par la gangrène avec destruction et détritus charbonneux de larges surfaces muqueuses, peut alors en être la conséquence.

Lorsque la maladie après avoir été grave, sans cependant être parvenue jusqu'à la destruction gangréneuse, tend à la guérison, nous voyons les selles changer d'aspect. Le sang s'y trouve encore en assez grande quantité, mais les éléments de la bile reparaissent; on les voit à l'œil nu sous forme de concrétions irrégulières plus ou moins étendues; et au microscope, sous la forme de matière colorante infiltrant tous les divers éléments, et sous celle de feuillets oblongs et étroits, dont nous donnerons plus bas une description détaillée. Le pus et les globules granuleux diminuent; les cristaux abondants à la surface des intestins et dans les selles au début de la maladie continuent cependant à être nombreux. La membrane muqueuse, toujours rouge et ramollie, reprend peu à peu son épaisseur normale; la circulation s'y rétablit; les ulcérations cependant ne se cicatrisent que lentement, et souvent elles ne tendent pas au travail réparateur, ce qui alors amène une dysenterie chronique.

La cicatrisation se fait par organisation fibro-cellulaire, et produit souvent des déformations de la forme des intestins et des rétrécissements de son calibre. Dans quelques cas plus rares, ce tissu de cicatrice, si sujet à s'ulcérer, devient le point de départ d'ulcères étendus et profonds, qui, lorsqu'ils ont leur siége dans le rectum, en imposent facilement pour des ulcères cancéreux.

Dans les selles dysentériques on rencontre quelquefois de petits vibrions, des fragments de villosités intestinales, et parfois des éléments de pigment.

En résumé, nous regardons la dysenterie comme une maladie miasmatique produite sous l'influence d'un principe épidémique, atmosphérique ou tellurique, jusqu'à présent entièrement inconnu dans sa nature intime. Remarquons à cette occasion, que dans les dernières épidémies que nous avons eu occasion d'observer à Bex, le plus grand nombre de cas s'est présenté dans des maisons voisines de l'Avançon, torrent qui traverse une partie de Bex, et qui coule des montagnes voisines. Souvent plusieurs malades sont successivement tombés malades dans les mêmes maisons; le miasme dans-ce cas s'était localisé. Analogue aux fièvres éruptives, j'ai vu dans plusieurs épidémies la dysenterie atteindre de préférence les enfants. En général, la dysenterie, quoique offrant des phénomènes indubitablement inflammatoires, n'est pas une phlegmasie franche, et sa nature miasmatique la rapproche des exanthèmes aigus. Il serait peut-être bon d'étudier comparativement, d'un côté, les inflammations épidémiques des membranes muqueuses, telles que la grippe et la dysenterie; et de l'autre, les affections miasmatiques de la peau, telles que la rougeole et la scarlatine. Nous sommes, du reste, loin de vouloir regarder la dysenterie comme une éruption interne, comme un enanthème; et certainement Linné s'est trompé en l'appelant *scabies intestinorum*; il avait pris pour les éléments d'une éruption ce qui n'était que de petites concrétions de muco-pus et d'épithélium qui se détachaient de de la muqueuse sous-jacente, pour être ensuite entraînées par les évacuations alvines.

De même que dans d'autres inflammations des membranes muqueuses, dès le début nous apercevons dans les excrétions alvines de la dysenterie les éléments de mucus, de pus et d'épithélium. La dysenterie est une maladie plus grave que d'autres phlegmasies des muqueuses, parce qu'elle occupe de larges surfaces continues sur lesquelles beaucoup de capillaires se rompent. Cela cause une perte considérable de sang, et rend impropres à la circulation un grand nombre de vaisseaux capillaires. Le mouvement péristaltique des intestins aggrave encore la maladie; c'est pour cela que les opiacés en le ralentissant deviennent utiles. Outre les applications nombreuses de sangsues sur les parois abdominales et au fondement, je me suis fort bien trouvé d'un traitement local de la muqueuse en ordonnant des lavements peu copieux (30 à 60 grammes), d'une décoction concentrée de graîne de lin, d'huile d'amandes ou d'une solution d'acétate de plomb avec du laudanum et de l'huile d'olive, que je faisais répéter plusieurs fois dans les vingt-quatre heures.

Le traitement antiphlogistique au début de la dysenterie intense est bien plus de rigueur que beaucoup de praticiens ne le pensent, indécis qu'ils sont sur la nature de la maladie; et j'ai vu des accidents graves succéder à l'usage des vomitifs et des purgatifs assez généralement employés contre la dysenterie dans quelques parties de la Suisse, accidents en proportion et en rapport de la nature plus ou moins inflammatoire de l'épidémie.

On sait, du reste, que le traitement de la dysenterie doit beaucoup varier suivant les épidémies, et qu'il est souvent difficile d'en reconnaître la nature au début d'une épidémie. Toutefois, dans le doute, nous recommanderions plutôt d'essayer le traitement émollient et antiphlogistique que les émético-cathartiques et l'usage exclusif de l'opium.

Après ces remarques générales, nous citerons quelques-uns des faits choisis parmi les cas fort nombreux et les épidémies diverses que nous avons eu l'occasion d'observer.

1° *Évacuations alvines de dysenterie examinées le deuxième jour de la maladie.*

Une jeune fille de douze ans, d'une constitution délicate, fut prise de la dysenterie qui régnait épidémiquement, surtout parmi les enfants. Le début de la maladie fut marqué par des frissons suivis de chaleur, et déjà, au bout de quelques heures, il y eut des selles sanguinolentes. Les évacuations étaient nombreuses, peu abondantes, composées de morceaux glaireux et pseudo-membraneux mêlés de sang en petits caillots et à l'état liquide. Leur aspect rappe-

lait celui de l'expectoration dans la broncho-pneumonie
commençante; les évacuations étaient accompagnées de
ténesme; le ventre un peu ballonné, douloureux à la pression, surtout dans la région du colon; le pouls était de 96
à 100 par minute, la peau chaude, la soif ardente. Sous
l'influence d'une application de dix sangsues sur le ventre,
de lavements de décoction de graine de lin et d'une tisane
émolliente édulcorée avec du sirop de diacode, le nombre
des selles, qui avait été de trente dans les premières vingt-
quatre heures, fut réduit, pendant le second jour, à sept.

L'examen microscopique montre, dans les évacuations,
les éléments suivants : 1° le plus abondant est un mucus
transparent dans lequel se trouvent beaucoup de globules
de sang ayant, en moyenne $0^{mm},0075$; 2° on y voit des
globules du pus en grand nombre ayant, en moyenne
$0^{mm}.01$ à $0^{mm},0125$; ils sont granuleux à leur surface, et
montrent, dans leur intérieur, un à trois noyaux de
$0^{mm},003$, surtout bien visibles lorsqu'on les traite par l'a-
cide acétique; 3° il y a, de plus, de grands globules granuleux qui ont jusqu'à $0^{mm},03$, et qui renferment en général un à deux noyaux de $0^{mm},01$ et beaucoup de petits
granules; ces globules ressemblent tout à fait aux cellules
épithéliales.

2° *Évacuations alvines de la dysenterie au quatrième jour.*

Ces matières provenaient d'une jeune fille âgée de treize
ans, d'une bonne constitution, atteinte depuis quatre jours
d'une dysenterie avec un caractère inflammatoire bien prononcé. On y reconnaît les éléments suivants : 1° beaucoup
de globules de sang, ou isolés, ou rangés par lignes et par
piles dans l'intérieur du mucus transparent; 2° beaucoup de
petits vibrions vivants, et montrant un mouvement spontané bien prononcé. Si nous n'avions pas rencontré la même
espèce d'animalcules dans des liquides différents, cette observation aurait paru confirmer l'opinion erronée de Linné,
qui regardait la dysenterie comme d'origine miasmatique

à miasme animé; 3° on y voit beaucoup de globules de
pus offrant tous leurs caractères très-prononcés; 4° beaucoup de grands globules granuleux de $0^{mm},015$ à $0^{mm},02$,
dont quelques-uns munis de noyaux; 5° beaucoup de feuillets d'épithélium cylindrique; 6° un suc muqueux, abondant, hyalin.

3° *Évacuations de la dysenterie du sixième et du huitième jour de la maladie.*

Les évacuations alvines d'une femme de cinquante ans,
atteinte de dysenterie depuis six jours, offraient encore
l'aspect floconneux et sanguinolent de la période inflammatoire; elles contenaient beaucoup de suc muqueux, une
quantité notable de globules de sang intacts, des globules
granuleux et purulents en grand nombre; de plus des cristaux et une espèce particulière de globules foncés, bru-
nâtres, un peu transparents au centre, en moyenne de
$0^{mm},01$, parfaitement sphériques, ou isolés, ou groupés
ensemble (Pl. vii, fig. 3); ce sont des globules analogues
à ceux que nous avons rencontrés une fois dans des urines
sédimenteuses, et une fois dans des tubercules.

Les évacuations de cette même malade, examinées le huitième jour et les jours suivants, montrèrent une diminution
graduelle des globules de sang et de pus, diminution en
rapport direct avec celle de l'inflammation; et à mesure
que le mieux continua, les éléments de la bile reparurent
dans les selles; il paraît bien que la sécrétion de celle-ci est
arrêtée au début de la maladie, ce qui a fait dire à Hufe-
land qu'au début de cette maladie il y avait plutôt constipation que diarrhée. Cette opinion, toute paradoxale qu'elle
paraisse, a pourtant quelque chose de vrai, et les sécrétions
morbides muco-purulentes arrêtent au début les sécrétions
normales des intestins.

La coloration générale de ces selles y prouvait l'existence
de la bile, aussi bien que la présence des feuillets oblongs
qui lui sont propres.

4° *Matières fécales d'un malade atteint de dysenterie*
depuis dix-huit jours.

Ces matières d'un jaune brunâtre, pultacées, montrent par places une teinte de sang ; elles contiennent des cristaux, des globules granuleux de $0^{mm},025$, des feuillets granuleux sans contours réguliers, et des globules de sang en quantité bien moindre que ceux que nous avons signalés au début de la maladie. Mais un élément que nous n'avions pas encore rencontré consistait dans des villosités intestinales plus ou moins altérées, et contenant des globules graisseux dans leur intérieur. En général la graisse se trouve dans cette sécrétion des intestins, comme dans la plupart des sécrétions morbides en général. Il est à remarquer qu'il n'y a presque plus de pus dans ces matières, mais les éléments de la bile y ont reparu en forte proportion.

Après ces observations sur le produit de la sécrétion des gros intestins malades, citons quelques faits de l'altération de leur structure.

5° *Dysenterie mortelle au bout de dix jours.*

Un enfant de neuf mois, fort et bien constitué, fut pris de la dysenterie, qui, au commencement, était accompagnée de selles fréquentes et teintes de sang ; plus tard elles devinrent plutôt muqueuses et purulentes ; l'appétit disparut, le ventre devint douloureux à la pression. L'enfant maigrit rapidement. Le traitement émollient, d'abord et légèrement astringent pendant les derniers jours, n'eut pas une grande influence sur la marche de la maladie ; les douleurs redoublèrent d'intensité, le ventre se ballonna et l'enfant succomba, le dixième jour de la maladie, après une courte agonie.

Autopsie. L'estomac et l'intestin grêle sont sains ; les plaques de Peyer développées et saillantes comme elles le sont habituellement pendant l'enfance. Près du cœcum se trouve, dans l'intestin grêle, un endroit qui est le siége

d'une injection vasculaire vive, avec gonflement et ramollissement de la muqueuse; le cœcum lui-même, ainsi que
tout le trajet des gros intestins, montre généralement une
rougeur prononcée, plus vive à la partie supérieure et dans
le rectum. La muqueuse ramollie ne permet point de
prendre des lambeaux avec les pinces; elle est plutôt réduite à une consistance gélatineuse, pultacée par places.
Les follicules isolés sont partout très-développés; nulle part
il n'y a d'ulcération bien circonscrite. Au microscope on
constate, dans le détritus de la membrane muqueuse, beaucoup d'épithélium cylindrique, des petits globules, des
fibres altérées, des globules sanguins, des cristaux et du
pus en petite quantité.

6° *Dysenterie ayant duré depuis plusieurs mois.*

Les gros intestins d'une femme qui avait succombé à une
dysenterie chronique, offrirent un épaississement considérable; de larges surfaces de la membrane muqueuse engorgée alternaient avec des ulcérations dans lesquelles la
muqueuse et le tissu cellulaire sous-muqueux étaient en
bonne partie détruits, et la tunique musculaire tout à fait
à nu; il y avait beaucoup de cristaux à la surface de ces
intestins; une injection vasculaire assez intense, rouge par
places, et d'un gris ardoisé dans d'autres. Là où la muqueuse n'était pas détruite elle était recouverte de concrétions, de mucus et de fausses membranes. Les glandes isolées étaient généralement très-gonflées, et dans quelques-
unes on reconnaissait des conduits tortueux d'excrétion.
Les ulcérations existaient surtout près des endroits les plus
vasculaires; partout la surface de ces intestins était recouverte de globules de pus, de grands globules granuleux et
de beaucoup d'épithélium détaché. Les fibres des tuniques
cellulaires et musculaires ne montraient rien d'anormal.

7° *Dysenterie en voie de guérison; mort par suite de tubercules pulmonaires.*

Le 17 octobre 1843, je fis à Bex, avec M. le docteur Thomas, l'autopsie d'un enfant qui avait succombé à la dysenterie, il était âgé de six ans. Pendant l'été, il avait beaucoup maigri, et avait eu souvent une toux sèche à laquelle les parents n'avaient pas fait grande attention. Cependant ils s'aperçurent que leur enfant déclinait sans qu'il leur fût possible d'en connaître la cause. Les derniers jours de septembre l'enfant fut pris de la dysenterie, qui, au commencement, fut très-intense; les selles muco-sanguinolentes furent fréquentes et rapprochées de quart d'heure en quart d'heure; au bout de dix à douze jours la maladie parut diminuer un peu; les selles devinrent moins fréquentes et moins teintes de sang. Cependant, les forces diminuèrent de jour en jour, la fièvre resta continue, la toux augmenta, toujours sèche, la poitrine s'embarrassa, et on entendit assez généralement du râle sous-crépitant, tant à la partie supérieure qu'à l'antérieure des poumons. La faiblesse devint bientôt telle que le médecin, M. Thomas, crut à une complication typhoïde, dont la maladie présentait en effet toutes les apparences. Malgré les divers moyens mis en usage, l'enfant succomba le 16 octobre, après que les symptômes de dysenterie avaient cessé, au point qu'il n'y avait plus que cinq à six selles non sanguinolentes par jour.

A l'autopsie, qui fut faite trente-trois heures après la mort, nous trouvâmes les deux poumons tout parsemés de tubercules miliaires qui n'étaient guère plus grands que des graines de lin, du reste, non transparents à la circonférence, mais d'un blanc jaunâtre assez uniforme; ils étaient assez isolés les uns des autres, et seulement en quelques endroits assez rapprochés pour former une infiltration tuberculeuse. Au microscope, ces tubercules montraient partout les éléments propres aux tubercules crus, des corpus-

cules, des granules et une substance inter-cellulaire, le tout
contenu dans le tissu pulmonaire inter-vésiculaire dont on
voyait de nombreuses fibres entrelacées, et formant des
aréoles. Au sommet des deux poumons se trouvaient des
masses tuberculeuses plus volumineuses, et ramollies au
centre; il existait même au sommet du poumon gauche
deux petites cavernes capables de loger une noisette; le
mélange des globules du pus et du tubercule y était
évident.

L'estomac offrait, sur une partie de sa grande courbure,
une injection vasculaire mêlée d'une teinte grise ardoisée,
du reste de consistance normale; l'intestin grêle montrait
peu d'altérations dans son tiers inférieur, il offrait des injections partielles et le développement des glandes isolées et
agminées; l'aspect gauffré de ces dernières est du reste un état
normal pendant l'enfance. Les tuyaux des glandes de Peyer
examinés au microscope me parurent intacts. Près du
cœcum existait une seule petite ulcération. Le colon et le
rectum avaient un aspect velouté, rougeâtre par places. La
muqueuse gonflée et ramollie était réduite en pulpe dans
bien des endroits, et était même ulcérée dans d'autres. Le
microscope montrait dans cette pulpe et dans le liquide
muqueux qui la recouvrait beaucoup de cellules d'épithélium de forme diverse, mais les globules sanguins, purulents et granuleux en fort petite quantité. On constate que,
quoique ces altérations soient graves, cependant l'afflux
sanguin et la formation du pus avaient presque cessé, et
que dans bien des endroits la muqueuse tendait à revenir
à son état physiologique. Beaucoup de cristaux existaient
partout à la surface des intestins.

Il est probable que l'enfant se serait remis de la dysenterie s'il n'avait pas été atteint de tubercules pulmonaires,
et il paraît même que l'affection aiguë des intestins, qui,
en elle-même, n'offrait aucun caractère de tuberculisation,
avait cependant hâté la fonte et le ramollissement de cette
matière dans les poumons.

A ces observations sur la dysenterie, nous en ajouterons une qui montrera la différence qui existe entre les ulcérations des gros intestins qui sont le résultat d'une inflammation chronique et celles qui surviennent dans le courant de la dysenterie.

8° *Emphysème enkysté, ulcérations nombreuses dans les gros intestins et dans le rectum; tubercule crétacé, isolé à la surface d'un poumon.*

Un malade âgé de cinquante ans entra à l'hôpital de la Charité, dans le service de M. Bouillaud, pour une pleurésie chronique accompagnée d'une diarrhée habituelle, du reste, non sanguinolente. Le malade succomba. A l'autopsie on trouva dans la partie inférieure gauche de la poitrine une poche purulente formée d'une membrane fibreuse et vasculaire, dense, de plusieurs millimètres d'épaisseur, remplie d'un pus, en partie liquide, en partie coagulé. Le poumon gauche, comprimé par cette collection purulente, avait été refoulé en haut et réduit à peu près à la moitié de son volume. Il était engoué dans son lobe inférieur, œdématié au sommet. Le poumon droit était gorgé de sang, mais ne montrait pas trace d'inflammation. Un seul tubercule crétacé du volume d'un petit pois, mêlé à de la substance colorante noire se trouvait dans le tissu cellulaire sous-pleural. L'intestin grêle était sain, mais les gros intestins montraient dans toute leur étendue des ulcérations nombreuses entourées de cercles vasculaires. Les follicules isolés étaient très-développés et fortement injectés. Les autres organes étaient sains.

Examen microscopique. La poche qui renferme le pus est formée de tissu fibreux et fusiforme, et renferme un certain nombre de vaisseaux; le pus montre des globules à noyaux bien manifestes. Les diverses coagulations montrent tous les passages entre une gelée presque transparente et une stratification presque fibreuse renfermant partout de nombreux globules de pus. Le tubercule ne renferme

que quelques débris de ses globules particuliers. On y voit
beaucoup de granules minéraux, des cristaux de cholestérine et quelques globules renfermant du pigment noir. Les
poumons examinés avec le plus grand soin ne montrent pas
d'autres tubercules.

La grandeur des ulcères varie de 2 millimètres à 2 centimètres de diamètre; leurs contours sont ronds, ovales ou
irréguliers, et leurs bords frangés avec de nombreuses sinuosités; quelques ulcérations sont très-allongées et ont
jusqu'à 15 millimètres de long sur 2 à 3 de large. Leurs
bords, partout très-marqués, sont en général rouges et vasculaires. Dans quelques-uns ils sont taillés à pic, dans d'autres ils passent graduellement en un détritus d'un blanc
jaunâtre pultacé. Dans quelques-uns de ces ulcères, ces
masses de membrane muqueuse ramollie sont même saillantes et infiltrées d'un mucus séreux. Cependant la plupart
offrent le même aspect que s'ils étaient faits avec un emporte-
pièce; leur fond est jaunâtre, montrant par-ci par-là
quelques anses vasculaires. La membrane muqueuse envi-
ronnante est épaissie, un peu ramollie; dans quelques
endroits injectée, dans d'autres elle a sa couleur naturelle.
On ne peut guère en enlever avec des pinces des lambeaux
de plus de 3 à 4 millimètres de longueur. Le liquide qui
recouvre sa surface contient beaucoup de cristaux; ce sont
des pyramides à quatre faces dont le sommet est tronqué,
peut-être du phosphate de soude ou d'ammoniaque; un certain nombre de ces cristaux ne montre que trois faces. Le
mucus renferme beaucoup de débris d'épithélium, mais
point de globules du pus; la masse des cristaux y est telle
qu'en l'examinant entre deux lames de verre, on produit un
craquement chaque fois qu'on remue la lame supérieure.
Dans les masses crémeuses et pulpacées on reconnaît des
fibres, des granules et des petits globules, éléments de la
muqueuse en voie de décomposition. Dans les bords taillés
à pic de quelques ulcérations, la vascularité offre un aspect
assez singulier; on y découvre, avec de faibles grossis-

sements microscopiques, une quantité très-considérable d'anses terminales de vaisseaux capillaires anastomosant les uns avec les autres, et offrant, dans leur ensemble, un cercle qui n'atteint pas tout à fait le bord des ulcères. Partout, autour de ces vaisseaux, se trouve une infiltration rougeâtre, produite par la dissolution de matière colorante du sang dans du sérum. On pourrait se demander si cette vascularité est vraiment inflammatoire, ou si elle n'est pas plutôt due à une hyperémie, suite de l'oblitération d'un certain nombre de capillaires; question d'autant plus difficile à décider que les écoles modernes ont toujours été trop facilement disposées à regarder la rougeur et la vascularité d'un tissu comme preuve d'inflammation, et que surtout on n'a pas suffisamment tenu compte du refoulement du sang avec hyperémie dans des capillaires, autour desquels un certain nombre d'entre eux a disparu par une absorption consécutive à la compression ou suite de l'ulcération. Nous sommes de plus frappés dans cette observation du peu d'éléments du pus, en proportion du grand nombre d'ulcères.

§ XIII. De l'inflammation de la membrane muqueuse des organes de la génération.

Nous n'avons pas grand'chose à ajouter par nos observations microscopiques aux notions que la science possède déjà sur ces maladies. Les écoulements de la membrane muqueuse du vagin et de l'utérus peuvent présenter une composition diverse suivant le plus ou moins d'inflammation qui les complique. Ainsi la matière d'écoulement, qui à l'œil nu présente un aspect de blanc d'œuf, filant et peu coloré, offre plutôt les éléments du mucus et des diverses formes d'épithélium, parmi lesquelles on trouve quelquefois de l'épithélium vibratil, provenant de la muqueuse de l'utérus, et ces feuillets ou cellules peuvent en imposer pour des infusoires avec lesquels ils offrent de la ressemblance par leur forme et leurs mouvements. Nous soupçonnons même que le trichomonas vaginæ, décrit par M. Donné, n'est autre chose que des cellules vibratiles bien isolées, montrant un mouvement plus ou moins vif. On a rarement occasion d'observer du mucus vaginal pur, et on le trouve presque constamment mêlé avec de l'épithélium et souvent avec du pus ; cependant une fois j'ai pu en observer dans des follicules muqueux fortement développés, fermés de toutes parts et ayant leur siége dans la muqueuse du col utérin. Ces follicules avaient en moyenne un dixième de millimètre, étant plus larges au fond et rétrécis à leur sommet. Deux ou trois de ces follicules, beaucoup plus volumineux que les autres, pouvaient être facilement ouverts ; il en sortait alors un mucus transparent, filant, de la consistance du blanc d'œuf, de couleur jaune pâle et grisâtre, et le microscope m'y fit découvrir quelques granules moléculaires, mais aucune espèce de globules, ni de pus, ni d'épithélium, ni de globules propres au mucus ; ces derniers, sont, à notre avis, une pure fiction. Ceux qu'on a pris pour tels ne sont autre chose que des globules du pus ou de jeunes cellules épithéliales.

Analogue à la membrane muqueuse des organes de la respiration, celle des organes de la génération a aussi une tendance très-prononcée à la sécrétion du pus. Un fait digne d'attention est que les membranes muqueuses le plus directement en contact avec l'air partagent avec la peau extérieure cette disposition à la formation du pus. Nous rencontrons dans les écoulements du vagin et de l'urètre, une coloration jaune ou légèrement verdâtre et beaucoup de pus dès qu'un travail d'irritation s'y manifeste, et les globules du pus, dans ces cas, ne diffèrent en rien de ceux du pus phlegmoneux ; ils y sont mélangés avec le mucus et l'épithélium ; on y rencontre de plus des globules granuleux et graisseux. Plus l'inflammation est intense, plus les matériaux du pus prédominent ; et dans les écoulements vénériens aigus on ne rencontre presque pas d'autres éléments au début. Dans les flueurs blanches, chez les femmes qui n'ont point eu de maladies vénériennes, ainsi que dans les écoulements de l'urètre qui ne reconnaissent point une cause syphilitique, les éléments d'épithélium se trouvent en bien plus forte proportion. Il faut cependant avouer que le microscope ne fournit aucun moyen certain de distinguer les écoulements vénériens de ceux qui ne le sont pas, et la présence du pus n'est pas d'une grande valeur pour décider cette question. Nous n'attachons pas plus de valeur à la présence des petits infusoires vibrioïdes qu'on rencontre quelquefois dans les écoulements vénériens; nous avons vu que ces petits animaux se rencontraient dans un grand nombre de liquides différents, et surtout dans toute espèce de pus; ces vibrions se trouvent particulièrement dans tous les liquides qui séjournent un certain temps près des surfaces en contact avec l'air; nous savons, par les observations de M. Mandl [1], qu'ils se trouvent en quantité notable dans le mucus des gencives qui dépose le tartre, et dont une bonne partie est même constituée d'après cet observateur par les restes de ces animaux. Du reste, lorsqu'on s'est un peu occupé de l'étude des infusoires, on sait fort bien que ces animaux se produisent partout où un liquide quelconque se trouve en stagnation, et renferme des éléments nutritifs. On en rencontre aussi bien dans la neige rouge des plus hautes montagnes que dans les eaux minérales, dans lesquelles la température la plus élevée dans laquelle ils peuvent vivre est, d'après nos recherches, de 35° centigrades. L'existence de ces vibrions n'a donc rien de spécifique; du reste, il n'est pas étonnant que le microscope ne fasse pas découvrir d'éléments spécifiques dans le virus vénérien, car pour traverser la peau du gland ou la surface de la muqueuse vaginale, et pour y produire les symptômes de l'infection et ensuite l'écoulement, il faut que le virus entre en contact avec des vaisseaux soit lymphatiques, soit sanguins; or,

---

[1] *Anatomie microscopique.* Paris, 1839, IIe livraison, in-fol.

pour traverser des vaisseaux intacts, il faut nécessairement
que ce virus se trouve dans l'état de la plus parfaite solution. Ainsi, c'est plutôt à la chimie qu'à la microscopie de
trouver la nature intime du virus syphilitique; il se peut
aussi que ce virus nous échappe par sa petite quantité, et
nous savons, par d'autres faits, quelle quantité minime de
certaines substances suffit pour produire des effets d'intoxication du sang bien graves. C'est ainsi, par exemple, que
la morsure de quelques serpents des pays chauds est promptement mortelle, et produit une dissolution du sang malgré
la fort petite quantité de venin qui a été introduite dans la
circulation.

Il est non-seulement important de signaler l'absence de
caractères microscopiques spécifiques des écoulements vénériens, sous le rapport pathologique, mais aussi sous celui
de la médecine légale. J'en citerai un exemple tiré de ma
pratique. Je fus appelé comme expert pour juger si l'écoulement vaginal d'une petite fille de six ans était une gonorrhée ou non. Il se trouva plus tard que c'était, en effet, un
écoulement syphilitique qui lui avait été donné par son
propre père; ce dernier l'avoua au tribunal. Cet homme,
de mœurs dissolues, partageait le préjugé qui règne encore
dans quelques montagnes de la Suisse, qu'un moyen sûr de
se débarrasser d'une maladie vénérienne est de la communiquer à une fille encore vierge. Ce malheureux avait donné
ainsi cette maladie à son propre enfant. Eh bien! sachant
que la vaginite suppurative simple se rencontre quelquefois
chez les petites filles au-dessus de cinq à six ans; sachant,
d'un autre côté, que le pus de la gonorrhée ne diffère pas
de celui de la vaginite simple, je n'aurais pas osé porter un
jugement sur la nature de cet écoulement d'après l'inspection microscopique seule. En général, chaque fois qu'un
expert, interrogé sur la nature de la matière d'un écoulement, sera requis de décider s'il est syphilitique ou non, il
ne devra pas se servir de l'inspection microscopique pour
décider cette question.

§ XIV. De l'inflammation de la peau.

Nous donnerons plus tard , dans un chapitre à part , des
détails sur diverses affections de la peau , et nous y passerons en revue les altérations de nutrition , de sécrétion ,
les tissus accidentels , les productions du règne animal , et
surtout celles du règne végétal que l'on rencontre sur la
surface cutanée. Nous nous bornerons donc ici à indiquer
sommairement quelques-uns des traits principaux de l'inflammation de la peau.

Observons avant tout que si les inflammations de la peau
par cause externe , et comme maladie locale , ne sont pas
rares, d'un autre côté , pourtant , on rencontre un bien
grand nombre de cas dans lesquels l'inflammation de la
peau n'est que l'efflorescence d'un mal dont les racines se
trouvent dans une altération du sang lui-même ; cela s'applique non-seulement aux exanthèmes aigus et miasmatiques, mais aussi à un bon nombre de maladies chroniques
de la peau, vulgairement connues sous le nom de *dartres*.
Nous ne jetterons ici qu'un coup d'œil sur quelques-unes
des principales altérations moléculaires produites par les
dermophlogoses, en nous réservant de citer plus tard , dans
un travail spécial , quelques-unes des observations desquelles nous avons tiré nos idées générales.

Les diverses couches et les divers tissus qui composent la
peau peuvent être, ou isolément ou ensemble, le siége d'un
travail phlegmasique. Lorsque les vaisseaux les plus superficiels , ceux qui se trouvent immédiatement au-dessous
de l'épiderme , sont le siége d'une simple hyperémie , il n'y
a que rougeur peu intense avec légère augmentation de
température et tendance à l'augmentation de la sécrétion
de l'épiderme. Aussi, lorsque les vaisseaux sont rentrés
dans leur état normal , il se fait une légère exfoliation épidermique : c'est ce qui arrive, par exemple, dans la brûlure
au premier degré.

Ordinairement la couche vasculaire superficielle mise en état d'irritation et de stase capillaire, transsude promptement un liquide séreux ; celui-ci trouvant une résistance très-forte dans les couches sous-jacentes, et par contre très-faible dans l'épiderme, soulève celle-ci sous forme de vésicule, quelquefois fort petite, comme dans la miliaire d'autres fois dans une étendue moyenne, comme dans l'eczéma et la varicelle ; d'autres fois enfin dans une grande étendue comme dans le pemphigus et les vessies des vésicatoires. Dans toutes ces maladies on rencontre, comme éléments principaux : 1° dans les parois des vésicules ou des bulles des couches d'épiderme, dont les plus internes renferment les cellules les plus récemment sécrétées ; 2° le liquide lui-même montre des granules, quelques globules de pus en petite quantité, et des globules d'épiderme encore très-imparfaits. Qu'on détache artificiellement les vésicules, ou qu'on les abandonne au travail seul de la nature, la couche d'épiderme et le liquide forment, surtout dans les éruptions qu'on appelle *vésiculeuses* (eczéma, herpes), des concrétions ; ce sont les croûtes, dans lesquelles le microscope montre un mélange d'épiderme, de pus concrété et du produit des glandes sébacées de la peau. Lorsqu'on enlève ces croûtes, on rencontre des papilles vasculaires recouvertes de pellicules fines, demi-transparentes et grisâtres, qui servent à la reproduction de la surface cutanée ; travail qui peut être troublé par des causes internes ou locales, étant alors accompagné d'une sécrétion habituelle de pus qui détache le nouvel épiderme à mesure qu'il se forme et entretient la maladie. Lorsque l'inflammation cutanée est plus profonde, sans cependant atteindre le tissu du derme lui-même, des phénomènes très-analogues à ceux que nous venons de signaler se passent et n'en diffèrent que par le degré d'intensité et par la quantité du liquide purulent sécrété. C'est ainsi que se forme la dermatite pustuleuse, et la coloration jaune clair des pustules est l'effet de celle du pus. Les croûtes, dans ces cas-là, sont beaucoup plus épaisses, plus cassantes et bien moins pelliculeuses. Ces croûtes peuvent quelquefois atteindre une telle épaisseur qu'il en résulte des difformités hideuses. Les éléments microscopiques des parois des pustules sont des couches d'épiderme mêlées de pus ; on y rencontre de plus beaucoup de granules moléculaires, des globules granuleux et quelques globules graisseux. Dans ces croûtes, l'élément purulent prédomine de beaucoup sur celui de l'épiderme. Le pus, du reste, y perd son sérum, et les globules se déforment en se desséchant ; ils ressemblent alors aux globules du pus déformés qu'on rencontre souvent dans les produits de l'expectoration. C'est à ces altérations du pus qu'est dû l'aspect ambré de certaines croûtes. Nous voyons donc par ces détails combien il y a d'analogie entre l'inflammation superficielle de la peau et celle des membranes muqueuses. Dans l'une et dans l'autre, la formation du pus et l'augmentation de sécrétion de l'épiderme sont les conséquences de l'inflammation ; dans l'une et dans l'autre, la convalescence est marquée par l'exfoliation de l'épiderme et de l'épithélium, qui, à tout prendre, ne constituent qu'un même élément physiologique.

Lorsque l'inflammation s'étend plus profondément dans le tissu du derme, et que le mal est très-étendu, nous avons une inflammation érysipélateuse, dans laquelle on rencontre bien aussi un soulèvement de l'épiderme et à la fin une exfoliation, mais dont le siége est dans les vaisseaux plus profonds du derme, et en bonne partie aussi dans ceux qui entourent les glandes sébacées, que nous avons trouvées en cas pareil rouges, gonflées, et gorgées de matières grasses. Comme le derme est un feutrage dense de fibres cellulaires et élastiques, la douleur et la tension inflammatoire sont vives et provoquent facilement l'inflammation des tissus sous-jacents ; c'est ainsi qu'à sa suite on peut voir se développer le phlegmon diffus, la périostite, l'inflammation des méninges et, dans quelques cas rares, une inflammation des vaisseaux.

Une inflammation vive et bien circonscrite, n'occupant qu'un fort petit espace du derme forme le furoncle, dans lequel l'étranglement circonscrit, mais bien fort, provoque promptement la formation du pus, qui sort sous forme de bouchons, dans lesquels le microscope fait voir des globules de pus renfermés dans des coagulations fibrineuses et résistantes, espèce de fausses membranes interstitielles.

L'inflammation locale, en cas pareil, peut se terminer par l'oblitération d'un certain nombre de capillaires qui sont le siége de l'inflammation. Il se forme alors des escarres qui constituent une véritable gangrène de la peau. J'ai rencontré plusieurs cas dans lesquels un assez grand nombre d'escarres se formèrent ainsi spontanément sur divers points des membres inférieurs, et chez un de mes malades surtout, je vis cette succession d'inflammation gangréneuse se prolonger pendant plusieurs mois, ce qui ne manqua pas de me donner de vives inquiétudes, parce que je craignais une inflammation de l'une des principales artères du membre. Ce malade attribuait l'origine de tous ses accidents à un coup qu'il s'était donné à la jambe. Chaque fois qu'il se formait une nouvelle escarre elle était précédée d'une inflammation circonscrite, ayant beaucoup de rapport avec celle qu'on observe dans l'ecthyma. Au bout de quelques jours l'épiderme se détacha et laissa à nu une escarre blanchâtre à peu près de la grandeur d'un franc, autour de laquelle se forma un cercle éliminatoire. Parfois de nombreuses ecchymoses et des pétéchies entouraient les places malades de la peau. J'eus soin de détacher de bonne heure, en les disséquant, les escarres gangréneuses, et l'examen microscopique m'y montra les fibres du derme très-altérées et infiltrées d'une masse granuleuse. Au moyen de bains prolongés, de la cautérisation des ulcères qui succédaient à la chute de ces escarres, d'un traitement purgatif, du repos absolu, le malade finit par se remettre complétement.

Il y a un fait qui prouve combien, en cas pareil, la gangrène locale est due à l'oblitération d'un certain nombre de petits vaisseaux sanguins. C'est que, immédiatement après l'application de la pâte caustique de Vienne, la peau réduite en escarre montre un certain degré de transparence qui permet d'y voir de fort beaux réseaux vasculaires oblitérés.

En résumé, nous voyons donc que l'inflammation du derme offre les mêmes caractères physiologiques que l'inflammation en général, modifiés seulement suivant la structure et les fonctions de l'organe atteint. Il est donc bien important d'être pénétré de l'idée que dans un bon nombre de cas, les affections de la peau soit aiguës, soit chroniques sont de nature inflammatoire, et que leur traitement doit être antiphlogistique. Je me suis alors souvent fort bien trouvé de saignées locales et générales, de purgatifs, de bains et d'émollients lorsque les astringents et les remèdes, soi-disant spécifiques, étaient restés sans succès. Aussi j'ai été fort agréablement surpris de voir que MM. Andral et Gavarret [1] avaient trouvé une augmentation notable de fibrine dans le sang, non-seulement de malades atteints d'érysipèle, mais aussi dans le sang d'une femme atteinte d'un érythème noueux, maladie dans le traitement de laquelle j'ai trouvé, plusieurs fois, l'application réitérée de nombreuses ventouses scarifiées d'un effet très-salutaire.

§ XV. De l'inflammation des os.

Comme tous les autres organes, les os sont fréquemment le siége de l'inflammation. Lorsque celle-ci n'est pas causée par une violence externe, elle l'est ordinairement par une altération dans la composition du sang lui-même, et surtout par la dyscrasie tuberculeuse. Nous verrons plus tard que malgré cela la tuberculisation des os est rarement primitive.

Dans un certain nombre de cas, l'hyperémie peut être

_____

[1] *Comptes rendus de l'Académie des sciences*, t. XIX, p. 1049.

simplement nutritive, c'est-à-dire avoir pour suite un accroissement de substance osseuse. Cette hyperémie peut devenir active et inflammatoire, et c'est surtout le cas lorsqu'elle prend son point de départ dans le périoste. Dans ces cas-là, qui ordinairement ne se terminent pas par la suppuration et par l'ulcération de l'os, il se forme des dépôts de substance osseuse de nouvelle formation, qui se trouvent souvent sous forme de stalactites entre le périoste et la surface de l'os, et ces lamelles offrent la structure normale du système osseux. D'autres fois cette substance osseuse nouvelle peut se déposer autour des canaux de l'os, et provoquer ainsi une véritable hypertrophie condensante du système osseux. Ces os nouveaux passent ordinairement par l'état cartilagineux, comme dans leur formation primitive ou dans la régénération de l'os et dans la formation du cal. Les os, du reste, suivent encore ici la grande loi que l'hyperémie nutritive est une conséquence des plus fréquentes de l'hyperémie inflammatoire.

La marche ordinaire de l'inflammation spontanée des os, surtout lorsqu'elle ne reconnaît point une cause syphilitique, montre plutôt une tendance à la suppuration, à la destruction et à des formations fibro-plastiques nouvelles. Les vaisseaux capillaires de l'os gorgés de sang non-seulement ne servent plus alors à la nutrition des parties auxquelles ils se rendent, mais il s'y fait même une exsudation suppurative qui, lorsqu'elle est intense et circonscrite, produit de véritables abcès dans l'os, qui, en s'entourant d'une membrane fibreuse, restent ainsi isolés, ce dont j'ai vu plusieurs exemples. Cependant cette terminaison est bien plutôt l'exception que la règle. En général, l'exsudation est répartie sur un assez grand nombre de capillaires séparés les uns des autres par des lamelles et des canaux du tissu osseux, il en résulte une infiltration de beaucoup d'aréoles qui renferment un pus qui devient bientôt concret, étant en partie absorbé lorsque la maladie s'arrête, et pouvant ainsi prendre facilement l'aspect du tubercule miliaire. L'hy-

perémie capillaire inflammatoire a non-seulement pour
effet une exsudation purulente, mais aussi une diminution
de nutrition, et c'est ainsi que les aréoles se dilatent et
finissent par disparaître de même que les canaux. L'inflammation ulcérative se propage de proche en proche,
et finit par établir à travers les parties molles des trajets fistuleux, qui d'abord débarrassent l'os du pus qui s'est amassé
dans ses mailles, et ensuite y entretiennent l'irritation en
permettant l'accès de l'air extérieur. Les capillaires qui sont
le siége de l'inflammation exsudent, outre le pus, un liquide
qui s'organise en tissu plastique qui envahit et détruit tout
ce qui empêche son développement et contribue ainsi à détruire de plus en plus les aréoles osseuses. Étant de plus
très-vasculaire, ce tissu fournit une partie de la sécrétion
purulente qui baigne habituellement les fistules et les parties malades de l'os. Pour mieux faire comprendre ces détails, nous citerons quelques exemples de nos observations.

1° *Carie du gros orteil; amputation.*

Un homme de cinquante ans avait depuis longtemps une
carie du gros orteil; les parties molles étaient fortement
altérées. L'amputation devint nécessaire; et pour opérer dans
les parties saines, on la pratiqua à un pouce au-dessus de la
première phalange, l'os métatarsien fut scié par le milieu.

Examen de la pièce. Les corpuscules propres au tissu
osseux ont en grande partie disparu dans la partie cariée,
et ceux qui restent sont altérés dans leur forme, ne montrant presque plus de canalicules latéraux, étant transparents dans leur intérieur et offrant des contours effacés. La
structure lamelleuse est devenue peu distincte autour des
aréoles et des canaux. Les aréoles elles-mêmes sont amincies, dilatées, ramollies, d'un rouge grisâtre et remplies
de tissus d'exsudation. Le tissu osseux est tellement ramolli
par places qu'on peut le couper par tranches minces avec
le scalpel. Les canaux longitudinaux de l'os paraissent
mieux conservés.

Le tissu d'exsudation qu'on voit tout autour de l'os, et qui est le même que celui que M. Lisfranc a décrit sous le nom de *tissu muqueux accidentel*, prend son origine dans la membrane médullaire qui revêt les parois des aréoles. Il offre un aspect lobulaire d'un jaune rougeâtre; il est lisse, luisant et passablement vasculaire. A l'examen microscopique on y découvre les éléments suivants : 1° une substance finement fibreuse, hyaline ou granuleuse dans l'intervalle des fibres; 2° beaucoup de petits globules de $0^{mm},005$, qui paraissent au premier abord en constituer l'élément principal; mais, en examinant de plus près, on voit que ce ne sont que les noyaux de globules plus grands de $0^{mm},0125$ à $0^{mm},015$, à contours pâles. L'acide acétique ne les altère pas. La membrane médulaire offre une structure fibro-granuleuse; elle est infiltrée des mêmes globules; la partie huileuse et graisseuse de la moelle a presque entièrement disparu.

2° *Carie de l'humérus; fistules; infiltration purulente de l'os.*

Un enfant de douze ans avait une carie de la partie supérieure de l'humérus avec plusieurs fistules extérieures. L'articulation du coude étant très-gonflée et très-altérée, l'amputation devint nécessaire. En examinant la pièce, je trouvai, outre les trajets fistuleux, un kyste siégeant dans le condyle interne de l'humérus, et rempli d'une matière gélatiniforme qui se retrouva aussi dans les trajets fistuleux de l'os. L'examen microscopique montre que c'est un tissu mou d'exsudation, de structure fibro-granuleuse et vasculaire, infiltré dans ses mailles de globules exsudatifs, granuleux et purulents; ces derniers montrant le noyau intérieur d'une manière bien évidente. Il y existe de plus beaucoup de coagulations fibrineuses bien molles qui rendent l'étude de ces divers éléments plus difficile. Dans le liquide qui baigne l'os malade et qui infiltre le tissu d'exsudation, se voient beaucoup de petits vibrions à mouvements spontanés bien distincts.

Le tissu fibro-plastique d'exsudation peut subir des mo
difications suivant le siége qu'il occupe, et suivant sa communication plus ou moins libre avec l'air extérieur. Nous
en citerons quelques exemples.

3° *Tissu fibro-plastique entourant une fistule de
l'omoplate.*

Un jeune garçon de onze ans fait une chute sur l'épaule
droite; deux mois après il se forme un abcès en arrière de
l'apophyse coracoïde; peu de temps après il se déclare un
gonflement de la partie supérieure de l'omoplate et des parties molles qui entourent la jointure de l'épaule. A un pouce
en arrière de l'apophyse coracoïde, à l'endroit où s'est
formé l'abcès, se trouve une fistule couverte d'une couche
de bourgeons charnus très-rouges, de près de deux centimètres d'étendue. L'enfant ne souffre du reste pas beaucoup, seulement les mouvements de l'épaule sont gênés,
et surtout ceux de l'abduction; état général satisfaisant.

Après avoir enlevé avec des ciseaux courbes la végétation
qui entourait la fistule, je pénétrai avec la sonde dans une
cavité dans laquelle je sentis deux morceaux d'os dont je
fis l'extraction. L'un était petit, n'ayant que cinq à six millimètres de longueur, l'autre en avait vingt-cinq; tous les
deux étaient assez minces.

La végétation qui avait entouré la fistule était d'un rouge
vermeil, recouverte de globules du pus. Elle avait un aspect
velouté, lisse et luisant, ressemblant ainsi aux membranes
muqueuses. A l'œil nu elle paraît finement grenue, et déjà
avec de faibles grossissements de loupes on y reconnaît de
nombreuses arborisations vasculaires. Nulle part il n'y a
de disposition lobulaire; en examinant ce tissu avec un grossissement de 500 diamètres et avec un bon diaphragme,
et en comparant la structure de morceaux non dilués avec
d'autres dilués avec de l'eau, et d'autres dilués avec l'acide
acétique, on y reconnaît la structure suivante : un stroma,
un lacis irrégulier de fibres à contours peu distincts, dis-

posées en réseaux, et renfermant dans leurs mailles des globules de 0^{mm},012 à 0^{mm},015 ronds ou ovales, renfermant
des granules fins et un ou deux noyaux ronds ou elliptiques
en moyenne de 0^{mm},01 ; plusieurs de ces noyaux se trouvent
entourés d'une enveloppe allongée, pointue aux deux bouts,
ayant jusqu'à 0^{mm},03 de long sur 0^{mm},015 de large. Dans
ce même tissu on trouve de plus un assez grand nombre de
globules d'exsudation beaucoup moins volumineux et bien
moins développés. Les globules du pus qui infiltrent ce
tissu n'offrent rien de particulier.

4° *Tissu fibro-plastique provenant d'une végétation de la
membrane médullaire après une amputation.*

J'avais déjà examiné antérieurement une végétation analogue, provenant du canal médullaire du fémur d'un malade, auquel M. Velpeau avait fait l'amputation de la cuisse
pour une vaste tumeur encéphaloïde du tibia. On avait cru
que ce champignon était une répullulation de la matière
cancéreuse. Il n'en était cependant rien, et je n'y trouvai
autre chose que des vaisseaux, du tissu fibro-plastique et
du pus.

L'autre cas qui nous occupe dans ce moment est celui
d'un jeune homme qui avait été blessé dans la dernière
guerre civile du Valais. Nous rapporterons l'observation
complète à l'occasion des abcès métastatiques. Il avait reçu
un coup de feu dans le coude. Je le vis quelques heures
après à l'hôpital militaire de Lavey, dont j'étais le chirurgien. L'amputation devint nécessaire; mais au bout de
vingt-deux jours le malade succomba à la suite de l'intoxication purulente.

Du milieu du canal médullaire de l'humérus scié sortait
une espèce de végétation en forme de champignon; nous
l'avions vue pendant la vie, et elle avait fortement excité notre
curiosité. Cette végétation était d'un rouge foncé, molle à
sa surface, mais très-dure dans son intérieur. Le tissu mou
est composé de vaisseaux sanguins, d'une substance géla-

tiniforme, renfermant du tissu fibroïde stratifié, sans cependant montrer des fibres distinctes, et dans lequel on reconnaît beaucoup de corps fusiformes irréguliers et une certaine quantité de globules du pus déformés. Mais le fait qui nous frappa le plus dans cette dissection, fut de voir la substance dure qui occupait le centre de cette espèce de champignon formée par une trame osseuse fort bien organisée, montrant les réseaux et les mailles du tissu osseux, ainsi que les canaux, et d'une manière indubitable les corpuscules propres à la substance osseuse. Ce fait est d'une haute importance, parce qu'il prouve que la membrane médullaire peut sécréter du tissu osseux lorsque le périoste ne peut plus remplir ses fonctions.

Dans les maladies des articulations, surtout dans celles qu'on appelle *tumeurs blanches,* il se développe souvent une carie secondaire lorsque la membrane synoviale et les parties molles de la jointure ont été le point de départ de la maladie. Cette carie secondaire occupe surtout la surface interne de la rotule, dans les cas de tumeur blanche du genou. De plus, les cartilages qui recouvrent les surfaces articulaires des os se détachent, et les parties osseuses, ainsi dénudées, s'enflamment à leurs surfaces et s'altèrent aussi en partie par la macération, lorsque la jointure est remplie d'un pus sanieux.

De nombreuses recherches sur la suppuration des os nous ont montré que ce pus renfermait très-souvent des parcelles minérales ou osseuses, et que, par conséquent, une exfoliation ou une destruction presque moléculaire a presque toujours lieu dans la carie.

La nécrose est une des conséquences fréquentes de l'inflammation de l'os, et en examinant un grand nombre de pièces d'os malades, on trouve presque tous les degrés intermédiaires entre l'exfoliation insensible, celle de morceaux d'os libres sur une partie de leur surface; d'autres détachés en bonne partie, et ne recevant plus de vaisseaux et du sang que sur un point limité; d'autres, enfin, entièrement déta-

chés ou baignés d'une sanie purulente, ou entourés de bourgeons charnus.

La nécrose est donc une mortification partielle de l'os
par suite de la cessation de toute communication vasculaire
avec les parties qui l'entourent. Nous convenons que
d'autres causes que l'inflammation peuvent produire la nécrose, mais il est certain que, dans la grande majorité des
cas, on reconnaît l'inflammation comme cause, peu im-
porte sous ce rapport, du reste, qu'elle survienne par une
action traumatique ou par une crâse vicieuse du sang.

Quant aux violences externes, il est certain qu'elles
peuvent quelquefois déchirer le périoste, et même dénuder
l'os sur une certaine étendue, sans amener pour cela ni
carie ni nécrose ; plusieurs fois, en effet, j'ai pu suivre pas
à pas les progrès de la guérison qui, en pareil cas, se fait
par formation de bourgeons charnus, soit à la surface de
l'os, soit au bord du périoste déchiré ; le tout est en communication avec les granulations des parties molles ambiantes. Lorsque, alors, les bourgeons ont atteint le niveau
des parties saines, la cicatrisation a lieu, laissant pour toute
trace de la lésion de l'os son adhérence aux parties molles
qui le recouvrent.

Les altérations qu'on observe dans les os nécrosés peuvent varier de forme et d'étendue ; mais en général il est à
remarquer que le tissu aréolaire et les lamelles disparaissent avant les canaux longitudinaux. On trouve encore
dans leur intérieur des débris de membrane médullaire et du
tissu organisé d'exsudation avec des globules, ainsi qu'une
infiltration purulente liquide ou à demi concrète. Les canaux longitudinaux, bien conservés dans le milieu des
séquestres, sont altérés à leur circonférence, et se dé-
truisent de deux manières : 1° en disparaissant peu à peu
dans le sens de leur longueur ; leur surface alors reste lisse
et leur extrémité arrondie, et leur ensemble offre un aspect
mamelonné, au moins dans les séquestres des os longs. Ceux
des os spongieux, tels que des vertèbres, des os plats, tels

que ceux des os du crâne , de l'omoplate, etc., offrent un
aspect plutôt réticulaire et aréolaire ; 2° un second mode de
destruction des canaux longitudinaux , dans les os longs, est
la formation de trous dans le sens de leur longueur. Les corpuscules des os nécrosés deviennent, en général, plus transparents en perdant une bonne partie de leur contenu ; de
plus , leurs canalicules latéraux deviennent de moins en
moins visibles ; il n'y a , du reste, rien de plus variable que
le temps que mettent les séquestres à se détacher, et c'est
une des questions importantes de la chirurgie de savoir
jusqu'à quel point l'art, dans ces cas, doit aider la nature.
Ayant eu occasion de voir un très-grand nombre de maladies du système osseux, et ayant surtout pu comparer les
résultats de la méthode expectante avec ceux d'une chirurgie
active et l'extraction prompte des séquestres , je suis arrivé
à me former la ligne de conduite suivante : Dans la grande
majorité des cas, il vaut mieux abandonner à la nature
l'expulsion des os nécrosés, et n'agir que lorsque les séquestres ont acquis assez de mobilité pour qu'on puisse espérer d'en opérer l'extraction au moyen d'incisions convenables, et sans employer des efforts de traction trop violents ;
même , en cas pareil, lorsque le séquestre a commencé à se
détacher, sans cependant pouvoir être extrait aisément, il
vaut mieux l'ébranler tous les jours avec peu d'efforts, et
agrandir suffisamment l'ouverture par laquelle il doit passer ; on prépare ainsi sa sortie sans action violente , et on
l'extraira facilement au bout de quelque temps sans s'exposer à des accidents et à un travail réparateur troublé dans la
partie de l'os qui doit rester. Nous citerons un exemple à
l'appui de ce précepte :

Un enfant de huit ans, d'une constitution scrofuleuse ,
était atteint, depuis près de deux ans, d'une nécrose du
tibia accompagnée de fistules et d'un mauvais aspect des
parties molles, ulcérées, qui, en même temps, étaient engorgées, décollées par places , fongueuses, douloureuses,
saignant facilement. A son entrée à l'hôpital de Lavey, où

je l'ai gardé pendant neuf semaines, on sentait avec la sonde une esquille mobile qui fut extraite ; elle était longue de 3 centimètres, mince, pointue, hérissée de beaucoup de prolongements en forme d'aiguilles ; mais au fond d'un ulcère qui se trouvait sur le milieu du tibia, on sentit une esquille volumineuse fort peu mobile résistant aux efforts d'extraction. Tous les jours, à ma visite, j'essayai de l'ébranler, soit avec des pinces, soit avec les doigts, soit enfin en me servant d'une spatule comme levier. Plusieurs débridements furent faits. Le séquestre se détacha d'abord en haut, beaucoup plus tard en bas, et il put finalement, et sans grand effort, être enlevé au bout de cinq semaines. Il avait un décimètre de longueur, et était formé par un des bords et deux des faces du tibia. Pour combler plus rapidement cette perte de substance, je fis un pansement compressif de bandelettes imbriquées et d'une bande roulée. La plaie marcha rapidement vers la cicatrisation ; le tibia resta encore gonflé au-dessus et au-dessous de la perte de substance, mais l'enfant put bien marcher, et la guérison fut complète au bout de quelques mois.

Nous avons remarqué que lorsqu'on enlevait une trop grande partie des os longs et au delà des limites des séquestres, les membres perdaient de leur solidité, et que des malades atteints de nécrose des os de la jambe et qui pouvaient encore assez bien marcher avant l'opération, ne pouvaient plus le faire pendant un laps de temps assez long après ces opérations trop étendues. Dans les cas où le séquestre central d'un os est recouvert seulement par une surface d'os percée de trous, à travers lesquels on sent un séquestre mobile, on doit en opérer l'extraction soit au moyen de couronnes de trépan, soit par la gouge et le maillet ; mais souvent aussi, en cas pareil, l'os troué non nécrosé, qui recouvre le séquestre, s'altère peu à peu et celui-ci peut alors être poussé à la surface. Lorsque le séquestre est enchatonné par de la substance osseuse de nouvelle formation, et qu'il est lui-même volumineux, il vaut encore mieux aussi abandonner le mal à la

nature, que de compromettre le membre malade et même la
vie par des tentatives chirurgicales imprudentes. Le fait est
que dans les maladies des os, en général, le chirurgien qui
sait attendre, en employant un traitement rationnel, ob-
tiendra souvent des succès inespérés.

La formation de la nécrose succède quelquefois promptement, soit à une inflammation par cause interne, soit par
violence externe. C'est ainsi que nous avons vu un jeune
homme atteint d'une périostite aiguë, qui avait été prise
pour un érysipèle, chez lequel il se forma une nécrose très-
étendue du cubitus dont le périoste avait été le siége de
l'inflammation, et déjà, au bout de trois mois environ, il
sortit une esquille à peu près du volume de la moitié du cubitus tout entier. Le séquestre s'était présenté à la surface
d'une fistule d'où son extraction ne m'offrit point de difficulté. Mais le cas de beaucoup le plus curieux de ce genre que
j'aie observé, est celui d'un jeune homme chez lequel une
exfoliation superficielle des os du crâne se fit déjà huit jours
après avoir été blessé. Nous citerons cette observation en
entier, vu qu'elle est intéressante aussi sous d'autres rapports.

*Coups de sabre nombreux à la tête, coups de baïonnette à
travers les parois de la poitrine, dans le coude, le dos de
la verge, les cuisses et les jambes.*

Un jeune homme, âgé de vingt ans, fut blessé au pont du
Trient, en Valais, dans la matinée du 21 mai 1844. Il avait été
fait prisonnier ; malgré cela il reçut, après s'être rendu, un
coup de baïonnette qui pénétra transversalement dans les parois de la poitrine. Le sang sortit à flots, et il tomba ; mais
quelque temps après, voulant le dépouiller, ses ennemis s'a-
perçurent qu'il vivait encore. Tel était l'acharnement des
partis, qu'ils lui donnèrent sept coups de sabre sur la tête, un
coup de baïonnette au coude, un autre au dos de la verge,
un à la hanche et quatre dans la cuisse et dans les jambes.
Ils le laissèrent ainsi pour mort sur le champ de bataille.

Quelques heures après il put cependant se relever et se

traîner jusqu'à une maison voisine, où, après avoir fait beaucoup de difficultés, on finit par le recevoir, croyant qu'il n'a-
vait plus que quelques heures à vivre. Dans cette maison,
nos chirurgiens, envoyés pour chercher les blessés, le trou-
vèrent presque exsangue et le firent transporter à l'hôpital
de Lavey. A son arrivée dans l'après-midi du 21, il était si
pâle, si faible, le pouls si petit, qu'il fallut lui donner du
vin avant de pouvoir examiner ses blessures ; il ne pouvait
pas parler ; ses extrémités étaient froides ; tout le corps était
couvert d'une sueur glacée ; le sang continuait à couler de
la plaie de la poitrine. La baïonnette était entrée tout près
du sternum à gauche, et en passant à travers les muscles, la
pointe était sortie tout près de l'aisselle ; la direction de la plaie
était transversale, un peu au-dessus du mamelon. Tout le
trajet était rempli de caillots, que nous sortîmes, et ne pouvant plus découvrir le vaisseau qui fournissait le sang,
nous fîmes un tamponnement avec de la charpie, et comme
quelques onces de sang perdues de plus pouvaient entraîner
la mort, nous fîmes exercer la compression par un des in-
firmiers qui ne quitta pas le malade et comprima le pansement avec sa main jusqu'à ce que le sang fût arrêté. Les
plaies de la tête étaient au nombre de sept, toutes dans l'espace de 10 à 12 centimètres carrés, toutes longues de 3 à 4
centimètres, profondes, allant jusqu'à l'os dénudé de son périoste, qui était déchiré ; ces plaies se trouvaient sur l'os
pariétal gauche et l'os occipital. Les coups de baïonnette
au coude, à la hanche, aux jarrets et aux jambes n'étaient pas
graves ; celui au dos de la verge avait détaché un lambeau de
peau de 2 centimètres que nous enlevâmes ; les plaies de la
tête furent réunies par des points de suture. A l'arrivée du
malade le pouls était à 120. Plusieurs des plaies de la tête se
réunirent par première intention ; mais les autres étaient
trop profondes et trop rapprochées les unes des autres pour
pouvoir guérir sans suppuration et même sans exfoliation.
En effet, la surface des os lésés se nécrosa, et plusieurs esquilles minces et assez étendues sortirent plus tard de ces

plaies. Déjà, au bout de vingt-quatre heures, l'état anémique était moins prononcé, le malade put parler, le pouls
se releva un peu et vint à 96. Les autres plaies commen-
cèrent à suppurer. Le tamponnement de la plaie de la poitrine ne fut enlevé que le troisième jour. Le 25 mai le pouls
devint dur et vibrant, la respiration fut génée, les douleurs
de tête vives ; une saignée de 360 grammes fut pratiquée,
le pouls tomba; le lendemain il redevint accéléré : l'oppression, qui avait beaucoup diminué, augmenta de nouveau ;
six ventouses scarifiées furent appliquées sur la poitrine ;
l'oppression alors céda, mais le pouls resta petit et accéléré,
116 pulsations par minute. Pendant les deux jours suivants le pouls se ralentit et revint successivement à 108 et
à 100. La suppuration des plaies de la tête et de celle de la
poitrine était abondante et entraîna les caillots. Ce fut déjà
le 29 mai que sortirent les premières esquilles de la surface
du crâne. Le malade avait encore de temps en temps de l'a-
gitation et des rêveries pendant la nuit, mais de jour en
jour il reprit des forces, des chairs et des couleurs. Ce jeune
homme était un des plus robustes et des mieux constitués
que j'aie vus. Déjà le 31 mai la fièvre avait cessé et le pouls
était revenu à 85 pulsations par minute. Le malade marcha rapidement vers la guérison ; les bourgeons charnus
prirent un accroissement rapide, soit à la tête, soit à la
poitrine, les autres plaies se cicatrisèrent encore plus vite,
et six semaines après avoir reçu ces nombreuses blessures,
il était guéri et dans l'état de santé le plus satisfaisant.

La carie vertébrale est une des formes de maladies des
os des plus fréquentes et des plus graves ; et pourtant malgré les nombreux travaux que la science possède sur cette
matière, on ne peut pas dire que ce soit une des maladies
des mieux connues sous le rapport des changements moléculaires qui accompagnent ses diverses phases. Dans ces derniers temps on l'a souvent regardée comme une affection tuberculeuse. Il nous paraît qu'on a trop généralisé, et il est
certain que nous avons rencontré un certain nombre de cas

de carie vertébrale, quelques-uns mêmes chez des sujets tuberculeux, dans lesquels l'examen très-attentif des os malades ne nous a montré aucun élément tuberculeux. Comme
cette maladie a si peu attiré jusqu'à présent l'attention des
micrographes et qu'elle mérite pourtant une attention toute
spéciale, nous allons citer quelques-uns des faits que nous
avons eu occasion d'observer.

1° *Carie vertébrale commençante.*

Une femme de vingt-trois ans, dont nous rapporterons
l'histoire détaillée dans le chapitre des tubercules, était atteinte de fistules pleuro-bronchiques s'ouvrant à l'extérieur
du thorax, et qui étaient le résultat d'une fonte tuberculeuse.
Cette femme me présenta l'occasion très-rare d'étudier la
carie vertébrale dans son premier commencement. Les trois
premières vertèbres thoraciques étaient saines, soit dans
leur tissu spongieux, soit dans les ligaments qui les recouvraient. De la quatrième à la dixième vertèbre il y avait une
altération superficielle de l'os ; les ligaments jaunes étaient
en partie absorbés, et on voyait à leur place des rainures
profondes ; les ligaments de la partie antérieure des vertèbres étaient aussi en partie détruits, et le périoste ramolli
pouvait presque partout être raclé avec le scalpel. Il était
infiltré de sang. La surface antérieure des vertèbres était
d'un gris noirâtre, inégale ; il y existait un commencement
de raréfaction des aréoles à aspect tout à fait réticulaire.
Les petits vaisseaux qui passent du périoste dans les poro-
sités de l'os étaient remplis d'un sang noirâtre tout à fait
coagulé dans quelques-uns. La colonne vertébrale sciée
dans toute sa longueur n'offrait aucune altération profonde,
surtout point de traces de tubercules, et l'affection qu'on remarquait à la surface de quelques vertèbres ne s'étendait
qu'à une profondeur de 1 à 3 millimètres, y montrant une
teinte grise noirâtre et une porosité plus grande que dans le
reste du corps des vertèbres. La moelle épinière était saine.

2° *Carie vertébrale, infiltration purulente des poumons.*

Un homme, âgé de quarante-huit ans, d'un extérieur tout à fait cachectique, malade depuis longtemps, était atteint de carie vertébrale ; il offrait à l'épine dorsale correspondant à la première vertèbre lombaire une courbure latérale du côté droit ; plusieurs vertèbres paraissaient saillantes, sans offrir cependant des signes de ramollissement. Dans l'aine droite on sentait une fluctuation obscure, et on reconnut un abcès par congestion, qui, du reste, ne fut pas ouvert durant la vie du malade ; il présentait de plus les signes d'une paraplégie incomplète, symptôme fréquent dans cette maladie. Pendant les dernières semaines de sa vie, toux sèche, respiration gênée, et amaigrissement rapide ; cette affection pulmonaire, qui avait été diagnostiquée comme tuberculeuse, prit plus tard un caractère aigu, et le malade succomba avec les signes d'une pleuro-pneumonie. L'examen physique de la poitrine n'ayant pas été fait avec assez de soin, j'en omets les détails.

C'étaient les vertèbres lombaires qui étaient le siége de la maladie ; il existait une fonte assez considérable dans la partie antérieure de ces vertèbres ; leur tissu était réticulé, comme atrophié ; leurs mailles étaient infiltrées de pus, et elles contenaient des cavités plus ou moins considérables, dans lesquelles on trouvait des morceaux d'os plus ou moins détachés, ayant jusqu'au volume d'une petite noix ; leur surface et le tissu ambiant des vertèbres étaient ramollis et pouvaient être coupés avec un scalpel. De la partie cariée de la vertèbre la plus malade, celle qui contenait une excavation du volume d'une noix, part un canal qui, à quelques lignes de là, aboutit à une poche de plusieurs pouces de diamètre remplie de pus concret. De la partie inférieure de cette poche part un trajet fistuleux de plusieurs lignes de largeur, qui aboutit à la collection purulente qu'on avait reconnue dans l'aine droite, et qui se trouve dans la gaîne des muscles psoas et iliaque. Dans son intérieur il est tapissé d'une membrane pyogénique de un à deux millimètres d'épaisseur, d'un rouge pâle par places, d'un gris ardoisé dans d'autres, ayant dans une certaine étendue une apparence veloutée, plissée, et se détachant facilement des parties sous-jacentes. La moelle épinière n'offre nulle part de signes physiques d'altération, pas même là où elle traverse les vertèbres cariées.

Le pus de l'abcès est liquide, très-séreux, d'un jaune pâle, contenant outre les globules du pus beaucoup de vésicules graisseuses. La densité du pus concret varie entre une consistance grumeleuse et celle d'une crème très-épaisse. Le sérum du pus a été presque complétement résorbé; on y trouve surtout 1° les globules du pus de $0^{mm},008$ à $0^{mm},011$, avec leur noyau et leurs autres caractères, 2° de grands globules granuleux de $0^{mm},02$ à $0^{mm},025$ et beaucoup de vésicules graisseuses. Dans quelques endroits la consistance du pus concret est telle qu'on peut l'inciser avec un scalpel; son intérieur, d'un blanc jaunâtre assez homogène, montre par places une trame fibrineuse, probablement de la fibrine du sérum purulent coagulée.

Les parties des vertèbres dans lesquelles il n'y a pas encore d'ulcération, montrent également quelques endroits ramollis, jaunâtres, entourés d'un développement vasculaire assez considérable, mais contenant beaucoup de globules de pus soit à l'état tout à fait complet, soit plus petits et sans noyaux.

Dans l'interstice qui sépare les deux vertèbres les plus malades, il y a un liquide rouge qui recouvre les surfaces rugueuses; il est composé de débris d'os et de sels calcaires amorphes et d'un liquide mêlé de globules de sang et de globules du pus. La membrane pyogénique contient beaucoup de vaisseaux dont les plus petits ont $0^{mm},025$ de largeur; leur direction partout plus ou moins longitudinale correspond à l'axe du trajet fistuleux. La trame dans laquelle se trouvent ces vaisseaux est fibreuse; les fibres sont longitudinales, parallèles, offrant un aspect irrégulièrement

grenu, elles ont de 0ᵐᵐ,005 de largeur ; quelques-unes parais¿
sent tortueuses. La fistule contient dans son intérieur des
globules du pus, des globules granuleux et graisseux, des
parcelles calcaires amorphes, et même quelques morceaux
d'os dont un, d'un demi-pouce de longueur sur trois à quatre
lignes de largeur, se trouve au milieu du pus concret.

3° *Carie vertébrale.*

Un enfant âgé de douze ans était atteint depuis un an
d'une carie des vertèbres cervicales qui étaient gonflées et
saillantes. Sur le côté gauche du cou, à la hauteur de la quatrième vertèbre, se trouvait une cavité fistuleuse qui correspondait directement, et par un trajet court, à l'os carié.
L'enfant avait toujours été couché sur le côté droit, et les
mouvements étaient douloureux. Il était très-maigre ; cependant il n'était pas arrivé à un degré de marasme qui pût
faire craindre une mort par épuisement. A la suite d'un
mouvement de la tête, il fut pris subitement de convulsions qui au bout de quelques heures se terminèrent par la
mort.

L'autopsie montra l'absence complète de tubercules. Les
poumons étaient sains ; le cœur offrait une hypertrophie
avec dilatation du ventricule gauche.

Les vertèbres cervicales étaient malades dans toute leur
étendue, et la carie ne s'arrêtait qu'au condyle du trou occipital ; c'était surtout le corps de vertèbres qui était le plus
affecté et en partie détruit, noir, ramolli, et montrant des
morceaux volumineux entièrement détachés. Les parties
cariées étaient entourées d'un tissu lardacé jaunâtre ; le
cerveau était d'une bonne consistance, mais à la partie supérieure droite se trouvait une forte injection veineuse ; un
épanchement de sérosité lactescente existait dans la grande
cavité de l'arachnoïde. Au microscope on n'y découvre
d'autres particularités que la diminution et l'absorption des
éléments de l'os, et dans le tissu jaune on reconnaît les éléments fibro-plastiques, déjà plusieurs fois signalés, mêlés

partout aux éléments du pus. La moelle épinière était saine. Nous avons cité ce fait de carie, qui n'offre rien de bien curieux en lui-même, pour y montrer l'absence complète de tout élément tuberculeux.

4° Carie vertébrale.

Un enfant de quatre ans succombe avec tous les signes de la carie vértébrale. A l'autopsie, nous trouvons les deux dernières vertèbres cervicales et les cinq premières thoraciques atteintes de carie, et plusieurs d'entre elles ont même éprouvé une destruction telle qu'on voit la moelle épinière au fond des cavernes osseuses. Dans le tissu cellulaire, au-devant des vertèbres, existe une collection purulente assez abondante. Les vertèbres malades sont généralement poreuses, et dans plusieurs endroits on reconnaît des séquestres entièrement détachés. Il est curieux que la moelle épinière ne parût pas malade au milieu de toutes ces lésions; cet enfant portait des tubercules dans les poumons et dans les ganglions bronchiques.

Quelques portions des vertèbres sont très-vasculaires; d'autres, déjà ramollies, s'en vont en partie en détritus. La disposition concentrique des lamelles osseuses s'y perd; les corpuscules de l'os y sont transparents, à contours diffus. La membrane médullaire offre, dans beaucoup d'endroits, une décomposition de ses fibres, et elle y est transformée en une masse gélatineuse et tremblotante, infiltrée de globules du pus. Les ligaments qui se trouvent au-devant des vertèbres ont subi les mêmes altérations; le pus offre beaucoup de globules granuleux et des globules pyoïdes. Mais, malgré l'existence de tubercules dans les organes de la respiration, nous n'en trouvons pas trace dans les parties cariées des vertèbres. Du côté gauche, à la partie inférieure du cou, se trouve un trajet fistuleux qui correspond à la portion supérieure des os cariés; autour d'elle se trouvent quelques ganglions engorgés non turberculeux. La peau ulcérée autour de la fistule est amincie, privée de son épiderme, montrant, du reste, sa trame fibreuse ordinaire.

5° *Carie vertébrale.*

Une femme de trente-cinq ans succombe à une carie vertébrale avec abcès par congestion. Dans le poumon gauche nous trouvons à l'autopsie quelques tubercules ramollis et une petite caverne à peu près du volume d'une noix.

Un long trajet fistuleux s'étend de la partie inférieure de la cuisse le long du muscle psoas, vers la partie malade de la colonne vertébrale, surtout altérée dans ses dernières vertèbres lombaires. Dans le trajet fistuleux se trouvent engagées plusieurs esquilles osseuses ; ses parois, ainsi que les tissus qui les entourent, sont infiltrées d'un liquide purulent rougeâtre. La lésion des vertèbres consiste en formation de séquestres et de cavernes. Dans quelques parties les aréoles de l'os sont infiltrées de pus et raréfiées, tandis que d'autres aréoles montrent plutôt une condensation éburnée. Le pus qui entoure ou qui infiltre ces diverses parties est altéré, très-graisseux et granuleux, ne montrant que fort peu de bons globules du pus. Nulle part l'examen le plus attentif ne fait découvrir les éléments du tubercule dans ces diverses portions d'os malades.

Nous voyons donc ici quatre cas de carie vertébrale, dont deux chez des individus tuberculeux ; mais ni chez les uns ni chez les autres l'inflammation, la suppuration et la destruction partielle des vertèbres et des tissus qui les entourent ne montrent les éléments propres à la substance tuberculeuse ; et nous avons même vu que des ganglions engorgés par suite de la carie n'étaient pas tuberculeux chez un enfant qui avait pourtant présenté de la matière tuberculeuse dans les ganglions bronchiques et dans les poumons.

Dans des cas assez rares, l'inflammation des vertèbres se termine par hypertrophie avec ankylose. C'est ainsi que nous avons vu une jeune fille, d'une constitution lympha-

tique, présenter d'abord une carie du tibia, qui se termina
assez promptement par la guérison ; mais il survint une
inflammation des vertèbres thoraciques, qui, après avoir
donné de vives inquiétudes pour la vie de la malade, se
termina par un engorgement très-considérable avec raideur
et impossibilité de tourner la tête. Il survint, à la suite de
cette affection, une paralysie du mouvement des membres,
probablement occasionnée par la compression de la moelle
épinière, car nous avons vu que cette dernière n'est jamais
primitivement malade dans la maladie de Pott. La puberté
qui s'est établie après la première année de cette affection
qui dure à présent depuis quatre ans, n'a point amené de
changement ni en bien ni en mal.

Avant de terminer ce qui a rapport à l'inflammation du
système osseux, nous dirons deux mots sur la gangrène
des os. On a souvent désigné la nécrose sous le nom de
gangrène de l'os; cependant il existe des différences bien
tranchées entre ces deux affections. Dans la véritable gangrène on rencontre non-seulement des séquestres détachés,
mais aussi on les trouve profondément altérés dans leur
structure, surtout dans leur partie superficielle qui est ramollie, souvent couverte de cristaux divers, quelquefois
de vibrions, offrant de plus un détritus grenu, sablonneux,
et exhalant une odeur très-fétide. Les mailles du tissu osseux sont infiltrées, ou d'un liquide verdâtre et granuleux,
ou d'une substance grumeleuse noirâtre.

Nous avons observé trois fois la gangrène des os ; la
première fois c'était chez un enfant qui avait succombé à
une pneumonie chronique après avoir présenté auparavant
les signes d'une gangrène étendue de la joue et de la mâchoire inférieure, dont plusieurs lamelles superficielles
s'étaient exfoliées. Les parties gangrenées étaient recouvertes de cristaux ayant la forme de prismes hexaèdres
allongés, pointus ou tronqués à leur extrémité, ayant entre
un sixième et un soixantième de millimètre (Pl. VII, fig. 4)
de longueur. La matière verdâtre qui recouvrait toutes ces

parties était granuleuse, et renfermait quelques débris de fibres et de vaisseaux capillaires. La lèvre inférieure était adhérente à la mâchoire ; la surface de celle-ci présentait les mêmes altérations que les parties molles, et ne montrait pas le moindre principe étranger à ceux que l'on trouve à l'état normal dans les os.

Un second cas, est celui d'une jeune fille à laquelle M. Bérard enleva un séquestre de la mâchoire supérieure ; il fallut fendre la joue dans une assez grande étendue, enlever cinq dents et ouvrir la mâchoire au moyen de la gouge et du maillet. Le séquestre qui avait environ 4 centimètres de long sur 1 à 2 de large, exhalait une odeur très-fétide. A sa surface il était recouvert d'une substance verdâtre composée de granules et d'une matière amorphe de décomposition ; on y voyait, de plus, beaucoup de corpuscules étroits, allongés, doués de mouvement spontané, ayant $0^{mm},002$ de largeur, et jusqu'à $0^{m},01$ millimètre de longueur, et formant des chaînes assez longues, offrant, en un mot, tous les caractères des animaux que nous avons décrits plusieurs fois sous le nom de *vibrions*.

Le troisième cas, est celui d'un blessé valaisan, chez lequel un coup de feu dans la poitrine avait produit une gangrène étendue d'une partie du sternum et des parties molles sus-jacentes. Voici l'observation complète.

Coup de feu dans la poitrine.

Un homme d'Outre-Viège (commune de Monthey), âgé de quarante-quatre ans, fut blessé au Trient le 21 mai 1844. Une balle était entrée à la partie supérieure de la poitrine, et n'avait point été extraite ; on avait transporté ce blessé dans une vallée de montagne, à Salvan, d'où il fut dirigé sur l'hôpital de Lavey par M. le docteur de Montet, qui l'avait visité. Il y entra le 25 mai, présentant entre la deuxième et la troisième côte, à droite du sternum, l'ouverture d'entrée de la balle entourée d'escarres noirâtres appartenant, soit aux parties molles, soit aux os ; à chaque expiration l'air sort par cette fistule, et avec assez de force pour soulever du papier placé dessus. Lorsque le malade tousse, il s'échappe de cette plaie un liquide rougeâtre spumeux, en quantité assez considérable pour former une colonne continue pendant toute la durée de l'accès. A son arrivée, le malade présentait une rétention d'urine, et la sonde en fit évacuer plus d'un litre. L'air, ainsi que le liquide qui sortent de la poitrine, répandent une odeur infecte ; la peau est chaude, la figure anxieuse, empreinte d'une expression de souffrance ; la dyspnée ne paraît cependant pas en proportion avec la gravité de la blessure ; le pouls à 108, pas très-dur. Il n'existe point de trou de sortie, et ni le doigt ni la sonde ne peuvent atteindre la balle; des débris d'os et de bourre sont extraits, du reste, sans soulagement. L'expiration s'accompagna bientôt d'un gargouillement comme caverneux; la gangrène extérieure fit des progrès, et toutes les parties molles offrirent une crépitation produite par une infiltration d'air. La fétidité devint telle, que du chlorure de chaux et des fumigations vinaigrées ne suffirent pas pour désinfecter l'air, et nous nous vîmes obligés de placer le malade dans un cabinet isolé; il survint, outre le râle, qui dura plusieurs jours, un assoupissement sans délire. Cependant le malade, réveillé de sa stupeur, répondait bien aux questions qu'on lui adressa ; il nous assura qu'il ne souffrait pas beaucoup ; en effet, il put rester couché horizontalement. Tel était le fanatisme de ce malheureux que, peu de temps avant sa mort, il disait qu'il mourrait tranquille puisqu'il avait tué trois ennemis. Dans une salle voisine de l'hôpital était couché un de ses neveux, frappé mortellement par lui.

Malgré la gravité de sa blessure, il ne succomba que le 31 mai, dix jours après avoir reçu le coup de feu.

L'autopsie fut faite dans la journée, à cause de la prompte décomposition de son cadavre. Le sternum était fracturé près de l'articulation sterno-claviculaire droite ; le fragment supérieur du sternum, encore articulé avec la clavicule, offrait un aspect rugueux, noir, friable, une odeur très-fétide; il était rempli dans ses mailles d'un liquide noirâtre; en un mot, il y avait tous les caractères de la gangrène d'os, avec laquelle on a souvent mal à propos comparé la nécrose. La deuxième côte est fracturée; le côté droit du thorax contient une quantité notable d'un liquide spumeux, fétide et noirâtre de sang décomposé. Sur le milieu de la partie antérieure du lobe supérieur du poumon droit se voit une espèce de demi-canal de 4 centimètres de longueur, longeant la surface du tissu pulmonaire effleuré par la balle; c'est par cet endroit que s'échappait l'air qu'on entendait sortir à chaque expiration. Le tissu pulmonaire environnant est gangrené; la surface de tout ce poumon est recouverte de fausses membranes organisées; le poumon est condensé, réduit à peu près à la moitié de son volume, refoulé en haut par l'abondant liquide sanguin épanché. La balle, après avoir longé le poumon, s'était dirigée à droite, et avait fracturé la partie axillaire de la deuxième et troisième côte; elle était ensuite sortie de la cavité thoracique au bord de l'omoplate, à la partie postérieure de l'aisselle. Elle avait contourné ce bord de l'os, et était venue se loger au-dessous de l'épine de l'omoplate, d'où nous en fîmes l'extraction à l'autopsie.

Il est donc très-probable que, dans ce cas, la fracture des côtes et l'épanchement du sang par les artères inter-costales avaient eu un effet funeste sur l'issue de la blessure, terminaison à laquelle la gangrène des os et des parties molles a contribué pour une bonne part.

Il est à remarquer que le poumon blessé n'était fixé par aucune adhérence à la partie antérieure du sternum et des côtes.

Nous voyons donc que l'inflammation du tissu osseux suit les mêmes grandes lois générales que celle de tous les divers tissus et organes, et on a souvent méconnu la véritable nature des altérations du système osseux, parce qu'on n'a pas suffisamment tenu compte du cachet particulier que leur tissu, différent de tous les autres de l'économie, doit imprimer à leurs divers états pathologiques. La marche lente et insidieuse des inflammations des os s'explique en ce qu'ils sont moins pourvus de nerfs et de vaisseaux que beaucoup d'autres parties du corps humain. Il s'ensuit une réaction moins vive contre la douleur, et moins d'acuité dans les symptômes ; du reste, dans les affections chroniques des os chez les enfants scrofuleux, le pouls est habituellement accéléré, sans que les autres signes de la fièvre existent. Nous avons vu, de plus, que dans les os les produits de l'inflammation subissaient quelques altérations particulières qui ont souvent pu induire en erreur, même d'habiles observateurs ; et c'est ainsi qu'on a pris pour du tubercule ce qui n'était que du pus concret, et quelquefois pour du tissu encéphaloïde ce qui n'était formé que par des champignons de tissu fibro-plastique vasculaire et organisé.

Nous regrettons bien que les limites de ce travail ne nous permettent pas d'entrer dans plus de développements sur cette matière intéressante, mais nous espérons pouvoir réunir par la suite, dans un ouvrage spécial, toutes nos recherches sur la formation, la régénération et les divers états pathologiques du système osseux, ainsi que sur le traitement médical, hygiénique et chirurgical qui leur convient.

§ XVI. De l'inflammation des articulations.

Les inflammations aiguës des articulations sont généralement assez bien connues aujourd'hui ; beaucoup de bons chirurgiens regardent comme inflammation chronique ce qu'on appelle tumeur blanche. Cependant il règne encore assez de vague sur les affections chroniques des jointures, pour que l'étude des changements moléculaires qu'elles présentent, offre quelque intérêt.

Nous voulons, avant tout, nous disculper du reproche de donner avec exagération dans un système qui regarde comme inflammation ou sa suite la plupart des altérations des liquides et des solides du corps humain. Nous nous sommes convaincus que bon nombre de tumeurs blanches reconnaissaient pour cause la crâse tuberculeuse du sang qui se montre, tantôt de préférence dans les parties dures, tantôt dans les parties molles des jointures. Nous avons rencontré de plus un certain nombre de tumeurs blanches qui reconnaissaient pour cause une diathèse rhumatismale ou goutteuse. Mais que l'affection articulaire soit la conséquence d'une violence extérieure, d'un travail hyperémique sans cause bien appréciable ou d'une dyscrasie du sang, soit chronique, soit aiguë, comme l'intoxication purulente, nous avons toujours trouvé que l'état local des jointures malades, dans tous ces cas divers, offrait les signes les plus évidents et les terminaisons diverses d'un travail phlegmasique.

Passons en revue les phénomènes que montrent les principales parties constituantes des jointures dans les inflammations articulaires.

La membrane synoviale, formée à l'état normal par un tissu cellulaire assez dense, et par des vaisseaux peu nombreux, montre dès le début de l'inflammation un afflux capillaire tel, qu'une rougeur ou générale et rosée, ou partielle papillaire et d'un rouge écarlate en est la conséquence. Dans ces papilles vasculaires on ne reconnaît pas d'autres éléments que des arcs capillaires très-tortueux entrelacés les uns dans les autres offrant en moyenne de $0^{mm},015$ à $0^{mm},033$, remplis d'un sang rougeâtre coagulé dont on ne reconnaît plus les éléments primitifs; une rougeur diffuse bien moins intense les entoure.

Lorsqu'on examine une membrane synoviale un peu plus enflammée, on reconnaît des flocons grisâtres à sa surface interne, recouvrant les parties les plus injectées, et bientôt cette matière fibrineuse prend de plus en plus l'aspect et les caractères du pus dont on reconnaît les globules, tantôt pyoïdes, tantôt à noyaux, et de plus des coagulations pseudo-membraneuses, qui par la suite se déposent couche par couche sous forme de feuillets qu'on détache aisément les uns des autres. Jamais je n'ai rencontré sur la membrane synoviale des fausses membranes organisées et vasculaires. Peu à peu la membrane synoviale s'épaissit, la vascularité devient plus générale et il se dépose entre les mailles de son tissu des éléments fibro-plastiques, des globules, des corps fusiformes ou des fibres de nouvelle formation. L'épanchement purulent dans son intérieur devient quelquefois considérable ; il arrive même que la membrane synoviale s'ulcère surtout à la surface des os. Quant au contenu de la jointure, on rencontre souvent avec le pus des éléments graisseux et quelquefois des coagulations fibrineuses de la consistance de la gélatine. Les abcès qui se forment par les fusées purulentes restent en communication avec la jointure, et se revêtent d'une membrane pyogénique organisée ; ce cas du reste est rare. Les cartilages sont presque toujours altérés dans les inflammations chroniques des articulations. Quelquefois on les voit soulevés par la membrane synoviale épaissie et enflammée, tout en conservant leur épaisseur et leur blancheur normale. D'autres fois on les voit usés en plus ou en moins grande partie ; il n'est pas rare enfin de les rencontrer rouges et ramollis. Je n'oserais cependant point affirmer que ce soit par suite d'une inflammation de leur tissu, ce dont je ne nie pas la possibilité, mais ce qui me paraît, pour le moins, sujet à contestation. Je n'y ai point trouvé de vaisseaux hyperémiés, et la rougeur tenait plutôt à une infiltration de matière colorante du sang.

La surface des os qui concourt à la formation des jointures malades, participe ordinairement à l'inflammation. Lorsqu'ils sont le point de départ de la maladie articulaire ils peuvent ou s'ulcérer et former des fistules qui s'ouvrent à l'extérieur, ou augmenter de volume, soit par hypertrophie concentrique, soit par dilatation des aréoles et hypertrophie de la membrane médullaire, ou plutôt du tissu fibro-vasculaire qui traverse l'os dans tous les sens. Mais, lorsque la membrane synoviale est le point de départ de l'inflammation chronique, les os, toujours un peu engorgés, n'éprouvent de fortes altérations qu'après que la maladie a déjà fait de grands progrès. La surface libre des os devient alors rugueuse, inégale, très-poreuse, présente quelquefois une injection vasculaire, ou est d'autres fois plutôt décolorée, et les cas ne sont pas rares, dans lesquels du tissu organisé d'exsudation végète dans les pores de la surface articulaire des os. Lorsqu'on scie ces os dans le sens de leur longueur, on peut se convaincre aisément que ces diverses lésions ne sont que superficielles, et que l'intérieur des os est sain. Il n'en est pas de même lorsque la tumeur blanche a été primitivement une affection de l'os.

Le tissu qui entoure les jointures atteintes de tumeurs blanches, et qui remplit ordinairement tous les interstices entre la membrane synoviale, les ligaments, les attaches des muscles et les téguments, a reçu fort improprement le nom de *tissu lardacé*; car, si à l'œil nu il offre quelque ressemblance avec du lard, il n'a pas avec lui le moindre rapport pour la composition élémentaire et microscopique. C'est plutôt une hypertrophie du tissu cellulaire. On y rencontre ou des réseaux fibreux complétement organisés, ou du tissu fusiforme et un certain nombre de cellules fibro-plastiques. Ses mailles sont en général larges et infiltrées d'un liquide jaunâtre assez transparent, ne montrant que quelques corps fusiformes et quelques noyaux cellulaires. On y rencontre peu de vaisseaux, quelques globules graisseux, mais rarement du tissu adipeux. Du reste, ce tissu varie, et on le rencontre tantôt plus vasculaire et fusiforme, tantôt presque fibreux, et ne renfermant que peu de capillaires; il peut atteindre plusieurs centimètres d'épaisseur, et a pour sa structure quelque rapport avec le tissu qui forme la base de l'hypertrophie du derme qu'on a appelée *éléphantiasis des Arabes*.

Nous trouvons donc dans les tumeurs blanches tous les éléments de l'inflammation chronique de la membrane synoviale du tissu osseux et des parties blanches qui entourent les jointures. Il reste encore un point qui mérite un instant de fixer notre attention. Tout praticien qui a traité un certain nombre de tumeurs blanches aura été frappé de la douleur quelquefois excessive qui les accompagne. Celle-ci trouve souvent sa cause dans une véritable inflammation des nerfs qui entourent les parties malades. Dans un cas dont nous rapporterons tout à l'heure l'observation, nous avons rencontré une inflammation non douteuse du nerf poplité.

Nous allons citer quelques exemples à l'appui de l'esquisse générale que nous venons de tracer.

1° La membrane synoviale du genou d'un homme qui succomba à la suite de l'intoxication purulente, était le siége d'une inflammation avec épanchement de pus, du reste très-séreux. Elle était fortement injectée, soit sur son côté articulaire, soit dans sa partie externe. Elle renfermait dans ses mailles une infiltration séreuse mêlée de matière colorante du sang et de pus. Ses fibres en étaient écartées, et son épaisseur avait augmenté.

2° *Tumeur blanche du genou.*

Un homme âgé de cinquante-cinq ans était atteint depuis longtemps d'une tumeur blanche du genou, accompagnée de douleurs très-vives. Après avoir essayé pendant longtemps beaucoup de moyens sans succès, l'état général du malade commençant à devenir alarmant, M. Jobert, chirurgien de l'hôpital Saint-Louis, fit l'amputation de la cuisse.

L'examen du membre après l'opération démontra dans le genou le développement d'un tissu lardacé qui entourait toutes les parties ; la membrane synoviale était épaissie, et renfermait beaucoup de fausses membranes ; la jointure contenait beaucoup de pus ; les cartilages étaient rouges, ramollis et en partie usés ; la surface des os était rouge et enflammée ; le fémur, scié par le milieu, parut sain. A la partie inférieure de la cuisse, au-dessus du genou, existait un vaste abcès revêtu d'une membrane pyogénique ; le pus

s'était fait jour dans la jointure même, le nerf poplité était
en partie baigné de ce pus, il était épaissi et enflammé, ce
qui avait probablement donné lieu aux douleurs articulaires
si vives. La rotule était recouverte à sa surface interne d'une
membrane synoviale enflammée et ulcérée dans beaucoup
d'endroits, où on voyait à nu la surface inégale de l'os qui
avait éprouvé des pertes de substance par suite de sa macération dans le liquide purulent qui remplissait la jointure. La
membrane synoviale épaissie contenait beaucoup de globules
d'exsudation et beaucoup de granulations rougeâtres, qui
n'étaient autre chose que des couches vasculaires, montrant
au microscope de nombreuses anses vasculaires et formant des
réseaux de capillaires; la trame fibreuse de la membrane
était du reste bien conservée.

Le tissu lardacé d'exsudation qui entoure la jointure est
jaunâtre, offrant par places un aspect luisant comme gélatiniforme, infiltré d'un liquide jaunâtre et gluant. Dans
d'autres endroits, son aspect est plus blanc, et montre déjà
à l'œil nu des intersections fibreuses. La base de ce tissu
accidentel consiste partout en fibres, très-fines par places,
assez éloignées les unes des autres, elles ont des contours
nets, sont droites, mais non parallèles, s'entre-croisant et
formant ainsi des mailles plus ou moins grandes, qui renferment des globules pâles, ronds ou ovales de $0^{mm},0125$,
contenant des noyaux et des granules; en un mot, des globules fibro-plastiques. On y voit, de plus, des globules graisseux; la vascularité n'y est pas bien forte.

Dans les endroits où le cartilage articulaire est intact, on
reconnaît dans sa substance des fibres rubanées ou plutôt
des canaux, finement granuleux dans leur intérieur et disposés en réseaux, ayant $0^{mm},015$ de largeur; on y voit,
de plus, beaucoup de corpuscules du cartilage groupés
par deux ou par quatre. Le tissu osseux, quoiqu'en
partie détruit et raréfié, n'est ni mou ni friable, et n'offre
point d'altération de ses éléments microscopiques. Le tissu
cellulaire autour de la jointure est dans plusieurs endroits

tellement infiltré de globules et de granules du pus, ainsi
que de vésicules graisseuses, qu'on ne reconnaît presque plus
sa structure fibreuse primitive.

3° *Tumeur blanche du genou.*

Une jeune fille de vingt-deux ans avait eu avant la puberté
une inflammation chronique du genou droit ; elle en avait
été guérie incomplétement, et il y était resté de la raideur
et de la gêne dans les mouvements. Quelques mois avant
son entrée à l'hôpital elle fut de nouveau prise d'une inflammation de la même jointure qui devint très-douloureuse, et produisit des accidents généraux tels que l'amputation devint nécessaire. Le genou avait diminué de volume
dans son intérieur, c'est-à-dire dans la capacité de la cavité
articulaire, et d'anciennes adhérences retenaient la rotule
qui, de cette manière, n'avait pu être soulevée par l'épanchement. La jointure renfermait beaucoup de pus. Les
cartilages articulaires étaient en partie usés. L'extrémité
des condyles du fémur était recouverte par places de fon-
gosités, tandis que dans d'autres elle offrait une surface
inégale et rugueuse. Le fémur scié dans sa longueur, n'offrait rien de morbide dans son intérieur. La face interne
de la rotule était inégale et poreuse, sans montrer de la
rougeur. La membrane synoviale était épaissie, très-vasculaire, fongueuse à sa surface interne, recouverte de concrétions purulentes mêlées à beaucoup d'éléments graisseux et à quelques globules fibro-plastiques. Tout autour
de la jointure existait un tissu d'un blanc jaunâtre, offrant
à l'œil nu quelque ressemblance avec le tissu adipeux ; mais
en l'examinant au microscope on vit que c'était un tissu
fibreux, infiltré d'un liquide séreux, et ne renfermant que
peu de vaisseaux et peu de globules exsudatifs.

4° *Inflammation chronique de l'articulation du coude.*

Un homme âgé de quarante-cinq ans entra à l'hôpital de
la Pitié, dans le service de M. Bérard, pour une affection

très-douloureuse du coude qui ne durait que depuis deux
mois; il existait un gonflement considérable de la jointure
et un vaste abcès qui fut ouvert au grand soulagement du
malade. Pendant quinze jours il alla bien, ensuite l'inflammation redoubla d'intensité, les douleurs et l'enflure reparurent; l'ouverture de l'abcès était devenue fistuleuse et
s'étendait jusqu'au fond de l'articulation. La suppuration
devint abondante et sanieuse, le malade perdit ses forces et
maigrit rapidement. L'amputation devint nécessaire.

L'examen de la pièce montra la membrane synoviale de
l'articulation du coude épaissie, injectée d'un jaune rougeâtre, recouverte en plusieurs endroits de sa couche externe
d'un tissu accidentel variant d'un demi à un centimètre d'é-
paisseur. Les os n'étaient pas primitivement malades, mais
leurs extrémités étaient ramollies et enflammées, et pouvaient être facilement coupées par tranches assez minces
pour être examinées au microscope; ce dernier n'y fit
découvrir d'autre altération qu'une diminution de sels calcaires; les mailles, les petits canaux, les corpuscules de l'os
se montraient intacts. Les parties molles qui entouraient la
jointure étaient infiltrées de pus. La membrane synoviale de
l'articulation du coude avait plus d'un millimètre d'épaisseur
et offrait un aspect velouté et un très-fort développement
de vaisseaux capillaires dont les plus fins avaient $0^m,016$
de largeur, formant des anses terminales très-tortueuses,
entrelacées, anastomosant les uns uns avec les autres, et
rappelant dans quelques endroits l'aspect des bourgeons
charnus des plaies en suppuration (Pl. VII, fig. 5). De la
matière colorante du sang infiltrée tout autour donnait à la
rougeur un aspect diffus. Les fibres de la membrane synoviale étaient assez bien conservées, mais écartées par places
par une exsudation granuleuse et par des petits globules
de $0^{mm},005$.

Le tissu qui se trouvait en dehors de la membrane synoviale, jaune, mou, d'apparence homogène, montrait au
microscope comme élément principal des fibres étroites de

0^{mm},0025 à 0^{mm},0035. Entre celles-ci on voyait comme éléments intermédiaires entre les cellules et les fibres des globules, des corps fusiformes avec ou sans noyaux, et des fibres déjà assez longues, mais dont l'origine cellulaire était indiquée par un renflement dans leur milieu.

5° *Tumeur blanche du pied.*

Un jeune homme de vingt-cinq ans était atteint d'une tumeur blanche du pied, qui en peu de temps fit de si rapides progrès et altéra tellement la santé générale, que l'amputation devint nécessaire.

Près de l'articulation tibio-tarsienne existait un abcès ayant son siége dans les parties molles. L'articulation était entourée de masses fongueuses rougeâtres, les surfaces articulaires des os en étaient aussi couvertes; elles présentaient un aspect lisse et velouté; ces fonguosités avaient leur siége, soit dans la membrane synoviale, soit dans le tissu cellulaire sous-cartilagineux. Les cartilages articulaires eux-mêmes ne montraient aucune injection vasculaire et étaient soulevés par la membrane synoviale enflammée et engorgée; ils pouvaient être détachés avec une grande facilité, et ils étaient mous et faciles à déchirer.

Au microscope on reconnaît dans le tissu fongueux tous les éléments du tissu d'exsudation organisé, trame fibreuse fine, vaisseaux abondants et tortueux, globules fibro-plastiques, surtout beaucoup de noyaux, du tissu fusiforme, etc. Ce tissu se rencontre assez souvent dans les produits organisés de l'inflammation, et constitue même la base de quelques tumeurs dont nous donnerons des détails dans une autre partie de cet ouvrage. Cette inflammation chronique diffère ainsi de celle qui a pour résultat une exsudation, qui reste liquide, de celle qui amène l'hypertrophie par excès de nutrition provenant de l'hyperémie capillaire, qui elle-même est la conséquence d'une circulation difficile et ralentie.

Le tissu organisé d'exsudation n'acquiert des propriétés

dangereuses pour l'état général que par son siége. Peu grave
à la surface de la conjonctive et autour des ouvertures fis-
tuleuses, il compromet la vie du malade lorsqu'il se développe dans l'intérieur d'une grande jointure ou à la surface
du cerveau, où il constitue souvent ce qu'on a décrit sous
le nom de fongus de la dure-mère.

L'étude microscopique de ce tissu montre que dans les
tumeurs blanches la compression doit être un des plus puissants moyens pour le faire diminuer ou disparaître ; elle peut
avoir pour effet d'oblitérer ses vaisseaux nourriciers.

Nous terminerons nos observations sur l'inflammation
des articulations par un fait intéressant d'hydarthrose.

*Hydarthrose du genou, injection iodurée, mort quelque
temps après par suite de tubercules pulmonaires, examen du genou malade.*

Un homme âgé de quarante-cinq ans, d'une faible constitution, prétend avoir une bonne santé. Il rapporte néanmoins
qu'il a eu des crachements de sang, il y a cinq ans, qui se
sont répétés souvent pendant plusieurs mois ; à cette époque
il avait aussi une toux accompagnée d'expectoration. Maintenant il paraît mieux, mais le timbre fêlé de sa voix, la
respiration un peu gênée, accompagnée de râle sous-crépitant au sommet du poumon droit, et de matité dans les deux
régions sous-claviculaires font supposer une tuberculisation
pulmonaire. Depuis assez longtemps le genou est le siége
d'un épanchement abondant. M. Velpeau, dans le service
duquel se trouve le malade, fait la ponction et ensuite une
injection avec une partie de teinture d'iode et deux d'eau,
méthode dont l'illustre professeur tire un excellent parti
dans le traitement de l'hydrocèle et de l'hydarthrose.

Le fluide évacué par le trocart avant l'injection iodée
est filant, jaunâtre, ne se séparant pas en sérum et en globules, mais gardant, même à l'état de repos, le mélange
uniforme du liquide et des globules. Ces derniers ont le
volume de ceux du pus, quelques-uns montrant un noyau

excentrique, mais en général ils offrent plutôt les caractères tranchés des globules pyoïdes.

En traitant ce liquide avec l'acide acétique, il s'y forme une coagulation jaunâtre et finement grenue renfermant beaucoup de globules au centre, mais hyaline et comme gélatineuse à la périphérie.

L'acide nitrique y précipite un abondant dépôt blanchâtre, granuleux, assez compacte, renfermant aussi des globules, et montrant l'aspect de l'albumine coagulée. L'ammoniaque liquide n'y produit point de changement ni sous le microscope, ni dans l'éprouvette.

La potasse caustique précipite dans le tube de verre une masse d'un brun violet grisâtre par place, couverte d'une couche coagulée blanchâtre. Au microscope on y reconnaît des bandes cylindriques d'apparence assez régulière; les globules y sont conservés, leurs contours marqués, mais ils paraissent avoir perdu à peu près un quart de leur volume. L'éther ne produit aucun changement dans ce liquide, seulement il paraît rendre la substance inter-granuleuse des globules pyoïdes plus transparente. Il paraît donc que ce liquide d'hydarthrose était fortement albumineux, comme le sont souvent les matières d'épanchements dont les globules pyoïdes sans noyaux constituent le principal élément appréciable au microscope.

L'injection de l'eau iodée ne fut suivie d'aucun accident. Cependant M. Velpeau nous avait prévenu que, l'individu étant tuberculeux, on ne pouvait pas répondre du succès, mais qu'on ne faisait pas non plus courir grand risque au malade.

Douze jours après l'opération, le malade succomba après avoir présenté pendant quelques jours les signes d'une affection grave des organes de la respiration.

A l'autopsie on trouva les poumons remplis de matière tuberculeuse; ils en étaient surtout infiltrés au sommet du poumon droit, où il existait une caverne. Le genou était assez enflammé dans ses parties externes et du pus avait fusé

entre les muscles de la cuisse et ceux de la jambe. Les cartilages et les os étaient dans leur état normal; la membrane
synoviale était épaissie, lisse, non ramollie, offrant une injection rose générale, elle était plutôt hypertrophiée qu'enflammée, et elle put être aisément détachée de toutes les parties sous-jacentes. Son épaisseur était en moyenne de 2 millimètres. Son tissu montrait une structure fibro-vasculaire
avec des globules et des granules interstitiels; l'examen de
cette membrane rendait bien compte de la nature du liquide que nous avions examiné après la ponction.

§ XVII. De l'inflammation des veines.

De toutes les inflammations celle des veines est sans contredit la plus meurtrière. Heureusement elle se rencontre
bien moins fréquemment dans les campagnes et dans la pratique particulière, que dans les hôpitaux.

Peu de maladies ont autant attiré l'attention des médecins
et des chirurgiens que la phlébite. Mais ces études n'ont en
général pas été faites avec autant d'exactitude que l'importance du sujet l'exige.

Sans l'examen microscopique du sang, des produits de
l'inflammation des veines et des tuniques qui les composent,
des abcès métastatiques qui en sont la conséquence, il ne
peut pas y avoir de doctrines complètes sur la phlébite et sur
l'intoxication purulente.

Nous allons donc exposer ce que nos recherches nous
ont appris sur ce sujet. Il faut que nous signalions avant tout
l'insuffisance des expériences qui ont été faites jusqu'à présent sur des animaux pour étudier le mélange du pus avec
le sang dans le torrent de la circulation. Quoique nous nous
soyons livré à de très-nombreuses expériences de ce genre,
nous sommes les premiers disposés à reconnaître et à signaler tout ce qui reste encore à faire sur ce sujet par la voie
expérimentale.

Nous allons partager en deux parties l'exposé des résultats

de nos recherches sur la phlébite. Dans la première nous donnerons des détails sur les phénomènes primitifs et secondaires de la phlébite. Dans la seconde nous essayerons de tracer l'histoire générale de l'intoxication purulente d'un côté d'après les faits qui résultent de la première partie de notre travail, et de l'autre d'après nos expériences directes faites sur divers animaux.

Si nous jetons d'abord un coup d'œil sur les phénomènes locaux de l'inflammation des veines, nous trouvons que la phlébite débute comme une inflammation locale et de la même manière que celle de tous les divers organes en général. Les vaisseaux capillaires nourriciers des parois des veines, existant en petite quantité à l'état normal, se développent assez promptement dans la phlébite, et forment de larges réseaux anastomosant les uns avec les autres. Ordinairement ces vaisseaux capillaires sont très-nombreux et très-développés dans le tissu cellulaire qui entoure la veine, et surtout entre ses membranes externe et moyenne. Lorsque l'inflammation est portée plus loin, nous voyons apparaître un second réseau vasculaire qui n'est que la continuation du premier et dont les anses terminales atteignent la face externe de la membrane fine et ténue qui constitue la tunique interne des veines. L'observation microscopique de ces vaisseaux des parois veineuses montre absolument les mêmes caractères que celles des vaisseaux qui sont le siége de la phlegmasie dans d'autres organes. Ces capillaires sont dilatés et les plus fins n'ont guère au dessous de $0^{mm},02$; ce qui prouve qu'il y a dilatation, vu qu'à l'état de santé les dernières terminaisons des vaisseaux sont beaucoup plus fines que cela. De plus ces anses vasculaires entre les parois des veines sont très-tortueuses et entourées dans leur trajet d'une rougeur pâle et diffuse. Ce réseau vasculaire dont le développement entre les parois des veines est un phénomène constant, n'est cependant pas toujours également abondant et étendu. Cela peut tenir à deux causes. 1° A ce que primitivement ces vaisseaux n'ont pas été extrêmement nombreux. 2° à ce qu'ils ont disparu par les progrès de la maladie et par le travail destructeur qui s'est opéré dans les éléments des parois veineuses.

Nous venons de donner la description de la première période de la phlébite, c'est-à-dire celle de l'hyperémie capillaire avec stase dans les dernières terminaisons des vaisseaux et avec effusion d'un sérum rougeâtre. Nous arrivons à la seconde période, celle de l'exsudation. Nous savons que toutes les inflammations qui se terminent par exsudation, présentent des degrés bien divers quant à la proportion entre les parties tout à fait liquides, et celles qui sont spontanément coagulables, dont les globules ne constituent qu'une forme plus hautement organisée que la fibrine simplement coagulée. Nous avons vu de plus que partout où la fibrine prédominait de beaucoup, nous obtenions l'inflammation adhésive, ou ce qu'on a appelé guérison par première intention.

Eh bien! une des terminaisons de la phlébite est une exsudation fortement fibrineuse s'opérant à travers les parois des réseaux vasculaires qui se sont développés entre les tuniques des veines ; et c'est là sa guérison par inflammation adhésive. Le liquide épanché se trouve alors en partie entre les tuniques; mais, rencontrant moins de résistance du côté de la membrane interne fine et de la colonne liquide du sang, qui constamment passe à côté d'elle, que du côté extérieur où des parties plus solides l'entourent, une bonne portion du liquide exsudé filtre tout naturellement à travers la membrane interne et vient ainsi en contact direct avec le sang. Lorsque ce liquide est très-fibrineux, comme c'est le cas dans l'inflammation, il se coagule et oppose ainsi un obstacle au passage du sang, qui devient la cause de la formation d'un caillot plus ou moins solide. Ce fait nous rappelle celui signalé par Schœder, van der Kolk et J. Davy [1], qu'un morceau de fibrine coagulée mise dans du sang frais en accélère la coagulation. Dans la guérison adhésive de la

---

[1] *Handwœrterbuch der Physiologie.* 1842, t. I, p. 161.

phlébite, il arrive la même succession de phénomènes qu'on
a occasion d'observer lorsqu'on lie une artère un peu
volumineuse. La partie de l'artère située au-dessus de la
ligature devient rouge et s'injecte, il s'épanche sur la paroi
interne de l'artère un liquide fibrineux ; de plus, le sang
ne pouvant franchir la ligature il se coagule, et le caillot
qui bouche alors l'artère d'une manière complète est à la
fois le résultat de l'épanchement fourni par les *vasa vasorum*
et par la coagulation fibrineuse du sang de la circulation.
L'une et l'autre finissent par contracter des adhérences tellement intimes qu'elles finissent par constituer un cordon ligamenteux.

Mais la terminaison de la phlébite par cette exsudation
complétement coagulable et fibrineuse est malheureusement
rare, surtout pour la phlébite traumatique, et nous verrons
tout à l'heure que quand même la sécrétion est fortement
fibrineuse, de fort petites quantités de matière purulente
suffisent pour la rendre toxique et mortelle. Il est cependant
un ordre de faits dans lesquels ce résultat d'inflammation
adhésive s'opère par les secours de l'art, c'est lorsqu'on
guérit des varices par l'application de la poudre caustique
de Vienne ou de la pâte caustique de Cauquoin, qu'on applique sur le trajet des veines, méthode inventée, si je ne
me trompe, par M. Bonnet de Lyon, et mise en usage et
vérifiée à Paris par MM. Bérard et Laugier. En l'employant
dans ma pratique, j'ai été frappé de trouver, après la chute
des escarres, les veines transformées dessous en cordons
résistants et jaunâtres, et je suppose que la guérison, en cas
pareil, s'opère par exsudation fibrineuse et par coagulation ;
car le sang ne s'y trouve coagulé, ni tout à fait spontanément,
ni par une action chimique instantanée. Ce qui prouve
de plus que la phlébite guérit quelquefois spontanément par
cette voie, c'est le fait signalé par M. Bérard aîné dans son
excellent article sur le pus dans le *Dictionnaire de Médecine,*
savoir, qu'on ouvre quelquefois des abcès qui ont leur siége
dans la cavité d'une veine, sans qu'il y ait infection puru-

lente. Or, ce n'est que par la présence d'un caillot fibrineux dense qu'elle peut avoir été prévenue. Il paraît que, dans les cas de guérison des varices que nous venons de citer, et en général dans les phlébites qui se terminent par la guérison, la coagulation est purement fibrineuse, exempte de tout mélange purulent ; et que les phénomènes de stase capillaire et de transsudation surviennent très-rapidement, et avant que le sang, ou au moins sa partie liquide, moins les globules, ait le temps de subir l'altération qui est la cause de la production du pus. C'est pour cela que les anciens, qui souvent observaient fort bien, et expliquaient en général mieux que les moyens qu'ils avaient à leur disposition ne pourraient le faire supposer, appelaient cette guérison, qui provenait promptement après une lésion quelconque et par simple épanchement fibrineux non purulent, guérison par première intention, et cette définition peut s'appliquer non-seulement aux plaies, mais à toutes les inflammations en général.

Malheureusement, cette guérison par première intention n'est qu'exceptionnelle dans les terminaisons de la phlébite. Il est vrai que les caillots manquent rarement, mais dans la plupart des épanchements sur des surfaces séreuses (et la membrane interne des veines en est une) le principe spontanément coagulable du sang se trouve ordinairement mêlé avec des matières purulentes. Or, nous prouverons plus tard qu'il ne faut que des quantités très-petites de pus mêlé avec le sang vivant pour entraîner des accidents mortels.

Le produit d'exsudation qu'on trouve ordinairement dans la phlébite est composé de nombreux globules du pus, de fausses membranes, de quelques globules granuleux et graisseux et de granules moléculaires. Dans quelques cas, on trouve la paroi interne de la veine recouverte de couches pseudo-membraneuses entourées de pus liquide, et l'inflammation, ou plutôt ses produits, peuvent présenter un aspect presque croupal.

Nous supposons que les observations rapportées entre

autres par Rokitansky [1], qui parle de parties étendues et
tubuleuses de la membrane interne des veines détachées par
la phlébite, tiennent plutôt à des concrétions pseudo-membraneuses qu'à un détachement véritable de la membrane
interne de la veine. Le pus est infiltré, en outre, entre tous
les éléments anatomiques qui forment la veine et qui l'entourent. La structure des tuniques du vaisseau malade s'altère plus ou moins profondément, et il y survient du ramollissement, de l'épaississement, de l'écartement de ses fibres,
et même la destruction d'un certain nombre d'entre elles
et l'infiltration de divers éléments purulents dans leurs interstices. Les coagulations purulentes qui bouchent quelquefois incomplétement le calibre de la veine, se distinguent
aisément et au premier aspect de celles qui constituent les
véritables caillots. Ces derniers offrent beaucoup de variétés
de forme; ils sont tantôt blanchâtres, fibrineux et consistants, tantôt plus rouges et plus mous, renfermant des globules du pus dans leur intérieur. Les caillots manquent,
du reste, rarement dans la phlébite; ordinairement ils se
trouvent au-dessus; une fois nous en avons rencontré seulement au-dessous du point de départ de l'inflammation;
très-souvent on en rencontre à la fois au-dessus et au-dessous. Dans un cas, nous en avons vu plusieurs sur le trajet
d'une veine enflammée, séparés les uns des autres par des
espaces intermédiaires en voie de suppuration et sans caillots. La présence du pus dans l'intérieur des caillots a beaucoup occupé les pathologistes. Elle ne prouve autre chose,
si ce n'est que la sécrétion du pus est antérieure à la formation du caillot, et alors on conçoit aisément que du pus
s'y soit mélangé au moment de la coagulation, ou bien
qu'elle est postérieure à la formation du caillot, et alors
on comprend facilement aussi que ce caillot, bien loin
d'être imperméable, ait pu laisser pénétrer du pus dans son
intérieur par imbibition et par capillarité. Croire que le

---

[1] Rokitansky, *Handbuch der pathologischen anatomie*, t. II, p. 642.

pus se soit formé dans le caillot lui-même par transformation directe et immédiate des éléments du sang en globules
du pus, nous paraît une hypothèse non-seulement hasardée,
mais contraire même à tous les autres phénomènes de l'exsudation inflammatoire et de la formation du pus. Le microscope démontre bien plus souvent la présence du pus
dans les caillots que l'examen à l'œil nu ne le ferait supposer. Cela nous rend compte du fait certain que la formation du caillot n'empêche ordinairement pas le développement des accidents généraux de l'infection lorsque du pus
a été sécrété en même temps que le caillot s'est formé.

Il y a un autre fait dont l'explication me paraît bien autrement difficile, c'est de savoir pourquoi le sang ne circule plus dans les veines enflammées, quand même il n'y
a point de caillot qui sépare la partie enflammée de la
veine de sa partie saine ; et pourtant, quoique ce fait soit
rare et exceptionnel, on rencontre des cas dans lesquels les
fausses membranes et le pus ne montrent aucune teinte de
sang, quoiqu'ils ne soient point séquestrés par un caillot.

Il y a une terminaison de la phlébite que nous n'avons
jamais observée, et qui nous paraît assez curieuse, c'est l'ossification centrale du caillot fibrineux qui a oblitéré la veine,
et nous citerons à ce sujet le passage suivant de Rokitansky[1] :
« On a, dit l'auteur, observé cet état dans les veines sous-
« cutanées des extrémités inférieures, dans la veine saphène.
« Nous l'avons observé une fois sur tout le trajet des veines
« mésentériques, affection accompagnée des produits d'une
« péritonite intense. »

Nous traduirons à cette occasion, et nous recommandons à la méditation des pathologistes quelques autres passages de l'ouvrage du célèbre professeur de Vienne, que
l'on regarde avec raison comme un des représentants les
plus distingués de l'anatomie pathologique en Allemagne,
et dont les ouvrages se distinguent par une grande richesse

[1] *Op. citat.*, t. II, p. 641.

d'observations bien faites et sagement commentées. Il s'agit, dans les passages que nous allons traduire, d'établir qu'il existe une phlébite secondaire, produite par une altération morbide primitive du sang, suivie de sa coagulation et de l'inflammation consécutive des parois de la veine. Après avoir passé en revue la phlébite primitive, le professeur allemand continue en ces termes : « La phlébite produite « par coagulation du sang se distingue de la phlébite aiguë « primitive dont nous venons de traiter, en ce que la coa- « gulation dans la veine est le premier phénomène auquel « vient se joindre l'inflammation des parois de la veine « comme phlébite secondaire. La coagulation ne provient « donc pas ici du produit de l'inflammation des parois de « la veine, c'est-à-dire du mélange de l'exsudation locale « épanchée sur la paroi veineuse interne avec le torrent de « la circulation, mais elle est la conséquence d'une maladie « primitive du sang, ou spontanée, ou provenant de l'ab- « sorption de diverses matières formées en dedans ou en « dehors des organes de circulation, et dont le résultat est « que la colonne du sang de la veine se coagule spontané- « ment quelquefois à une distance assez grande du foyer « primitif d'infection. La coagulation étant donnée, il se « développe, sinon dans tous les cas, et toujours rapide- « ment, du moins ordinairement en peu de temps une in- « flammation des parois de la veine. L'existence de cette « altération est prouvée d'un côté par l'observation non « douteuse de la coagulation du sang dans les parties les « plus diverses de la circulation, depuis le centre jusque « dans les capillaires, sans trace d'une inflammation vascu- « laire locale. D'un autre côté, son existence est démontrée « par la circonstance, que, dans des cas d'inflammation « d'un vaisseau, nous ne sommes pas autorisés, ni par l'in- « tensité, ni par la période de cette phlegmasie, à supposer « qu'elle ait occasionné la coagulation par les produits d'ex- « sudation sur la paroi interne du vaisseau. »

Les marques distinctives auxquelles l'auteur reconnaît

cette phlébite, sont : 1° le peu d'intensité de l'inflammation locale de la veine en proportion de la coagulation du sang. 2° La coagulation a été ordinairement produite par la pyoémie, ce qui fait que le caillot subit ordinairement une fonte partielle, sanieuse et purulente, et la veine renferme de plus un liquide couleur de chocolat, mêlé de débris du caillot. 3° A la suite de cette décomposition du caillot, la membrane interne de la veine fortement irritée mêle ses produits d'exsudation à ceux de la décomposition primitive. 4° L'infection générale purulente est intense, et produit beaucoup d'abcès métastatiques. 5° Une coagulation qui séparerait la phlébite de la masse du sang ne pourrait pas servir de barrière en cas pareil.

Tout en soumettant ces remarques à l'attention du lecteur, nous ne pouvons nous empêcher d'avouer qu'il y a beaucoup de choses hypothétiques dans cette manière de voir qui se rapproche de l'ancienne doctrine sur la prédisposition purulente par l'altération des humeurs, si ingénieusement défendue dans ces derniers temps par M. Tessier. Ce n'est, du reste, pas ici l'endroit d'en faire la critique, et nous reviendrons sur ce sujet à l'occasion de l'intoxication purulente.

On a beaucoup parlé, et surtout dans notre époque, de la phlébite capillaire, et on a cru y trouver la clef de beaucoup d'énigmes. Les deux auteurs qui s'en sont le plus occupés, sont Cruveilhier et Rokitansky. Au premier aspect la doctrine de la phlébite capillaire a quelque chose de bien séduisant. Par le nom de phlébite capillaire, on veut indiquer l'inflammation des dernières ramifications du système veineux. Mais, sous le microscope, on ne peut distinguer les capillaires veineux des capillaires artériels; on ne trouve qu'un simple réseau qui va des petites veines aux petites artères par des arcades continues; il n'existe pas de démarcation nette ni de point fixe où le capillaire veineux cesse, et où l'artériel commence. Il ne peut donc pas être question d'une inflammation des capillaires veineux seuls; mais

nous croyons même que jamais aucun vaisseau capillaire
ne peut devenir le siége d'une inflammation. Il va sans dire
que nous ne parlons pas ici des altérations qu'éprouve le
sang dans les capillaires par l'effet de l'inflammation. Il
n'est question ici que des canaux qui le renferment. Or,
ceux-ci arrivent à une telle ténuité, que les globules du sang
ne peuvent y passer que un à un, et les plus fins ont bien au-
dessous d'un centième de millimètre de largeur. Par conséquent, étant eux-mêmes les terminaisons les plus fines, les
tuyaux primitifs pour ainsi dire du système circulatoire,
ils ne peuvent plus renfermer des vaisseaux dans leurs parois. Cela est prouvé, non pas seulement par l'induction,
car c'est une méthode dont il faut toujours se méfier, mais
c'est un des points les plus faciles à vérifier par l'observation microscopique directe de toutes les parties transparentes
si nombreuses, dans lesquelles on peut examiner la circulation, soit à l'état physiologique, soit à celui d'hyperémie
inflammatoire.

Pour que l'inflammation puisse avoir lieu, il faut nécessairement que la partie dans laquelle l'hyperfibrination du
sang se localise ait des vaisseaux capillaires; c'est ce qui a
lieu, par exemple, dans l'inflammation des veines et des
artères de tous les calibres. Or, les vaisseaux capillaires
étant la plus simple expression des canaux vasculaires,
n'offrent point, comme nous l'avons vu, des vaisseaux dans
leur substance, et ne peuvent pas, par conséquent, être
le siége d'un travail phlegmasique localisé dans leurs parois.
Il ne peut donc pas être question d'une phlébite capillaire.

Toutes les veines peuvent être le siége de l'inflammation,
et nous connaissons aujourd'hui l'inflammation des veines
des membres, soit des parties molles, soit du système osseux ;
celle de la veine cave, de la veine porte, celle des sinus
cérébraux, utérins, etc.

Quel que soit le siége de l'inflammation du système veineux, lorsque celle-ci ne se termine pas par l'oblitération bien
solide de la veine au moyen d'un caillot purement fibrineux

et non purulent, nous savons qu'il survient des accidents fort graves et ordinairement mortels.

Dans la partie de ce travail consacré à l'étude de l'intoxication purulente, nous chercherons à démontrer que tous ces accidents proviennent du mélange direct du pus avec le sang, opinion, du reste, fort ancienne, mais qui a besoin d'être mieux prouvée par la voie expérimentale que cela n'a été fait jusqu'à présent. Nous nous bornerons, dans les pages suivantes, à donner plutôt la description des altérations secondaires de la phlébite, et nous tâcherons de rendre cette description plus explicite en citant quelques observations ; nous discuterons plus tard le mode de formation de la phlébite.

L'étude du sang dans la phlébite n'a malheureusement pas encore été faite d'une manière assez approfondie, et nous exprimons ici le vœu que MM. Andral et Gavarret, auxquels la science est déjà redevable de tant de beaux travaux sur l'hématologie, examinent surtout comparativement le sang de la phlébite dans sa première période inflammatoire, dans laquelle ils trouveront probablement une augmentation de fibrine, et ensuite le sang de la seconde période pyoémique, dans laquelle nous soupçonnons fort une diminution assez notable du principe spontanément coagulable du sang.

Nous verrons plus bas à quels résultats nous ont conduits nos études microscopiques sur le sang de divers animaux auxquels nous avions injecté du pus sous toutes les formes diverses dans le torrent de la circulation. Nous avons moins examiné le sang de l'homme atteint d'intoxication purulente. Dans le peu de recherches que nous avons faites à cet égard, nous avons trouvé le sang très-liquide, d'un rouge brun, peu coagulable, mais sans altération constante de ses globules. Il y a cependant un point que nous avons toujours recherché, tant dans nos expériences de vivisection que dans nos études microscopiques sur cette matière. C'est la question de savoir si on peut retrouver les globules du

pus dans le sang. Or, malgré tout le soin que nous y avons
mis, nous n'avons rencontré des globules de pus dans le
sang que deux fois ; une fois d'une manière non douteuse
dans l'auricule droite d'un des animaux auxquels nous avions
injecté du pus par l'artère fémorale. Le second cas est celui
d'un homme qui succomba à une phlébite brachiale. Cette
dernière observation, qui est la seule que je pourrais citer
pour l'homme, a cependant laissé des doutes dans mon
esprit, surtout depuis que j'ai rencontré un grand nombre
de fois dans le sang des globules qui offraient[1] quelque ressemblance avec ceux du pus, et dont les divers degrés de
développement m'ont donné la conviction que c'étaient des
globules imparfaitement développés de l'épithélium de la
paroi interne des vaisseaux, dont l'existence, du reste, a été
reconnue par des anatomistes de premier mérite, tels que
Henle, Valentin, Pappenheim et d'autres. Or, ce fait,
appuyé sur la disparition des globules du pus dans le
sang de presque tous les animaux auxquels j'en avais injecté, m'a rendu méfiant de mes propres observations
antérieures. Cependant nous trouvons dans l'hématologie
pathologique de M. Andral plusieurs observations intéressantes sur la présence des globules du pus dans le
sang, observations assez importantes pour les citer en
entier. M. Andral s'exprime ainsi sur ce sujet : « Une
« fois ceux-ci (les globules du pus) reçus dans le sang,
« pourraient-ils de nouveau se réunir et reconstituer de
« nouveaux globules ? Je ne veux point ici épuiser cette
« question. Je ne crois pas d'ailleurs qu'on puisse encore la
« résoudre par les faits que possède actuellement la science.
« Toutefois, je dirai que la présence des globules du pus
« dans le sang qui circule me paraît être, d'après ce que
« j'ai vu moi-même, un fait hors de toute contestation. J'ai
« trouvé, en effet, plus d'une fois, au milieu des globules

[1] Andral, *Essai d'hématologie pathologique.* Paris, 1843, p. 113
et suiv.

« du sang que je recueillais dans des vaisseaux de cadavres,
« des globules de pus très-bien formés et à caractères telle-
« ment tranchés qu'on ne pouvait pas les méconnaître. Ce
« n'étaient certainement ni des globules de sang altérés,
« soit déchiquetés, soit framboisés, ni ces globules blancs
« particuliers qu'on trouve mêlés aux globules rouges ordi-
« naires, et qu'on ne saurait d'ailleurs confondre avec les
« globules de pus. Voici d'ailleurs les cas où je les ai ren-
« contrés :

« Le premier de ces cas est relatif à un individu qui fut
« apporté mourant à l'hôpital de la Charité dans un état
« ataxo-adynamique des plus prononcés. Je trouvai à l'ou-
« verture du cadavre des abcès multipliés dans le cerveau,
« dans les poumons, dans la rate, dans les reins. Le sang
« était partout, soit complétement liquide, soit comme gru-
« mêlé, et semblable à une gelée de groseille très-peu con-
« sistante. Je recueillis une certaine quantité de sang de la
« veine crurale pour l'examiner au microscope ; au milieu
« de beaucoup de globules sanguins déformés et framboisés
« (ce qui est leur état ordinaire sur le cadavre), on dis-
« tinguait très-nettement un assez grand nombre de glo-
« bules de pus. Il n'y avait d'ailleurs nulle part la moindre
« trace de phlébite. C'est l'un de ces cas que les anciens
« eussent désigné sous le nom de diathèse purulente. Des
« collections de pus dans plusieurs solides, et du pus dans le
« sang, telles furent en effet les seules altérations dont on
« constata l'existence.

« Chez un autre malade, je trouvai du pus mêlé au sang
« dans les circonstances suivantes :

« C'était un ouvrier qui avait reçu sur la jambe un coup
« violent d'où était résulté une plaie ; il ne survécut que
« trois jours à cet accident, après avoir présenté une fièvre
« intense, avec du délire auquel succéda une grande pro-
« stration et un état comateux.

« Les veines qui partaient de la plaie n'offrirent rien de
« remarquable ; mais la veine crurale était remplie de sang

« coagulé, sans que ses parois présentassent d'ailleurs au-
« cune altération notable. Examiné au microscope, ce sang
« me présenta des globules très-petits, et pourtant au milieu
« d'eux on distinguait çà et là des globules de pus aussi
« bien formés que ceux qu'on aurait trouvés dans un abcès.

« Dans le reste du système vasculaire, le sang ne m'offrit
« rien de particulier, ni à l'œil nu, ni au microscope. Les
« ganglions inguinaux du côté malade étaient gonflés et
« en suppuration.

« Je citerai encore le cas d'une femme qui mourut à la
« Charité par suite d'un vaste abcès dans le psoas. Indé-
« pendamment de cet abcès, je constatai chez elle les alté-
« rations suivantes :

« De nombreuses collections purulentes, semblables à
« celles qu'on appelle métastatiques, existaient dans les
« deux poumons.

« Les parois de la veine crurale droite présentaient une
« épaisseur insolite ; elles étaient comme carnifiées, et leur
« surface interne était comme rugueuse et inégale. Le sang
« qui remplissait cette veine ressemblait à une sanie, et le
« microscope y faisait voir une très-grande quantité de
« globules de pus. Mais en outre ces globules existaient aussi
« dans le sang que le cœur contenait ; il y en avait un
« grand nombre dans le sang complétement liquide du
« ventricule droit ; on les trouvait encore, mais beaucoup
« plus rares dans le sang également liquide du ventricule
« gauche. Un très-petit caillot fibrineux était intriqué dans
« les colonnes de ce ventricule. Dans celles du droit était
« comme enlacée une toile membraniforme, telle que celle
« qu'on trouve souvent dans le cœur avec tous les genres
« de maladies et de morts, et qui n'est autre chose qu'un
« dépôt de fibrine qui s'étend en membranes, comme elle
« s'étend, par exemple, à la surface du caillot. Si j'en parle
« ici, c'est pour bien établir quels étaient les restes de coa-
« gulation que présentait encore ce sang qui contenait du
« pus, et en outre parce que j'examinai au microscope un

« morceau de pseudo-membrane, et que je la trouvai con-
« stituée comme toute production fibrineuse par un très-
« beau réseau dans les mailles duquel étaient emprisonnés
« des globules de sang et des globules de pus parfaitement
« distincts les uns des autres, là comme ailleurs. Dans ce
« cas, du reste, où en des points si divers du système cir-
« culatoire le sang et le pus étaient mêlés ensemble, je ne
« trouvai pas les globules de sang différents quant à leur
« nombre de ce qu'on les trouve ordinairement dans les
« cadavres.

« Ces trois cas prouvent clairement que du pus sous la
« forme de globules peut circuler avec le sang dans les
« vaisseaux, et arrive même du cœur droit au cœur gauche
« en traversant les poumons. Il me paraît bien évident que,
« dans le dernier cas cité, il en fut ainsi; la plupart des
« globules du pus poussés du système veineux dans l'artère
« pulmonaire s'arrêtèrent aux dernières extrémités de cette
« artère; de là les nombreux abcès qui existaient dans les
« poumons; mais quelques-uns purent s'engager dans les
« veines pulmonaires, et arriver jusqu'au cœur gauche, où
« je les retrouvai. »

Nous avons dit que c'était par le mélange du pus avec le
sang que la phlébite produisait des accidents secondaires si
graves. Avant de faire l'analyse de ces derniers, examinons
d'abord si la pyoémie peut survenir sans inflammation des
veines. Ici se présentent deux cas possibles : 1° la pyoémie
surviendrait spontanément. Nous avouons que nous ne connaissons pas un seul fait bien avéré de pyoémie survenue
sans phlébite. Cette dernière peut bien être spontanée, de
même que nous observons l'artérite et l'endocardite idiopathique, mais alors les accidents graves ne surviennent que
lorsque le pus s'est mêlé avec le sang; aussi, en cas pareil,
les signes locaux de la phlegmasie veineuse précèdent-ils
ceux de l'infection purulente ; 2° on a souvent parlé de pus
porté dans le torrent de la circulation par des veinules qui
s'en étaient remplies par capillarité, et l'avaient ainsi charrié

dans le sang. C'est encore une de ces hypothèses qui ne peuvent pas soutenir un examen sérieux. Une veine qui se remplirait de pus qu'elle porterait dans un vaisseau plus volumineux, et ainsi dans la masse du sang devrait, étant béante, bien plutôt donner lieu à une hémorrhagie, et ensuite se fermer par un caillot que pomper mécaniquement le pus sans laisser sortir une certaine quantité de sang. On pourra me demander comment il se fait que les alentours d'une plaie ou d'un abcès deviennent quelquefois le point de départ des accidents les plus graves d'intoxication, si de très-petits vaisseaux érodés par la suppuration n'avaient pas en cas pareil introduit le pus directement dans le sang? On pourrait objecter de plus, qu'on observe quelquefois les accidents de la résorption purulente chez des personnes atteintes de plaies ou de blessures, chez lesquelles l'examen le plus attentif ne montre pas un seul vaisseau enflammé. Quant à la première objection, nous ferons remarquer que les vaisseaux nourriciers des veines pénètrent surtout dans celles-ci par leur tunique cellulaire extérieure. Or, ces vaisseaux montrent de nombreuses anastomoses avec ceux du tissu cellulaire environnant. Eh bien! si dans la phlébite ces anastomoses sont la cause de l'inflammation et de la formation du pus dans le tissu cellulaire sur le trajet des veines malades, en même temps qu'il s'en forme dans les vaisseaux eux-mêmes, il n'y a d'un autre côté rien de plus possible que le phénomène inverse, savoir qu'une inflammation du tissu cellulaire, qu'elle provienne d'une piqûre toxique ou qu'elle soit consécutive à une plaie en suppuration, puisse se propager de proche en proche et atteindre les vaisseaux nourriciers d'une veine voisine dans l'intérieur de laquelle la production d'une petite quantité de pus suffirait pour produire l'intoxication purulente. Nous avouons que c'est une hypothèse, mais elle est tout à fait conforme à l'observation des lois générales de l'inflammation; ainsi l'infection purulente qui surviendrait par suite d'une plaie, d'un ulcère, d'une petite opération chirurgicale pourrait bien s'expliquer par la propagation de l'inflammation par continuité directe aux vaisseaux, qui se répandent entre les parois des veines petites ou plus volumineuses. La phlébite produite ainsi rend facilement compte de l'intoxication consécutive.

Quant à la seconde objection, nous convenons qu'une réponse positive n'est pas possible; mais de toutes celles qu'on pourrait faire; pour nous la plus conforme aux faits observés, serait de dire qu'une inflammation d'une veine peu volumineuse peut bien exister souvent en cas pareil, et être suffisante pour rendre compte de l'infection, et pourtant échapper à une dissection même attentive.

Nous résumons donc notre manière de voir sur la production de l'intoxication purulente chez l'homme dans la proposition suivante. Dans la grande majorité des cas, une phlébite bien manifeste est le point de départ de l'infection, et dans ceux où l'inflammation d'une veine ne peut pas être démontrée par le scalpel, l'hypothèse d'une phlébite occulte offre bien plus de probabilité que toutes les autres suppositions qu'on pourrait émettre pour expliquer l'intoxication.

Nous arrivons à présent aux accidents secondaires et consécutifs de la phlébite, qui, comme nous le verrons bientôt, ne sont pas constants, mais existent cependant dans la majorité des cas. Deux fois nous avons observé l'absence d'abcès métastatiques malgré l'existence évidente de l'infection purulente. Nous reviendrons plus tard sur ces deux cas.

Les endroits du corps dans lesquels nous avons observé des abcès métastatiques sur la nature et la formation desquels nous nous expliquerons plus tard, sont : les cavités séreuses du péritoine, des plèvres, les membranes synoviales, les membranes séreuses de l'intérieur de l'œil; de plus le tissu cellulaire entre les muscles où sous la peau du tronc et des membres et enfin les organes parenchymateux, tels que la rate, les reins et avant tout les deux organes les plus vasculaires et les plus importants pour l'épuration du sang, savoir le foie et les poumons; on rencontre, de

plus, quelquefois comme effet de l'intoxication purulente,
une irritation inflammatoire de plusieurs membranes muqueuses et surtout de celles de l'estomac et des intestins.
C'est en cas pareil, lorsque les symptômes de cette inflammation étaient bien prononcés pendant la vie, qu'on a souvent supposé, comme cause de la résorption purulente, un
écart de régime. En général on est encore beaucoup trop
disposé dans la pratique de la médecine et de la chirurgie
à faire une large part aux causes occasionnelles. Nous ne voulons nullement nier leur influence; mais nous voudrions
seulement que, dans un certain nombre de cas, on n'attri-
buât pas à une cause accidentelle et insuffisante, ce qui est
la conséquence nécessaire de la marche progressive d'une
maladie grave et est tout à fait indépendant de la cause à
laquelle on l'attribue.

Les abcès métastatiques et les collections purulentes qu'on
rencontre dans les cavités séreuses, ont cela de commun,
et nous insistons sur ce fait, qu'on trouve toujours les parties qui les ont sécrétés, dans un état d'inflammation. Cette
dernière peut ne pas avoir été intense; elle peut, lorsque la
maladie s'est prolongée, avoir disparu en ne laissant que
son produit; mais lorsqu'on examine bien attentivement la
formation de ces collections et de ces infiltrations de pus,
on rencontre toujours, et même chez les individus chez lesquels l'inflammation a paru cesser complétement, quelque-
uns de ces abcès métastatiques, qui montrent comme point
de départ l'hyperémie inflammatoire. Chaque fois que j'ai
eu occasion d'examiner une membrane synoviale, ou une
autre membrane séreuse dans laquelle un épanchement métastatique récent venait d'avoir lieu, j'y ai rencontré de
nombreuses arborisations vasculaires, et j'ai pu me convaincre, surtout en comparant ces membranes avec d'autres
qui étaient saines, et que je prenais dans d'autres cadavres,
que les premières étaient rouges, vasculaires et gonflées
avec écartement de leurs fibres, tandis que celles qui étaient
saines offraient un aspect tout différent. Mais lorsque j'exa-

minai ces mêmes parties sur des malades chez lesquels la mort n'était survenue que du vingtième au trentième jour, elles étaient presque revenues à leur état physiologique, tout en montrant un épanchement abondant ; l'inflammation y avait donc très-probablement existé à une période antérieure de la maladie.

Chaque fois que j'ai pu examiner des abcès métastatiques dans des organes parenchymateux dans lesquels ils se trouvaient en grand nombre, à côté de collections purulentes étendues, j'en ai toujours trouvé d'autres qui étaient petites, et quelques-unes enfin qui n'étaient qu'à l'état tout à fait naissant. C'est l'analyse de ces dernières qui est de beaucoup la plus instructive. On peut alors étudier les gradations suivantes.

1° Une injection capillaire locale et circonscrite, montrant des petits vaisseaux dilatés et gorgés d'un sang rouge foncé, plus ou moins coagulé, dans lequel on reconnaît peu de globules et un plasma assez uniforme, mais jamais des globules de pus.

2° Au centre de cette vascularisation, on commence à apercevoir un point jaune qui n'est autre chose qu'une gouttelette de pus. En effet, en l'examinant au microscope, on y reconnaît quelques globules de pus bien caractérisés, en général sans noyaux, et surtout beaucoup de granules, le tout dans un sérum pyoblastique.

3° La collection purulente a fait quelques progrès, mais elle n'est encore qu'à l'état de simple infiltration. La vascularité tout autour continue, mais elle n'a pas cependant augmenté en proportion de celle de la matière purulente ; ce qui s'explique parce que les capillaires chargés de l'excrétion pyoblastique, ayant perdu une partie de leur contractilité et de leur densité de tissu, livrent plus aisément à ce liquide les matériaux de sa formation. Si nous examinons à cette période les tissus dans lesquels le pus a été déposé, nous trouvons que, malgré leur apparente destruction, ils sont encore assez bien conservés. C'est ainsi que dans les poumons, on rencontre le tissu aréolaire intact et les dernières terminaisons de l'arbre respiratoire remplies et comme injectées de pus, mais le tissu cellulaire n'y est pas encore détruit. Dans le foie on reconnaît encore les canaux biliaires capillaires et les cellules qui leur sont propres. Dans les reins, il en est de même des canaux urinifères, de leur épithélium et des corpuscules de Malpighi.

4° La sécrétion du pus continue, l'infiltration purulente se transforme en un foyer dont le centre liquide est composé d'un pus granuleux et graisseux, ne montrant que peu de globules de pus bien complets. Ce qui est surtout bien caractéristique dans la majorité des cas pour les abcès métastatiques du foie, c'est leur odeur particulière qui nous à frappé chaque fois que nous avons eu occasion d'en examiner, et dont nous n'avons trouvé jusqu'à présent qu'une seule exception. C'est une odeur comme celle de la moisissure, du reste difficile à définir, mais tout à fait propre à ce genre d'altération. Avec ce pus liquide se trouvent mélangés des débris des tissus propres aux divers organes; autour des foyers existe l'infiltration purulente avec les caractères que nous venons de lui assigner.

5° Il arrive fréquemment qu'on rencontre des abcès métastatiques dont la cavité pourrait loger un œuf de poule, et même bien au delà. Ces abcès se rencontrent surtout dans le foie. En les abstergeant et en les comparant avec les collections fort petites et les divers degrés intermédiaires, on peut voir que le mécanisme de leur formation n'est pas tout à fait le même que celui des abcès phlegmoneux. Ce n'est pas un point central qui se transforme en petite cavité, et qui s'agrandit en gagnant de proche en proche du centre vers la circonférence, mais ce sont des cavités lobuleuses à nombreuses anfractuosités qui se sont formées par la confluence d'un certain nombre de petits foyers. Cette différence s'explique facilement. Dans l'inflammation phlegmoneuse il y a un point local d'irritation, qui, ensuite, réagit sur les parties qui l'entourent, et même sur l'orga-

nisme tout entier. Dans l'inflammation métastatique, par
contre, nous avons affaire à un sang vicié par le pus qui
y est versé par suite de la phlébite. Le pus mêlé au sang,
tout en ayant provoqué une infection générale de ce liquide,
tend à se localiser par des abcès multiples.

En résumé, les abcès métastatiques sont donc précédés
d'une irritation locale qui s'établit sous l'influence d'une
altération générale, et nous verrons plus tard qu'ils ne sont
nullement formés par des dépôts mécaniques. N'oublions
pas de noter que dans quelques organes, dans le poumon,
par exemple, le tissu qui entoure ces abcès peut devenir le
siége d'une inflammation secondaire, et qu'on y rencontre
alors du sérum rougeâtre, de grands globules granuleux,
en un mot, les divers caractères de l'inflammation non métastatique.

Avant de parler en détail de l'intoxication purulente in-
séparable de l'étude de la phlébite, nous mettrons sous les
yeux du lecteur quelques-uns des faits d'inflammation des
veines et d'abcès métastatiques que nous avons eu occasion
d'observer.

1° *Phlébite aux deux bras, suite de deux saignées.*

Un homme d'une forte constitution, dans la force de
l'âge, entre à l'hôpital de la Pitié (service de M. Piorry),
pour une inflammation des bronches, pour laquelle il est
saigné aux deux bras à un jour de distance. Les deux saignées sont pratiquées par des personnes différentes. A la
suite de la seconde, il se déclare une inflammation de la
veine du bras gauche, qui s'étend jusqu'à la veine sous-
clavière. La veine de l'autre bras s'enflamme également.

En disséquant la veine du bras gauche à l'endroit de la
saignée, on voit non-seulement extérieurement de nombreux foyers purulents sur son trajet, mais même à travers
ses membranes épaissies, elle offre une injection jaune et
purulente. Au-dessous, l'inflammation et les foyers purulents
du tissu cellulaire s'étendent jusqu'au poignet et au-dessus,

tout le long du côté externe du muscle biceps. La veine
enflammée s'ouvre dans la veine sous-clavière. L'artère,
ainsi que les veines internes du bras, sont saines, les poumons montrent des adhérences du côté gauche. Le lobe
inférieur est engoué. La membrane muqueuse bronchique
est phlegmasiée sur plusieurs points. Malgré le plus grand
soin, je ne peux trouver d'abcès métastatiques ni dans les
poumons, ni dans le foie, ni dans les reins; la rate est ramollie et volumineuse. Ainsi, ce ne sont pas ici des dépôts
purulents dans les organes, mais bien le mélange direct du
pus avec le sang qui a entraîné la mort du malade.

En effet, après avoir compris entre deux ligatures un
morceau de la veine sous-clavière saine et un autre de la
veine cave descendante, je reconnus dans ce sang de nombreux globules du pus dont l'acide acétique démontrait
bien les noyaux; de plus, beaucoup de granules moléculaires et des morceaux de fibrine coagulée. La couleur du
sang n'est pas normale, et, quoique foncée, elle a une légère teinte d'un gris jaunâtre. La veine enflammée, ouverte
dans toute sa longueur, montre une couche de près d'une
ligne d'épaisseur (Pl. vii, fig. 6), composée de fausses
membranes, de pus et de détritus de la membrane interne,
dans laquelle on ne reconnaît plus aucune structure fibreuse
comme dans les veines saines du même individu, examinées
comparativement. Ces fausses membranes présentent plutôt
une stratification à aspect fibreux que des véritables fibres,
et font plutôt l'effet d'une coagulation que d'une organisation; on reconnaît, de plus, de nombreux globules purulents qui sont comme pris dans une gelée; au-dessous de
ces fausses membranes on enlève par lambeaux la membrane interne épaissie et ramollie, qui est aussi infiltrée de
pus (Pl. vii, fig. 7). La membrane moyenne à l'état normal
si ténue, a plus d'un millimètre d'épaisseur, et montre une
stratification si dense, que ce n'est que vers les bords
qu'on reconnaît sa structure fibreuse primitive. On voit,
de plus, dans sa substance beaucoup de canaux arborisés

anastomosant les uns avec les autres; ce sont des capillaires, des *vasa vasorum* très-développés (Pl. vii, fig. 8); il n'y existe que peu de coloration rouge sur le trajet de ses vaisseaux. Dans les couches profondes de la membrane moyenne (vue par sa face interne), on reconnaît beaucoup de fibres élastiques assez larges, jaunes, anastomosant entre elles.

Entre la membrane moyenne et externe on voit un réseau vasculaire étendu; on peut beaucoup mieux disséquer ces membranes épaissies par l'inflammation que celles des veines saines. La vascularité se reconnaît déjà au premier aspect à l'œil nu; les vaisseaux sont très-distincts et entourés partout d'une rougeur diffuse, ils ont une forme tortueuse, et offrent tous les caractères des vaisseaux de l'inflammation. Dans l'intérieur de ces capillaires on reconnaît les globules du sang en partie déformés par la coagulation.

La membrane externe de la veine, qu'il faut bien distinguer du tissu cellulaire condensé de sa surface, montre de larges fibres jaunes, élastiques, mêlées de fibres cellulaires ordinaires; elle est moins épaissie que les autres membranes. Le tissu cellulaire extérieur qui entoure la veine est très-engorgé, et montre aussi une infiltration purulente et un réseau capillaire très-développé dont les vaisseaux, disposés par couches, paraissent anastomoser avec ceux du réseau capillaire plus profond de la veine elle-même.

Ainsi, en résumé, nous trouvons dans cette veine malade les éléments suivants : 1° à la partie la plus interne de la veine une couche de pus; 2° une exsudation pseudo-membraneuse; 3° la membrane interne de la veine ramollie, épaissie, altérée dans sa structure et infiltrée de pus; 4° la membrane moyenne fibreuse très-vasculaire sur ses deux faces; 5° la membrane fibro-élastique légèrement épaissie et infiltrée; 6° une autre couche vasculaire très-prononcée anastomosant avec la première plus interne; 7° enfin le tissu cellulaire externe vasculaire épaissi et infiltré de pus. Il n'y a de caillots solides que dans une petite veine colla-

térale près de l'endroit de la saignée. Dans ce caillot on
reconnaît une structure fibrineuse, mais il n'y a point de
pus. Toutes les autres veines sont perméables et ne sont
point fermées par des caillots solides.

La veine enflammée du bras droit offre les mêmes altérations, qui s'étendent depuis la piqûre de la saignée jusqu'au poignet en bas et jusqu'à la veine axillaire en haut.
Elle est très-épaissie, et conserve sa forme cylindrique
comme une artère ; sa couleur est d'un rouge clair ; tout
le tissu cellulaire ambiant est fortement enflammé, mais
n'offre de foyers purulents que là où les veines collatérales prennent naissance ; ces dernières sont remplies
de pus.

La veine malade est parfaitement perméable dans toute
sa longueur ; seulement, dans quelques endroits, les produits d'exsudation forment des couches un peu plus épaisses.
Du reste, un stylet mousse y pénètre partout sans la moindre
résistance, et la communication entre la partie saine et la
partie malade de la veine n'est pas interrompue par la
formation de caillots. Cependant l'absence d'imbibition et
d'éléments du sang montre que la circulation y a été interrompue. Il est vrai que cela s'explique en partie par
l'oblitération des veines collatérales, qui amenaient le sang
dans la veine malade avant qu'elle fût le siége de l'inflammation. Les changements de structure dans les parois de la
veine sont les mêmes que ceux que nous avons signalés
dans la veine de l'autre bras.

Nous avons donc ici un exemple d'absence de caillots
fibrineux entre la partie malade et la partie saine de la veine.
C'est, de plus, un de ces cas rares dans lesquels le mélange
du pus avec le sang ne peut pas être révoqué en doute,
quoique nous ne trouvions point d'abcès métastatiques.

Je n'ai rencontré en tout jusqu'à présent que deux cas
de ce genre. Nous venons de décrire le premier. Le second,
que j'observai à l'hôpital militaire de Lavey, est celui d'un
homme qui avait reçu un premier coup de feu à travers le

genou, un autre au mollet et de nombreuses contusions à la tête. La rotule était brisée. Au premier examen, je fis l'extraction de plusieurs petites esquilles recouvertes de substance cartilagineuse appartenant à la tête du tibia. L'amputation immédiate aurait été indiquée sans les accidents du côté de la tête. Ce qui, de plus, nous faisait concevoir quelque espérance de sauver ce membre, c'était un cas semblable qui paraissait vouloir se terminer heureusement sans amputation. En effet, un traitement antiphlogistique général et local très-énergique parut réussir au point que, pendant le premier temps, le pronostic était bon, et que nous nous flattions déjà de la possibilité d'une guérison sans amputation. Mais dix jours après avoir reçu la blessure, le malade eut un accès de frisson qui dura pendant une demi-heure, et nous fit augurer mal de l'issue de la blessure. La fièvre devint ardente et continue, les frissons se répétèrent jusqu'à quatre fois par jour, le genou enfla de nouveau, la suppuration y devint profuse et sanieuse; ces symptômes indiquaient l'infection purulente. Le traitement antiphlogistique que nous avions mis en usage pour combattre les accidents du côté de la tête et l'inflammation du membre blessé, fut remplacé par l'usage interne du sulfate de quinine, de consommés vineux et d'autres analeptiques. Mais ces moyens n'eurent aucun effet sur la marche de la maladie, et le malade succomba vingt-trois jours après avoir été blessé, et treize jours après les premiers frissons.

Nous nous attendions naturellement à trouver à l'autopsie une phlébite et des abcès métastatiques, et nous fûmes fort étonnés de n'en rencontrer aucune trace. Les méninges étaient fortement congestionnées, sans cependant offrir d'épanchement purulent. Les organes intérieurs de la poitrine et de l'abdomen n'offraient point d'altération appréciable. Le genou blessé était rempli de pus, et tous les tissus du tiers inférieur de la cuisse étaient réduits en un putrilage noirâtre, montrant le tissu des muscles ramolli et décomposé. Les gros vaisseaux de ce membre ne montraient aucune altération. Nous avons donc eu ici tous les symptômes de l'infection purulente sans en trouver les signes nécroscopiques, et pourtant nous croyons que l'infection a eu lieu, car nous ne saurions pas nous rendre compte autrement des frissons répétés jusqu'à quatre fois dans les vingt-quatre heures, ainsi que des autres symptômes généraux que le malade avait présentés.

2° *Phlébite, suite d'une saignée ; infection générale ; mort au bout de trente-sept jours.*

Un jeune homme était entré à l'hôpital de la Charité pour un herpès labialis ; il eut en même temps des signes de congestions à la tête. On lui pratiqua une saignée au bras droit. La veine piquée s'enflamma. Bientôt survinrent les symptômes d'infection purulente, l'état adynamique particulier, qui accompagne toujours cette maladie, une diarrhée abondante qui dura jusqu'à la fin ; de la gêne dans la respiration avec râle muqueux dans plusieurs points de la poitrine. Il eut souvent des frissons, des douleurs articulaires vagues ; le pouls devint très-petit, il maigrit avec une étonnante rapidité, et succomba après s'être graduellement affaibli. En général, nous sommes frappés de la rapidité avec laquelle la maigreur peut atteindre presque son plus haut degré lorsque le sang est vicié par la présence d'une substance toxique quelconque, et surtout par celle du pus. A l'autopsie, la veine enflammée présenta l'état suivant :

Tout autour de la piqûre par laquelle on avait pratiqué la saignée, existait une infiltration purulente. Dans la veine elle-même la partie qui se trouvait au-dessus, de même que celle au-dessous de la piqûre, était presque oblitérée par une substance ligamenteuse. Un peu au-dessus de ce caillot se trouvait du pus sur une partie des parois de la veine, sans que celles-ci fussent bien épaissies. Un peu plus haut, tout près de la veine sous-clavière, la veine était de nouveau rétrécie et remplie d'un caillot ligamenteux. Les pou-

mons montraient plusieurs lobules enflammés et quelques-
uns infiltrés de pus. Il y avait un épanchement séro-purulent
dans le médiastin antérieur. Le tissu cellulaire sous-séreux
en était infiltré, et quelques-unes de ses veines étaient remplies de pus. Le foie et l'estomac étaient sains. L'intestin
grêle offrait dans toute sa moitié inférieure une très-vive
injection avec ramollissement et gonflement de la muqueuse.
Les plaques de Peyer n'étaient pas malades. Les gros intestins, sans être cependant enflammés, montraient quelques
arborisations vasculaires. Les articulations de l'épaule droite
et des deux genoux contenaient beaucoup de pus mêlé à la
synovie. La membrane synoviale elle-même était rouge,
injectée et épaissie. Au microscope on peut reconnaître
l'existence des réseaux vasculaires entre les parois de la
veine, mais bien moins injectés et abondants que dans notre
première observation. Le pus qu'on y trouvait était très-
granuleux et formé de globules pyoïdes. Les coagulations
fibrineuses montraient la structure réticulaire et irrégulièrement fibreuse des coagulations fibrineuses en général.

3° *Phlébite du bras; inflammation purulente des membranes internes de l'œil, suite d'une opération de cataracte.*

Une femme, âgée de trente-trois ans, d'une bonne constitution, avait peu à peu perdu la vue de l'œil droit, puis
plus tard celle de l'œil gauche. Le cristallin des deux yeux
devint opaque. L'opération de la cataracte fut faite sur les
deux yeux par M. Denonvilliers, qui remplaçait alors
M. Roux, à l'Hôtel-Dieu; il employa la méthode par
abaissement. Une inflammation de l'iris accompagnée
de douleurs de tête et de vomissements nécessita une saignée qui arrêta l'inflammation de l'œil gauche, mais celle
de l'œil droit continua à faire des progrès, probablement
en partie sous l'influence de l'inflammation de la veine du
bras qui survint à la suite de la saignée. Des symptômes
généraux ne tardèrent pas à se déclarer, abattement, pro-

stration des forces, délire, diarrhée, gêne dans la respiration, petitesse et fréquence du pouls. La malade succomba bientôt, et nous trouvâmes à l'autopsie la veine piquée, injectée, contenant du pus dans son intérieur et un caillot qui s'était formé dans sa partie supérieure. Il y avait de plus des abcès métastatiques dans les poumons et dans le foie. Mais la lésion de beaucoup la plus intéressante et celle pour laquelle nous citons ici cette observation, était la formation d'une inflammation intense et suppurative dans les membranes internes de l'œil.

Comme les observations microscopiques de ce genre ne sont pas très-nombreuses, nous allons donner quelques détails sur ce que nous avons rencontré dans les diverses membranes de l'œil.

1° La conjonctive est injectée tout autour de la cornée. La teinte des vaisseaux n'y offre rien de particulier; ils ont augmenté de nombre et de volume. Le tissu de cette membrane ne montre pas sa trame cellulaire aussi dense et aussi régulière qu'à l'état normal. Son feuillet cornéal est recouvert d'une exsudation pseudo membraneuse sous forme de lambeaux jaunâtres suspendus au-devant de la cornée qu'ils recouvrent en partie. Ces fausses membranes sont formées de coagulations fibrineuses, dans lesquelles les contours des fibres ne sont pas nettement dessinés. On y voit des globules d'exsudation qui ne sont pas ceux du pus, et qui ressemblent plutôt à des globules fibro-plastiques; on y voit, de plus, des formes intermédiaires entre les fibres et les cellules. Nous observons à cette occasion que les exsudations de ce genre sont fréquentes sur la conjonctive, et passent très-facilement à l'état de tissu fibro-plastique organisé et vasculaire; quelquefois ce tissu forme des excroissances à la surface de la sclérotique; c'est surtout assez fréquent après l'opération du strabisme.

2° La cornée est considérablement épaissie et peu transparente; cependant, sur son milieu, dans l'étendue de trois millimètres, elle offre encore un certain degré de pellucidité ; dans tout le reste elle présente une teinte louche et jaunâtre dans toute son épaisseur. La matière épanchée entre les lamelles est jaune, et offre les caractères du pus lorsqu'on l'examine à l'œil nu. Mais au microscope on ne reconnaît point les globules du pus, et on n'y découvre autre chose qu'une substance granuleuse, infiltrée entre ses éléments qu'elle n'a d'ailleurs pas beaucoup altérés; l'épithélium de la cornée bien conservé par places, a disparu sur la plus grande partie de la surface.

3° La membrane de Demours, qui revêt la face postérieure de la cornée, montre sa structure hyaline peu fibreuse.

4° La chambre antérieure de l'œil est remplie en bonne partie d'un liquide purulent et de fausses membranes. On y reconnaît très-bien les globules du pus avec leurs noyaux caractéristiques. C'est surtout à la surface de l'iris que l'exsudation purulente offre la forme et la consistance des fausses membranes, qui, du reste, ne sont pas assez adhérentes pour ne pas pouvoir en être séparées complétement lorsqu'on y met quelque soin.

5° L'iris est intact dans ses couches pigmentaires, surtout dans l'uvée; mais sa trame de fibres qui, à l'état normal, ressemble à celle des muscles organiques, est altérée, et n'offre plus la structure rayonnée; celle-ci est cependant mieux conservée à son bord libre que dans sa circonférence. Les contours des fibres sont en partie effacés et écartés par des granules et par quelques globules du pus qui se trouvent surtout infiltrés dans plusieurs portions de sa face antérieure. Du reste, l'iris, quoique plus injecté qu'à l'état normal, l'est plutôt partiellement que d'une manière générale, et n'offre pas autant de développement vasculaire que les membranes postérieures de l'œil et surtout que la choroïde.

6° Le cristallin qui avait été abaissé, paraît, malgré l'état très-malade de l'œil, en voie de résorption. Il offre un aspect lactescent, mou, peu adhérent à sa circonférence, plus jaune et un peu plus ferme dans son centre. On reconnaît encore fort bien sa structure primitive de feuillets concentriques composés de fibres de $0^{mm},01$ à $0^{mm},0125$ de largeur, longues, droites, parallèles, à bord crénelé, étroitement juxtaposées. On y reconnaît, de plus, des globules pâles de $0^{mm},02$ à $0^{mm},03$, qui forment la liqueur de Morgagni. Mais ce qui constitue véritablement l'opacité du cristallin, c'est une infiltration d'un jaune blanchâtre et lactescent de petits granules qu'on trouve même dans l'intérieur des fibres, et qui, par places, existent en quantité suffisante pour masquer complétement la structure primitive du cristallin. Il n'y a point d'autre élément d'opacité.

7° Le corps vitré est moins transparent et plus consistant que de coutume ; sa teinte est légèrement verdâtre. On n'y voit point de structure particulière ; mais il est très-généralement infiltré de pus, qui, même par places, y forme des agglomérations, et on reconnaît facilement les globules du pus intacts et non altérés. La membrane hyaloïde est recouverte à sa partie postérieure et externe d'expansions pseudo-membraneuses qui forment des feuillets minces et étendus. Dans la membrane hyaloïde elle-même on ne reconnaît aucune structure fibreuse, pas même en employant le microscope.

8° La choroïde est fortement enflammée et épaissie, et montre déjà, à l'œil nu, une teinte rougeâtre ; sous le microscope elle offre une vascularisation telle, qu'elle ressemble à une choroïde artificiellement injectée ; ses vaisseaux sont remplis d'un plasma d'un rouge écarlate dans lequel on ne reconnaît plus les globules du sang. Du reste, elle n'est point altérée dans sa structure.

9° Entre la choroïde et la rétine, qui est un peu plus vasculaire qu'à l'état sain, se trouve une couche comme muqueuse, d'une teinte jaunâtre orangée, infiltrée de matière colorante du sang, mais qui ne montre aucune structure particulière.

Nous voyons par ce cas, que la tendance pyogénique de

l'infection purulente peut s'étendre jusque dans les membranes internes de l'œil.

4° Pus infiltrant un caillot.

Un homme eut la main écrasée par un accident. Il survint une phlébite suivie de symptômes typhoïdes et d'ictère et qui se termina par la mort. Dans la veine enflammée du bras, on trouva un caillot d'un rouge grisâtre qui ne bouchait pas complétement la veine, dont la paroi était rouge, épaissie et couverte de pus. Dans le caillot l'examen microscopique montra de très-nombreux globules du pus. Il y avait de plus des abcès métastatiques dans le foie et dans les poumons.

5° Phlébite, suite d'une opération de fistule à l'anus ; abcès métastatiques dans le foie.

Un jeune homme de vingt-six ans fut opéré à l'Hôtel-Dieu d'une fistule à l'anus. A la suite de l'opération survint une phlébite qui s'étendit à la veine cave, et entraîna la mort après la formation d'abcès métastatiques dans les poumons et dans le foie. Ce fut surtout ce dernier organe que nous examinâmes. L'abcès le plus volumineux du foie est capable de loger un œuf de poule ; il offre l'odeur particulière de moisissure que nous avons signalée. Il contient un pus tout à fait décomposé, dans lequel on ne reconnaît plus qu'un petit nombre de globules normaux, mais beaucoup de granules, d'agminations granuleuses irrégulières et un bon nombre de globules graisseux. La substance du foie offre un aspect verdâtre, parsemé de taches jaunes d'une assez bonne consistance. Les cellules du foie sont en partie colorées en jaune, en partie infiltrées de gouttelettes graisseuses. Ce n'est que tout près des parois de l'abcès que son tissu est ramolli.

Les parois de cet abcès, ainsi que celles des collections purulentes moins volumineuses, montrent un détritus des cellules du foie et des canaux bilifères, et on n'y reconnaît que des feuillets amorphes et une substance granuleuse et graisseuse. Dans les endroits qui offrent une simple infiltration de pus, il n'y a qu'écartement des cellules et des canaux. Le pus n'y montre pas de globules complets, il est très-granuleux et graisseux. Il existe enfin dans ce foie des points très-circonscrits qui sont le siége d'une vascularité bien prononcée, sans que l'on puisse voir de pus dans l'interstice des vaisseaux.

6° *Abcès lobulaires du foie et des poumons.*

Un homme dans la fleur de l'âge fut pris, à la suite d'une opération de fistule à l'anus, de tous les accidents de la phlébite et de l'infection purulente; il succomba au bout de peu de temps. A l'autopsie, nous trouvâmes des abcès dans le poumon et dans le foie. Dans les abcès lobulaires des poumons. qui sont peu volumineux, dépassant à peine celui d'un demi-centimètre de diamètre, se trouve un pus jaune verdâtre dont les globules sont très-granuleux. Cependant la majeure partie n'en renferme point, et, en général, ils sont d'un quart plus petits que les globules du pus phlegmoneux. Mais le pus liquide n'existe pas en grande quantité dans ces abcès; il forme plutôt des infiltrations jaunes encore assez consistantes, constituées par un pus peu liquide; on y reconnaît, surtout vers leurs bords, beaucoup de vaisseaux capillaires hyperémiés, et dans leurs interstices de grands globules granuleux. Le tissu pulmonaire montre bien les fibres et les aréoles remplies, dans tous leurs intervalles, de globules granuleux et purulents. Quelques petites ramifications bronchiques sont remplies et comme injectées d'un liquide purulent et granuleux. En traitant ces parties par l'acide acétique, on voit reparaître non-seulement les canaux capillaires des bronches, mais même les vésicules pulmonaires qui en forment les appendices latéraux et terminaux. Ces divers éléments offrent une teinte jaune, qui provient de l'ictère que l'individu avait présenté pendant ses derniers jours. Le liquide qui

recouvre les abcès du foie ne montre que de très-petits globules du pus sans noyaux.

7° *Blessure de tête. Phlébite des sinus cérébraux. Abcès
métastatiques du foie.*

Un homme âgé de cinquante-quatre ans fut blessé par
une tuile qui lui tomba sur la partie postérieure de la tête;
il en résulta, comme on le trouva plus tard, une fracture
de la base du crâne. Au bout de huit jours, pendant lesquels son mal n'avait pas paru très-grave, il fut pris de
frissons, suivis d'une décomposition rapide des traits, de
douleurs dans les membres et de symptômes typhoïdes, et
mourut bientôt après.

A l'autopsie, nous trouvons du pus dans les sinus cérébraux, dans lesquels existent de plus des coagulations
molles de sang, offrant un aspect grisâtre et infiltrées
aussi de globules du pus. Le cerveau offre seulement les signes d'une forte congestion. Sous le muscle pectoral existe un
énorme abcès, mais le foie est l'organe qui en contient le plus.

Ces abcès varient depuis le volume d'une tête d'épingle
jusqu'à celui d'un œuf de poule. La substance du foie en-
vironnante offrait un aspect grisâtre. Tous ces abcès ont
une odeur particulière. Le pus qu'ils renferment est très-
liquide et jaune verdâtre, et il ne montre point de globules
du pus. On y voit une quantité très-grande de petits granules moléculaires, de globules pyoïdes et beaucoup de
vésicules graisseuses. Là où les abcès commencent seulement à se former, on peut voir bien distinctement au
milieu du tissu hépatique une forte injection vasculaire, et
entre ces vaisseaux, un premier commencement de sécrétion
purulente qui, du reste, offre les mêmes éléments microscopiques que celui des foyers plus étendus. La substance du
foie autour de ces abcès naissants est un peu ramollie, sans
montrer une altération notable de structure, tandis que le
tissu qui renferme des infiltrations plus étendues et même
des foyers, est transformé en une masse d'un jaune gri-

sâtre, dans laquelle on reconnaît à peine les cellules du foie qui y sont remplacées par un détritus de fragments granuleux et de liquide sanieux, teint en partie par les éléments de la bile.

Nous rappellerons ici l'observation d'abcès multiples des reins qui offraient des particularités intéressantes, soit sur leur formation, soit sur les tissus qui les entouraient, et nous renvoyons pour ces détails au paragraphe qui traite de l'inflammation des reins.

On sait aujourd'hui que la maladie que l'on a décrite sous le nom de *métro-péritonite puerpérale*, consiste bien souvent en une phlébite des veines de l'utérus et des plexus veineux qui l'entourent. Pour mettre sous les yeux du lecteur l'exposé des détails qu'on observe en cas pareil, soit à l'œil nu, soit au microscope, nous citerons une de nos observations qui offre ces altérations à un degré bien prononcé.

8° *Métro-phlébite puerpérale.*

Une femme âgée de vingt ans, d'une constitution délicate, avait accouché d'un premier enfant au mois de décembre 1842. Deux jours après l'accouchement, à la suite d'un refroidissement, cette jeune femme fut prise de douleurs de ventre et de diarrhée, qui diminuèrent sous l'influence d'une application de sangsues. Mais le mal ne fit que changer de place ; il se développa une pleurésie, avec épanchement dans le côté gauche de la poitrine. La diarrhée et les douleurs de ventre persistèrent quoique à un plus faible degré. Ces dernières prirent de nouveau plus d'intensité pendant que la pleurésie marchait vers la guérison. Douze jours après avoir pris froid, c'était le 7 janvier, elle fut prise de nouveaux frissons et de vomissements. Les traits de la face s'altérèrent, et elle succomba au bout de trois jours. Les symptômes du côté des organes de la respiration étaient plutôt restés appréciables à l'examen objectif de la poitrine. La maladie n'offrait pas des signes bien certains de métrite. Les lochies avaient été supprimées dès son premier refroidissement.

A l'autopsie, nous trouvâmes diverses lésions dont nous parlerons plus bas ; nous voulons examiner d'abord celles beaucoup plus importantes pour notre travail actuel que nous trouvâmes dans la matrice. L'utérus était encore bien développé, et avait quinze centimètres de longueur ; il avait une odeur tout à fait putride, quoique fraîchement disséqué. L'inflammation de la matrice était forte dans tout l'organe, et elle existait à des degrés divers dans ses différentes parties. Toutes celles qui entouraient le col étaient d'un rouge noirâtre, parsemées de taches grises et de quelques points blancs de suppuration. Sur plusieurs points de la substance du corps de la matrice, et surtout à sa partie supérieure, il existait un ramollissement puriforme d'un rouge grisâtre. Dans des parties moins fortement enflammées une vive injection vasculaire alternait avec du tissu de l'utérus qui avait conservé la coloration normale. Il existait enfin, dans sa partie supérieure et externe, de nombreux abcès et des infiltrations purulentes. Dans quelques places, on voyait plusieurs foyers qui avaient leur siége dans les sinus utérins séparés les uns des autres par des bandes de substance fortement injectée et hyperémiée. Du reste, les foyers mêmes qui paraissaient les mieux formés ne montraient pas une cavité bien nette. Celles-ci étaient partout entrecoupées par des raies blanches, qui n'étaient autre chose que des faisceaux de l'utérus macérés et décolorés par le pus. Le pus qui infiltrait toutes ces parties était très-séreux et granuleux, mais contenait peu de globules ; ces globules, étant surtout pyoïdes, offraient ceci de particulier que l'acide acétique les dissolvait en bonne partie, et les réduisait à l'état de granules. Dans les bandes de l'utérus qui traversaient ou qui entouraient les foyers purulents, les faisceaux étaient encore distincts, mais irréguliers, déchirés, infiltrés d'une substance granuleuse et montrant leurs fibres plus ou moins altérées. Les fibres de l'utérus étaient presque intactes,

longues, fines et parallèles dans les endroits qui n'offraient
encore qu'une simple hyperémie capillaire ; on rencontrait
cependant autour d'elles de grands globules granuleux.
Outre les sinus utérins, on trouvait du liquide purulent
dans les vaisseaux lymphatiques qui entouraient la matrice.

Les différentes colorations grises, noirâtres et violettes
que l'on voyait à la surface interne de l'utérus avaient en
bonne partie leur siége dans la membrane muqueuse qui le
revêtait. Celle-ci était considérablement épaissie, et renfermait beaucoup d'éléments de pigment ; elle était ramollie,
très-vasculaire, et recouverte de globules d'épithélium et
de globules granuleux. Ces derniers infiltraient aussi la
substance du col utérin. L'examen microscopique d'un
grand nombre de vaisseaux capillaires remplis de sang,
soit de l'utérus, soit de la membrane muqueuse, montrait
dans leur intérieur un plasma, dans quelques-uns d'un rouge
orangé, dans d'autres d'un rouge écarlate, mais nulle part
on n'y découvrait de globules du pus. Le sang des veines
et des artères iliaques, examiné avec soin, ne montrait ni
pus, ni aucun des produits de l'inflammation.

Un abcès lobulaire circonscrit se trouvait dans le poumon droit ; les deux poumons étaient engoués et œdématiés,
ce qui n'était qu'un effet hypostatique. Le cerveau était
fortement injecté, le foie n'avait pas augmenté de volume,
mais sa consistance avait diminué dans bien des endroits. Il
offrait un aspect d'un jaune rougeâtre, et sa substance
montrait à l'œil nu une trame jaune qui renfermait un
certain nombre de places circonscrites rougeâtres et granuleuses. Avec des grossissements faibles, on pouvait reconnaître dans ces dernières une vascularité plus prononcée
et des cellules du foie normales.

La substance d'un jaune pâle était tout à fait anémique,
et composée, en bonne partie, de vésicules graisseuses, soit
libres, soit renfermées dans les cellules du foie. La rate
était très-ramollie, mais moins anémique que le foie. La
glande mammaire contenait les éléments du lait, mais

point de pus. Le liquide épanché dans les cavités pleurale et péritonéale était formé de sérum et de globules pyoïdes.

Nous terminerons ces observations par celle d'un blessé qui succomba après l'amputation du bras, et qui offrait de très-nombreux abcès métastatiques dans les poumons et dans le foie.

9° *Observation. Coup de feu dans le coude ; fracture comminutive de l'olécrane et de l'extrémité inférieure de l'humérus ; amputation ; mort par infection purulente.*

Un jeune homme, âgé de vingt-deux ans, reçut au Frient, dans la matinée du 21 mai, un coup de feu dans le coude. Il fut amené à Lavey deux heures après avoir reçu la blessure. A sa réception à l'ambulance provisoire, il était pâle, froid, ayant cette expression de souffrance mêlée d'affaissement, quelque chose de terne dans le regard, qui caractérise les plaies par armes à feu graves, souvent plus graves que les apparences ne semblent l'indiquer. Le projectile était un lingot très-irrégulier et déformé ; il était entré par le côté interne du coude, il avait d'abord fracassé le cubitus et l'extrémité du condyle externe de l'humérus ; plusieurs esquilles, en partie recouvertes de cartilage, furent extraites. La force d'impulsion du projectile avait été telle, que par contre-coup il avait fracturé l'humérus à quatre centimètres au-dessus de l'endroit où la balle était entrée ; la fracture était oblique, mais la surface des fragments était lisse. Le lingot était venu se loger près du ligament inter-osseux, entre le cubitus et le radius ; les parties molles étaient déchirées. L'enflure du bras, la fièvre et la douleur firent de si rapides progrès après que l'état de torpeur algide eut passé, que l'amputation devint urgente ; elle fut donc pratiquée quelques heures après la blessure.

La réaction traumatique inflammatoire fut modérée par une saignée ; la levée du premier appareil eut lieu le 24 mai et soulagea le malade ; mais le moignon resta enflé et douloureux, le pouls à 108, la respiration gênée (nouvelle saignée de 300 grammes). Nous eûmes d'abord l'espoir d'arriver à la réunion par première intention ; mais le cinquième jour, la suppuration devint abondante, le moignon ne se dégorgea point, et resta fort sensible, offrant de la rougeur et de l'empâtement sur son côté interne. Du 27 au 31 mai, tout parut mieux aller, lorsque nous vîmes que les chairs étaient un peu rétractées, et que l'os faisait saillie dans le moignon. Le travail de réparation ne fit point de progrès; il survint des frissons, de l'oppression ; le malade fit des écarts de régime : on lui apporta à manger en cachette. Il présenta alors tous les symptômes d'une irritation intestinale : douleurs de ventre, météorisme, diarrhée ; la fièvre devint ardente ; frissons souvent répétés ; maigreur rapide, délire, stupeur, en un mot les signes connus de l'infection purulente, et il succomba le 12 juin, vingt-deux jours après avoir reçu la blessure.

Autopsie faite seize heures après la mort. Les parties molles autour du moignon sont infiltrées de pus, et plusieurs petites veines nous paraissent en être remplies ; cependant les gros vaisseaux du bras ne présentent pas les caractères de l'inflammation. La cavité de la poitrine, surtout du côté droit, renferme un épanchement séro-purulent de plus d'un litre, le poumon droit est recouvert de fausses membranes en partie adhérentes ; les deux poumons sont criblés d'abcès métastatiques autour desquels le tissu pulmonaire est ou simplement hyperémié ou hépatisé. Le foie est recouvert de pus et de fausses membranes, et dans son intérieur se voient de nombreux abcès métastatiques ; dans le péritoine, il existe également un épanchement de pus, et les intestins sont adhérents les uns aux autres par des brides récentes. L'intestin grêle offre dans son intérieur plusieurs points phlogosés.

Le pus renfermé dans les abcès métastatiques des poumons et du foie est d'un jaune verdâtre, à globules pâles, granuleux, ne montrant presque point de noyaux (glo-

bules pyoïdes). Ce pus contient de plus beaucoup de vésicules graisseuses et des granules moléculaires. Ces abcès ne
sont, en général, pas constitués par des foyers bien circonscrits ; mais dans les poumons, les fibres propres à son
tissu sont conservées ; en faisant sortir le pus par compression, on voit qu'il y est plutôt infiltré dans leurs interstices et qu'il ne forme pas de foyer après avoir détruit les
éléments propres au parenchyme pulmonaire.

Dans le foie on rencontre tous les degrés intermédiaires
entre une simple injection rouge circonscrite, jaunâtre dans
son centre, et l'infiltration purulente assez étendue. Dans
ces endroits, le tissu hépatique réduit en détritus est presque
méconnaissable à l'œil nu ; il montre cependant encore au
microscope ses cellules propres, mais qui commencent à se
désagréger ; il y a des abcès jusque dans les parois de la
vésicule de fiel. Comme dans toutes nos précédentes observations sur les abcès métastatiques du foie, nous retrou-
vons ici leur odeur particulière ressemblant à celle de la
moisissure, mais dont la nature est du reste difficile à définir.

Du milieu du canal médullaire de l'humérus, scié par
l'amputation, sort une espèce de végétation en forme de
champignon que nous avions vue pendant la vie, et qui
avait fortement excité notre curiosité. Cette végétation est
d'un rouge foncé, molle à sa surface, mais très-dure dans
son intérieur. Ce tissu mou est composé de vaisseaux sanguins, d'une substance gélatiniforme renfermant du tissu
fibroïde stratifié, sans cependant montrer des fibres distinctes ; on y reconnaît beaucoup de corps fusiformes irréguliers et une certaine quantité de globules de pus déformés. Mais le fait qui nous frappa le plus dans cette dissection
fut de voir la substance dure qui occupait le centre de
cette espèce de champignon formée d'une trame osseuse
bien organisée, montrant les réseaux et les mailles du tissu
osseux ainsi que les canaux, et d'une manière indubitable
les corpuscules propres à la substance osseuse. Ce fait est

d'une haute importance, parce qu'il prouve que la membrane médullaire peut sécréter du tissu osseux lorsque le périoste ne peut plus remplir ses fonctions.

Le sang de cet individu offrait en général des globules pâles, déformés et crénelés à leurs bords et d'un aspect poisseux. Dans le cœur, ainsi que dans les gros vaisseaux, se trouve fort peu de fibrine coagulée ; nulle part des globules du pus.

Ce jeune homme portait un hydrocèle autour du testicule gauche. Je l'enlevai pour l'examiner en détail. L'eau de l'hydrocèle était citrine et transparente. L'albuginée offrait une épaisseur fort inégale sur les divers points de sa surface. Par places elle était comme macérée par le liquide, très-amincie, montrant même des creux faits comme par un emporte-pièce ; son épaisseur y était à peine d'un millimètre, tandis qu'elle était de trois à quatre dans d'autres. Ce fait nous rend compte de l'existence des animalcules spermatiques que l'on rencontre souvent dans le liquide de l'hydrocèle lorsqu'il offre une teinte louche et grisâtre, et quelquefois jaune citrin. A mesure que l'albuginée est amincie, les canaux séminifères superficiels sont de plus en plus rapprochés du liquide de la tunique vaginale ; et lorsque la cloison mince finit par disparaître en partie, ils peuvent y verser les produits de leur sécrétion.

Nous venons de passer en revue quelques-unes des principales altérations qu'on observe dans la phlébite primitive et dans ses effets secondaires, et surtout dans les collections purulentes métastatiques qui sont la conséquence du mélange du pus avec le sang.

Nous arrivons ainsi tout naturellement à cette question importante, savoir quel est le mécanisme et la dernière cause de la formation de ces abcès multiples? On a émis sur ce sujet des opinions bien diverses et bien contradictoires. On peut les réduire aux trois catégories suivantes :

1° Les collections purulentes métastatiques ne sont qu'un dépôt produit par les globules purulents, qui, trop volumineux pour pouvoir traverser les capillaires les plus fins, s'y arrêtent, et deviennent les noyaux des abcès lobulaires.

2° Le sang est primitivement la cause des accidents de la phlébite et des accidents secondaires de dépôts purulents.

3° Le détritus putride des tissus en voie de suppuration détaché et absorbé avec le pus des fontes ulcéreuses ou gangréneuses des parties frappées de suppuration, devient le point de départ de l'infection purulente.

Nous ne discuterons pas ici les théories chimiques qui ont attribué l'infection purulente, l'une à l'absorption du gaz hydrogène sulfureux produit de la décomposition du pus, et l'autre qui l'attribue à la formation de l'acide prussique. Ces théories nous paraissent des hypothèses difficiles à prouver, non que nous nions les faits sur lesquels ils reposent, mais nous ne pouvons pas admettre les conséquences qu'on en tire.

Après avoir examiné attentivement les opinions diverses sur cette matière et les arguments sur lesquels les auteurs basent leur doctrine, ainsi que les faits et les expériences sur lesquels ils s'appuient, nous avons reconnu que cette question de physiologie pathologique et de médecine pratique était bien incomplétement résolue, soit par une argumentation souvent plus ingénieuse que convaincante, soit par une expérimentation très-incomplète de laquelle on a tiré des conclusions tout à fait hasardées.

Nous nous sommes donc livré à quelques expériences sur l'étude du mélange direct du pus avec le sang vivant. Nous en rapporterons les détails. Mais si nous avons été sévère envers les expériences de nos devanciers, nous ne voulons pas l'être moins avec les nôtres, et nous avouons que nous n'apportons que quelques matériaux très-imparfaits à la solution définitive des questions douteuses de l'infection purulente. Il faudra multiplier ces recherches sur un grand nombre de mammifères de classes diverses, choisir plusieurs espèces différentes de pus, varier la quantité injectée

depuis quelques centigrammes jusqu'à un nombre de grammes assez grand pour produire des accidents promptement
mortels. Outre ces injections dans les veines et dans les
artères, il faudra aussi chercher à reproduire l'inflammation des veines dans tous les divers degrés, et avec ses deux
terminaisons principales l'adhésive et la suppurative. Il faudra surtout examiner le sang dans les divers organes, soit
au moyen de l'analyse microscopique, soit surtout par
l'analyse chimique, en déterminant d'avance l'état normal
des principaux éléments du sang des animaux sur lesquels
on expérimente, et en étudiant ensuite les altérations
morbides produites par la phlébite et par l'infection purulente.

Nous avons bien l'intention de faire de cette étude plus
tard le sujet d'un travail spécial, dont nous ne communi-
quons les observations suivantes que comme le commencement. Nous avons repris dernièrement ces expériences sur
des chiens, qui supportent beaucoup mieux les injections
de pus que les lapins, et chez lesquels on arrive aussi à la
production des abcès métastatiques, ce qui résulte d'une
manière incontestable des beaux travaux de MM. de Castelnau et Ducrest sur ce sujet. Nous ne communiquerons
pas ici cette seconde série d'expériences qui n'est pas encore
terminée, et qui se retrouvera dans le travail spécial que
nous avons annoncé plus haut. Du reste, les observations
précédentes ont déjà bien montré les détails des abcès
métastatiques, et la première série de nos expériences,
dans laquelle nous étudions principalement les altérations immédiates et directes du sang par le pus, est plus
intéressante que la seconde, la production des abcès métastatiques. Ce n'est qu'après les avoir mises sous les yeux
du lecteur, que nous discuterons les opinions émises sur la
production des abcès métastatiques.

Nous avons fait les premières expériences sur ce sujet en
commun avec M. Donné, qui a bien voulu nous aider de
ses bons conseils dans cette étude difficile, et dont l'habileté

connue pour l'expérimentation, nous a été d'un grand secours.

I. Expériences.

Première expérience. Quatre grammes de pus furent injectés à un lapin bien portant. Ils furent introduits par l'artère crurale. J'avais recueilli le pus sur un malade couché à l'hôpital de la Charité, dans les salles de M. Velpeau. Ce malade était atteint d'un vaste abcès phlegmoneux à la partie supérieure du sternum. Le pus était lié, jaunâtre, inodore, ayant tous les caractères du pus louable, et montrant dans une éprouvette à l'état de repos une colonne de globules à peu près trois fois plus grande que celle du sérum; les globules du pus offraient l'aspect le plus normal.

L'opération n'offrit rien de particulier; mais immédiatement après, l'animal, qui n'avait perdu que fort peu de sang, parut très-abattu; il ne reprit plus de nourriture; il avait de la peine à marcher, la tète et les oreilles étaient chaudes, et il périt environ quinze heures après l'opération.

Avant d'examiner les organes internes, nous procédâmes à l'étude du sang en prenant successivement celui des quatre cavités du cœur, de la veine crurale, de la veine porte et des vaisseaux pulmonaires. Eh bien! dans tout ce sang examiné, soit pur, soit délayé avec du blanc d'œuf, nous ne pûmes reconnaître de globules du sang qu'en fort petite quantité; ils avaient presque complétcment disparu. Déjà à l'œil nu le sang n'offrait ni la coloration rouge vermeille du sang artériel, ni celle foncée du sang veineux; il était d'un rouge brunâtre, liquide ou pris en une gelée molle, mais ne montrant nulle part les coagulations blanchâtres de la fibrine. Au microscope, ce sang, presque dépourvu de globules, montrait beaucoup de granules moléculaires, de plus beaucoup de molécules plus allongées, ayant la forme de petits cylindres offrant $0^{mm},0015$ de largeur, sur $0^{mm},005$ de longueur; il existait de plus dans le sang une certaine quantité de vésicules graisseuses. Les globules blancs du sang persistaient et n'étaient pas altérés, ils montraient d'ailleurs les caractères bien tranchés qui les distinguent des globules du pus ; plus petits que ces derniers, blancs, ne contenant dans leur substance que quelques granules et point de noyaux, ils étaient entourés d'une zone irrégulièrement transparente. Quant aux globules du pus, nous n'en trouvâmes pas un seul dans le sang, quelque soin que nous ayons mis à les chercher.

Dans quelques places, le sang soumis à l'examen microscopique montrait des coagulations blanches, molles, peu étendues, finement granuleuses, ressemblant à de l'albumine croncrétée. Les poumons offraient dans plusieurs endroits des injections lobulaires circonscrites ayant une teinte d'un bleu noirâtre tout à fait ecchymotique.

Ces lobules étaient remplis de sang extravasé et entourés de substance saine. Le foie offrait aussi des ecchymoses. Tous les autres organes étaient dans leur état normal.

Seconde expérience. Nous injectâmes dans la veine fémorale d'un lapin, neuf décigrammes de pus louable. Le pus était lié, jaune, de bonne nature, riche en globules. Il provenait d'un malade couché à l'Hôtel-Dieu, dans les salles de M. Blandin, et avait été pris d'un vaste abcès situé à la partie supérieure de la cuisse; M. Blandin était dans le doute si c'était un abcès froid ou un abcès par congestion. La veine fémorale droite du lapin fut d'abord mise à nu, mais la petite ouverture de la veine étant masquée par le sang, nous prîmes, pour faire l'injection, la veine fémorale gauche; l'opération fut ainsi plus longue, mais malgré cela l'animal perdit à peine une once de sang. Après l'opération, il fut d'abord très-abattu, mais bientôt il recommença à manger, et quarante-huit heures après, quoique très-affaibli, il prit encore de la nourriture. Il périt au bout de cinquante-deux heures, après une agonie de plus de trois heures. Le corps de l'animal, examiné quinze heures après la mort, n'offrait point d'odeur putride. L'examen du sang montrait une diminution des globules, mais il en restait une quantité notable, l'intoxication purulente ayant été produite par une fort petite quantité de pus.

Dans le cœur, dont l'aspect extérieur n'offrait rien de particulier, se trouvaient des caillots noirs au centre, mais jaunâtres à leur périphérie, composés en partie de fibrine coagulée, élastique, et s'épanouissant entre les colonnes charnues du cœur.

L'état du sang et du cœur ne nous rendant pas compte de la cause de la mort, nous procédâmes à la dissection des vaisseaux compromis par l'opération, et nous ne pûmes y reconnaître aucune altération.

Les veines du bassin, la veine cave, les artères iliaques et l'aorte n'offraient aucune trace d'inflammation. Dans le sang de la veine porte, nous trouvâmes une déformation comme poisseuse et oléagineuse des globules du sang, avec diminution de leur quantité. Nous reviendrons plus tard sur cette altération du sang. Nous y trouvâmes de plus des globules blancs et des globules d'épithélium, mais nulle part ceux du pus.

Les poumons n'offraient pas les ecchymoses notées dans nos autres expériences. Il n'y avait rien à noter, si ce n'est une injection vive, de la plénitude des vaisseaux et une diminution de la crépitation, phénomènes probablement consécutifs à l'agonie.

Le foie était, comme chez la plupart des lapins que nous avons ouverts à Paris, le siége d'une tuberculisation par infiltration et par granulations éparses. Au premier aspect nous croyions avoir affaire à un commencement d'abcès métastatique; mais bientôt la présence de l'élément tuberculeux fut mise hors de doute.

En résumé, l'injection d'une fort petite quantité de pus a donc été suivie de mort, mais les lésions trouvées ne rendent pas suffisamment compte de la cause de la mort. Elle ne peut être attribuée à l'opération elle-même, vu que nous avons injecté dix à douze grammes de lait dans les veines de lapins, sans que les animaux en fussent seulement malades. Du reste, l'état du sang de la veine porte montre qu'également ce liquide était altéré dans sa composition intime.

Troisième expérience. Douze décigrammes de pus de mauvaise nature furent injectés à un lapin bien constitué. J'avais recueilli le pus à l'Hôtel-Dieu, dans le service de M. Denonvilliers. Le malade avait eu la main écrasée par un accident. Il était survenu une inflammation vive, offrant les caractères du phlegmon diffus passant à l'état de gangrène. Le pus était fétide, avait une odeur ammoniacale, une teinte jaune tirant sur le brun, une consistance peu liée et sanieuse, montrant, comme en général, le pus de mauvaise nature, beaucoup de gouttelettes et de globules de graisse. Les globules du pus proprement dits, étaient désagrégés en granules, et l'on n'en voyait point d'intacts; leurs noyaux seuls étaient conservés.

Immédiatement après l'opération, l'animal ne parut pas très-malade, mais quelques heures après il était très-faible et abattu, et il périt au bout de quinze heures. Le corps de ce lapin était d'une fétidité remarquable, offrant l'odeur ammoniacale et putride du pus, quoique nous l'ayons examiné peu d'heures après la mort; les chairs étaient déjà très-flasques et les parois abdominales offraient une teinte verdâtre.

Le sang ne contenait plus d'éléments visibles du pus. Il était ou liquide, ou pris en une gelée noirâtre, molle, très-facile à écraser, ne montrant sous le microscope que quelques globules sanguins en nombre infiniment plus petit que dans le sang normal. Ces globules étaient altérés; la matière colorante, l'hématosine, y avait diminué; elle était mieux conservée à la périphérie que vers le centre des globules; leur forme était irrégulière, allongée, pyriforme ou lenticulaire sur une moitié de leur circonférence, aplatie et flétrie sur tout le reste, offrant en général un aspect poisseux et oléagineux, indiquant en un mot une tendance à la décomposition de tous leurs molécules, et nous mettant très-bien sur la voie du procédé que la nature emploie pour leur disparition complète. Le sang que nous venons de décrire avait été pris dans la veine sous-clavière gauche. Celui de la droite ne contenait presque plus du tout de globules; il en était de même de celui de plusieurs autres vaisseaux que nous examinâmes ensuite. Le sang qui avait perdu ses globules, renfermait les mêmes granules moléculaires et les corpuscules vibroïdes que nous avons signalés dans notre première expérience; il y avait même par-ci par-là quelques vibrions vivants dont nous avons oublié de signaler l'existence dans le pus, avant qu'il fût injecté. Le sang montrait aussi quelques éléments de graisse. Nulle part on ne trouvait de coagulations de fibrine.

Le cœur montrait déjà à travers le péricarde une teinte livide violacée alternant avec un rouge brunâtre; et même le péricarde paraissait comme infiltré de sang ecchymosé. A la surface du cœur on remarquait des ecchymoses diffuses et dans son intérieur, dans les quatre cavités, on rencontrait un sang noirâtre, poisseux, pris en une gelée molle et diffluente, montrant au microscope les caractères déjà signalés et pouvant être enlevé en totalité par le lavage, ne laissant entre les colonnes charnues aucune trace de fibrine coagulée; le ventricule droit et les oreillettes étaient gorgés de sang.

Les poumons étaient flasques, montrant d'une manière très-prononcée les épanchements sanguins dans les lobules, surtout dans ceux au bord des lobes, occupant de 5 à 7 millimètres de diamètre, et montrant à leur circonférence des irradiations irrégulières ecchymosées. On pouvait suivre tous les passages entre les vésicules pulmonaires normales et celles remplies de sang. A la circonférence de ces apoplexies lobulaires on parvenait encore à vider les vésicules par la compression, et à reproduire ainsi la crépitation. Il paraît que dans ces cas, le mélange du pus avec le sang s'oppose à la coagubilité de la fibrine, ce qui fait que les parois de quelques vaisseaux capillaires ne retiennent plus le sang et finissent en partie par se rompre.

Les reins offraient aussi la même teinte violacée, surtout dans leur substance corticale. Autour des vaisseaux du mésogastre et de l'estomac se trouvaient également des ecchymoses. Le foie était dans son état normal.

Quatrième expérience. Pour étudier séparément l'action du sérum et des globules des diverses espèces de pus, nous isolâmes ces deux éléments au moyen du filtre. Quinze décigrammes de sérum d'un pus de bonne nature obtenus en filtrant celui-ci, furent injectés dans l'artère fémorale d'un lapin. Ce sérum avait la couleur du vin blanc, et examiné au microscope il ne montrait plus trace de globules.

L'animal succomba au bout de soixante et onze heures; à l'autopsie le sang n'offrit que fort peu d'altérations; les globules du sang, sans avoir notablement diminué, mais en partie déformés, étaient crénelés ou poisseux. Cette altération était surtout évidente dans la veine porte. Le cœur contenait un sang noirâtre et coagulé, mais il n'offrait point de caillots de fibrine jaunâtre. Les poumons étaient moins crépitants que dans leur état normal, cependant assez pour surnager non-seulement dans l'eau, mais pour soutenir même à la surface de l'eau le cœur qui n'en avait point été séparé. Le foie contenait un certain nombre de tubercules. Les reins et la rate n'offraient rien d'anormal. Les intestins examinés dans toute leur longueur, présentaient quelques plaques de Peyer légèrement engorgées, mais nulle part les ulcérations que plusieurs auteurs ont signalées comme effet de l'injection de matières putrides dans le sang.

On peut injecter aux chiens des quantités assez considérables de sérum du pus, sans qu'il en résulte des symptômes morbides graves.

Cinquième expérience. Les globules du pus de bonne nature restés sur le filtre furent délayés avec de l'eau distillée et deux grammes en furent injectés dans l'artère fémorale d'un lapin. Le liquide contenait deux parties d'eau sur une de globules. Le lapin périt au bout de soixante heures.

A l'autopsie nous trouvâmes les lésions du sang plusieurs fois signalées mais à un faible degré, de plus des épanchements sanguins dans un certain nombre de lobules des poumons. Le cœur contenait des caillots noirs, mêlés dans l'oreillette droite à de la fibrine jaunâtre assez consistante. Le foie était gorgé de sang, et contenait des tubercules soit isolés, soit par infiltration; il y en avait aussi dans le péritoine pariétal et dans le mésentère; dans ce dernier se trouvaient un grand nombre de cysticerques, entozoaires fréquents chez les lapins.

Sixième expérience. Quinze décigrammes de sérum d'un pus de mauvaise nature (du même pus qui avait servi pour la troisième expérience) furent injectés dans l'artère fémorale d'un lapin. Ce sérum n'avait pas la fétidité du pus non filtré; il était, comme le précédent, transparent, jaune, légèrement verdâtre. Le lapin succomba au bout de soixante-huit heures, montrant bien les ecchymoses dans les poumons, mais seulement à un léger degré les altérations signalées du sang.

Septième expérience. Ce fut sur un chien de taille moyenne que je fis cette expérience. Je mis d'abord l'artère crurale droite à nu; au moment où j'isolais le vaisseau, le chien fit un mouvement brusque qui me fit ouvrir l'artère, que je liai plus haut. Je pris ensuite l'artère crurale gauche dans laquelle je réussis parfaitement à injecter une certaine quantité de pus; l'animal avait perdu tout au plus une à deux onces de sang. Le pus provenait d'un jeune homme atteint de carie de la hanche avec abcès par congestion; le pus étant très-épais, je fus obligé de le délayer en ajoutant à neuf grammes de pus onze grammes d'eau. Un peu plus de huit grammes de ce mélange (ainsi en tout environ quatre à cinq grammes de pus pur) furent introduits dans le sang. Le nerf crural avait été très-soigneusement isolé. Malgré cela, l'animal donna, pendant que l'injection était poussée,

les signes d'une vive souffrance. J'ai observé plusieurs fois
ce phénomène dans mes observations récentes sur l'effet de
l'injection du pus dans les veines ou artères des chiens.
Après l'opération, je réunis la plaie extérieure par quelques
points de suture. Trois heures après, le chien périt.

A l'autopsie faite immédiatement après, je trouvai surtout le sang altéré. Il avait partout, soit dans le cœur, soit
dans les vaisseaux, une teinte d'un rouge brunâtre ; liquide
dans les vaisseaux, il offrait dans le cœur la consistance
d'une gelée molle. Nulle part il n'y avait de coagulations
fibrineuses. A l'examen microscopique du sang, je trouvai
que les globules avaient perdu leur forme régulière, ronde
et framboisée, et offraient des contours pâles et tout à fait
irréguliers ; la matière colorante y avait notablement diminué. Nulle part, je ne pus découvrir des globules de pus.
Les poumons étaient ecchymosés par places, et un assez
grand nombre de leurs lobules étaient noirâtres, remplis
de sang extravasé ; ils étaient entourés de tissu pulmonaire
sain. Il existait aussi des ecchymoses dans le foie. De même
que dans nos observations précédentes, l'introduction du
pus dans le sang avait donc eu ici un effet toxique direct
sur ce dernier.

Huitième expérience. Depuis longtemps je soutenais
l'opinion qu'il n'y avait point de différence entre les globules du pus et ceux du mucus, et que ces derniers n'étaient
autre chose que du pus sécrété par des membranes muqueuses enflammées. J'étais curieux de savoir si l'introduction de muco-pus convenablement dilué, dans le torrent de
la circulation produirait des effets toxiques analogues à
ceux produits par l'introduction du pus. J'injectai donc
trois grammes du produit de l'expectoration provenant d'un
malade atteint d'inflammation trachéo-bronchique aiguë
entée sur une affection chronique, des ulcérations du
larynx.

Pour que la matière d'injection ne produisît point de
gêne mécanique dans la circulation en injectant un liquide

trop gluant, je secouai le produit de l'expectoration, composé de salive, de mucus et de crachats muco-purulents jusqu'à ce qu'il formât une purée homogène ; cependant ce liquide aurait encore été beaucoup trop épais ; c'est pourquoi je le filtrai à travers un linge fin, qui permit aux globules du pus de passer en partie. Ce liquide filtré, examiné au microscope avant l'injection, contenait moins de globules du pus que le pus ordinaire, cependant en assez grand nombre pour en attendre de l'action. L'opération n'offrit rien de particulier. L'animal, immédiatement après, avait l'air souffrant et abattu, il ne mangea plus et il périt dix-huit heures après l'injection.

A l'autopsie, notre premier soin fut d'examiner le sang, soit dans les quatre cavités du cœur, soit dans la veine porte, soit dans les veines des membres ; partout il avait les mêmes caractères ; il était d'un brun noirâtre, mou, ne formait que des caillots gélatiniformes, n'offrait nulle part de la fibrine jaune concrétée. Les globules du sang, en grande partie altérés dans leur forme, qui était ou crénelée ou tout à fait irrégulière, étaient en voie de décomposition. Nulle part nous ne pûmes trouver des globules du pus. Dans la veine porte se trouvaient des globules d'épithélium ; dans les poumons il y avait des globules granuleux, probablement aussi d'épithélium ; par-ci par-là le sang offrait de l'albumine concrète, finement ponctuée. Les poumons montraient sur plusieurs parties, surtout vers leurs bords, les apoplexies lobulaires que nous avons déjà signalées, et qui provenaient d'ecchymoses. Le foie était gorgé de sang ecchymosé sur les bords. Dans un endroit existait un tubercule jaune miliaire. L'estomac était rempli de nourriture non digérée ; par conséquent, la digestion avait été arrêtée par l'injection du muco-pus dans l'artère ; l'intestin grêle contenait un liquide jaunâtre, les gros intestins des matières fécales. La vessie était distendue par une urine rougeâtre légèrement sanguinolente ; les gros vaisseaux des parois de la vessie offraient des ecchymoses sur leur trajet. Les reins étaient d'un rouge violet dans leur substance corticale. Les testicules offraient aussi des ecchymoses sur le trajet des vaisseaux, les animalcules spermatiques ne montraient plus de mouvements, la rate était violette. Le muco-pus injecté, quoique bien dilué, avait donc produit les mêmes phéno-mènes d'intoxication que le pus lui-même.

Neuvième expérience. Le 8 septembre 1844, nous fîmes à une femelle de lapin une injection de six grammes de pus dans l'artère crurale ; l'animal succomba au bout de six heures. Le sang pris dans la veine sous-clavière montre un aspect brunâtre plutôt rouge foncé. Les globules du sang ont bien notablement diminué de quantité, et ils sont beau-coup plus pâles qu'on ne les rencontre habituellement. Remarquons, de plus, qu'ils sont en bonne partie déformés et en voie de dissolution, d'une manière tout à fait analogue à ce que nous avons déjà noté dans nos précédentes obser-vations. Pour ne pas nous faire illusion sur les épanchements de sang dans les organes internes, j'enlève avec le plus grand soin le sternum, et j'examine les poumons et le cœur sur place. Malgré cela, j'observe sur les poumons les épan-chements sanguins lobulaires signalés dans les précédentes observations. Partout où les vaisseaux sont coupés, il en sort un sang très-liquide, plutôt brun que rouge ou noir, et extrêmement peu disposé à la coagulation.

La coagulation dans l'oreillette gauche est d'un brun noi-râtre avec un peu de mélange d'une fibrine d'un rouge grisâ-tre, dans laquelle le microscope fait de plus reconnaître une certaine quantité de globules qui ressemblent beaucoup à ceux du pus et dans lesquels on distingue fort bien les noyaux que l'acide acétique fait beaucoup mieux reconnaître. Déjà à l'extérieur, cette oreillette offrait un aspect grisâtre, ce qui nous fit soupçonner l'existence du pus ; nous n'aurions ce-pendant pas osé l'affirmer sans l'examen microscopique, puisque c'est assez rare de rencontrer du pus dans le cœur après l'injection de ce liquide dans un vaisseau. Le ventri-cule gauche renferme un sang brunâtre sans caillots, les

glandes y sont pâles et décolorées, et on y rencontre quel=
ques globules dont nous ne sommes pas sûr si ce sont des
globules de pus, ou des globules blancs du sang ; ou ceux
d'épithélium. Cependant on voit un certain nombre de
noyaux. Partout les globules du pus deviennent transparents, et il paraît que c'est l'enveloppe qui se perd la première ; les noyaux ne disparaissent que plus tard. Le ventricule droit ne renferme qu'extrêmement peu de globules
de pus. Il est rempli d'un caillot d'un brun noirâtre sans
coagulation fibrineuse. Il en est de même de l'oreillette
droite. Dans l'une et dans l'autre auricule les globules du
sang sont pâles. Là où le sang s'est écoulé, et où il est resté
stagnant pendant que je fais l'autopsie, il reste parfaitement liquide, ne montrant pas la moindre tendance à la coagulation. Il en est de même du sang que je mets dans une
éprouvette. Il y avait de plus chez ce lapin une autre lésion
assez intéressante : c'est un engorgement assez considérable
de la glande mammaire. On voit en outre de chaque côté,
entre le rein et les gros troncs veineux qui se trouvent entre
la veine porte et les reins, un corps très-adhérent à la paroi
externe des veines, et dont la forme et l'aspect me suggè-
rent l'idée que ce soient des petits reins supplémentaires.
Cependant, en les examinant de près on en fait sortir un
suc d'un jaune grisâtre presque lactescent qui n'offre que
des éléments graisseux, et j'avoue qu'il me reste des doutes
sur la nature de ces deux organes parfaitement symétriques,
qui, cependant, me paraissent constituer plutôt une variété
d'un organe physiologique, qu'une production accidentelle. Avec de très-faibles grossissements, on y découvre
une apparence lobulée, et de plus beaucoup de corps granuleux renfermant de fort petits granules d'apparence
graisseuse.

Quant à la tumeur de la glande mammaire, nous en
donnerons la description dans un autre endroit de cet ouvrage.

Nous rapporterons plus tard les expériences que nous

avons faites pour étudier les effets primitifs et secondaires
de l'absorption purulente, et surtout pour montrer à quel
point celle-ci diffère de l'infection du sang par le pus. Mais
avant d'entrer dans ces détails, nous résumerons les divers
effets que nous avons produits dans le changement des éléments du sang et dans divers organes par les expériences dont
on vient de lire les détails.

II. Résultats des expériences, suivis de quelques remarques générales
sur l'injection purulente.

On pourrait dire que l'opération mise en usage pour l'injection du pus, a pu contribuer à l'issue funeste des expériences. Nous répondrons à cette objection, que des lapins
auxquels on injecte, par le même procédé, une bien plus
forte quantité d'eau ou de lait ont de suite après l'opération
continué à manger et se sont vite remis. Ces animaux supportent du reste des opérations bien plus graves. Il n'y a pas
longtemps que j'enlevai, à une femelle de lapin fécondée
depuis six jours, toute la partie droite de l'utérus qui, chez
ces animaux est bicorne; j'avais pour but d'étudier les ovules
qu'il contenait; je liai le mésométrion et je recousus ensuite
les parois abdominales; eh bien! l'animal se rétablit complétement, et lorsque, trois jours après, je le tuai pour examiner
les ovules de la corne de l'utérus qui étaient restés, le tout
avait guéri par inflammation adhésive. Pour éviter la phlébite, la plupart des injections ont été faites par les artères,
dont le tissu ne s'enflamme pas aussi facilement que celui
des veines. L'opération en elle-même ne peut donc pas être
mise en avant comme une des causes de la mort. Nous
avons vu la même opération produire la mort en trois,
quinze ou soixante-onze heures, suivant la nature plus ou
moins toxique de la matière d'injection. Ce dernier point
mérite une sérieuse attention, et si nous rangeons les expériences d'après le temps plus ou moins long pendant lequel
les animaux ont survécu, nous trouvons celui-ci en rap-

port inverse de la quantité et de la mauvaise nature du pus. Les trois animaux auxquels la plus grande quantité de pus, du reste de bonne nature, quatre à six grammes, a été injecté, ont le plus vite succombé, un chien au bout de trois heures, un lapin au bout de six heures, et un autre au bout de quinze heures. Dernièrement nous avons injecté deux grammes de pus à un chien. Cette injection, après avoir produit momentanément un affaissement bien prononcé, n'a pas paru affecter la santé de l'animal. Quatre jours après, nous avons injecté à ce même chien huit grammes de pus par une des veines de la jambe. Il a péri au bout de six heures. Nous voyons ensuite un lapin succomber au bout de quinze heures, et auquel nous n'avions injecté que le tiers de la quantité précédente, savoir : douze décigrammes de pus, mais ce pus était fétide et de fort mauvaise nature. Vient ensuite l'expérience avec l'injection de trois grammes de muco-pus, qui a entraîné la mort au bout de dix-huit heures, et qui se trouve en tout analogue au résultat de l'introduction du pus de bonne nature.

Nous arrivons à un sixième cas dans lequel neuf décigrammes de pus de bonne nature ont suffi pour entraîner la mort, mais seulement au bout de cinquante-deux heures. Deux grammes de globules de pus délayés avec de l'eau distillée, ont tué un autre lapin au bout de soixante heures. Le sérum du pus de bonne nature, à la dose de quinze décigrammes, a fait périr un lapin au bout de soixante-huit heures, et le sérum du pus de mauvaise nature, à la même dose, a causé la mort au bout de soixante-onze heures. Sous quelle forme que nous ayons employé le pus, soit pus de bonne nature, soit de mauvaise nature, soit muco-pus, soit sérum de pus, soit les globules délayés avec de l'eau distillée, son action toxique et son effet léthal n'ont pas manqué une seule fois dans les neuf expériences dont nous avons noté les détails et dans un bien plus grand nombre dont nous ne communiquerons pas encore ici les particularités. Neuf décigrammes de pus de bonne nature introduits dans le torrent de la circulation, ont suffi pour donner la mort. On pourrait objecter qu'en injectant du pus dans une artère et en dirigeant le jet du côté du cœur, cela doit mécaniquement troubler la circulation ; il n'en est cependant rien pour des mammifères, qui ne sont pas trop grands, pour opposer une forte pression à l'injection ; et il faut que le pus soit amené du côté des veines par les premières artères collatérales qu'il rencontre pour n'avoir entraîné aucun trouble, ni dans le pouls, ni dans la respiration, ni dans les battements du cœur. Nous avons déjà dit plus haut que les chiens supportaient beaucoup mieux les injections de pus. Nous avons, avec MM. Castelnau et Ducrest, injecté deux fois, à quelques jours d'intervalle, trois à quatre grammes de pus par une veine de la jambe d'un chien d'une bonne taille, et trois grammes de pus à un petit chien encore très-jeune, sans que les premiers symptômes, fièvre, vomituritions, etc., aient été suivis de symptômes graves. Les deux chiens se sont parfaitement remis. Le pus provenait d'un abcès par congestion et était peu épais.

Un autre fait des plus essentiels à noter, et dont nous montrerons plus tard toute la portée, est la disparition presque constante des globules du pus comme tels dans le torrent de la circulation. Combien de théories n'a-t-on pas bâti sur le volume de ces globules plus grand que celui des globules du sang, et sur la gêne mécanique et les dépôts purulents métastatiques qu'il devait produire ?

En résumant à présent les principales altérations produites par l'introduction du pus dans le sang, nous trouvons comme de beaucoup la plus importante une viciation du sang lui-même, dont les deux principaux éléments, les globules et la fibrine, paraissent perdre leurs qualités physiologiques. Quant aux globules, nous avons rencontré tous les degrés intermédiaires entre leur simple déformation, leur aspect poisseux et oléagineux, la perte, ou au moins la diminution de leur principe colorant, et enfin leur disparition à peu près complète, altération des plus graves et des plus singulières. Des molécules fort petites et des petits corps allongés, vibroïdes apparaissent alors dans le sang, en même temps que des principes graisseux et huileux deviennent visibles au microscope.

La fibrine paraît diminuer. Nous voyons que le sang ne se coagule presque plus, les caillots fibrineux que l'on trouve à peu près constamment dans le cœur après la mort dans la plupart des maladies, n'existent plus que lorsque du sérum a été injecté, ou lorsqu'on ne s'est servi que d'une très-petite quantité de pus louable, ou lorsque la mort a été très-prompte. Le sang, dans le cœur, reste ou liquide ou il se prend en une gelée molle d'un brun rougeâtre. N'oublions pas de noter que cette altération de la fibrine et des globules a toujours porté directement et primitivement sur le sang lui-même, et que nous n'avons pas trouvé dans nos observations ni les veines, ni les artères enflammées.

Un autre effet du mélange du pus avec le sang dans l'organisme vivant est la tendance aux hémorrhagies capillaires. Nous avons presque constamment trouvé des épanchements sanguins lobulaires dans les poumons, nous en avons de plus signalé dans le foie, dans le cœur, dans le péricarde, dans les reins et le long des vaisseaux du mésogastre, des parois de la vessie et de la surface du testicule ; ce dernier dans un cas ne contenait que des animalcules morts; une fois aussi nous avons trouvé des globules sanguins dans les urines. Dans un cas nous avons aussi noté un arrêt de la digestion ; l'animal n'avait plus mangé depuis l'opération, il avait péri au bout de dix-huit heures, et, malgré cela, l'estomac était rempli d'aliments très-incomplétement digérés.

Les ecchymoses et les hémorrhagies capillaires que nous avons notées confirment le fait déjà énoncé par M. Magendie[1], savoir qu'un des effets de la diminution de la fibrine dans le sang des animaux était la tendance aux congestions et aux hémorrhagies, soit superficielles, soit parenchymateuses.

---

[1] *Phenomènes physiques de la vie*, Paris, 1842, t. IV.

Nous voyons en outre que ces hémorrhagies, ces épanchements ont surtout lieu dans les organes, dans lesquels les capillaires sont les plus nombreux et les plus fins, savoir dans les poumons et dans le foie. C'est dans ces organes que les abcès métastatiques ont de préférence leur siége.

Avant de comparer les résultats de nos expériences sur les animaux avec les phénomènes de l'infection purulente que l'on observe chez l'homme, nous jetterons un coup d'œil sur l'absorption des liquides purulents que l'on a souvent confondue avec l'infection, à laquelle on a donné bien à tort le nom de *résorption purulente*.

L'absorption du pus peut avoir lieu en quantité bien notable sans que la vie en soit menacée. Ne rencontrons-nous pas bien souvent des cas de pleurésie avec épanchement, dans lesquels l'auscultation et la percussion nous révèlent l'existence d'une quantité considérable de liquide exsudé et dont nous pouvons cependant suivre pas à pas la diminution graduelle, et enfin la disparition complète? Pourtant la cavité de la plèvre est une cavité close. Qu'arrive-t-il en cas pareil? La matière de l'épanchement est composée de globules du pus et d'un s'rum fortement fibrineux. La fibrine se montre sous forme de larges coagulations qui, en emprisonnant une quantité notable de globules de pus constituent les fausses membranes. Toutes ces matières perdent d'abord leurs parties les plus liquides qui sont absorbées par les capillaires intacts de la plèvre ou par les vaisseaux de nouvelle formation. Parmi ces derniers M. Scr ec er van der Kolk, a même trouvé des lymphatiques. Après la résorption des parties primitivement liquides, les globules du pus se liquéfient à leur tour; ils se désagrègent d'abord en granules et ensuite en un liquide presque homogène, et disparaissent enfin tout à fait. La fibrine qui reste la dernière, perd aussi toutes ses parties liquides et finit par être réduite à ces expansions de tissu cellulaire qui constituent les adhérences entre la plèvre costale et la plèvre pulmonaire. Et pourtant, si les malades ne sont pas tuberculeux, ils survivent à tout ce travail qui se prolonge souvent pendant des mois.

Les auteurs citent comme rares les exemples d'abcès résorbés sans s'être ouverts au dehors. Pourtant on rencontre quelquefois des faits bien évidents de résorption du pus des abcès sous-cutanés de la jambe ; on trouve alors leur intérieur rempli d'une matière grumeleuse que l'on prendrait au premier aspect pour de la substance tuberculeuse ; mais un examen exact montre que c'est du pus concret dont les parties liquides ont été résorbées.

Nous avons de plus constaté par des expériences directes sur des animaux, que l'absorption du pus ne provoquait point les signes de l'infection purulente, et que si l'on introduisait du pus dans une des grandes cavités splanchniques, son absorption ne produisait pas les accidents d'infection, mais seulement des effets d'irritation, comme le ferait toute autre substance irritante.

Nous allons citer quelques-unes de ces expériences :

1° Un chien d'une grande taille fut solidement attaché sur une table. Je mis à nu l'artère et la veine crurale. Après avoir soigneusement ouvert toutes les gaînes, j'ouvris l'artère pour y injecter du pus du côté du cœur ; mais comme l'artère était volumineuse, la force de la pression du sang empêcha le pus de pénétrer, et ma seringue en verre sauta. Je liai l'artère et je versai environ six grammes de pus dans la plaie sur la veine, l'artère et les vaisseaux collatéraux. Je réunis la plaie par la suture et je laissai le chien attaché sur la table jusqu'à ce qu'une bonne partie du pus se fût séchée. Une dixaine de jours après, à la chute de la ligature il y eut une forte hémorrhagie qui s'arrêta d'elle-même (j'en fus prévenu trop tard, sans cela j'aurais lié le vaisseau). Quinze jours plus tard, je mis de nouveau les vaisseaux cruraux de l'autre cuisse à nu, après avoir ouvert tous les feuillets cellulaires qui les entouraient. J'y versai six grammes de pus que je laissai sécher dans la plaie réunie par la suture. Eh bien ! il n'en est résulté aucun accident.

Les plaies se sont cicatrisées, et le chien a continué à se porter parfaitement bien.

2° Le 6 juillet 1844, j'injectai quatre grammes de pus dans le péritoine d'un lapin. Je ferai observer ici en passant, que chaque fois que j'ai eu occasion d'ouvrir le péritoine d'un lapin vivant, j'en ai toujours vu sortir une certaine quantité d'un liquide séreux, limpide. La plaie fut recousue et se cicatrisa promptement. Dès le second jour le lapin eut l'air d'être bien, il mangea et ne parut point souffrant. Mais quelques jours après, il cessa de manger et maigrit, et trente-cinq jours après l'opération il périt; pareille chose m'était arrivée avec un autre lapin auquel j'avais injecté quinze grammes d'une faible solution de chlorure de sodium dans l'abdomen; malheureusement je n'ai pu l'ouvrir, ayant été absent lorsqu'il périt.

A l'autopsie du lapin auquel j'avais injecté du pus dans le péritoine, je ne trouvai point d'autre lésion que les signes locaux d'une péritonite. Injection vasculaire, exsudation pseudo-membraneuse du pus à demi concret. Les fibres du péritoine étaient ramollies et en partie détruites. Le sang montrait ses globules intacts et on trouva dans le cœur et les vaisseaux de bonnes coagulations fibrineuses.

L'observation clinique, de même que l'expérimentation sur des animaux prouve donc la grande différence qui existe entre l'absorption du pus et l'infection. Dans la première les vaisseaux restent intacts, et le pus ne se mélange point avec le sang vivant. Les éléments du pus sont décomposés avant d'être filtrés et absorbés par les capillaires; ils subissent ainsi un changement qui leur ôte toutes leurs propriétés toxiques et ils ne font que traverser le sang et sortir du corps par les diverses voies d'excrétion. Aussi, en cas pareil, n'est-il pas rare de voir de forts sédiments purulents dans les urines et d'y rencontrer de l'albumine chaque fois que de grands épanchements purulents ont été résorbés. C'est de cette manière que des quantités notables de pus peuvent souvent disparaître sans danger quelconque.

Il vaut donc mieux, pour ne pas faire de confusion, réserver ces termes d'absorption et de résorption du pus pour le travail de la nature dont nous venons de parler, et désigner le mélange du pus avec le sang plutôt sous le nom d'*intoxication* ou d'*infection purulente*. En effet, c'est un véritable empoisonnement du sang.

Des auteurs dignes de confiance décrivent le sang de personnes empoisonnées soit par morsure de serpents, soit par quelques autres venins, comme liquide, peu coagulable et altéré dans sa couleur. Avec la tendance médicale du jour qui nous ramène par la voie sage des recherches exactes vers une pathologie humorale, il n'est pas hors de propos de recommander à l'investigation chimique et microscopique l'étude comparative du sang dans les empoisonnements, dans l'infection purulente et dans la fièvre typhoïde, dans les maladies miasmatiques et dans les cachexies tuberculeuses et cancéreuses.

Nous revenons à présent aux diverses théories sur l'infection purulente.

D'après la théorie mécanique, les globules du pus s'arrêtent dans les capillaires, y provoquent une stase du sang et une inflammation purulente consécutive, analogue à celle qu'excitent des parcelles de mercure ou d'or injectées dans le torrent de la circulation.

Nous objectons à cette théorie que les globules du pus disparaissent en général au bout de fort peu de temps dans le sang, ce que nos expériences nous ont prouvé. Leur persistance dans le sang est tout à fait exceptionnelle, et les observations qu'on cite en leur faveur ne nous paraissent pas offrir toutes les garanties nécessaires contre des erreurs qui ne sont que trop faciles à commettre dans la recherche des globules du pus dans le sang. Mais quand même les globules du pus se conserveraient intacts dans le sang, nous avons vu que les globules du pus des abcès métastatiques sont ordinairement petits et incomplétement développés, et qu'ils ne sont pas beaucoup plus volumineux que ceux

du sang, et que par conséquent ils pourraient fort bien circuler dans la plupart des capillaires. Leur comparaison avec
les parcelles de mercure ou d'or nous paraît peu heureuse.
Nous ferons observer, de plus, que dans les hémorrhagies
capillaires, presque constantes après l'injection du pus dans
les veines, nous n'avons pas rencontré une seule fois des
globules du pus.

Nous demanderons enfin aux défenseurs de cette théorie
comment ils expliquent la présence assez fréquente de plus
d'un litre de matière purulente distribuée dans les abcès
lobulaires, dans les épanchements des membranes séreuses
et dans les abcès du tissu cellulaire chez des personnes chez
lesquelles tous ces accidents ont été la conséquence du mélange de tout au plus quelques grammes de pus avec la
masse du sang ?

Quant à la théorie d'après laquelle la pyoémie serait la
cause de la phlébite, nous répéterons l'argument bien frap-
pant et bien convaincant que M. Bérard a opposé à cette
doctrine dans son exposé de la théorie de l'infection purulente (*Dictionnaire de Médecine*, t. XXVI), savoir que
les accidents de l'infection purulente surviennent ordinairement chez les individus forts et robustes, et qui ont été
souvent très-bien portants jusqu'au moment où un accident
ou une opération par instrument tranchant est devenu le
point de départ de la phlébite. Celle-ci a pour effet,
comme nous le montrerons bientôt, une diathèse pyogénique; mais nous ne pouvons pas admettre cette dernière
comme primitive.

Nous avons cité à l'appui de cette manière de voir, 1° un
cas de phlébite mortelle chez un individu fort et robuste,
atteint de pneumonie, et chez lequel la phlébite consécutive
à la saignée fut la cause de la mort; 2° celui d'une femme
bien portante opérée de la cataracte, morte par suite de la
phlébite consécutive à une saignée; 3° la même cause de
mort chez un jeune homme bien portant auparavant, qui
avait été saigné pour de légères congestions à la tête;

4° et 5° deux cas de phlébite et d'infection purulente, ne reconnaissant d'autre point de départ que l'opération d'une fistule à l'anus. Nous pourrions encore bien multiplier ces exemples, mais nous pensons que ceux que nous venons de citer prouvent, de la manière la plus évidente, qu'une lésion des veines et la phlébite consécutive sont la cause et le point de départ, mais nullement l'effet de l'infection purulente.

Quant à l'opinion que l'infection purulente est la conséquence de l'absorption du détritus des tissus mêlés avec le pus, elle est encore bien moins acceptable. Nous voyons quelquefois une gangrène fort étendue, une plaie couverte de sanie, un phlegmon diffus, détruire les tissus par fonte purulente au point de produire même la nécrose de larges surfaces du tissu cellulaire, et cependant se terminer par une guérison rapide et complète; et lorsqu'il survient en cas pareil des accidents, ils sont certainement bien différents de ceux de l'infection purulente, qui ne manquent presque jamais après la phlébite, et doivent être bien séparés des accidents de l'infection putride; différence bien établie dans le même article de M. Bérard, auquel nous renvoyons pour la réfutation de cette manière de voir.

Nous regardons donc la phlébite comme la cause de l'intoxication purulente; et si on rencontre de loin en loin un fait dans lequel on ne peut pas en constater l'existence, on peut la reconnaître pourtant dans l'immense majorité des cas d'une manière non douteuse, et se convaincre qu'elle a été le point de départ de ces accidents.

Nous distinguons trois périodes dans l'infection purulente : 1° La sécrétion locale du pus dans une veine; 2° le mélange de ce pus avec le sang dans le torrent de la circulation; 3° la diathèse pyogénique qui en est la conséquence.

Nous avons vu que la sécrétion locale du pus dans une veine ne se faisait nullement par une transformation directe du sang, comme quelques auteurs ont cru. Nous avons re-

connu au contraire que le pus s'y formait consécutivement
à une hyperémie inflammatoire des vaisseaux capillaires
des parois de la veine, et que cette phlegmasie locale y suivait le même mécanisme et les mêmes lois que dans toutes
les autres parties du corps. La phlébite, comme telle, n'offrirait aucun danger si le pus n'exerçait pas une action
toxique, lorsqu'il vient à être en contact direct avec le sang
vivant. En effet, le pus sécrété par deux branches d'un
même vaisseau, dont l'une se répand dans le tissu cellulaire, et l'autre dans la veine, ne produit aucun accident
quelconque lorsqu'il est versé dans le tissu cellulaire, tandis qu'il produit des accidents mortels lorsqu'il est jeté dans
la veine.

Non-seulement d'après son mode de formation, mais
aussi dans ses éléments, le pus est le même dans la veine
enflammée que partout ailleurs ; et le *liquor sanguinis* modifié par l'inflammation, sorti des capillaires par exsudation, y précipite promptement et les globules du pus et les
concrétions fibrineuses, comme cela se fait dans le phlegmon circonscrit ou dans l'épanchement pleurétique.

Les globules du pus sont bien plus complets et montrent
bien plus distinctement leur noyau dans la phlébite que
ceux qui se forment plus tard dans les épanchements et les
abcès métastatiques, qu'on désignerait beaucoup mieux
sous le nom d'abcès pyoémiques. Dans la formation de ces
abcès, ces globules proviennent d'un sang déjà profondément altéré; et c'est peut-être à cause de cela qu'ils sont
moins bien développés que ceux qui se sont formés quelques
jours auparavant dans la veine malade, avant que le sang
ait été altéré dans ses qualités physiologiques, et alors qu'il
n'offrait probablement pour toute altération qu'une augmentation de son principe spontanément coagulable.

Quant aux caillots de sang qui se forment dans la phlébite, nous nous sommes déjà prononcé sur leur valeur, et
nous avons vu que, pour l'ordinaire, ils ne peuvent pas
s'opposer à l'infection purulente. Il est tout naturel que le

pus qui, pour arriver dans l'intérieur de la veine, traverse
la membrane lisse et fine qui tapisse l'intérieur du vaisseau,
peut tout aussi bien traverser et l'espace entre la membrane
interne et le caillot, et ce dernier lui-même qui, surtout au
début, est bien loin de constituer un cordon ligamenteux
imperméable.

Dès que le pus vient en contact avec le sang, commence
la seconde période de l'infection purulente. Le pus exerce
une action toxique directe sur le sang, rend ce liquide in-
capable de pouvoir entretenir la vie, et lui donne une disposition aux exsudations purulentes. Cette seconde période
est ordinairement tout à fait transitoire, et dure fort peu
de temps. Ce n'est que rarement que l'on a occasion d'en
constater directement l'existence. Cependant nous avons
vu qu'elle peut entraîner la mort du malade, avant que
l'exsudation purulente, dans les divers organes, ait eu lieu.
On ne peut pas admettre que l'inflammation de la veine
puisse entraîner la mort sans réagir sur la masse du sang,
car en elle-même elle n'occupe pas un grand espace, et ne met
pas hors d'état de servir à la circulation un grand nombre
de vaisseaux capillaires, surtout si on la compare à la péritonite, à la pneumonie, à la dysenterie, et à bien d'autres inflammations bien plus étendues comme phlegmasies
locales. On est donc obligé d'admettre que quand même la
phlébite devient mortelle sans montrer des abcès métastatiques, l'infection purulente a également eu lieu.

Nous avons cité deux exemples de malades qui avaient
succombé avec tous les signes de l'infection purulente. Chez
l'un, blessé au genou par un coup de feu, tous les symptômes rationnels de l'intoxication purulente existaient ; et
la mort en fut la conséquence ; mais l'autopsie nous montra l'absence de toute suppuration métastatique : or, on
pourrait contester pour ce fait la conclusion que nous en
tirons, et certainement on ne saurait être assez réservé à
admettre des faits comme probants lorsqu'il s'agit d'en tirer
des conclusions importantes. Mais nous avons cité un autre

cas bien concluant, c'est celui d'une phlébite survenue chez un homme fort et robuste ; ici nous avons une inflammation des veines brachiales des deux côtés qui se termine par la mort, et nous trouvons à l'autopsie du pus et des fausses membranes dans l'intérieur des veines ; mais point de caillot un peu considérable qui oblitérât ces vaisseaux et séparât la partie saine de la partie malade ; nous ne trouvons d'ailleurs, à notre grand désappointement et quelque soin que nous mettions à les chercher, aucun abcès métastatique. Cette absence complète d'abcès métastatiques chez les animaux auxquels nous avons injecté du pus dans le torrent de la circulation, et qui tous pourtant ont péri, est un argument imposant en faveur de l'existence de cette seconde période de l'intoxication purulente que nous cherchons à établir.

La diathèse pyogénique constitue la troisième période de l'infection purulente ; elle est la conséquence de la seconde période, dont nous ne pouvons pas préciser la durée. Nous avons cependant quelque raison de croire que la diathèse pyogénique ne suit pas toujours de fort près la première période de l'infection purulente, et que l'action du pus, sécrété en très-petite quantité dans la veine, doit être prolongée pendant quelques jours et augmenter, par des sécrétions successives, pour produire sur toute la masse du sang cette action toxique qui entraîne les accidents que présente la troisième période. Nous avons vu que M. Tessier regarde la diathèse purulente, en général, comme primitive. Nous trouvons une opinion pareille, mais bien plus restreinte quant à son application générale, dans l'anatomie pathologique de Rokitansky.

Si nous nous sommes élevé contre l'opinion qui regarde l'altération du sang comme primitive, et l'inflammation de la veine, ainsi que ses accidents consécutifs comme secondaires, nous devons insister fortement sur cette conviction que nous a donnée l'observation et la méditation des faits, savoir que ce n'est qu'en admettant la diathèse purulente, mais comme secondaire et comme effet de la phlébite,

que l'on peut se rendre compte de la formation des épanchements métastatiques. Nous aimerions, en cas pareil,
substituer le mot d'épanchement à celui d'abcès, parce qu'on
ne peut pas appeler abcès métastatique l'épanchement qui
se forme dans la cavité des membranes séreuses et synoviales. Car, en effet, ces collections purulentes, de même
que les abcès multiples et lobulaires, et la simple infiltration purulente, presque microscopique au début, sont toutes
dues à un épanchement purulent pyoémique, soit dans les
interstices des tissus et des capillaires, soit dans les cavités
closes.

Nous avons cherché à prouver que le mécanisme de la
formation des abcès métastatiques se faisait par hyperémie
capillaire, et que cet état de plénitude et d'arrêt de la circulation, tout différent de l'inflammation idiopathique quant
aux causes, en montrait cependant les phénomènes locaux,
et qu'il ne se faisait nullement là une simple transsudation
de pus à travers les capillaires.

Nous avons cherché à établir ailleurs que le pus ne
pouvait se former que par exosmose pyoblastique, c'est-à-
dire que les globules du pus ne pouvaient point sortir tout
formés à travers les capillaires, mais se précipitaient, pour
ainsi dire, dans le liquide qui les tenait dissous au moment
où le pyoblastéine sortait du torrent de la circulation.
Ainsi, c'est à une inflammation locale que nous attribuons
tous les épanchements purulents métastatiques.

Ne voyons-nous pas des faits analogues dans l'affection
typhoïde, dans laquelle l'état du sang est bien différent de celui
que l'on rencontre dans l'inflammation idiopathique ? Et
pourtant, l'affection exanthématique de l'intestin grêle parcourt les phases apparentes de l'inflammation. De même on ne
peut pas regarder la petite vérole comme une inflammation
franche, bien au contraire elle est plutôt produite par un
agent toxique dont nous possédons le contre-poison dans
la vaccine, et pourtant les symptômes locaux de la variole
sont évidemment ceux de l'inflammation et de la suppura-

tion d'une infinité de points de la peau et de quelques
membranes muqueuses. Ne voyons-nous pas dans l'état du
sang qu'on pourrait désigner comme crase tuberculeuse ou
scrofuleuse bien des formes diverses d'inflammation locale
qu'on a cherché de tout temps à séparer de l'inflammation
franche et phlegmoneuse ? Les épanchements métastatiques
sont donc le produit d'un travail phlegmasique local dont
la dernière cause est une décomposition pyogénique du sang.

On a souvent signalé l'analogie qui existe entre les
symptômes produits par l'infection purulente et ceux de la
fièvre typhoïde. Déjà M. Bouillaud a montré, il y a vingt ans,
qu'il produisait chez des animaux un état typhoïde en leur
injectant des matières putrides dans le sang [2]. L'analogie
entre l'état typhoïde et la fièvre typhoïde est, en effet, plus
grand que ne permettrait de supposer la simple comparaison des symptômes. De toutes les maladies dont MM. Andral
et Gavarret rendent compte dans leurs recherches aussi
exactes que riches en déductions importantes sur l'état
pathologique du sang, c'est bien dans la fièvre typhoïde
que le sang se rapproche le plus de celui que nous avons
rencontré dans nos expériences sur l'infection purulente.
La fibrine que ces auteurs indiquent pour le sang normal
en moyenne comme 0,003 est descendue dans la fièvre
typhoïde jusqu'à 0,0009, c'est-à-dire au-dessous du tiers de
son chiffre physiologique. Mais les globules sont restés
intacts, et de là vient que les accidents y sont moins graves
que lorsque la fibrine et les globules sont à la fois altérés.

Nous n'oserions point, il est vrai, affirmer, d'après ce
que nous avons trouvé chez les animaux, qu'il en soit ainsi
chez l'homme, mais nous engageons les observateurs à diriger leurs recherches sur ce point intéressant.

Si, convaincus que nous sommes de l'insuffisance des remèdes pharmaceutiques contre les accidents de la phlébite,

---

[1] *Traité clinique et expérimental des fièvres.* Paris, 1826, p. 227
et suiv.

nous jetons, en terminant, un coup d'œil sur les voies par lesquelles la nature tend à les guérir. Nous verrons que c'est surtout par la formation d'un caillot et par la séquestration de la partie malade de la veine que cette guérison s'effectue dans quelques cas rares. Si nous comparons ensuite les tentatives qui ont été faites pour les varices par des ligatures et par des caustiques appliqués sur le trajet de la veine, nous verrons que le premier de ces moyens a entraîné des revers terribles et des accidents souvent mortels, tandis qu'au contraire les brillants résultats obtenus d'abord par M. Bonnet, de Lyon, et ensuite par MM. A. Bérard et Laugier, et que j'ai eu occasion de vérifier dans ma pratique, nous montrent qu'on peut oblitérer impunément des veines variqueuses en faisant extérieurement une application énergique de la pâte caustique de Vienne ou du chlorure de zinc sur le trajet des vaisseaux.

La nature et l'art s'accordent donc à démontrer que le seul moyen de limiter l'inflammation de la veine et d'en prévenir les effets pernicieux est d'obtenir à temps l'oblitération de la veine malade, et nous venons de voir que l'art en possède les moyens. Le mode de traitement local le plus rationnel est donc l'emploi des caustiques et de la cautérisation avec le fer rouge, et nous renvoyons pour la confirmation de ce que nous venons d'avancer à l'excellent travail de M. Bonnet, intitulé: *Mémoire sur la cautérisation considérée comme moyen de prévenir la phlébite et l'infection purulente*, mémoire publié dans le temps dans la *Gazette médicale*. M. Bonnet cite non-seulement des exemples de phlébite guérie par sa méthode, mais même deux cas de guérison d'infection purulente, l'un ayant trait à l'infection consécutive à l'extirpation d'une tumeur nous paraît convaincant, l'autre donne le narré d'une amputation de la jambe suivie de symptômes d'infection traités par l'application du cautère qui fit cesser les accidents. Le malade ne succomba que rois mois plus tard avec les symptômes d'un épuisement des forces. Nous regrettons bien vivement que M. Bonnet ne nous ait pas communiqué le résultat de l'autopsie, pour savoir si les poumons, le foie ou les cavités séreuses offraient des traces d'un épanchement purulent métastatique antérieur.

Nous ne pouvons donc pas assez insister sur l'emploi prompt et énergique des caustiques sur le trajet d'une veine dès que les premiers symptômes de phlébite se manifestent. Nous donnerons en cas pareil la préférence à l'emploi du fer chauffé à blanc sur le trajet de la veine, et à la cautérisation transcurrente autour de celle-ci. Son effet doit être plus prompt que celui des caustiques chimiques, soit pâte de Vienne, soit pâte de chlorure de zinc, soit pâte d'acide sulfurique safranée. Le fer chauffé à blanc est le seul mode d'appliquer le caustique lorsque le point de départ des accidents réside dans une plaie accessible à ce moyen. Nous regrettons que la chirurgie moderne commence à oublier les brillants succès que nos devanciers savaient obtenir de l'emploi du fer incandescent qui ont contribué à immortaliser la pratique des Percy, des Larrey, des Rust. Ne savons-nous pas que le grand chirurgien de l'armée d'Égypte a fait cesser même les accidents du tétanos en cautérisant avec le fer rouge une plaie d'amputation?

L'emploi de la cautérisation doit donc constituer une des des bases du traitement de la phlébite et de l'infection purulente.

Des faits et des opinions émises dans ce travail résultent les conclusions suivantes :

1° L'infection purulente est une des causes les plus fréquentes de la mortalité des blessés et des opérés dans les hôpitaux.

2° L'injection du pus dans le sang vivant produit le plus souvent la mort. Elle est plus prompte lorsque le pus est intègre que lorsqu'on n'injecte que les globules ou seulement le sérum. Les chiens supportent mieux ces expériences que d'autres animaux. Les lapins en périssent ordinairement.

3° Le muco-pus, savoir le produit de la membrane muqueuse bronchique enflammée, a le même effet que le pus lorsqu'on l'injecte ; quand même on s'entoure de précautions pour qu'il ne produise point d'obstacle mécanique à la circulation.

4° Les globules du pus injectés dans le torrent de la circulation n'ont pas pu être reconnus dans la plupart de nos expériences, pas même avec les meilleurs grossissements microscopiques et avec des recherches suffisamment répétées.

5° L'injection du pus dans le sang vivant tend à diminuer sa fibrine, à faire disparaître ses globules, à altérer sa cohésion normale, et à précipiter une partie de ses principes graisseux.

6° Le sang ainsi altéré tend à former des ecchymoses, des hémorrhagies capillaires, surtout fréquentes dans les lobules des poumons.

7° L'inflammation suppurative des veines est la cause ordinaire de l'infection purulente chez l'homme. Elle produit des phénomènes très-analogues à ceux qui surviennent après l'injection du pus dans le sang des animaux.

8° L'infection purulente se compose de trois périodes. Première période : sécrétion du pus sur la paroi interne de la veine ; deuxième période : mélange du pus avec la masse du sang ; troisième période : diathèse pyogénique avec tendance aux inflammations suppuratives dans divers organes et surtout dans les poumons, dans le foie, dans les jointures et dans le tissu cellulaire.

9° Le moyen le plus efficace d'enrayer la marche et de prévenir l'issue funeste de la phlébite et de l'infection purulente, est d'employer à temps et énergiquement la cautérisation par le fer rouge.

§ XVIII. De l'inflammation des artères.

Nous n'avons pas eu occasion d'observer un grand nombre de cas d'inflammation des artères, mais ceux que nous avons vu, nous ont pleinement convaincus que les phéno-

mènes qui accompagnent l'artérite sont tout à fait les mêmes
que ceux qui accompagnent l'inflammation dans d'autres
organes. Nous savons très-bien qu'on rencontre souvent
les grandes artères plus ou moins rouges ; et infiltrées de
matière colorante sans que cela provienne d'un état inflammatoire, et, qu'en cas pareil, il n'existe qu'une imbibition
cadavérique. Pour admettre l'inflammation d'une artère,
il faut donc qu'on observe sur la membrane interne d'autres altérations plus profondes. En effet, après une vraie
inflammation, non seulement elle est rouge, mais l'état lisse,
mince, fin et uniforme de sa surface est altéré ; elle est
alors épaissie, mais d'une manière inégale, et montre au
microscope ses éléments écartés par une matière finement
granuleuse ; il n'est pas rare de la voir recouverte d'une
matière fibrineuse, blanchâtre, qui n'occupe que des
espaces peu étendus. Si quelques auteurs prétendent avoir
vu une injection vasculaire sur la membrane interne, fait
que nous ne voulons nullement nier, il faut pourtant convenir que c'est plutôt l'exception que la règle. D'autres
auteurs ont nié l'existence d'une injection vasculaire dans
l'artérite, et pourtant il ne peut exister d'inflammation où
que ce soit, sans qu'elle provienne d'une hyperémie active
suivie de stase et d'exsudation par les vaisseaux capillaires,
ce qui en cas pareil doit être présumé d'après le raisonne-
ment *a priori*, est pleinement confirmé par une dissection
attentive. Le siége de l'injection inflammatoire se trouve
dans ces cas, entre la membrane cellulaire externe et la
membrane moyenne de l'artère, et on y voit quelquefois
des réseaux fort étendus et assez denses, semblables à ceux
que l'on observe dans l'inflammation des autres organes.

Le premier effet de la stase capillaire inflammatoire est
l'exsudation de la partie liquide du sang contenant en dissolution la matière colorante rouge et traversant promptement
les membranes moyennes et internes. Ordinairement l'inflammation n'en reste pas là ; l'exsudation continue et prend
de plus en plus un caractère fibrineux et granuleux et se pré-

sente sous forme de granules moléculaires, et de grands globules granuleux. La première forme se rencontre surtout entre les fibres cellulaires fines des membranes et à leur surface ; la seconde plutôt sur les valvules semilunaires de l'aorte. De plus ces exsudations montrent au microscope des feuillets irréguliers finement ponctués et des coagulations fibrineuses stratifiées et réticulaires. Ce qui nous a bien éclairé sur la nature inflammatoire de ces produits d'exsudation, c'est que plusieurs fois nous les avons trouvés dans l'inflammation du péricarde et de l'endocarde, et que les éléments de ces inflammations, surtout ceux qu'on rencontre sous forme de villosités de la surface du cœur, offraient la même composition microscopique que les exsudations de la surface des valvules et de quelques places de l'aorte, plus ou moins teintes de sang. Nos remarques sur l'épanchement dans le péricarde s'appliquent en partie à celui qui est la conséquence de l'artérite. Les matières purulentes y sont rares et ne s'y rencontrent qu'exceptionnellement, et en cela l'inflammation des artères diffère de celle des veines. Souvent la matière de l'épanchement est entraînée par le torrent de la circulation, mais on ne reste pas dans le doute sur l'état inflammatoire de l'artère, lorsqu'on constate une injection vasculaire très-vive entre la membrane externe et moyenne, et une rougeur avec épaississement et irrégularité de la membrane interne.

On trouve, comme on sait, bien souvent dans l'aorte, entre les membranes moyennes et internes, des plaques qui, lorsqu'elles sont récentes, sont blanchâtres et d'apparence fibro-cartilagineuse et traversent souvent la membrane interne. Ces produits phlegmasiques peuvent être assez épais pour remplir le calibre d'une artère; bien souvent cependant ils restent bornés à l'espace limité entre la membrane moyenne et la membrane interne, et on y rencontre des dépôts de sels calcaires, surtout de phosphate et de carbonate de chaux. Mais ce qui est moins connu et pourtant très-général d'après nos recherches, c'est que les plaques dites osseuses, qui se rencontrent rarement dans la substance du cœur, et bien souvent dans les artères, renferment presque toujours des cristaux de cholestérine; nous les avons toujours trouvés en quantité assez notable, en sorte que nous sommes surpris que la cholestérine ait pu échapper à l'analyse chimique.

Nous n'oserions pas affirmer que ces plaques soient le produit de l'inflammation. D'un côté, nous savons que les produits et les restes des épanchements fibrineux deviennent volontiers le siége d'un dépôt de matières minérales, mais, d'un autre côté, nous rencontrons la cholestérine, comme nous le verrons dans la suite de cet ouvrage, dans un grand nombre de produits pathologiques qui sont bien loin, dans un certain nombre de cas, d'être de nature inflammatoire. Nous savons de plus, d'après les recherches de MM. A. Becquerel et Rodier[1], que la quantité de cholestérine augmente dans le sang à mesure qu'on avance en âge, et que cette influence ne commence à se faire sentir que de quarante à cinquante ans; nous savons aussi par ces mêmes auteurs que cette matière grasse augmente en général dans les maladies, et notamment dans les phlegmasies, ainsi que sous l'influence de la diète accompagnée de constipation, cas dans lequel il y a diminution de la sécrétion biliaire; elle augmente aussi dans l'ictère avec rétention de la bile et décoloration des fèces. Voilà donc des conditions bien différentes qui augmentent la proportion de la cholestérine dans le sang, et qui par conséquent en favorisent l'excrétion et les dépôts.

Mais si nous restons dans le doute sur l'origine inflammatoire des cristaux cholestériques que l'on trouve dans les plaques des artères, nous sommes d'accord avec les auteurs qui prétendent qu'elles deviennent souvent le point de départ d'une inflammation circonvoisine, et qu'alors se forment

[1] *Comptes rendus de l'Académie des sciences,* t. XIX, p. 1083-1088.

des exsudations albumineuses plus ou moins molles, connues sous le nom d'athéromateuses, et qui parfois peuvent
ulcérer la paroi interne de l'artère, éliminer une partie des
plaques et devenir le point de départ d'un anévrisme. D'autres fois les plaques cholestériques peuvent perforer la membrane interne par leurs contours pointus et presque tranchants, et devenir, en faisant saillie dans le calibre des
artères, le point d'attache de coagulations de fibrine qui ont
pour suite l'oblitération de ces artères, et s'il ne s'opère
pas une circulation collatérale, il survient, comme dans
l'oblitération artérielle d'origine inflammatoire, une gangrène sèche des parties qui ne sont plus le siége d'aucune
nutrition. Nous avons observé entre autres un cas de ce genre
chez un homme de quarante-cinq ans qui se livrait depuis
longtemps à des excès de vin, et chez lequel il se manifesta
à la suite d'un refroidissement une inflammation aiguë de
l'artère crurale qui se termina au bout de quinze jours par
une gangrène sèche et une momification noire de toute la
jambe au haut de laquelle, à un travers de main au-dessous
du genou un cercle d'inflammation éliminatoire se montra
bientôt; il n'y aurait eu que l'os à scier pour que l'amputation fût faite; le malade s'y refusa, et succomba bientôt,
mais je ne pus malheureusement pas faire l'autopsie. Il est
cependant très-probable que j'aurais trouvé dans ce cas une
inflammation de l'artère crurale se propageant en haut et
ayant produit depuis l'artère poplitée en bas une oblitération, suite d'exsudation et de la coagulation dans toutes les
artères principales de la jambe. Dans un âge avancé cette
oblitération survient souvent sans inflammation et entraîne
la gangrène sénile.

Nous avons cherché à donner dans les pages précédentes
un résumé des connaissances actuelles et surtout de nos observations sur l'inflammation des artères. Ce sujet tient du
reste si près à plusieurs grandes questions de médecine et
surtout de chirurgie que nous le recommandons tout spécialement à l'expérimentation sur des animaux. Il faudrait

l'étudier sous le double rapport de l'irritation artificielle de
l'artère sans suspension de la circulation , et sous le rapport
des effets produits par l'application d'une ligature , en sui-
-vant ainsi jour par jour au commencement et à des distances
plus éloignées par la suite, les effets de l'inflammation. On
parviendrait de cette manière à préciser tous les détails ainsi
que l'ensemble du mécanisme de cette inflammation.

Nous signalons à cette occasion à l'attention du lecteur
un très-bon ouvrage sur les maladies des artères qui a paru
récemment en Allemagne sous le titre suivant : *Du rétré-*
cissement et de l'oblitération des artères dans les maladies,
par Tiedemann; Heidelberg, 1843. Cet ouvrage pour la valeur
duquel le nom célèbre et les beaux travaux de l'auteur offrent
déjà une garantie , est un résumé très-complet de nos connaissances actuelles sur cette matière. C'est sans contredit le
meilleur travail qui a paru sur cette partie de la pathologie
depuis les recherches classiques de Bizot sur les maladies des
artères qui se trouvent dans le premier volume des *Mémoires*
de la Société médicale d'observation de Paris.

Nous allons communiquer quelques remarques intéres-
-santes de l'ouvrage de M. Tiedemann. A l'occasion de l'inflammation traumatique des artères à la suite de la ligature,
l'auteur remarque que le caillot se forme non-seulement par
coagulation du sang de la partie inférieure du vaisseau lié, mais
aussi en bonne partie par l'injection des vaisseaux fins de la
membrane cellulaire et de la membrane moyenne avec exsudation d'une lymphe d'un blanc rougeâtre qui, en contractant
des adhérences avec le caillot, le rend plus solide. Scarpa veut
même avoir observé des petits vaisseaux sur la membrane interne, surtout dans les ligatures qu'on fait après les amputations. L'auteur cite ensuite des faits bien curieux rapportés par
Cline. La ligature des artères, soit après des amputations, soit
après l'opération de l'anévrisme, fut suivie d'une inflammation artérielle très-étendue , et M. Tiedemann cite même un
cas dont il a vu la pièce dans la collection anatomique de la Société des Chirurgiens de Dublin dans laquelle l'inflammation

survenue à la suite de la ligature de l'artère iliaque, faite pour un anévrisme, s'était propagé à travers l'aorte jusque dans le ventricule gauche du cœur avec exsudation plastique. Il raconte un autre fait très-curieux d'un soldat anglais qui avait reçu un coup de feu dans l'avant-bras sans qu'aucune artère importante ait été lésée. Après la guérison de la plaie on ne sentit plus le pouls de l'artère radiale. Quelque temps après l'homme succomba, et on trouva l'artère radiale complétement oblitérée, ce qui prouve que l'inflammation y était parvenue en se propageant par continuité ; partant des parties qui entouraient l'artère, elle s'était ensuite étendue à cette dernière elle-même. Ce fait nous paraît très-intéressant parce qu'il vient à l'appui de notre manière d'expliquer un certain nombre de cas de phlébite qui se forment de la même manière par l'inflammation qui débute dans les parties voisines de la veine et qui s'étend ensuite à la veine par continuité de tissus et surtout par les anastomoses vasculaires.

A l'occasion de l'inflammation des artères par cause interne, l'auteur cite de nouveau des faits rapportés par Spangenberg et par Hodgson [1], sur l'existence d'arborisations vasculaires à la surface de la membrane interne d'artères enflammées. Il rappelle ensuite l'observation de Bizot qui, dans l'inflammation spontanée des artères, a observé quelquefois des exsudations comme gélatineuses, éparses et abondantes, et une fois assez copieuses pour oblitérer l'artère tibiale à son origine.

Nous signalons ici comme une lacune de la science le manque d'observations assez nombreuses sur la composition microscopique de ces exsudations, et il serait très-important de savoir si les éléments du pus s'y rencontrent dans un certain nombre de cas. Dans ceux que nous avons eu occasion d'examiner, nous avons bien constaté la prédominance de coagulations fibrineuses, mais il ne serait pas impossible

---

[1] *Traité des maladies des artères et des veines.* Paris, 1819.

qu'il s'y forme du pus. Nous avons cru l'y reconnaître une fois. Il ne serait pas impossible que parfois la dernière cause de la mort par inflammation artérielle soit l'intoxication purulente.

Un phénomène intéressant, que M. Tiedemann signale comme accompagnant l'inflammation des artères, est une contraction vivante, un rétrécissement pour ainsi dire actif, surtout circulaire dans la membrane moyenne, analogue à celui qu'on observe dans le tube digestif enflammé, et dans d'autres organes cylindriques qui renferment une tunique musculaire. L'auteur veut surtout qu'on distingue cette contraction de l'élasticité, et il la regarde comme effet de ce que lui et Parry ont appelé tonus, propriété que la membrane fibreuse des artères possède outre son élasticité, et qui explique en partie le rétrécissement des artères par une inflammation. Il regarde l'oblitération de l'aorte comme un vice de conformation. Il envisage l'inflammation précédente comme la principale cause de cette oblitération. On en retrouve quelquefois les traces non douteuses et même parfois celles d'une endocardite antérieure. Quant à la réunion intime des valvules sémilunaires de l'aorte ou de l'artère pulmonaire, il les regarde constamment comme produit de l'inflammation, soit de la membrane interne de ces artères, soit des enveloppes du cœur. Dans les cas de rétrécissement et d'oblitération de l'artère pulmonaire, l'auteur a rencontré une dilatation des artères bronchiques, surtout chez les enfants cyanotiques. Nous attachons une grande valeur à ce fait, parce qu'il vient à l'appui du phénomène observé dans la phthisie pulmonaire par Schrœder van der Kolk, par Guillot et par moi, savoir qu'à mesure que les artères pulmonaires, par les progrès de la maladie deviennent moins aptes à la circulation, il s'opère une circulation supplémentaire par les artères bronchiques dilatées, ce qui a pour suite une épuration incomplète du sang et un mélange fâcheux de sang veineux et artériel.

Quant aux végétations molles et fibrineuses qu'on rencontre sur les valvules semilunaires, il les regarde avec raison comme un produit de l'inflammation, et il est d'accord quant à cela avec Kreysig, Bouillaud, Hope et d'autres.

Corvisart les compare aux condylomes et leur attribue une origine syphilitique. M. Tiedemann lui objecte fort bien que ces végétations se rencontrent même quelquefois chez le fœtus. Nous ajouterons qu'ayant examiné au microscope, soit des condylomes, soit des végétations des valvules, nous n'avons pas trouvé entre ces deux productions la ressemblance la plus éloignée. Nous sommes pleinement d'accord avec l'auteur sur la nature inflammatoire de ces productions sur les valvules, et nous avons vu qu'elles coïncidaient souvent avec la péricardite et avec l'endocardite. Il donne ensuite un résumé fort intéressant de soixante-dix-sept cas d'inflammation des artères qu'il a réunis dans les divers auteurs. Dans ce nombre se trouvaient cinquante hommes et seulement vingt-sept femmes, ce qui prouve de combien cette maladie est plus fréquente chez les hommes que chez les femmes. Il cite des cas d'inflammation des artères qui ont eu lieu chez des enfants avant leur naissance, et il attribue à une artérite le rétrécissement et l'occlusion de l'artère pulmonaire que l'on rencontre quelquefois ainsi que, dans des cas plus rares encore, ces mêmes affections de l'aorte. Les vaisseaux du cordon ombilical s'enflamment et s'oblitèrent aussi quelquefois. Quant à l'étendue de l'inflammation des artères, il montre qu'elle peut être très-étendue, et il cite des observations dans lesquelles un grand nombre d'artères et de veines, et l'enveloppe des cavités du cœur étaient à la fois le siége de l'inflammation exsudative. L'inflammation des artères, soit de l'aorte, soit de l'artère pulmonaire, se lie souvent à l'endocardite, et il ne regarde pas la coïncidence de l'artérite et de la phlébite comme très-rare.

L'auteur donne aussi des détails très-circonstanciés sur les concrétions que l'on rencontre dans les artères, et en général dans toutes les parties du corps humain. Mais l'ana-

lyse de cette partie de son ouvrage nous entraînerait ici beaucoup trop loin.

On voit donc partout ce que nous venons de communiquer
sur l'inflammation des artères, qu'elle se développe de la
même manière que celle de tous les autres tissus et organes,
et que les phases de son développement n'offrent rien d'exceptionnel non plus. Nous pouvons ainsi de plus en plus
nous convaincre que les inflammations forment une classe de
maladies qui, tout en subissant des modifications suivant
leur siége, possèdent cependant beaucoup de caractères généraux, communs et invariables.

DEUXIÈME PARTIE.

DE LA TUBERCULISATION.

CHAPITRE PREMIER.

COMPOSITION MICROSCOPIQUE DES TUBERCULES.

Il est une loi générale dans la composition moléculaire des productions morbides, d'après laquelle tout ce qui est réellement et matériellement différent en pathologie montre cette différence dans ses derniers éléments appréciables à la vue dans sa structure microscopique. Cette loi, que nous avions déjà signalée dans la note que nous avions eu l'honneur de remettre à M. Louis pour la deuxième édition de son ouvrage[1], a été de plus en plus confirmée à mesure que nous étendions davantage l'investigation microscopique à beaucoup de produits morbides. La principale raison pour laquelle on n'a pas reconnu les différences tranchées qui existent entre ces productions si variées, c'est que d'un côté les observations microscopiques en médecine ont été rarement faites sur une assez vaste échelle pour pouvoir établir les points de rapport et de divergence sur un grand nombre de faits, et d'un autre côté les micrographes ne travaillent pas encore aujourd'hui avec des grossissements assez puissants.

Ils dépassent rarement celui de 300 diamètres, et pourtant, avec cette amplification, les petit globules primitifs, qui souvent atteignent à peine un centième de millimètre, se ressemblent trop pour en saisir les caractères spécifiques et même pour prendre confiance dans ce genre d'étude. Nous avons fait toutes les recherches exposées dans ce cha-

-----

[1] *Recherches sur la phthisie*, 2° édit., augmentée. Paris, 1843, p. IX.

pitre avec un grand microscope de Oberhauser, instrument très-complet qui nous a permis d'examiner tous les sujets de nos observations avec des grossissements depuis les plus faibles, de 25, jusqu'aux plus forts pour le travail exact, ceux de 800 diamètres. De cette manière, nous avons toujours pu voir les détails ordinaires de l'anatomie pathologique avec une grande précision, et pousser l'examen moléculaire jusqu'aux dernières limites actuelles de l'observation possible. Nous avons mesuré les globules microscopiques avec un micromètre en verre, qui indiquait des quatre centièmes de millimètre, quelquefois avec un autre qui marquait des huit centièmes, et parfois même, avec la chambre claire au moyen de laquelle on peut mesurer encore d'une manière plus minutieuse, ce qui du reste est inutile.

Nous avons cru nécessaire d'entrer dans ces détails pour éviter le reproche d'avoir vu des éléments dans le tubercule que d'autres observateurs, qui se sont occupés du même sujet, n'ont pas indiqués, et pour montrer, d'un autre côté, que plusieurs éléments, qu'on a décrits comme appartenant au tubercule, n'y sont mêlés qu'accidentellement et n'en constituent point le caractère essentiel. A mesure que nous avons comparé l'état réel de l'observation microscopique du tubercule avec les descriptions qu'en ont donné quelques auteurs, nous avons pris de plus en plus la résolution de nous en tenir principalement à l'étude de la nature de ce produit morbide, et de chercher à éclairer nos doutes bien plus par l'observation que par la lecture.

Les éléments constants du tubercule sont :

1° Une grande quantité de granules moléculaires parfaitement ronds, d'un blanc grisâtre ou tirant un peu sur le jaune, quelquefois compactes, d'autrefois transparents au centre, ayant de $0^{mm},0012$ à $0^{mm},0025$. Ces granules entourent partout les globules du tubercule et en font facilement méconnaître l'existence dans le tubercule jaune non ramolli ; on les voit en bien plus grande quantité encore et à l'état tout à fait désagrégé dans le tubercule ramolli.

2° Ces granules, ainsi que les globules du tubercule, sont unis ensemble par une masse hyaline assez consistante, substance inter-cellulaire qui sert de ciment aux éléments du tubercule, et qui se liquéfie par le ramollissement.

3° Si les deux éléments que nous venons de décrire n'offrent rien qui soit particulier au tubercule et qui le fasse aisément distinguer des autres produits morbides, le troisième, dont nous allons nous occuper, de beaucoup le plus important, est certainement tout à fait caractéristique et propre au tubercule.

La forme des globules du tubercule est rarement tout à fait ronde, quoiqu'il soit probable qu'à leur première apparition, immédiatement après que la matière tuberculeuse a été excrétée par des vaisseaux capillaires, leur forme se rapproche plus ou moins de la forme sphérique, et qu'ils ne prennent des contours moins réguliers, souvent anguleux, qu'à cause de leur étroite juxtaposition. Ainsi, tels qu'on les observe ordinairement (Pl. VIII, fig. 1 et 2), sous le microscope, surtout dans le tubercule cru, ils offrent des contours irréguliers, se rapprochant tantôt de la forme sphérique, tantôt de la forme ovale ; ils sont ordinairement irrégulièrement anguleux et polyédriques, à angles et arêtes arrondies, ce dont on peut surtout se convaincre lorsqu'on les fait nager dans de l'eau, dans du sérum de sang, ou dans un liquide diluant quelconque. Leur couleur est d'un jaune clair, paraissant noirâtre avec de forts grossissements microscopiques ; leur intérieur est irrégulier, et l'on reconnaît qu'il est d'une consistance inégale, ce qui lui donne un aspect tacheté indépendamment des granules qu'il renferme ; mais jamais nous n'avons pu reconnaître de véritables noyaux dans ces corpuscules, quoique quelquefois ils offrent dans leur intérieur l'apparence irrégulière d'une vacuole ressemblant à un noyau. Nous avons toujours examiné ce point avec une grande attention, en nous servant des grossissements les plus forts et les plus nets, et de divers réactifs chimiques. On ne peut pas envisager comme noyaux les granules, qui sont irrégulièrement distribués dans la substance des globules tuberculeux ; ce ne sont que des granules moléculaires, atteignant à peine et ne dépassant jamais $0^{mm},0025$, n'ayant même souvent que $0^{mm},0012$ à $0^{mm},0015$. Ces granules, variant de nombre entre 3, 5, 10 et au delà, ne sont pas distribués d'après un type régulier, et ne sont pas tous visibles à la fois sur le même plan. La substance inter-granuleuse des globules les renferme sans qu'ils soient ordinairement entourés d'une aréole transparente ; l'intérieur de ces granules paraît opaque. Le diamètre des globules tuberculeux varie pour ceux qui sont ronds entre $0^{mm},005$ et $0^{mm},0075$, allant rarement jusqu'à $0^{mm},01$; les globules ovales ont en moyenne $0^{mm},0075$ de longueur sur $0^{mm},005$ à $0^{mm},006$ de largeur. Nous verrons plus tard que leur diamètre augmente au commencement du ramollissement.

Dans toutes mes recherches sur les tubercules j'ai mesuré ces corpuscules, et comme ce point me paraît d'une haute importance, je citerai plusieurs de ces mesures.

1° Dans des tubercules du péritoine les globules étaient de $0^{mm},005$;

2° Dans des tubercules des ganglions cervicaux, de $0^{mm},005$;

3° Dans les tubercules pulmonaires d'un homme de quarante ans, $0^{mm},0054$;

4° Dans les tubercules de la pie-mère d'un enfant, $0^{mm},005$ à $0^{mm},006$;

5° Dans les tubercules de la plèvre, du péricarde, des ganglions bronchiques et de la rate d'un enfant de trois ans et demi, $0^{mm},0075$ de longueur sur $0^{mm},0050$ de largeur ;

6° Dans les tubercules pulmonaires et intestinaux d'un enfant de neuf ans, $0^{mm},005$ à $0^{mm},0075$;

7° Dans les tubercules du péritoine d'un homme de quarante-sept ans, $0^{mm},005$ à $0^{mm},01$;

8° Dans les ganglions bronchiques d'une fille de treize ans, 0^{mm},005 à 0^{mm},01 ;

9° Dans l'infiltration tuberculeuse entre l'arachnoïde et la pie-mère d'un enfant de quatre ans, 0^{mm},0056 à 0^{mm},0084;

10° Dans les ganglions bronchiques d'un enfant de six ans, 0^{mm},006 à 0^{mm},0072 ;

11° Dans les tubercules pulmonaires d'une femme de vingt-trois ans, qui a succombé avec un pneumo-thorax, 0^{mm},006 à 0^{mm},009 ;

12° Dans les tubercules cérébraux d'un enfant de quatre ans, 0^{mm},0067 à 0^{mm},0075 ;

13° Dans les tubercules cérébraux d'un adulte, 0^{mm},0072 à 0^{mm},0096;

14° Dans les tubercules du foie d'une femme de soixante ans, 0^{mm},0075 à 0^{mm},01;

15° Dans les tubercules ramollis des ganglions cervicaux d'une jeune fille de seize ans, 0^{mm},0075 à 0^{mm},01 ;

16° Dans les tubercules ramollis du tissu cellulaire sous-muqueux de l'intestin grêle d'un enfant de dix ans, 0^{mm},0075 à 0^{mm},01.

En jetant un coup d'œil sur ces mesures, on se convaincra aisément que, quoique le diamètre des globules tuberculeux puisse beaucoup varier, il se tient cependant toujours entre les moyennes que nous avons indiquées. On y voit de plus qu'il n'y a dans leur dimension aucune variation régulière, ni par rapport à l'âge, ni par rapport au siége et aux organes dans lesquels on les rencontre. Observons à cette occasion qu'on les reconnaît plus facilement en général dans le tubercule jaune caséeux, que dans la granulation grise. Dans le tubercule tout à fait récent on a au commencement de ces études assez de peine à bien les reconnaître et à en apprécier les détails, parce que leur structure et même leur existence est cachée par la substance inter-cellulaire qui les joint ensemble, et par la grande quantité de granules qui les entourent partout. Il faut donc pour bien les voir dans le principe, commencer par les étudier

dans le tubercule jaune caséeux, ni très-consistant, ni ramolli; il faut les diluer avec un peu d'eau pour les désagréger, ce qui ne réussit jamais qu'incomplétement et
constitue un des caractères des plus tranchés de la matière
tuberculeuse; il est bon ensuite de laisser sécher un peu la
préparation faite entre une lame de verre ordinaire et une
autre très-mince, pour examiner un aussi grand nombre de
globules que possible sur le même plan, aider la netteté de
l'observation par un bon et fin diaphragme vertical, un beau
jour ou une bonne lumière de lampe (cette dernière cependant est moins favorable pour l'examen du globule tuberculeux), qu'il faut prendre garde d'employer trop claire.
Une fois qu'on s'est alors pénétré de tous les détails des
corpuscules du tubercule, on les reconnaîtra ensuite dans
toutes les productions tuberculeuses, et d'une manière d'autant plus sûre, qu'on aura mis plus de soin à avoir un point
de départ exact et bien déterminé. On arrive alors aisément à distinguer les productions tuberculeuses de toutes
les autres altérations morbides, distinction que dans les
cas douteux aucun autre moyen n'est capable de bien
établir.

L'eau ne change pas les corpuscules du tubercule, l'acide
acétique les rend plus transparents sans les altérer beaucoup
(Pl. viii, fig. 3), et montre l'absence de noyaux dans
leur intérieur. Il constitue un moyen précieux pour distinguer le globule tuberculeux de globules semblables munis
d'un ou de plusieurs noyaux; c'est surtout pour distinguer
le pus du tubercule que l'acide acétique rend de bons services. L'éther et l'alcool réagissent peu sur le globule du
tubercule. L'ammoniaque concentré le rend d'abord plus
transparent et dissout ensuite en grande partie la substance
inter-granuleuse et fait ressortir ces granules enchâssés
dans la substance, qu'on peut alors facilement mesurer
et étudier isolés. La solution concentrée de potasse caustique dissout les corpuscules du tubercule d'une manière
complète. Les acides concentrés, surtout les acides chlo-

rhydrique et sulfurique les dissolvent aussi, mais plus lentement.

C'est ici le lieu d'examiner : quelle est la place que les globules du tubercule occupent parmi les cellules pathologiques. S'il est vrai qu'une cellule complète est composée d'une membrane cellulaire, d'un ou de deux noyaux, et de nucléoles dans l'intérieur de ces noyaux, nous nous sommes cependant convaincu par un grand nombre d'observations sur les cellules pathologiques et sur celles qu'on trouve dans nos organes à l'état normal, que cette formation n'est nullement générale, et n'est propre qu'à un certain nombre de globules élémentaires. Les globules tuberculeux nous paraissent appartenir à une des formes les plus simples des cellules pathologiques, composées d'une membrane d'enveloppe, d'un contenu à demi-liquide et d'un certain nombre de granules moléculaires irrégulièrement distribués dans l'intérieur, tels que les globules pyoïdes. Cependant ces derniers globules en diffèrent en ce qu'ils sont plus régulièrement sphériques, plus pâles, plus transparents, contenant plutôt les granules à leur périphérie, granules transparents au centre.

Avant d'aller plus loin, il nous faut nous occuper ici d'une question importante pour le diagnostic. Des médecins de premier mérite et d'une grande autorité en pathologie ont regardé la tuberculisation comme une modification de la suppuration. D'un autre côté, on a souvent signalé l'existence de la matière tuberculeuse au milieu de tumeurs cancéreuses. Nous nous sommes convaincu que l'examen à l'œil nu ne pouvait souvent pas éviter des erreurs en cas pareil. C'est ainsi, par exemple, que dans une observation de sarcocèle, dont nous avons communiqué les détails à la Société anatomique (XVIIIe année, pages 80-96), le microscope nous a montré qu'une substance qui à l'œil nu avait les caractères du tubercule, n'en était nullement composée. Dans un autre cas nous avons constaté avec M. Deville, interne alors à l'hôpital Saint-Antoine, qu'une affection du foie qu'on avait regardée

comme cancéreuse, ne montrait au microscope que les éléments du tubercule. Nous avons enfin vérifié un certain
nombre de fois le mélange de la matière cancéreuse et de
la matière tuberculeuse dans la même production morbide.

Il nous semble donc essentiel d'avoir des caractères pour
distinguer d'une manière positive et constante les éléments
du tubercule de ceux de la suppuration d'un côté, de
ceux du cancer de l'autre. Nous croyons d'autant plus nécessaire d'insister sur ce point de diagnostic, qu'il nous
paraît, quoique entouré quelquefois de difficultés, aussi
important que résolu d'une manière sûre et positive par nos
recherches et par les caractères que nous allons exposer.

Les globules du pus (Pl. VIII, fig. 6 et 7), sont plus
grands que ceux du tubercule; ils ont en moyenne 0^{mm},01 à
0^{mm},0125; ils ne sont pas collés ensemble comme les globules
du tubercule le sont surtout à l'état cru, ils nagent toujours
libres dans du sérum tout à fait liquide et plus ou moins
abondant. Leur forme est ronde et sphérique, leur surface
légèrement inégale, recouverte quelquefois de granules
moléculaires, leur membrane cellulaire est plus ou moins
transparente, leur contenu paraît plus liquide, et l'on y
reconnaît, lorsqu'ils ont acquis leur développement complet, un, deux, trois, rarement quatre ou cinq véritables
noyaux de 0^{mm},0033 à 0^{mm},005, dans l'intérieur desquels
on voit souvent un nucléole.

Au moyen de forts grossissements on constate aisément
l'existence des noyaux, sans ajouter au pus aucun réactif
chimique; l'acide acétique les met en évidence, tandis qu'il
en démontre l'absence pour les globules du tubercule. Dans
quelques formes de pus, dont les globules sont très-altérés
par le sérum de mauvaise nature (nous croyons que la différence de la nature du pus réside bien plus dans le sérum
que dans les globules), cette distinction est quelquefois
plus difficile, mais la forme, l'état libre et désagrégé,
ainsi que les dimensions des globules purulents, même altérés, suffisent pour les distinguer. Nous reviendrons plus

tard sur les caractères distinctifs entre le pus et le tubercule ramolli, ainsi que sur ceux entre le tubercule et le pus concret.

La différence entre les globules du tubercule et ceux du cancer (Pl. VIII, fig. 8) est encore bien plus manifeste. Non-seulement les globules du cancer, mais même leurs noyaux sont habituellement plus grands que ceux des globules tuberculeux tout entiers. Les globules du squirrhe ont de $0^{mm},0175$ à $0^{mm},02$, quelquefois $0^{mm},025$. Leurs contours sont réguliers, leur aspect est pâle, à surface finement ponctuée, ce qui provient de granules très-fins contenus entre la membrane cellulaire et le noyau. Ce dernier, ordinairement seul, quelquefois à deux dans les globules, a des contours fortement marqués, il est rond ou ovale, de $0^{mm},0125$ à $0^{mm},015$. On trouve souvent ces noyaux libres et sans membrane cellulaire d'enveloppe. En cas pareil, lorsqu'il y a agglomération d'un grand nombre de ces noyaux libres, on peut quelquefois être embarrassé pour le diagnostic ; ces amas de noyaux ressemblent assez à de la matière tuberculeuse. J'ai examiné dernièrement un squirrhe du foie, dans lequel un amas de noyaux entremêlés de beaucoup d'éléments graisseux m'a laissé un moment en doute, mais la différence du diamètre, des contours, du contenu et la présence d'un certain nombre de globules squirrheux complets ont suffi pour lever tous les doutes.

Les globules de l'encéphaloïde, très-analogues à ceux du squirrhe, qui, tels que les auteurs les ont décrits, ne sont que les noyaux des véritables globules encéphaloïdes, ont $0^{mm},01$ à $0^{mm},015$, une forme très-régulièrement sphérique ou ovale, un bord marqué, finement ombré à tout son pourtour interne, renfermant à part un contenu finement grenu, un ou deux, rarement trois nucléoles ronds de $0^{mm},0025$ à $0^{mm},0033$, transparents au centre. Ce qui établit le diagnostic d'une manière encore plus certaine, c'est qu'à l'état complet ces globules sont entourés d'une membrane cellulaire d'enveloppe souvent irrégulière. Le globule entier ayant alors $0^{mm},015$ à $0^{mm},02$, et quelquefois beaucoup au delà, jusqu'à $0^{mm},035$, offre des caractères qui lui sont tout à fait propres.

Dans un encéphaloïde de l'os maxillaire supérieur, j'ai trouvé les globules encéphaloïdes à peu près tous entourés de leur membrane d'enveloppe, ayant en moyenne $0^{mm},032$ de diamètre.

Le tubercule contient donc, à l'état cru, un élément qui lui est particulier et qui le distingue de toutes les autres productions morbides.

En lisant ces détails, on se convaincra que j'ai pu de plus en plus confirmer les observations que j'ai eu l'honneur de communiquer il y a plus de deux ans à M. Louis, qui a eu la bonté de les publier dans la deuxième édition de son ouvrage sur la phthisie pulmonaire.

Passons à présent à l'étude du tubercule ramolli. Nous nous bornerons pour le moment à indiquer les changements physiques appréciables au microscope qui surviennent dans le tubercule ramolli, nous réservant d'en donner l'explication physiologique plus loin. Pour bien apprécier tout ce qui se passe dans le ramollissement des tubercules, l'examen microscopique est indispensable, vu que les parties qui entourent les tubercules, s'enflamment souvent et sécrètent du pus, et que les éléments de la suppuration se mêlent alors à ceux du tubercule ; et comme l'œil nu ne saurait rendre compte de tous ces détails, on tomberait dans une confusion assez grande si l'on ne mettait pas en usage l'examen microscopique.

Nous pouvons dire en général que le principal changement qui survient dans les molécules qui composent le tubercule en voie de ramollissement, consiste en ce que la substance inter-globulaire, consistante et assez solide dans le tubercule cru, se liquéfie, et que les globules du tubercule, étroitement unis ensemble auparavant, se désagrègent, se séparent et s'éloignent de plus en plus les uns des autres, quoiqu'on y rencontre encore des groupes de globules réunis. A mesure que les globules deviennent libres, ils s'arrondissent davantage, et ils finissent presque par reprendre la forme sphérique; ils deviennent en même temps plus transparents et plus minces, et le blastème qui les entoure devient plus granuleux (Pl. viii, fig. 4 et 5).

Tant à l'œil nu qu'avec le microscope on rencontre souvent du pus mêlé avec le tubercule ramolli, et, contrairement à l'opinion généralement admise, nous croyons pouvoir donner comme un fait constant et positif que ce pus ne provient nullement du tubercule lui-même, mais qu'il tire son origine des parties qui l'entourent.

On est d'accord que le tubercule n'est pas une production accidentelle vascularisée. Or, sans vaisseaux sanguins il ne peut pas y avoir d'exsudation purulente, par conséquent le tubercule ne peut pas suppurer comme tel. Quant à la différence primitive entre le pus et le tubercule, il n'est plus nécessaire d'y insister, car nous avons vu que les caractères différentiels les plus tranchés distinguaient les globules du pus de ceux du tubercule.

Pour donner une idée plus exacte du ramollissement des tubercules, nous citerons quelques faits qui en montreront les détails variés.

1° Une femme de trente ans, ayant des tubercules dans les deux poumons et à divers degrés de développement, offrait dans le lobe inférieur du poumon droit une quantité considérable de tubercules miliaires ramollis et bien circonscrits. En les coupant par le milieu, on distingue un creux entouré d'une paroi jaunâtre, restant béant et rempli d'un liquide blanc jaunâtre, ressemblant à l'œil nu à de la matière purulente; on y aperçoit, de plus, quelques grumeaux comme caséeux, offrant davantage l'aspect de la matière tuberculeuse. Au microscope, le liquide jaunâtre se montre composé de beaucoup de granules moléculaires et de globules, soit isolés, soit réunis en groupe, de $0^{mm},0075$, renfermant, dans une substance inter-granuleuse inégale, un certain nombre de petits granules opaques, mais ne montrant nulle part des noyaux. Plusieurs ramifications bronchiques fort petites étaient remplies de matière tuberculeuse. Ce tubercule ramolli ne renfermait point de globules de pus.

2° Dans les poumons d'un enfant de six ans, qui avait succombé à la dysenterie, nous avons trouvé, du sommet à la base des deux poumons, une quantité de tubercules pulmonaires très-considérable, dont ceux du sommet surtout étaient en grande partie ramollis au centre. Nous choisissions pour l'examen microscopique ceux qu'on pouvait le mieux isoler, et qui n'étaient pas entourés d'un tissu pulmonaire enflammé. Dans leur intérieur, nous trouvions, comme dans le cas précédent, un liquide jaunâtre granuleux et des globules tuberculeux en grande partie isolés, gonflés et distendus par le liquide, et ayant jusqu'à $0^{mm},01$; par places on voyait quelques débris de fibres pulmonaires, mais nulle part du pus.

3° Dans le tissu sous-muqueux de l'intestin grêle d'un enfant de trois ans, qui avait succombé à une tuberculisation du cerveau et des ganglions bronchiques, il y avait entre autres un tubercule ramolli du volume d'un petit pois, clos de tout côté, la muqueuse étant intacte à son niveau. Le liquide contenu dans l'intérieur ne montrait pas non plus trace de globules du pus, et il n'y avait que des granules, des globules tuberculeux gonflés et d'autres en voie de diffluence.

4° Dans des tubercules pulmonaires ramollis, entourés de tissu pulmonaire hépatisé et communiquant en partie avec de petites ramifications bronchiques, chez un homme de vingt-cinq ans, j'ai trouvé les éléments suivants : a, des corpuscules du tubercule isolés et plus ou moins arrondis; b, de ces globules en partie décomposés diffluents en granules ; c, des groupes de globules du tubercule encore collés ensemble et réunis par une substance inter-cellulaire granuleuse ; d, beaucoup de liquide finement granuleux ; e,

par places un mélange à peu près égal de globules du pus
et de ceux du tubercule, et *f*, un mélange de ces deux
éléments à toutes les proportions différentes.

5° Au mois de juillet de 1843 j'ai extirpé à une jeune
fille de seize ans plusieurs glandes tuberculeuses du cou
qui, placées sur le trajet des gros vaisseaux, en gênaient
la circulation. Dans ces glandes, la matière tuberculeuse
existait à tous les divers degrés de développement ; celle
qui était ramollie était partout mêlée d'un pus jaunâtre et
épais. C'était une belle épreuve pour le diagnostic microscopique. Nous mélangions le pus et la matière tuberculeuse
en diverses proportions ; et, surtout après avoir fait entrer
par capillarité de l'acide acétique entre les deux lames de
verre, on pouvait bien distinguer les deux éléments ; les
globules du tubercule restaient à peu près intacts, tandis
que les globules du pus disparurent en grande partie, ne
laissant que les noyaux de leur intérieur (Pl. VIII, fig. 9).
Nous avons, du reste, rencontré un certain nombre de fois
le mélange de globules du pus et de la matière tuberculeuse
dans des glandes cervicales en voie de ramollissement et de
suppuration.

6° Dans le poumon d'un homme de quarante-cinq ans,
qui, pour une tumeur blanche du genou, avait subi l'amputation de la cuisse, j'ai rencontré un mélange bien curieux
des éléments de l'inflammation, de la suppuration et de la
tuberculisation. Le lobe inférieur du poumon droit offrait
les signes de l'hépatisation rouge ; son tissu était inégal,
ramolli, compacte, allant au fond de l'eau. Au milieu de la
substance hépatisée, on voyait dans bien des endroits isolés
des places jaunes et ramollies de quelques millimètres
d'étendue, qui, à l'examen microscopique, se montraient
comme des lobules pulmonaires en voie de suppuration,
renfermant beaucoup de globules et de granules du pus,
ainsi que de grands globules granuleux. On distinguait
de plus, dans bien des endroits du tissu pulmonaire, des
tubercules miliaires ramollis, dans lesquels on reconnut

le mélange de globules de pus et de ceux du tubercule. L'injection capillaire était très-vive autour de ces tubercules, et dans quelques endroits le tissu pulmonaire enflammé était à la fois infiltré des éléments du pus et de ceux du tubercule. Le cœur de cet individu adhérait au péricarde par d'anciennes fausses membranes, dans lesquelles il y avait aussi des tubercules miliaires bien circonscrits.

Ce cas est certainement un de ceux dans lesquels le microscope, manié avec soin et avec exactitude, pouvait seul rendre compte des divers éléments de ces lésions pathologiques.

7° En étudiant le développement des tubercules intestinaux, nous voyons que la matière tuberculeuse ramollie peut même être en contact avec des tissus en partie détruits, sans être mêlée de productions purulentes. Parmi un certain nombre de faits de ce genre, que nous avons observés, nous citerons celui d'un garçon de dix ans, qui avait succombé à une perforation intestinale produite par une ulcération tuberculeuse. A part les tubercules des poumons et de divers autres organes, nous trouvions surtout dans les intestins un très-grand nombre d'ulcères, au fond desquels on voyait encore dans plusieurs de la matière tuberculeuse ramollie. Le microscope y démontrait le mélange de globules tuberculeux, de débris de la substance de la membrane muqueuse et musculaire, et de quelques globules de $0^{mm},0125$ à $0^{mm},015$, contenant un ou deux noyaux de $0^{mm},005$, n'étant très-probablement pas autre chose que de jeunes cellules épithéliales; mais nulle part nous n'y avons rencontré des globules de pus, qui, en général, nous paraissent plus rares sur la membrane muqueuse gastro-intestinale, que dans d'autres membranes muqueuses. La dysenterie est la seule maladie dans laquelle nous avons rencontré beaucoup de globules du pus à la surface de la muqueuse des intestins et surtout dans les évacuations alvines; ils se trouvent mêlés à beaucoup de mucus filant, à une quantité considérable de globules du sang, et aux divers éléments de l'épithélium.

8° Nous citerons enfin un cas dans lequel les deux poumons tuberculeux offraient toutes les formes différentes du ramollissement, que nous avons rencontrées jusqu'à présent. C'étaient les poumons d'une femme de vingt-trois ans, qui avait succombé avec les accidents du pneumothorax. Dans le poumon droit se trouva, entre autres, de la matière tuberculeuse ramollie autour d'une grande caverne; cette matière avait une teinte d'un blanc jaunâtre, la consistance d'un pus épais et concret, formant une très-petite excavation entourée de tissu pulmonaire hyperémié et de petites bronches malades qui venaient en partie y aboutir. Dans ce liquide, nous trouvâmes le mélange intime de la matière tuberculeuse et des éléments du pus, au point que les formes extrêmes des deux productions morbides se ressemblaient passablement. Cependant, nulle part, on ne voyait de véritable passage entre les globules du tubercule et ceux du pus. L'acide acétique par l'effet connu de sa réaction, ne manquait pas d'éclairer le doute. Cette ressemblance des deux produits nous conduit à une considération pathologique qui nous paraît d'une certaine importance ; savoir que, lorsque les éléments microscopiques de deux sécrétions morbides diverses paraissent semblables, cette ressemblance va en augmentant à mesure qu'on se sert d'instruments d'un plus faible grossissement, et atteint son maximum dans l'œil non exercé, surtout de l'observateur qui se laisse diriger plutôt par l'imagination que par la concentration de l'attention. Mais la différence des deux liquides deviendra d'autant plus évidente, qu'on emploiera des grossissements plus forts et plus exacts, et qu'on aura davantage l'habitude de ces distinctions, parfois délicates quoique tout à fait réelles. Du reste il en est de même de l'auscultation et en général de tout examen physique, soit par les sens, sans auxiliaire, soit par les sens aidés des instruments exacts.

C'est parce qu'on n'a pas suffisamment apprécié l'importance de ce fait, qu'on n'était pas, jusqu'à présent, arrivé à des moyens sûrs pour distinguer le pus de certaines formes de mucus, le tubercule ramolli des produits de la suppuration. Et pourtant ces différences sont bien réelles ; mais, il est vrai, seulement appréciables par l'observation moléculaire exacte.

Le poumon gauche de la même femme nous a paru encore plus instructif pour l'étude du ramollissement des tubercules. A part des cavernes plus ou moins considérables, il y avait plusieurs formes de tubercules en voie de ramollissement.

1° Des petites masses du volume d'une lentille, isolées, liquides au centre ; 2° de fort petites cavernes variant depuis le volume d'un pois jusqu'à celui d'une aveline, communiquant en partie avec des ramifications bronchiques ; 3° de la matière tuberculeuse d'un gris jaunâtre, infiltrant d'une manière irrégulière et diffuse le tissu cellulaire du poumon. Eh bien ! dans ces trois formes différentes, le microscope montra les globules du tubercule gonflés, ayant augmenté d'un quart de leur diamètre, contenant des granules opaques dans leur substance ; beaucoup de ces globules étaient en voie de décomposition granuleuse ; ils étaient entourés d'un liquide aussi très-granuleux. En outre, les deux premières formes du tubercule ramolli contenaient beaucoup de globules du pus, ayant été en partie en contact avec les petites bronches, en partie entourés de tissu pulmonaire hyperémié et sécrétant du pus. Mais dans la troisième forme il n'y avait point de pus, et par-ci par-là seulement, les globules du tubercule étaient mêlés de quelques fibres pulmonaires.

Il paraît, du reste, que le pus hâte la décomposition des globules du tubercule, et c'est une des raisons pour lesquelles le pus des ulcères tuberculeux est si souvent dépourvu des globules du tubercule.

En général, nous pouvons dire que les globules du tubercule disparaissent en se dissolvant presque complétement, après s'être désagrégés auparavant en granules, et les glo-

bules parcourent donc trois phases de développement. Dans
la première, nous les voyons étroitement juxtaposés et
compactes dans leur intérieur; dans la seconde, ils se séparent les uns des autres, ils augmentent de volume, ce qui
ne tient nullement à un accroissement, mais à un commencement de décomposition, à une infiltration endosmo-
tique du blastème ambiant, qui devient de plus en plus
liquide ; dans la troisième phase enfin, ces petits globules
dont la cohésion interne et moléculaire a déjà été troublée,
finissent par perdre leur individualité et par former, en
confluant, une masse jaunâtre plus ou moins liquide.

Nous observons du reste quelque chose d'analogue dans la
manière de laquelle disparaissent les globules du pus. Ce n'est
qu'après s'être désunis et pour ainsi dire dissous en granules,
qu'ils deviennent aptes à l'absorption, et c'est ainsi que la nature fait disparaître des épanchements quelquefois considérables. Il n'est donc plus étonnant que dans ce cas il s'établit de
la ressemblance entre les deux liquides, et les moyens énoncés
plus haut ne suffisent alors plus pour établir le diagnostic.
Aussi, est-ce là la raison pour laquelle la matière tuberculeuse déjà à peu près dissoute dans le liquide qui sort des
cavernes par les bronches, ne peut ordinairement plus être
reconnue par l'inspection microscopique.

Si l'état cru et celui du ramollissement constituent les
deux premières périodes de l'affection tuberculeuse, on peut
regarder comme la troisième la diffluence des éléments du
tubercule. La formation des cavernes n'est qu'un effet des
tubercules sur les tissus ambiants et ne doit pas être considérée comme une phase d'évolution de la tuberculisation
en général. Observons, à cette occasion, que jusqu'à présent on a presque toujours pris l'affection tuberculeuse des
poumons comme type et point de départ des tubercules, et
l'on a toujours pensé à la phthisie en exposant les doctrines
de l'affection tuberculeuse. Nous ne pouvons pas assez insister avec MM. Rilliet et Barthez sur la nécessité de saisir
non-seulement pour l'anatomie pathologique, mais aussi

pour la symptomatologie et le pronostic la différence de la tuberculisation dans les divers organes. Physiologiquement parlant, par exemple, l'ulcération pulmonaire, la caverne, l'ulcère intestinal et l'ulcère tuberculeux glandulaire cutané, sont les effets de la même cause, mais quelle différence entre ces divers ulcères pour l'ensemble de leurs phénomènes pathologiques !

Une quatrième terminaison de l'évolution du tubercule, est son passage à l'état crétacé, connu déjà d'ancienne date aux praticiens, mais seulement de nos jours et depuis peu d'années apprécié à sa juste valeur. Plusieurs auteurs, parmi lesquels nous nommerons M. Papavoine, MM. Rilliet et Barthez, et M. Boudet, envisagent, à notre avis avec raison, l'état crétacé comme une forme de guérison naturelle des tubercules. Du reste cette opinion n'est pas nouvelle, et M. Andral dit : « La transformation crétacée des tubercules « semble surtout se rencontrer dans les cas où depuis long- « temps ces corps n'exercent plus sur l'économie aucune fâ- « cheuse influence. Elle est sous ce rapport l'inverse du tra- « vail de ramollissement [1]. » Un fait fort curieux sous ce rapport, est celui cité par MM. Rilliet et Barthez, savoir: que plusieurs maladies aiguës et surtout la fièvre typhoïde, la variole et la scarlatine, étaient capables pendant l'enfance de provoquer la transformation crétacée des tubercules et de guérir ainsi des affections tuberculeuses pas trop étendues [2].

Nous avons pu confirmer l'opinion que cette transformation crétacée des tubercules est une des voies des plus puissantes que la nature emploie pour guérir les tubercules. D'abord leur composition microscopique parle tout à fait en faveur de cette manière de voir. Au commencement on reconnaît encore dans les tubercules, qui deviennent crétacés, un

---

[1] *Précis d'anatomie pathologique*. Paris, 1829, t. I, p. 117.
[2] Rilliet et Barthez, *Traité clinique et pratique des maladies des enfants*, t. III, p. 145.

assez grand nombre de corpuscules du tubercule, mais on y remarque déjà une espèce de poussière minérale formée par des granules très-fins de $0^{mm},001$ à $0^{mm},0015$, transparents au centre, noirs sous le microscope vus avec de forts grossissements, mais avec de plus faibles, ainsi qu'à l'œil nu, d'une teinte blanche jaunâtre, offrant plus de résistance à la compression que les éléments mous du tubercule lui-même. Ces derniers diminuent de plus en plus à mesure que les éléments granuleux, amorphes et minéraux augmentent, deviennent plus solides et se dessèchent, toutes les parties dissolvables étant résorbées. C'est de cette manière que le tubercule se raccornit et reste à l'état stationnaire. Le tubercule crétacé contient souvent beaucoup d'éléments pigmentaires, et plusieurs fois nous y avons rencontré des cristaux de cholestérine en quantité assez notable (Pl. viii, fig. 10).

Un autre argument en faveur de la tendance curative de l'élément crétacé est tiré des conditions dans lesquelles on le rencontre. Il n'est pas rare de trouver dans les cadavres de personnes qui ont succombé à d'autres maladies, les traces d'une affection tuberculeuse, ou restée stationnaire, ou même guérie. Il n'existe pas dans ces cas-là de nombreux tubercules, mais ceux qu'on trouve sont presque toujours à l'état crétacé. Le nombre des tubercules se réduit quelquefois à un seul. Nous avons rencontré trois cas de ce genre et pourtant nous avons examiné minutieusement ces poumons. Le premier est celui d'une femme qui avait succombé à une fièvre typhoïde et dans les poumons de laquelle il n'existait qu'un seul tubercule crétacé du volume d'un pois situé au sommet du poumon droit. Le second est celui d'un enfant de six ans, qui avait succombé à une pneumonie avec hépatisation grise, et dans le poumon droit duquel, au lobe supérieur, existait aussi un seul tubercule. Le troisième cas enfin, est celui d'un homme de cinquante ans, qui avait succombé à une pleurésie chronique avec empyème enkysté ; à la surface de son poumon droit existait un seul tubercule crétacé de six millimètres de diamètre, composé de granules minéraux, de pigment, d'un liquide jaunâtre hyalin et de cristaux de cholestérine.

L'objection : que l'on rencontre quelquefois des tubercules crétacés au milieu des affections tuberculeuses les plus étendues et les plus meurtrières n'infirmerait pas la manière d'envisager la substance crétacée comme acte curatif ; elle prouverait seulement qu'elle peut être trop partielle et trop restreinte pour avoir un résultat tout à fait décisif sur la guérison de la tuberculisation.

Il est généralement connu aujourd'hui que la matière crétacée se rencontre dans les tubercules des divers organes; nous l'avons surtout souvent rencontrée dans ceux des glandes bronchiques et mésentériques.

L'analyse chimique du tubercule crétacé n'a pas répondu à ce qu'on aurait cru y trouver; dans une très-intéressante notice de M. Boudet, sur la guérison naturelle des tubercules, nous trouvons, qu'à part une petite quantité de phosphate et de carbonate calcaire, la matière crétacée contient surtout du chlorure de sodium et du sulfate de soude [1].

Chlorure de sodium..........	0,409
Sulfate de soude.............	0,288
	0,697 sur 1,000.

Nous ajouterons la cholestérine, que nous avons trouvée plusieurs fois dans la substance crétacée.

Nous avons parlé jusqu'à présent des éléments propres au tubercule; nous jetterons maintenant un coup d'œil sur ceux qui, sans en être des parties intégrantes, s'y rencontrent plus ou moins souvent.

Avant tout nous mentionnerons l'infiltration pigmentaire, la mélanose, qui, comme dans beaucoup d'autres produits morbides, s'y rencontre sous trois formes différentes : a,

---

[1] E. Boudet, *Recherches sur la guérison naturelle ou spontanée de la phthisie pulmonaire.* Paris, 1843.

comme infiltration granuleuse ; *b* , contenue dans des globules particuliers de $0^{mm},016$ à $0^{mm},024$, quelquefois jusqu'à $0^{mm},033$ (Pl. viii, fig. 11); *c* , contenue sous forme de granules fins dans d'autres globules normaux ou pathologiques. C'est ainsi par exemple qu'on la rencontre souvent dans les cellules épithéliales, assez abondantes dans l'expectoration.

La matière pigmentaire noire se trouve quelquefois en quantité très-notable autour des tubercules, surtout dans les poumons d'individus qui, à part les causes générales, se trouvent dans des circonstances particulièrement aptes à la production du pigment, comme par exemple les charbonniers, qui par la respiration introduisent dans les poumons beaucoup de parcelles de carbone, substance que M. Lecanu y a du reste démontrée par l'analyse chimique. Dans les poumons on les trouve surtout autour des granulations grises, autour des tubercules crétacés, autour des cavernes ; souvent les ganglions bronchiques en contiennent beaucoup, de même que les crachats en prennent quelquefois une teinte grise ou noirâtre.

Nous avons rencontré la mélanose assez étendue dans la membrane muqueuse du cœcum et de l'intestin grêle des phthisiques ; on l'y voit tantôt sous la forme d'infiltration, tantôt sous celle de petites tumeurs pédiculées. Une fois nous avons trouvé à la surface libre de la muqueuse intestinale une tumeur du volume d'une noisette, pédiculée, composée tout entière de globules mélanotiques, de tubercules et de vaisseaux. Nous reviendrons plus tard sur ce cas. Nous avons trouvé presque constamment de la mélanose plus ou moins étendue dans les cas de tubercules du péritoine. Dans celui entre autres d'un homme de quarante-cinq ans, nous en avons rencontré une quantité si notable, que le péritoine, siége d'une tuberculisation fort étendue, offrait un aspect tout à fait tacheté de jaune et de noir.

La graisse se rencontre assez souvent dans les tubercules et ordinairement sous forme de vésicules graisseuses.

Il n'est pas rare de trouver des fibres dans les tubercules, mais elles n'appartiennent que fort rarement à la sécrétion tuberculeuse, et ordinairement ce ne sont que les fibres qui, à l'état normal, constituent la trame de l'organe, dans lequel les tubercules sont sécrétés. C'est ainsi qu'on rencontre dans les tubercules du tissu cellulaire sous-séreux les fibres de la pie-mère, de la plèvre, du péritoine, etc. D'une manière analogue les tubercules gris, demi-transparents des poumons renferment souvent les fibres élastiques du tissu cellulaire pulmonaire. Mais la classification des tubercules en tubercules fibreux et en tubercules albumineux, proposée par M. le professeur Gerber, de Berne, nous paraît tout à fait inadmissible. La véritable sécrétion fibreuse concomitante du tubercule est extrêmement rare. Parmi le grand nombre d'autopsies de sujets tuberculeux dont nous avons soumis les tubercules des divers organes à l'inspection microscopique, nous n'avons rencontré qu'une seule fois des fibres dans les tubercules de tous les organes d'un enfant de trois ans, qui en avait dans les méninges, dans les poumons, dans le péritoine et, fait plus concluant, dans le foie et dans les reins, dont la substance n'offre point de tissu fibreux. Du reste, dans ce cas, nous avons trouvé à côté de fibres bien développées beaucoup de corps fusiformes allongés, formes intermédiaires entre les globules et les fibres, et propre au tissu fibreux accidentel.

On rencontre quelquefois, mais exceptionnellement, des cristaux dans les tubercules. Une fois nous avons observé des prismes trièdres dans des tubercules pulmonaires, une autre fois dans les ganglions bronchiques, et une troisième fois enfin, des feuillets rhomboïdaux de cholestérine dans des tubercules cervicaux ramollis non crétacés.

Une fois nous avons trouvé des globules de $0^{mm},016$ à $0^{mm},025$, d'un brun verdâtre contenant trois à quatre petits globules (Pl. viii, fig. 12). Il ne pouvait point y être question d'une illusion, vu, que dans ce cas-là, je les ai trouvés dans tous les tubercules des ganglions bronchiques et des poumons que j'ai examinés.

A part ces éléments non essentiels, on trouve quelquefois sous le microscope des éléments avec le tubercule qui ne lui sont mêlés qu'accidentellement, provenant du tissu ambiant. Nous avons déjà mentionné sous ce rapport les globules du pus. Un autre élément qui s'y rencontre fréquemment de cette manière, sont des globules de $0^{mm},02$ à $0^{mm},025$, remplis de granules jaunâtres, contenant quelquefois un noyau. Ils proviennent essentiellement du tissu pulmonaire enflammé autour des tubercules, n'appartenant jamais au tubercule lui-même.

Un autre élément qu'on y aperçoit fréquemment aussi, et qui peut donner lieu très-facilement à des erreurs, ce sont de jeunes cellules épithéliales provenant sur les coupes des poumons de la surface des petites bronches capillaires, ayant de $0^{mm},0125$ à $0^{mm},015$, d'une forme irrégulièrement arrondie, contenant un noyau de $0^{mm},005$, qui renferme quelquefois dans son intérieur un nucléole ou un contenu finement grenu. On rencontre ces globules en quantité assez notable autour des agglomérations des globules tuberculeux, mais jamais au milieu de ces derniers, tant que la substance intercellulaire lie les globules ensemble, indice important de leur nature étrangère à la substance du tubercule. A côté de ces jeunes cellules épithéliales rondes ou ovales, on voit des feuillets épithéliaux cylindriques avec ou sans cils vibratils, qu'on ne confondrait pas facilement avec les éléments du tubercule.

En résumé, nous avons donc comme éléments constants et essentiels du tubercule, des granules, une substance intercellulaire et des globules propres au tubercule. Après son excrétion, le tubercule prend d'abord une forme compacte, ensuite il se ramollit, et plus tard il se dissout, ou par diffluence, ou il se flétrit en devenant crétacé. Des éléments non constants, mais qui se trouvent plus ou moins fréquemment dans le tubercule, sont : la mélanose, élément de mélange le plus ordinaire ; viennent ensuite de la graisse, des fibres, des globules de couleur foncée et des cristaux, ordinairement de cholestérine.

Comme éléments accidentellement mélangés au tubercule, nous trouvons enfin souvent au microscope les divers produits de l'inflammation, de l'exsudation, de la suppuration et de la sécrétion épithéliale, divers globules qui, tous, proviennent du tissu qui entoure le tubercule, mais ne se rencontrent pas au milieu même de ses éléments.

COMPOSITION CHIMIQUE DES TUBERCULES.

Une des premières analyses qui aient été publiées sur la composition chimique des tubercules, a été faite dans le laboratoire de M. Thénard, et se trouve rapportée dans le *Précis d'Anatomie pathologique* de M. Andral [1].

« Des tubercules pulmonaires non ramollis montraient sur cent parties :

« Matière animale.................... 98,15
« Muriate de soude................. ⎫
« Phosphate de chaux............. ⎬ 1,85
« Carbonate de chaux............. ⎭
« Oxide de fer.................... quelques traces.

« D'autres tubercules qui avaient subi la transformation « crétacée ont présenté des proportions inverses, c'est-à-« dire sur cent parties :

« Matière animale................. 3
« Matière saline................... 96 »

En procédant dans cette esquisse, d'après l'ordre chronologique, nous trouvons dans le traité de chimie de Gmelin [2], qui a aussi paru en 1829, la note suivante sur la composition du tubercule crétacé.

---

[1] Andral, *Précis d'anatomie pathologique*. Paris, 1829, t. I, p. 417.
[2] Gmelin (Léopold), *Handbuch der Chemie*. Frankfurth, 1829, t. II, p. 1350.

« Des concrétions pulmonaires montraient à l'analyse :
« *a*, peu de carbonate et beaucoup de phosphate de chaux ;
« *b*, peu de carbonate et peu de phosphate de chaux avec
« beaucoup de phosphate ammoniaco - magnésien ; *c*, peu
« de carbonate calcaire avec quatre-vingts parties de phos-
« phate calcaire, et vingt de phosphate ammoniaco-magné-
« sien. W. Henry (*Thoms. Ann.*, XV, 116); *d*, du tu-
« bercule crétacé provenant d'un ganglion bronchique
« jaunâtre, offrant une cassure en partie terreuse, en partie
« dense, était composé de phosphate et de carbonate de
« chaux cimentés par de la matière organique. John (*Chem.*
« *Schr.*, VI, 110), Fourcroy (*Ann. de Chimie*, XVI, 9),
« et Prout (*Thoms. Ann.*, XIV, 233), y ont trouvé du
« phosphate et du carbonate calcaire avec une matière
« organique. Wollaston (*Ichw.*, XXVI, 34), a trouvé
« dans le poumon d'un homme une masse recouverte de
« phosphate ammoniaco-magnésien. »

Parmi les ouvrages de date plus récente, celui qui renferme le plus de détails sur la composition chimique des
tubercules, est le mémoire de Vogel[1] sur la suppuration.
L'auteur, après avoir cité l'analyse que M. Lombard
avait fait faire dans le laboratoire de M. Thénard, analyse
que nous venons de rapporter, et qui se trouve déjà indiquée dans la thèse du docteur Lombard[2], passe à celle faite
par Lassaigne[3], qui analysa comparativement les tubercules
des poumons et du foie d'un cheval ; il y trouva :

	tuberc. des poum.	tuberc. du foie.
Matière animale.	40	50
Sous-phosphate de chaux.	35	45
Carbonate de chaux.	9	4
Sels solubles dans l'eau.	16	1
	100	100

---

[1] Vogel, *Ueber Eiter.*, etc. Erlangen, 1838, p. 113-19.
[2] Lombard, *Essai sur les tubercules*, Dissert. inaugural. Paris,
1826.
[3] Dupuy, *Journal prat. de méd. vetér.* 1838, p. 98.

L'auteur indique que la substance animale ne se transformait pas en gélatine par la coction, mais montrait plutôt les propriétés de l'albumine coagulée.

M. Vogel rapporte ensuite l'analyse de Hecht [1], qui trouva :

```
Fibrine...............................   30
Albumine .............................   23
Gélatine..............................   27
Eau et perte..........................   27
                                        ─────
                                         107
```

L'analyse de beaucoup la mieux faite est celle de Preuss [2], qui a examiné les tubercules pulmonaires d'un enfant de deux ans. Dans dix parties de substance pulmonaire malade, il trouve :

```
Eau..................................   79,95
Matière tuberculeuse.................   13,52
Résidu fibreux, vaisseaux, bronches, etc..   6,53
                                        ──────
                                        100,00
```

a. Le résidu fibreux était composé de :

```
Graisse..............................    4,13
Substance fournissant de la colle par la coction.......   20,67
Substance ne fournissant point de colle par la coction..   75,20
                                        ──────
                                        100,00
```

b. La matière tuberculeuse renfermait :

Substance soluble dans l'alcool bouillant.

```
Cholestérine.........................    4,94
```

Substances solubles dans l'alcool froid, mais point dans l'eau.

```
Oléate de soude (oehlsaures Natron)..............   13,50
Une substance particulière........................  ⎫
Chlorure de sodium................................  ⎬  8,46
Lactate de soude..................................  ⎪
Sulfate de soude..................................  ⎭
                        A reporter........   26,90
```

[1] Lobstein, *Traité d'anatomie pathologique.* Paris, 1829, t. I, p.378.

[2] Preuss., *Tuberculorum pulmonis crudorum analysis chemica.* Dissertat. Berol. 1835.

Report........   26,90

Substances solubles dans l'eau, mais non dans l'alcool.

Caséine .... ⎫
Chlorure de sodium.......................... ⎬ 7,90
Sulfate de soude........................... ⎪
Phosphate de soude.......................... ⎭

Substances insolubles dans l'alcool et dans l'eau.

Caséine altérée par la chaleur............... ⎫
Oxide de fer................................ ⎪
Phosphate de chaux.......................... ⎬ 65,11
Carbonate de chaux.......................... ⎪
Magnésie .... ⎪
Soufre...................................... ⎭

100,00

M. Vogel cite ensuite l'analyse de Gueterbock[1], qui trouva dans les ganglions tuberculeux du cou, des bronches et dans des tubercules pulmonaires : 1° de l'albumine en petite quantité ; 2° de la pyine différente de la caséine ; 3° de la phymatine, une espèce d'osmazome qui, d'après lui, serait propre aux tubercules; elle est soluble dans l'eau et dans l'alcool, elle est précipitée de la solution par l'acétate de plomb, mais elle n'est point précipitée par l'extrait de noix de galle ni par la solution de sulfate de cuivre ; 4° de la graisse, non-seulement de la cholestérine , mais aussi de la graisse saponifiable.

De toutes ces analyses, celle de Preuss est la plus exacte. Quant à la phymatine, qui doit constituer, d'après Gueterbock , la substance propre aux tubercules , il serait bien à désirer que cette observation fût de nouveau soumise à l'examen des chimistes ; il ne paraît , du reste , pas qu'elle ait été confirmée jusqu'à présent au point d'acquérir une place sûre dans l'analyse du tubercule.

Dans des notes placées à la fin de son ouvrage, M. Vogel[2]

[1] Gueterbock, *De pure et granulatione*. Berol. 1837.
[2] *Op. citat.*, p. 229 et 30.

cite l'analyse des tubercules ramollis examinés par M. Wood, qui y trouva :

Substances solubles dans de l'éther.................... 3,18
Substances solubles dans de l'alcool froid et point dans l'eau. 9,24
Substances solubles dans de l'alcool froid et dans l'eau..... 10,66
Substances solubles dans de l'eau, non dans de l'alcool... 9,14
Substances insolubles dans l'éther, dans l'eau et dans l'alcool. 67,78

                                                        ———
                                                      100,00

Nous ajoutons à ces détails analytiques le résultat de l'analyse élémentaire de la matière tuberculeuse faite par Schérer [1]. Il communique entre autres les formules suivantes :

De la matière tuberculeuse du cerveau... $C\ 46, H\ 78, N\ 12, O\ 14$
De la matière tuberculeuse provenant de
  la cavité péritonéale d'un homme de
  vingt-trois ans...................., $C\ 46, H\ 72, N\ 12, O\ 13$
Des tubercules du foie d'une femme de
  soixante-sept ans................... $C\ 45, H\ 72, N\ 12, O\ 13$
Des tubercules crus des poumons....... $C\ 48, H\ 70, N\ 12, O\ 13$
Des glandes scrofuleuses du mésentère
  d'un enfant....................... $C\ 46, H\ 76, N\ 12, O\ 12$

Si nous comparons ces analyses atomiques assez concordantes avec une que l'auteur cite pour un cancer du testicule, nous trouvons une différence marquée, savoir : $C\ 48, H\ 80, N\ 14, O\ 15$.

Dans ces derniers temps, M. Félix Boudet, déjà honorablement connu par ses beaux travaux sur la composition chimique du sang, s'est occupé de l'analyse chimique de la matière tuberculeuse, travail qu'il a publié dans un mémoire [2] lu auparavant à l'Académie de médecine.

Dans le tubercule cru, M. Boudet a trouvé de la gélatine

---

[1] Scherer, *Chemische und microscopische Untersuchungen zur Pathologie.* Heidelberg, 1843, pag. 187 et seq.

[2] F. Boudet, *Recherches sur la composition chimique du parenchyme pulmonaire et des tubercules dans leurs différents états.* Paris, 1844. (*Bulletin de l'Académie royale de médecine,* t. IX, p. 1160.)

qui probablement provient, en bonne partie, des fibres cellulaires qui sont englobées dans le tubercule à l'époque de sa première sécrétion, et ne nous paraissent pas offrir un caractère particulier à la substance tuberculeuse ; il y a signalé de plus l'existence de la caséine et de la cholestérine qui forment à peu près un vingtième de la masse tuberculeuse examinée à l'état sec. La cholestérine augmente aussi considérablement dans la transformation grasse du foie, dans laquelle elle s'était élevée de 1 à 8. La matière grasse saponifiable y est devenue dix-huit fois plus considérable que dans le foie sain. Dans l'analyse du tubercule cru pulmonaire, il est un fait qui nous frappe, c'est le résultat de l'analyse de M. Boudet, savoir que le tubercule n'est distingué du poumon sain par aucun produit spécial. Nous savons que M. Boudet est tout à fait à même de faire des analyses très-exactes ; aussi sommes-nous loin de vouloir lui faire le moindre reproche, mais il faut que l'analyse chimique des produits morbides soit encore extrêmement imparfaite, si l'on trouve les éléments du poumon sain dans une substance qui est celle qui détruit le plus constamment sa structure normale, et qui se montre sous les mêmes apparences que dans le poumon, dans la plupart des autres organes.

Le tubercule cède à l'eau froide de l'albumine et une matière précipitable par l'acide acétique analogue à la caséine ; il se réduit à une substance qui offre les caractères de fibrine. L'alcool extrait de la matière tuberculeuse : des acides oléiques et margariques ; de la graisse neutre, de l'acide lactique libre, du lactate de soude, des matières extractives, de l'acide cérébrique et beaucoup de cholestérine.

Les cendres sont composées principalement de chlorure de sodium et de phosphate de chaux ; elles renferment, en outre, un peu de carbonate de chaux, du sulfate et du carbonate de soude, de la silice et de l'oxyde de fer.

Quant aux tubercules ramollis, M. Boudet arrive à la conclusion intéressante que la caséine, insoluble dans le tubercule cru, y devient par la suite soluble à la faveur de l'alcali qui s'y développe. Il passe ensuite à l'analyse des concrétions minérales du tubercule crétacé. Nous en avons déjà donné quelques détails plus haut. Nous reproduirons cependant ici le passage du travail de M. Boudet qui a rapport à cette analyse.

« Une certaine quantité de ces concrétions d'apparence calcaire, de couleur blanchâtre, recueillies sur différents sujets, et détachées avec soin de la matière animale, ont été d'abord séchées à 100°, puis réduites en poudre et soumises à la calcination, qui leur a fait à peine éprouver une perte de 1 pour 100 de leur poids.

« Un gramme de cette poudre, épuisée par l'eau distillée, lui a cédé :

Sels solubles.	0,701
Et a laissé un résidu pesant	0,295
	0,996

« Ce résidu était principalement formé de phosphate de chaux 70 pour 100 ; il contenait, en outre, une proportion notable de carbonate de la même base, de la silice et des traces d'oxyde de fer.

« Les sels solubles étaient à base de soude, cependant le chlorure de platine et l'acide tartrique ont permis d'y reconnaître un peu de potasse ; c'était :

Du chlorure de sodium.	0,280,89
Du phosphate de soude	0,282,90
Du sulfate de soude.	0,137,00
	0,700,70

M. Boudet signale à la fin de son travail l'analogie fort intéressante entre les cendres des tubercules et les concrétions calcaires des tubercules pulmonaires ou bronchiques.

Nous ne pouvons pas terminer cette courte esquisse sur la composition chimique du tubercule sans exprimer le vœu que la chimie découvre un jour l'élément spécifique du tubercule, du cancer et des autres productions morbides. En effet, l'examen pathologique, pris dans tout son ensemble, rend très-probable l'hypothèse que leur dernière cause réside dans un élément différent, ou dans sa nature intime, ou au moins dans la proportion relative de ses parties constituantes, de tous les tissus et organes qui composent le corps humain à l'état sain.

CHAPITRE DEUXIÈME.

DES FORMES ET DES PHASES DE DÉVELOPPEMENT DES TUBERCULES DANS LES DIVERS ORGANES.

Quoiqu'on aille en général trop loin lorsque, chaque fois qu'il est question de tubercules, on pense de préférence à la phthisie pulmonaire tuberculeuse, il est pourtant de fait qu'il n'y a pas d'organe dans lequel cette affection se rencontre aussi fréquemment, parcourt d'une manière aussi complète ses phases de développement, et devienne aussi souvent mortelle que dans les poumons. Nous reviendrons plus tard sur la loi établie par M. Louis, et nous verrons que, pour l'adulte, nous avons pu la confirmer pleinement, et que si, passé l'âge de quinze ans, un organe renferme des tubercules, il s'en trouve aussi dans les poumons, ce qui ne serait peut-être pas applicable aux tubercules des ganglions extérieurs.

Nous supposons, du reste, comme connu, tout ce qui a été fait sur l'anatomie pathologique des tubercules par les nombreux auteurs de grand mérite, tels que Laennec, Louis, Andral, Lombard, Rilliet et Barthez, Rokitansky, Carswell, etc., qui s'en sont spécialement occupés, et qui ont posé les bases de bonnes et saines doctrines dans cette partie de la pathologie.

Nous nous occuperons principalement, dans le courant de ce travail, de quelques points d'anatomie pathologique fine et surtout microscopique, pour lesquels les travaux antérieurs laissent des doutes et des lacunes.

Nous passerons successivement en revue les principaux organes dans lesquels le tubercule se rencontre, et nous commençons, par exposer les phénomènes que leur étude anatomique offre dans les poumons.

§ I. Quelques remarques sur les tubercules pulmonaires.

Les points sur lesquels nous attirerons principalement l'attention du lecteur sont : 1° La nature du tubercule naissant, soit granulations grises, soit tubercules miliaires jaunes ; 2° les éléments que l'on rencontre dans les cavernes tuberculeuses ; 3° l'état du tissu pulmonaire autour des tubercules ; 4° les éléments de l'expectoration dans la phthisie tuberculeuse ; 5° l'intégrité exceptionnelle des poumons dans la tuberculisation de divers autres organes ; 6° les changements qu'éprouve la plèvre dans la tuberculisation et la circulation supplémentaire, qui s'y développe.

1° Des granulations grises et du tubercule miliaire jaune.

Depuis le commencement de nos recherches sur la nature des tubercules les granulations grises demi-transparentes ont d'autant plus fixé notre attention, que nous avions rencontré des opinions bien diverses dans les auteurs qui les avaient plus spécialement étudiées. Beaucoup de pathologistes les regardaient comme une forme particulière de la phthisie pulmonaire, en la décrivant sous le nom de phthisie granuleuse. Cette opinion, déjà soutenue par Bayle, a même encore trouvé des partisans fort distingués parmi les auteurs modernes. Nous chercherons à prouver que la phthisie granuleuse n'est nullement une espèce particulière, mais que ces granulations grises demi-transparentes ne constituent qu'une des formes par lesquelles la tuberculisation débute, non-seulement dans les poumons, mais aussi dans beaucoup d'autres organes. Du reste, des pathologistes dont l'opinion a un grand poids, et parmi lesquels nous citerons avant tout Laennec et Louis, ont émis l'opinion que ces granulations étaient le premier degré de développement, et que le tubercule jaune n'était qu'une transformation de la granulation grise. L'observation microscopique nous a appris que le tubercule gris demi-transparent renfermait en effet déjà tous les éléments du tubercule jaune ; mais ce dernier, d'un volume très-petit, presque microscopique, constitue souvent la toute première trace du tubercule naissant ; par conséquent, si le tubercule gris appartient à une des premières phases de développement de cette matière, il n'en est pas le seul, et le tubercule jaune peut d'emblée être sécrété comme tel.

Les granulations grises, transparentes au bord, quelquefois aussi au centre, montrent pourtant ordinairement dans ce dernier un point trouble, légèrement opaque et jaunâtre. Elles ne sont nullement entourées d'une enveloppe, d'une coque particulière, mais ordinairement de nombreuses arborisations vasculaires, et, une fois, j'ai même pu suivre un vaisseau sanguin dans leur intérieur. Il faut, du reste, faire attention de ne pas prendre cette injection vasculaire pour un signe d'inflammation. Elle trouve plutôt sa cause dans une hyperémie mécanique provenant de ce que les granulations grises, ordinairement très-nombreuses, ont ou fait disparaître, ou déplacé un grand nombre de vaisseaux capillaires qui occupaient, avant leur formation, les endroits dans lesquels elles ont été déposées. Le sang, par conséquent, trouve moins d'espace pour la même quantité, et les vaisseaux, par conséquent, sont distendus et gorgés de ce liquide. Il est certain que cette hyperémie peut facilement devenir inflammatoire, mais elle est loin de le devenir toujours.

La structure microscopique constante des granulations grises est le mélange de fibres, d'une substance hyaline grisâtre et de corpuscules propres aux tubercules. Lorsque la

granulation grise a son siége dans le poumon, les fibres sont
constituées par les aréoles des fibres cellulaires élastiques du
tissu-pulmonaire. Si, par contre, ces tubercules gris demi-
transparents ont leur siége dans le tissu cellulaire sous-séreux de quelques membranes séreuses, tel que le péritoine
ou la pie-mère, ces fibres sont plutôt longues, fines, parallèles avec une disposition fasciculaire. On y rencontre
cependant toujours les éléments propres aux tubercules.
C'est par l'absence ou la présence de ces derniers que
l'on peut juger si on a affaire à des granulations tuberculeuses ou à de simples granulations fibreuses qui restent
souvent comme dernière trace d'un travail phlegmasique
antérieur. La substance hyaline est quelquefois finement
granuleuse, et sa transparence dépend au début de la conservation des fibres de l'organe, ou des membranes séreuses,
fibres qui écartent les globules du tubercule, et permettent
à la substance inter-globulaire de conserver sa transparence
jusqu'au moment où les fibres commencent à être détruites,
d'abord à leur centre, puisque c'est la partie la plus éloignée des vaisseaux nutritifs, et ensuite à la circonférence.
Les globules du tubercule sont identiquement les mêmes
dans la granulation grise que dans le tubercule jaune caséeux,
seulement ils paraissent quelquefois plus petits, étant étroitement juxtaposés dans la substance qui les entoure. L'aspect
trouble jaunâtre du centre des granulations grises provient
de leur confluence après la destruction des fibres qui les
tenaient écartées. Plus tard le dépôt tuberculeux devenant
de plus en plus abondant, il perd peu à peu toute transparence et devient tout à fait jaune.

Nous avons dit que la granulation grise n'était nullement
le point de départ constant et nécessaire de la tuberculisation.
En effet, on rencontre le tubercule naissant encore sous deux
formes différentes, dont la première est celle de points jaunâtres forts petits, de tubercules miliaires jaunes, dans lesquels le microscope montre aussi au commencement quelques fibres, mais en bien plus petite quantité que dans les

granulations grises; leur élément principal est formé de corpuscules du tubercule, leur substance inter-globulaire est granuleuse et peu transparente ; ils ne ressemblent nullement, ni à l'œil nu ni au microscope, à une gouttelette de pus, comme on a prétendu, ce dont on peut se convaincre, si on compare un abcès naissant encore presque microscopique, comme on en rencontre quelquefois dans les abcès multiples du foie, des reins, des poumons, etc., avec le tubercule miliaire jaune naissant.

Il est enfin une forme de tubercule commençant qui peut encore bien plus facilement induire en erreur, ce sont de petites granulations jaunes qui, coupées par leur milieu, montrent comme une paroi dure, de laquelle on peut, pour ainsi dire, énucléer la matière tuberculeuse. Nous croyons, qu'en cas pareil, le tubercule a son siége dans les vésicules pulmonaires, tandis que dans les cas précédents il occupait plutôt le tissu cellulaire inter-vésiculaire. Il faut bien prendre garde de ne pas confondre cette forme avec la pneumonie vésiculaire qui complique et qui est quelquefois le résultat de la bronchite capillaire. On trouve alors de la matière purulente dans ces vésicules enflammées, ce qui peut aussi être le cas lorsque le tubercule se ramollit dans ces vésicules; on ne saurait donc être assez sobre de conclure en cas pareil, et l'observateur le plus attentif et le plus exercé pourrait, parfois, s'y tromper. Nous recommandons, en général, de ne pas commencer l'étude du tubercule par celle de la granulation grise qui, n'occupant qu'un espace restreint, offre encore l'inconvénient de montrer souvent sous le microscope beaucoup d'éléments qui lui sont accidentellement adhérents, lorsqu'on n'a pas eu soin de l'isoler sous la loupe ou le microscope, et de ne prendre la matière à examiner que dans son milieu ou vers ses bords, mais éloignée de toute espèce d'éléments étrangers.

Lorsqu'on examine attentivement les poumons tuberculeux, on trouve rarement la granulation grise comme la seule forme, et ordinairement on rencontre en même temps des granulations jaunâtres, de petits tubercules miliaires tout à fait jaunes et caséeux, des tubercules plus volumineux, des masses ramollies ou crétacées, des cavernes, etc. Cependant, les poumons peuvent renfermer un si grand nombre de tubercules gris demi-transparents, que la mort survient en cas pareil avant qu'ils aient pu parcourir les diverses phases de leur développement. On trouve alors des portions étendues du tissu pulmonaire remplies de granulations grises à peine séparées par de la substance pulmonaire.

Il n'est pas rare de rencontrer dans un organe des granulations grises comme commencement de l'affection tuberculeuse, et de trouver dans un autre des tubercules miliaires jaunes. C'est ainsi que nous avons trouvé dans le cadavre d'un enfant de deux ans et demi, une infiltration tuberculeuse jaune dans le tissu cellulaire sous-arachnoïdien et des granulations grises sous la pie-mère. Dans un autre cas, il y avait des granulations grises dans le tissu cellulaire sous-pleural, et des tubercules jaunes dans les poumons, dans les ganglions bronchiques, dans le péricarde et dans la rate. Dans un troisième cas, il y avait des granulations grises sous la plèvre et sous le péritoine, et des tubercules jaunes dans le mésentère, dans les poumons, dans le foie et dans les reins.

Les granulations grises se rencontrent le plus souvent dans le tissu cellulaire sous-séreux des membranes séreuses cérébrales, pulmonaires et abdominales, et entre les fibres cellulaires du tissu des poumons, quelquefois dans les ganglions lymphatiques. M. Nélaton a même signalé leur existence dans le système osseux. Dans les poumons, les granulations demi-transparentes se trouvent souvent mêlées d'une quantité notable de substance pigmentaire noire, ce qui rend leur coloration grise plus intense et les rend quelquefois plus difficiles à reconnaître lorsqu'on n'examine pas avec beaucoup d'attention.

Lorsque le tissu pulmonaire qui entoure les granulations est enflammé, ce qui n'est pas très-rare, on y rencontre les grands globules granuleux qui se trouvent habituellement dans l'hépatisation rouge.

On a souvent regardé les granulations grises comme produites par l'inflammation. MM. Rilliet et Barthez [1] ont paru adopter cette manière de voir, comme l'indique le passage suivant : « Ainsi la granulation et l'infiltra- « tion grises viennent à la suite de l'inflammation, « mais seulement chez les tuberculeux, et toutes deux « peuvent donner naissance à la matière tuberculeuse « jaune. »

Nous ne pouvons pas partager cette manière de voir, car l'étude microscopique ne montre jamais le moindre passage entre les produits de l'inflammation et les éléments du tubercule, quoique l'une et l'autre se rencontrent souvent ensemble. Les auteurs cités sont du reste les premiers à dire qu'ils n'ont observé cette transformation que chez les tuberculeux. Mais comme la pneumonie, soit lobaire, soit lobulaire, est une maladie très-fréquente et ne montre point de productions tuberculeuses d'après les auteurs cités lorsque le sujet n'est pas tuberculeux, c'est-à-dire n'en a pas la disposition avant d'être atteint d'une inflammation pulmonaire, il nous paraît bien plus naturel d'admettre qu'en cas pareil la matière tuberculeuse se dépose dans du tissu pulmonaire enflammé tout à fait de la même manière qu'elle se déposerait dans du tissu pulmonaire non phlegmasié, que d'admettre que l'inflammation en elle-même donne naissance à la production de la matière tuberculeuse, qui, en même temps, préexisterait dans le sang. Nous ne nions pas qu'il soit souvent difficile de décider si du tissu pulmonaire phlegmasié a commencé à l'être antérieurement ou postérieurement et consécutivement au dépôt tubercu-

---

[1] Rilliet, et Barthez, *Traité clinique et pratique des maladies des enfants*. Paris, 1843, t. III, p. 28 et 233.

leux sous la forme de granulations grises. Nous insistons
seulement sur le fait que les produits de l'inflammation ne peuvent pas directement se transformer en tubercule.

Il est d'autant plus important de ne pas s'en laisser imposer par les apparences, que, si on admet pour une forme
de tubercule qu'elle peut dériver directement de l'inflammation, toute ligne de démarcation entre ces deux classes
de maladies, si essentiellement différentes sous tous les rapports, doit nécessairement cesser. Il ne faudrait pas naturellement sacrifier les faits à une théorie, mais il faut aussi
d'un autre côté, les examiner bien sévèrement, lorsque les
conséquences qu'on en tire peuvent acquérir une si haute
importance.

Pour mieux faire comprendre les détails que nous venons
de donner sur les granulations grises et sur le tubercule
naissant en général, nous allons citer quelques observations,
dans lesquelles nous laisserons de côté tout ce qui ne regarde pas directement le sujet dont nous nous occupons
dans ce moment.

1° Les poumons d'un individu qui avait succombé à une
phthisie assez promptement mortelle, offraient tous les
deux du sommet à la base un très-grand nombre de
granulations grises, parmi lesquelles se trouvaient quelques tubercules jaunâtres et même un petit nombre de
crétacés dans lesquels on voyait alterner une teinte blanche, grise et noire. Le tissu qui entourait ces granulations était d'un gris presque noir et avait l'air comme
trempé dans de l'encre; il offrait, du reste, une forte
consistance.

L'examen microscopique y montre les éléments suivants:
Dans les granulations grises, dont quelques-unes sont transparentes, existent de nombreux corpuscules propres au tubercule, ayant $0^{mm},005$ à $0^{mm},0075$, étant assez rapprochés et
montrant entre eux, soit une substance demi-transparente
sans structure, soit les fibres élastiques pulmonaires avec

leur disposition aréolaire (Pl. ix, fig. 1) : On y reconnaît de plus de la matière pigmentaire noire, surtout sous forme d'infiltration granuleuse. La matière des tubercules crétacés consiste en grande partie en granules minéraux, et on y voit de plus un certain nombre de cristaux de cholestérine. Les globules du tubercule ne s'y trouvent qu'en petite quantité. Dans quelques endroits la matière tuberculeuse est ramollie. On y voit les corpuscules tuberculeux, soit agglomerés, soit désagrégés, de plus un liquide contenant beaucoup de granules et quelques globules purulents. On aperçoit en même temps, sous le microscope, à côté du tubercule ramolli, une certaine quantité de globules à noyaux, et même des cylindres allongés qui ne sont que des éléments d'épithélium, et qui probablement se trouvent accidentellement sur l'instrument avec lequel nous avons pris la matière tuberculeuse. Nous signalons ces détails, en apparence insignifiants, pour montrer combien il faut être en garde contre les sources d'erreurs. La matière noire très-abondante dans ce poumon, se trouve sous deux formes, sous celle de granules dont nous avons déjà fait mention, et sous celle de globules granuleux de $0^{mm},015$ à $0^{mm},025$.

La mélanose en cas pareil peut se former de deux manières, ou mécaniquement chez les individus qui respirent beaucoup de parcelles de carbone, comme par exemple chez les charbonniers; ou elle peut se former comme un produit de sécrétion indépendante de toute cause mécanique; elle se trouve du reste dans toute espèce de productions morbides, mais il n'y en a guère dans laquelle elle se montre aussi fréquemment que dans les tubercules. C'est surtout dans le péritoine, dans les poumons et dans les ganglions bronchiques qu'elle accompagne souvent cette production accidentelle. Il ne serait pas impossible qu'elle doive son origine en partie à l'état incomplet de la respiration qui est la conséquence de la phthisie. Le résultat de l'analyse chimique vient confirmer cette manière de voir, et d'après les recher-

ches récentes de M. Melsens[1] elle est composée de carbone et de matière organique, et nous renvoyons pour
plus de détails sur ce sujet à ce savant Mémoire, et à la
note de M. Guillot, sur la mélanose chez les vieillards,
qui précède et qui a même provoqué les études chimiques
de M. Melsens.

2° Un homme, âgé de cinquante ans, fut trouvé dans la
rue, où on le crut ivre-mort; on le transporta à l'Hôtel-Dieu,
où il succomba au bout de quatre heures. A l'autopsie on
trouva des tubercules à la partie postérieure et droite du
cerveau. Nous en donnerons les détails plus tard en parlant
des tubercules du cerveau. Ce qui nous regarde ici dans cette
observation, c'est que cet individu montrait dans les deux
poumons une quantité considérable de matière tuberculeuse
à l'état de granulations grises demi-transparentes, mêlées de
beaucoup de matière pigmentaire noire. En prenant une
tranche très-fine du tissu pulmonaire, et en l'examinant
sous le compresseur avec une compression lente, mais graduellement augmentée, on peut voir que les tubercules sont
déposés dans la trame cellulaire aréolaire, inter-vésiculaire,
dont les fibres y sont encore bien conservées. On peut également se convaincre qu'il n'y existe aucune enveloppe, que
ce tubercule est transparent à la circonférence, et que le
nuage jaunâtre qu'on voit au centre, mal limité et diffus,
est composé de globules tuberculeux qui existent en bien
moins grande quantité dans les parties transparentes du tubercule.

3° Un homme dans la force de l'âge avait succombé à
une méningite granuleuse. A l'autopsie nous trouvâmes une
inflammation vive de la pie-mère et de la face interne de
l'arachnoïde. Dans la pie-mère se trouvaient de plus beaucoup de granulations tuberculeuses. La surface du cerveau
était injectée et légèrement ramollie. Les poumons étaient
parsemés de tubercules miliaires, transparents au bord,

---

[1] *Comptes rendus de l'Académie des sciences.* 1844, p. 1292-99.

opaques au centre. L'examen microscopique montre qu'ils ont leur siége en partie entre les fibres pulmonaires, et en partie dans les vésicules pulmonaires. Une forte vascularité les entoure partout, mais l'absence de toute effusion inflammatoire prouve que nous y avons plutôt affaire à une hyperémie capillaire mécanique. Du reste, ces vaisseaux ne pénètrent point dans les granulations.

La partie transparente renferme des globules tuberculeux, mais en petite quantité ; et il paraît que les tubercules existent primitivement dans le sang à l'état de dissolution parfaite, et sont excrétés à travers les parois capillaires. Ils conservent encore pendant quelque temps de la transparence lorsque leur blastème liquide est abondant, et ne déposent que peu à peu des globules propres aux tubercules.

Dans la partie transparente du tubercule, on reconnaît encore beaucoup de fibres pulmonaires. Il n'en existe presque plus dans les parties opaques.

Les granulations de la pie-mère offrent les mêmes éléments que celles du poumon, et la mort du malade a suivi de près l'excrétion des premières, tandis que les dernières lui auraient peut-être permis de vivre encore pendant assez longtemps, tellement la gravité d'une même sécrétion morbide peut être tout à fait différente, suivant les organes qui la renferment, et suivant l'importance des fonctions vitales dans lesquelles elle provoque de la gêne.

4° Un enfant de sept ans succombe à une tuberculisation générale après avoir présenté pendant les derniers quinze jours des symptômes cérébraux bien prononcés. A l'autopsie on trouve des tubercules demi-transparents et des tubercules miliaires jaunes dans les poumons et dans la plèvre, des tubercules jaunes caséeux dans quelques parties des poumons, dans les ganglions bronchiques, dans le péritoine, dans les intestins, dans les reins et dans le foie, et une méningite granuleuse dans la pie-mère.

Les tubercules demi-transparents montrent beaucoup de fibres, entre lesquelles se trouvent les globules du tubercule.

La méningite tuberculeuse avait eu surtout son siége dans les parties latérales du cerveau et dans les scissures de Sylvius. La pie-mère était vivement injectée, et les granulations variaient entre un demi et un millimètre; elles étaient surtout nombreuses sur le trajet et autour des vaisseaux. L'isolement et la dissection de ces tubercules est difficile. Cependant, dans les préparations qui ont le mieux réussi, on voit que chaque granulation est entourée de fibres de la membrane séreuse, ainsi que de beaucoup de vaisseaux, mais que ni les unes ni les autres ne pénètrent dans sa substance, et les globules du tubercule, renfermés dans une substance transparente, en partie finement granuleuse, se reconnaissent fort bien dans l'intérieur de ces granulations rondes ou ovales dans lesquelles les fibres sont en bonne partie détruites, ce qui varie du reste dans les diverses granulations tuberculeuses.

5° Nous avons mentionné dans le chapitre de l'inflammation à l'occasion de la dysenterie, un cas de tubercules pulmonaires chez un enfant de six ans, dont les deux poumons étaient parsemés de tubercules miliaires fort petits, d'un blanc jaunâtre, assez uniformes, pour la plupart isolés, mais par places confluents et formant une infiltration tuberculeuse. Au microscope on y reconnaissait les éléments ordinaires du tubercule, et de plus, beaucoup de fibres pulmonaires bien conservées. Au sommet des deux poumons existaient des masses tuberculeuses un peu plus volumineuses et ramollies dans leur centre. Il y avait même deux petites cavernes du volume d'une noisette. On pourrait se demander si ces tubercules n'avaient pas passé par l'état demi-transparent avant de devenir jaunes et opaques. Nous ne pensons pas que cette supposition soit de rigueur, puisque nous avons rencontré bien souvent des tubercules jaunes miliaires, beaucoup plus petits que ne le sont ordinairement les granulations grises demi-transparentes.

En résumant toutes nos observations sur cette matière, nous arrivons donc aux conclusions suivantes :

1° Les granulations grises renferment, dès leur première apparition, des globules du tubercule, et elles les montrent dans toutes les parties dans lesquelles elle se trouvent.

2° Elles ne sont point le produit de l'inflammation, mais elles peuvent être déposées dans des tissus enflammés.

3° Elles peuvent amener la mort, ou par leur grande abondance dans les poumons, ou par leur formation dans la pie-mère.

4° Lorsqu'elles n'entraînent pas promptement une terminaison fatale, elles subissent ordinairement le changement en tubercules jaunes, par destruction des fibres qui en écartent les éléments propres, et par les excrétions successives de matière tuberculeuse.

5° Elles peuvent passer à l'état crétacé.

6° Elles sont très-souvent accompagnées, dans les poumons, d'une sécrétion mélanotique très-abondante.

7° Les tubercules ne commencent pas nécessairement par les granulations grises et demi-transparentes; ils débutent assez souvent par des tubercules miliaires jaunes et opaques.

8° Il n'est pas rare de rencontrer dans la même autopsie la plupart des formes diverses sous lesquelles se montre la matière tuberculeuse, nouvelle preuve de leur identité fondamentale.

2° Des ulcères pulmonaires tuberculeux.

On désigne généralement les ulcères pulmonaires sous le nom de *cavernes* ou d'*excavations*, nom qui exprime assez bien leur forme, mais bien moins leur nature physiologique. L'ulcération des poumons ne trouve pas plus sa dernière cause dans la suppuration qu'elle ne la trouve dans le ramollissement du tubercule. Dans les poumons, elle est plutôt l'effet de l'oblitération d'un assez grand nombre de vaisseaux capillaires, et l'ulcère pulmonaire tuberculeux ne montre guère de différence physiologique de l'ulcère tuberculeux intestinal ou cutané; il est cependant bien plus grave sous le rapport clinique, parce qu'il entrave des fonctions bien autrement importantes que celle des intestins et celle de la peau. Nous regardons l'oblitération vasculaire, suite des excrétions successives des tubercules comme principale cause de la formation des cavernes ; cependant le ramollissement des tubercules y contribue pour sa bonne part. Le tubercule étant un corps étranger au milieu de l'organisme, et n'étant point nourri par des vaisseaux, s'altère et se désagrége, en même temps il irrite les parties qui l'entourent, dans lesquelles il a d'abord provoqué une hyperémie mécanique par déplacement et par oblitération de vaisseaux, et ensuite une hyperémie souvent inflammatoire, provenant de son effet irritant comme une espèce de corps étranger. Le ramollissement et l'inflammation consécutive viennent donc surajouter un élément important à la production des ulcères pulmonaires. La suppuration n'y est en général qu'un produit secondaire, et plutôt effet que cause. Cependant, à son tour, elle contribue par la suite au travail destructeur.

Du reste il existe en outre dans la tuberculisation une diathèse ulcéreuse particulière indépendante de l'influence locale des tubercules. Cela est prouvé d'une manière incontestable par les recherches de M. Louis[1], d'après lesquelles on trouve chez un tiers de phthisiques, des ulcérations dans la trachée-artère, et dans un cinquième des cadavres, on en trouve au larynx et à l'épiglotte ; et M. Louis dit expressément (pag. 51) que ces ulcères n'étaient pas produits par des tubercules. Il s'exprime ainsi sur ce sujet : « Je « n'ai rencontré dans aucun cas des granulations tubercu- « leuses dans l'épaisseur ou à la surface de l'épiglotte, du « larynx ou de la trachée-artère, en sorte qu'il faut consi- « dérer l'inflammation comme la cause existante la plus « fréquente des ulcérations qu'on y observe. »

Ce qui prouve de plus que ces ulcères se forment essen-

---

[1] Louis, *Recherches anatomiques, pathologiques et thérapeutiques sur la phthisie,* 2ᵉ édition. Paris, 1843, p. 47-51 et p. 178.

tiellement sous l'influence de la diathèse tuberculeuse, c'est le fait signalé également par M. Louis, savoir, que sur cent quatre-vingts autopsies de maladies non tuberculeuses, il n'a trouvé qu'une seule fois une ulcération dans le larynx et dans la trachée-artère. Depuis 1825, année dans laquelle la première édition de cet ouvrage classique a paru, M. Louis a pu pleinement confirmer l'exactitude de cette observation, et dans cinq cents cas d'autopsie de maladies chroniques non tuberculeuses, il n'a rencontré ces ulcères qu'une seule fois (*Op. cit.*, p. 55). Il exclut, du reste, de ce nombre, les maladies syphilitiques.

Pour bien apprécier la nature physiologique des excavations pulmonaires tuberculeuses, il est de toute nécessité d'étudier avec la plus grande exactitude tous les éléments qu'on y rencontre, et leur nombre ainsi que leur diversité sont bien plus grands que l'examen à l'œil nu ne le ferait supposer. Nous passerons en revue successivement la couche la plus interne, plus ou moins liquide, ensuite la couche sous-jacente ordinairement coagulée, et puis la paroi propre des cavernes tuberculeuses, ainsi que le tissu pulmonaire qui les entoure.

1° Le liquide qui recouvre la face interne des ulcères pulmonaires offre ordinairement un aspect gris, jaune ou rougeâtre. Il est assez consistant, rarement très-fluide; il est composé des éléments suivants :

a. La matière tuberculeuse s'y trouve sous plusieurs formes différentes; quelquefois les globules tuberculeux y sont dans leur état d'intégrité, mais ordinairement ils sont plus ou moins distendus par le ramollissement, et même la plupart d'entre eux se trouvent à l'état de diffluence, constituant une masse granuleuse; la substance inter-globulaire y a disparu. Il est très-probable que la caverne pulmonaire est le véritable foyer de décomposition du tubercule; aussi verrons-nous plus tard qu'on ne rencontre presque jamais de la matière tuberculeuse dans les produits de l'expectoration chez les phthisiques.

b. Les globules du pus se rencontrent presque toujours dans le liquide des excavations, cependant nous les avons vus, ou y manquer complétement, ou n'y exister qu'en fort petite quantité ; mais à l'ordinaire pourtant ils forment un des principaux éléments du liquide des cavernes. La plus grande partie du muco-pus de l'expectoration des phthisiques ne provient, du reste, point des cavernes, étant plutôt sécrété par la membrane muqueuse bronchique.

c. On y rencontre parfois des globules pyoïdes, qui, comme nous avons cherché à le prouver ailleurs, ne sont probablement que des globules du pus incomplétement développés et sans noyaux, de nature plutôt albumineuse que fibro-albumineuse, comme le sont les vrais globules du pus.

d. Les grands globules granuleux se trouvent assez souvent dans le liquide ; ils y ont en moyenne $0^{mm},02$ à $0^{mm},03$, et ils proviennent probablement du tissu pulmonaire qui entoure les cavernes, et dans lequel on les rencontre fréquemment dans le ramollissement inflammatoire.

e. On y trouve assez abondamment un suc gluant, visqueux, filant, assez transparent, ressemblant au mucus, dont la formation n'est pas toujours facile à expliquer, vu que dans des cavernes volumineuses il n'existe point de follicules mucipares. Cette espèce de mucus vient-elle des bronches qui s'ouvrent dans les cavernes, et y est-elle versée par une espèce de reflux ? Voilà ce qui n'est pas possible de décider d'une manière bien positive, quoique ce soit probable. D'un autre côté, il ne serait pas impossible qu'il fût sécrété par les vaisseaux des parois de la caverne, et surtout par ceux de la membrane pyogénique dont il sera question tout à l'heure.

f. On y rencontre souvent des globules du sang, ce qui n'a rien d'étonnant, vu que la caverne, en s'agrandissant, oblitère, non-seulement bon nombre de vaisseaux, mais ulcère aussi quelques capillaires qui versent alors leur contenu dans le liquide des parois de l'excavation.

g. Il n'est pas rare d'y rencontrer des fibres pulmonaires détachées, assez bien conservées, et parfois même dans une assez grande étendue pour montrer des aréoles intactes remplies de matière tuberculeuse.

h. On y trouve quelquefois du pigment noir auquel est due la coloration grise que le liquide des cavernes montre parfois, et dont nous avons fait mention plus haut.

i. L'épithélium s'y rencontre ordinairement en assez forte proportion, et nous y avons vu de l'épithélium pavimenteux, soit par feuillets complets, soit par noyaux isolés, quelquefois de l'épithélium cylindrique et exceptionnellement même de l'épithélium vibratil.

k. Deux fois nous avons vu des cristaux dans ce liquide, c'étaient des prismes à trois faces.

l. Il n'est pas rare d'y apercevoir des vésicules graisseuses qui se rencontrent dans toute espèce de liquide contenant du pus ; une fois nous y avons même aperçu de la graisse sous une forme assez curieuse ; au milieu du liquide de la caverne se trouvait un morceau de tissu graisseux formé tout entièrement de cellules juxtaposées de $0^{mm},015$ à $0^{mm},02$ (Pl. ix, fig. 2).

2° Sous cette couche de liquide, composée, comme nous venons de voir, de bien des éléments différents, se trouvent fréquemment des fausses membranes formant quelquefois des flocons peu étendus, mais ordinairement des expansions assez larges, de consistance élastique jaunâtre et composées d'une substance fibroïde stratifiée, qui renferme de nombreux globules du pus. Nous y rencontrons donc les mêmes éléments que nous avons signalés pour les fausses membranes dans les autres parties du corps. Quelquefois elles sont moins consistantes, et offrent alors un aspect plutôt gélatineux. Il est rare de les voir revêtir une paroi interne de caverne tout entière. Elles y sont plutôt déposées par lambeaux irréguliers. Ces fausses membranes sont rarement très-adhérentes aux tissus sous-jacents, auxquels nous ne les avons jamais vues réunies par des vaisseaux de nouvelle formation.

3° Après avoir enlevé là couche liquide et les fausses membranes, on arrive à l'élément de beaucoup le plus important de l'intérieur des ulcères pulmonaires tuberculeux. C'est une membrane pyogénique bien organisée et vasculaire, adhérente au tissu pulmonaire sous-jacent par des vaisseaux, et montrant une surface rougeâtre et veloutée. Lorsqu'on l'examine sous l'eau on y trouve quelquefois un aspect tomenteux qui ne tient qu'aux flocons pseudo-membraneux qui lui adhèrent. En les enlevant on voit que sa surface est lisse. En l'examinant au microscope on y reconnaît beaucoup de vaisseaux capillaires provenant des vaisseaux pulmonaires sous-jacents. Il ne s'y forme pas plus qu'ailleurs des vaisseaux indépendants de la circulation générale. Le tissu propre de cette membrane montre une structure irrégulièrement fibreuse; et, entre les fibres, se trouvent de nombreux petits globules. Quelquefois elle renferme fort peu de vaisseaux, et alors le tissu fibreux y est dense, blanc, très-développé, offrant un aspect cartilagineux. Jamais cependant nous n'y avons trouvé trace de véritables éléments cartilagineux.

Cette membrane organisée de nouvelle formation revêt quelquefois les cavernes dans une assez grande étendue et, dans des cas rares, même toute leur surface jusqu'à l'insertion des bronches, et elle a quelque ressemblance avec leur membrane muqueuse. Mais ordinairement son organisation complète est troublée par les excrétions tuberculeuses successives qui ont lieu dans les parois de la caverne, et déchirent alors le tissu de la membrane pyogénique. Ce fait est facile à observer, et il constitue une des raisons pour lesquelles les cavernes tuberculeuses guérissent si rarement.

Nous n'avons trouvé cette membrane pyogénique bien organisée et recouvrant toute la continuité de la caverne que lorsque celle-ci était en voie de guérison, et nous envisageons sa formation comme une tendance curative, d'un côté pour abriter le tissu pulmonaire exposé par l'ulcération au contact direct de l'air, et d'un autre côté pour cicatriser la cavité ainsi isolée. Nous reviendrons, du reste, sur ce fait en parlant de la guérison des tubercules.

4° Le tissu pulmonaire, qui est le plus rapproché de la caverne, et qui se trouve immédiatement sous la membrane pyogénique dont il peut être séparé par la dissection, ne conserve en général que fort mal sa structure primitive, et il est pour ainsi dire remplacé par un tissu composé de fibres cellulaires de nouvelle formation et de corps fusiformes qui en constituent une forme incomplète. Les endroits où ce tissu se trouve dans les excavations sont surtout les plus rapprochés de la surface, et souvent il existe à peine une couche de quelques millimètres d'épaisseur entre la plèvre et l'ulcère caverneux. Nous verrons plus tard de quelle manière la plèvre épaissie prévient la perforation et le pneumo-thorax, proportionnellement rares dans la phthisie pulmonaire.

5° Le tissu pulmonaire des environs des cavernes qui n'est plus avec elles en contact direct, offre ordinairement à la fois les caractères de l'irritation et ceux d'une sécrétion tuberculeuse récente, et l'on y trouve habituellement une quantité assez notable de matière tuberculeuse, soit à l'état d'infiltration, soit à celui de tubercules jaunes miliaires, soit enfin (et ce cas n'est pas rare), de granulations grises demi-transparentes. Ce dernier fait est une nouvelle preuve à l'appui de l'identité qui existe entre les granulations grises et la matière tuberculeuse sous ces autres aspects.

Ces éruptions tuberculeuses successives sont la principale cause de la rareté de la guérison des tubercules. D'un côté, elles parcourent aussi bien leurs phases de développement, savoir : le ramollissement et l'ulcération consécutive, que les éruptions qui les ont précédées et même d'une manière plus rapide; d'un autre côté, leur apparition change la disposition moléculaire de la surface de la caverne et déchire de cette manière la membrane pyogénique, de même que le tubercule sous-muqueux ulcère et désagrége la surface de la membrane muqueuse qui le recouvre. Dans le tissu pulmo-

naire qui entoure les cavernes, les vésicules disparaissent
les premières; les fibres cellulaires pulmonaires se conservent encore pendant quelque temps; mais bientôt elles sont
aussi détruites à leur tour, et nous les voyons par fragments,
tant dans le liquide de la caverne que dans le produit de
l'expectoration.

6° La cicatrisation des tubercules pulmonaires peut s'opérer de plusieurs manières différentes.

a. La membrane pyogénique s'organise d'une manière
complète et étendue à la surface interne de la caverne,
qu'elle sépare ainsi des parties environnantes, ne communiquant alors qu'avec une ou plusieurs ramifications
bronchiques. Elle sécrète quelquefois encore pendant quelque temps un liquide purulent, qui est facilement rejeté
au dehors par les bronches. Quelquefois cette guérison
incomplète de la caverne en reste là, et forme ainsi pendant des années une espèce d'exutoire interne.

b. La guérison continue à faire des progrès, et d'une
manière analogue au mécanisme que nous avons décrit pour
la cicatrisation des plaies en voie de suppuration : Nous
voyons les vaisseaux de la membrane pyogénique diminuer,
le tissu fibroïde augmenter, sa cavité se rétrécir de toutes
parts, et finir ainsi par ne constituer qu'une cicatrice, qui,
ordinairement se trouve à l'extrémité d'un tuyau bronchique. Mais ce dernier, ne remplissant plus aucune fonction,
finit par s'oblitérer et par disparaître à son tour.

c. De la matière fibrineuse peut s'épancher dans la cavité de l'ulcère et s'organiser peu à peu au point d'adhérer
aux parois et de combler tout l'intérieur de la caverne, et par
constituer au bout d'un certain temps une cicatrice presque
linéaire. Cependant il faut être sur ses gardes, et ne pas
prendre pour une cicatrice de caverne ce qui n'est que le
reste d'un épanchement sanguin et fibrineux dans du tissu
pulmonaire non tuberculeux. Il est d'autant plus nécessaire
d'être prévenu de cette source d'erreurs, que les épanchements fibrineux dans le tissu pulmonaire ne sont pas très-

rares, et nous avons vu tout à l'heure que la présence ou
l'absence d'un tuyau bronchique en communication avec
la cicatrice ne peut pas être d'une grande valeur pour le
diagnostic.

d. On rencontre enfin quelquefois des cicatrices de caverne, reconnaissables déjà à la surface des poumons par un
trajet irrégulièrement linéaire et froncé, et dans la coupe
desquelles on reconnaît un mélange de tissu fibreux, de matière crétacée, de mélanose, et quelques restes de corpuscules et de granules tuberculeux.

Si nous jetons à présent un coup d'œil sur la guérison
des tubercules, nous en voyons la possibilité dans les diverses périodes de leur évolution. Nous la rencontrons bien
plus souvent dans les autopsies, qu'on ne le croyait autrefois; mais nous arrivons aussi à la triste conviction qu'elle
n'a lieu que lorsque l'éruption tuberculeuse a été peu abondante. Il va sans dire que nous ne voulons pas parler ici de
la tuberculisation des ganglions lymphatiques extérieurs,
dont il sera question plus tard d'une manière détaillée.
Nous avons vu que les tubercules crus et même ramollis
peuvent guérir par transformation crétacée. Ajoutons seulement ici que nous avons observé récemment un fait assez
curieux, savoir : le dépôt de granules minéraux, non-seulement tout au tour, mais même dans l'intérieur des corpuscules du tubercule. Quant à la guérison des cavernes, nous
venons de voir de quelle manière elle a lieu, et nous pouvons nous convaincre qu'elle se fait en bonne partie d'après
les lois qui président en général à la cicatrisation des plaies
et des ulcères.

Pour mieux faire ressortir les détails de la composition
des diverses parties qui constituent les cavernes pulmonaires
et leur guérison, nous allons choisir dans nos notes quelques exemples.

1° Un enfant de douze ans, d'une constitution scrofuleuse, succomba à une affection tuberculeuse des poumons
et des glandes lymphatiques. A l'autopsie nous trouvons des

tubercules au premier degré dans le poumon gauche. Le poumon droit montre dans tout son lobe supérieur une infiltration tuberculeuse et plusieurs cavernes. Le tissu pulmonaire est généralement induré et hépatisé. Les ganglions bronchiques sont tuberculeux et il y en a qui ont atteint le volume d'un œuf de poule. Les ganglions cervicaux sont également tuberculeux.

Les tubercules crus des glandes montrent comme élément principal des globules tuberculeux de $0^{mm},006$ à $0^{mm},0072$, et de plus beaucoup de granules. L'acide acétique les rend plus transparents sans les altérer. On y reconnaît de plus des fibres minces et régulières, appartenant au tissu des ganglions; on y trouve en outre un élément particulier que tous les tubercules des divers organes de cet enfant montrent également, savoir : des globules de $0^{mm},016$ à $0^{mm},025$ d'une couleur verdâtre sans noyaux distincts; plusieurs d'entre eux paraissent renfermer quatre ou cinq globules plus petits. Dans les tubercules ramollis on voit un liquide jaunâtre et granuleux, constitué par les globules tuberculeux en voie de diffluence.

Parmi les cavernes du lobe supérieur du poumon droit, il y en avait surtout une qui était volumineuse, infiltrée de matière tuberculeuse dans ses parois, et montrant, sur sa surface interne, des éperons de matière pulmonaire, presque séparés des tissus environnants.

Le liquide qui recouvre la surface de la cavité contient beaucoup de globules de sang, des globules tuberculeux diffluents, des globules pyoïdes, des globules du pus, des cristaux prismatiques, des fibres pulmonaires, et de grands globules granuleux. En enlevant cette couche de pus et de matière tuberculeuse, à laquelle se trouve mêlé du mucus et de la matière pigmentaire noire, on arrive à la membrane pyogénique, qui ne recouvre la caverne que par places; elle est formée d'une substance fibroïde, dans laquelle on reconnaît beaucoup de petits globules de $0^{mm},0066$; elle est très-vasculaire, lisse et rougeâtre. La caverne est assez rapprochée de la surface pulmonaire, qui est recouverte d'une plèvre hypertrophiée ; le tissu pulmonaire induré autour de la caverne offre un aspect blanchâtre, étant généralement infiltré de tubercules, peu vasculaire, et renfermant des globules granuleux.

2° Dans le lobe supérieur du poumon droit d'un enfant de huit ans, mort de tuberculisation générale, se trouve une caverne assez volumineuse pour pouvoir loger un œuf de poule. Le tissu pulmonaire qui l'entoure est induré, infiltré de tubercules, et renferme beaucoup de pigment noir. Le liquide qui recouvre la caverne renferme beaucoup de vésicules graisseuses, et dans un endroit on y voit même un morceau qui, analysé au microscope, montre tous les caractères du tissu graisseux, formé de globules juxtaposés de $0^{mm},0015$ à $0^{mm},02$, montrant dans leur intérieur un aspect opalescant assez homogène. On les fait éclater par la compression et on en voit alors sortir des gouttelettes de graisse liquide. L'éther les dissout en bonne partie. Le reste du liquide de la caverne est formé d'un mucus filant et transparent, dans lequel se voient peu de globules du pus, mais beaucoup de cylindres d'épithélium, de plus des fibres pulmonaires, des granules, des globules granuleux, et peu de globules tuberculeux. Dans plusieurs endroits de la caverne on reconnaît des fragments d'une membrane pyogénique irrégulièrement déchirée, ce qui s'explique aisément par la présence de tubercules à divers degrés de développement dans le tissu pulmonaire qui l'entoure ; elle est vasculaire et fibreuse, par places elle est recouverte de cristaux prismatiques. Tous les tubercules de cet enfant renfermaient passablement de graisse, que l'on pouvait faire disparaître en partie, en les traitant avec de l'éther, qui du reste n'altère point les globules tuberculeux.

3° Un enfant, âgé de neuf ans, était entré à l'hôpital des Enfants pour la coqueluche, présentant, en outre, tous les symptômes de la tuberculisation, et on constata même l'existence d'une grande caverne dans le poumon gauche. A l'autopsie, on trouva en effet une affection tuberculeuse très-étendue ; le tissu pulmonaire était enflammé sur plusieurs points ; il y avait de l'hépatisation lobulaire, et de plus une hépatisation lobaire avec infiltration tuberculeuse générale autour des cavernes. La plus grande excavation n'était séparée d'une plus petite que par une couche mince de tissu pulmonaire ; le foie était gras, la rate était tuberculeuse à sa surface ; les intestins étaient le siége d'ulcères tuberculeux nombreux, au fond desquels on apercevait dans quelques-uns de la matière tuberculeuse. L'un d'eux avait donné lieu à une perforation qui avait provoqué une péritonite aiguë avec épanchement puriforme mêlé de matières fécales. C'est à cette dernière affection qu'était due la mort plus prompte que ne l'aurait amenée la tuberculisation des organes de la respiration.

A l'examen microscopique, l'épanchement péritonéal se montre formé de globules purulents et pyoïdes. La caverne au sommet du poumon gauche est assez volumineuse pour pouvoir loger à peu près un œuf de dinde. Le liquide qui recouvre sa surface est d'un jaune verdâtre. Il est composé de granules, soit isolés, soit par masses amorphes, de beaucoup de grands globules granuleux et de ceux du pus. Au-dessous de cette couche d'exsudation puriforme se trouvent de véritables fausses membranes que l'on peut enlever par lambeaux étendus. Leur consistance est par places élastique, gélatineuse dans d'autres. Elles renferment dans une gelée coagulée de fibrine de nombreux globules pyoïdes et peu de globules du pus. Il est à remarquer qu'on n'y trouve que peu de globules tuberculeux. Les parois de la caverne sont minces et ont à peine à leur partie antérieure 4 à 5 millimètres d'épaisseur, dont les deux tiers mêmes ne sont pas solides, formés par le liquide purulent, les fausses membranes et au-dessous de ces dernières, de matière tuberculeuse d'aspect caséeux. Il ne reste donc de tissu solide que d'un à 2 millimètres d'épaisseur ; celui-ci est d'un rouge à peu près de la couleur de la gelée de groseille, d'une bonne consistance, renfermant des tubercules jaunes, isolés, du volume d'une petite tête d'épingle, et en outre de la matière tuberculeuse diffuse ou infiltrée.Ce tissu ne montre ni bronches ni vésicules pulmonaires ; il est tout à fait fibro-vasculaire. Les fibres sont en partie longues, parallèles et minces, d'autres sont plus larges vers leur milieu, un certain nombre d'entre elles renferme un noyau. Les tubercules ramollis se trouvent mêlés de globules granuleux et purulents. A travers la caverne se dirige un vaisseau de près de 3 millimètres d'épaisseur, autour duquel tout le tissu pulmonaire était rongé. Le poumon hépatisé autour de la caverne va au fond de l'eau ; il est d'un rouge brun, mou, montrant à peine des traces de vésicules intactes, mais tout son tissu est parsemé de très-petites granulations d'un gris jaunâtre qui, à l'examen microscopique montrent, qu'elles ne sont pas des tubercules, mais des vésicules pulmonaires remplies de globules granuleux et d'un liquide jaune purulent, l'un et l'autre le produit de l'inflammation vésiculaire. Les tubercules qui se trouvent dans ce même tissu ont de un à trois millimètres; leur circonférence est irrégulière, leur consistance est plus forte que celle des produits de l'inflammation que nous venons de mentionner, et de plus ils montrent les corpuscules tuberculeux que l'on ne rencontre pas dans les vésicules remplies des produits de l'exsudation.

C'est un de ces cas dans lesquels les éléments de l'inflammation se trouvent mêlés d'une manière accidentelle avec ceux du tubercule, et un examen superficiel pourrait alors faire admettre comme propre au tubercule ce qui ne se trouve que par hasard sur le champ microscopique. Tout le tissu pulmonaire hépatisé est rempli de grands globules granuleux, mais nulle part les globules du tubercule ne s'y trouvent disséminés en dehors des dépôts tuberculeux.

4° Dans une caverne volumineuse qui occupait à peu près le quart du poumon d'une femme de trente ans, nous avons trouvé un liquide purulent, des coagulations pseudo-membraneuses et beaucoup de matière tuberculeuse en voie de diffluence. La membrane pyogénique, qui, par places, existait dans une assez grande étendue, avait presque perdu sa vascularité, et montrait plutôt un tissu fibreux, dense, d'apparence cartilagineuse. Dans quelques endroits de la caverne cependant elle était plus rouge et plus vasculaire ; dans d'autres, enfin, elle renfermait des réseaux grisâtres, qui, au premier aspect, ressemblaient aux vaisseaux lymphatiques dont Schrœder van der Kolk a signalé l'existence dans des cavernes tuberculeuses. Mais l'examen avec des grossissements microscopiques plus forts nous montra bientôt que nous n'y avions affaire qu'à des fibres pulmonaires altérées. Les petits vaisseaux de la membrane pyogénique avaient de $0^{mm},025$ à $0^{mm},033$, les globules sanguins qu'ils renfermaient étaient intacts. Nulle part je n'ai pu y découvrir d'éléments tuberculeux. Dans le tissu fibreux de la membrane se trouvaient quelques corps fusiformes. La surface de la caverne était très-irrégulière et inégale, et dans un endroit près d'une ramification bronchique, nous trouvâmes de l'épithélium vibratil qui montrait encore, quarante-huit heures après la mort, le mouvement vibratil. Plusieurs endroits de la caverne étaient recouverts de couches épaisses de pus mêlé de globules sanguins.

5° Le volume considérable de cette caverne nous rappelle une excavation de la partie supérieure du poumon d'un singe que nous eûmes occasion de disséquer en 1835. Les poumons étaient remplis de tubercules, et dans le poumon gauche se trouvait une cavité qui remplissait les deux cinquièmes du poumon entier, il existait de plus des tubercules dans le tissu sous-muqueux du larynx. La caverne était remplie d'une matière d'un jaune verdâtre que je regrette de ne pas avoir examinée au microscope. On sait du reste que beaucoup de singes du Jardin des Plantes périssent par la tuberculisation. Nous reviendrons plus tard sur ce fait.

6° Le poumon d'une femme de trente-deux ans, morte

d'une affection tuberculeuse, renfermait entre autres une caverne du volume d'une noix qui communiquait avec une bronche. Elle était revêtue dans son intérieur d'une membrane fibro-vasculaire continue, recouverte à sa surface interne d'une couche mince muco-purulente, et montrant au-dessous d'elle quelques granulations tuberculeuses. Cette caverne paraît nous montrer un commencement de guérison.

7° Dans un poumon qui ne renferme que quelques tubercules crétacés se trouve, à l'extrémité d'un tuyau bronchique du volume d'une plume d'oie, une caverne de 2 décimètres de diamètre, revêtue dans son intérieur d'une membrane fibreuse peu vasculaire, renfermant beaucoup de pigment noir. C'est évidemment un ulcère pulmonaire en voie de cicatrisation.

8° Une femme de quarante ans avait eu un panaris à la main gauche, qui, ayant été négligé, se termina par une inflammation gangréneuse du doigt. On en fit l'amputation, mais l'inflammation gangréneuse continua à faire des progrès, et s'étendit peu à peu à tout le bras, et la malade succomba après avoir présenté les phénomènes de l'infection purulente. A l'autopsie nous trouvâmes une gangrène générale de presque tous les tissus de l'avant-bras, les muscles et les aponévroses étaient infiltrés de pus d'un rouge verdâtre. Dans les poumons se trouvaient plusieurs abcès métastatiques peu volumineux. Mais le point de cette observation qui nous intéresse le plus ici, est que les deux poumons contenaient à leur sommet les traces évidentes d'une affection tuberculeuse guérie. Le poumon gauche, entre autres, renfermait deux cicatrices de caverne dont l'une se trouvait au bord du lobe moyen, et avait environ 15 millimètres de longueur. L'autre, au sommet du poumon gauche, était bien plus étendue. C'était une cicatrice froncée de 5 centimètres de longueur; elle formait une rainure presque linéaire au sommet, sur un trajet d'à peu près un centimètre, ensuite la cicatrice devenait plus

large, et offrait un tissu blanc, fibreux, mêlé de substance
noirâtre, par places assez large, et ayant jusqu'à 15 millimètres de diamètre transversal.

La substance fibreuse offrait presque la densité des tendons;
elle était composée de couches fibreuses à fibres fines, très-
serrées, entourées de granules et de substance mélanotique;
avec de forts grossissements on reconnaissait, en outre, dans
ce tissu fibreux, de nombreux globules fibro-plastiques et
quelques corps fusiformes. En coupant cette cicatrice par le
milieu, on voyait dans le tissu fibreux par places une teinte
bleuâtre provenant de son mélange avec la matière noire
pigmentaire, et on trouvait de plus des globules tuberculeux
et des globules pigmentaires disséminés dans le tissu fibreux.
Nous ne trouvions point ici de dépôt crétacé. La masse tuberculeuse au bord du lobe moyen présentait les mêmes
caractères, seulement il n'y avait point de froncement extérieur.

On peut se demander ici si nous avions réellement affaire
à une cicatrisation de caverne, dont la matière tuberculeuse
infiltrée tout autour serait arrivée presque au centre de la
cicatrice par condensation du tissu inodulaire, ou si nous
n'avons pas affaire plutôt à une infiltration de matière tuberculeuse crue, cernée pour ainsi dire par du tissu fibreux
de nouvelle formation. Nous avouons qu'il est difficile de
décider cette question. En tous cas, sans pouvoir préciser
la phase de développement de l'affection tuberculeuse, nous
y avons sous les yeux un exemple de sa guérison.

9° Nous avons rapporté plus haut, à l'occasion de l'inflammation du péritoine, l'observation d'un jeune homme
qui avait succombé à une péritonite, consécutive à un coup
de pointe de sabre à travers les parois abdominales. Nous
avons vu que les deux poumons offraient à leur surface quelques tubercules crétacés, et qu'il en existait également dans
les ganglions bronchiques autour de la bifurcation des
bronches. Dans ces derniers était déposée une quantité assez
notable de pigment noir. Les tubercules y étaient comme en-

kystés, et la matière tuberculeuse y avait la consistance de
la chaux éteinte, montrant beaucoup de concrétions pierreuses, et de plus une quantité considérable de granules
minéraux moléculaires, quelques feuillets de cholestérine
et peu de globules tuberculeux, dont quelques-uns remplis de granules minéraux. Ce malade avait donc été tuberculeux longtemps avant sa blessure. La nature enkystée
des tubercules bronchiques ferait supposer qu'il y avait eu
ramollissement, et qu'il s'était formé des cavernes dans les
ganglions bronchiques malades, qui ensuite s'étaient guéris
par la transformation crétacée.

10° Nous citerons enfin ici un passage de l'ouvrage de
MM. Rilliet et Barthez, pour mettre sous les yeux du lecteur un exemple intéressant d'une caverne guérie avec
dépôt crétacé. « La base du lobe supérieur est séparée du
« sommet par une rainure transversale assez déprimée. La
« section pratiquée sur ce point fait voir au fond de la rai-
« nure et dans l'intérieur du poumon un noyau tubercu-
« leux du volume d'un pois, parfaitement enkysté et crétacé.
« A ce noyau aboutit une zone de tissu fibreux d'un demi-
« centimètre de large sur un centimètre de profondeur. Ce
« tissu inodulaire est ferme, résistant, d'un gris blan-
« châtre, et ne contient aucune cavité. A sa surface se ter-
« minent des vaisseaux qui, arrivés à ce point, deviennent
« brusquement imperméables. »

Ces messieurs ont observé huit fois des cavernes guéries.
Quatre de ces enfants avaient également succombé à une
tuberculisation générale, mais les quatre autres paraissaient
complétement guéris de l'affection tuberculeuse. Trois
avaient succombé à la scarlatine et le quatrième à la chorée.

De toutes ces observations il résulte donc que la nature
tend assez souvent à guérir les tubercules à quelque période
de leur développement qu'ils se trouvent, mais qu'elle n'y
réussit, en général, que lorsque le dépôt tuberculeux est
peu abondant. Bien souvent on voit succomber des sujets
tuberculeux dont une partie de ce produit morbide était en

voie de guérison, mais il existait alors des masses trop considérables qui n'avaient pas pu suivre la même marche, et dont la fonte a également amené la mort.

Par les beaux travaux de MM. Rilliet et Barthez, nous savons que quelques maladies éruptives peuvent déterminer la transformation crétacée des tubercules, et même éteindre la diathèse tuberculeuse. Il faut en général bien distinguer la guérison locale du tubercule de la guérison de la diathèse, et ce ne sera qu'après avoir bien reconnu lequel des deux résultats a été obtenu que l'on pourra en tirer des conclusions pratiques et utiles.

3° *De l'expectoration dans la phthisie pulmonaire tuberculeuse.*

L'expectoration des phthisiques a de tout temps fixé l'attention des pathologistes, et depuis qu'on a commencé à se servir du microscope dans ces études, on a cru tour à tour trouver un moyen de diagnostiquer l'affection tuberculeuse par l'examen des crachats, ou d'un autre côté, n'y trouvant rien de spécifique, de nier par cette raison l'existence d'un élément propre à la matière tuberculeuse. L'une et l'autre de ces opinions est exagérée. Nous essaierons de démontrer qu'on ne peut pas tirer de conclusions sur la nature des éléments du tubercule d'après l'étude de l'expectoration. Nous comparerons ensuite cette dernière avec le contenu des cavernes, et nous verrons, en général, que l'observation positive dans toutes ces questions mène à des résultats différents de ceux que la méditation théorique seule ferait supposer. Avant de discuter les résultats de nos études microscopiques, nous rappellerons au lecteur les caractères des crachats chez les tuberculeux tels qu'on les observe à l'œil nu.

Nous donnerons ici l'extrait de la description que donne sur ce sujet M. Louis, dans son ouvrage sur la phthisie[1].

---

[1] Louis, *Recherches sur la phthisie.* Paris, 1843, p. 192-97.

Dans la première époque de la phthisie, les crachats sont blancs, muqueux et le plus souvent aérés. Dans la seconde, ils deviennent verdâtres, opaques, dépourvus d'air, et striés de lignes jaunes plus ou moins nombreuses, qui les rendent parfois comme panachés. Quelquefois on rencontre dans les crachats des parcelles d'une matière blanche, opaque, semblable, suivant la remarque de Bayle, à du riz cuit. Plus tard, les crachats deviennent homogènes, et leur forme alors est arrondie et comme lacérée au pourtour; ils sont lourds et plus ou moins consistants, gagnant le fond de l'eau, ou flottant dans le liquide que les malades expectorent avec eux. Plus tard, les crachats prennent une teinte grisâtre et un aspect sale, surtout peu de temps avant la mort. Alors ils perdent une partie de leur consistance, s'aplatissent sur le crachoir, formant une sorte de purée ; ils sont quelquefois souillés de sang ou entourés d'une auréole rose. Les diverses espèces de crachats se rencontrent souvent ensemble. La quantité de matière expectorée varie aux différentes époques de la maladie. Dans la première, lorsque la marche est rapide, les malades crachent quelquefois de trois cents à six cents grammes par jour. Dans la seconde, leur abondance diminue souvent et se réduit parfois à quelques crachats dans l'espace de vingt-quatre heures. M. Louis cite même le fait d'une femme tuberculeuse qui n'expectora à aucune époque de sa maladie. Il attribue la sécrétion, momentanément très-abondante des crachats, à une simple augmentation de sécrétion dans les cavernes et dans les bronches communicantes.

Nous renvoyons pour plus de détails au passage indiqué. Nous dirons seulement en général que nous avons pu pleinement confirmer l'exactitude de ces observations, ainsi que la justesse et la sobriété des conclusions que l'auteur en tire.

Si nous passons à présent à l'examen microscopique des crachats des tuberculeux, nous y rencontrons bon nombre

d'éléments dont nous avons signalé l'existence dans l'expectoration des affections inflammatoires des organes de la respiration, et nous renvoyons aux détails que nous avons donnés à cette occasion, pour ne pas faire ici des répétitions
inutiles.

Nous diviserons les éléments des crachats tuberculeux
en deux catégories, dont la première comprend les parties
qui n'offrent rien de spécifique, et la seconde les éléments
plutôt propres aux crachats tuberculeux. Dans la première
classe nous comptons *a*, la salive qui, mêlée au mucus et à
l'épithélium buccal, est quelquefois très-abondante dans les
crachats; *b*, les éléments de l'épithélium bronchique ; *c*, du
mucus; *d*, des vibrions; *e*, des globules du sang ; *f*, des cristaux; *g*, du pigment ; *h*, des globules graisseux ; *i*, des globules granuleux ; *k*, des globules du pus. Par rapport à ces
derniers nous remarquons que, comme dans la bronchite
ordinaire, ils se trouvent en très-grande quantité dans la
bronchite tuberculeuse; on les trouve fréquemment déformés et racornis ; ce qui, du reste, n'offre rien de spécifique;
seulement nous insistons de nouveau sur cette forme parce
qu'un examen superficiel les ferait facilement prendre pour
des globules du tubercule.

D'autres éléments qui se rencontrent bien fréquemment
dans l'expectoration des phthisiques sont *a*, des grumeaux
ou des petites expansions pelliculeuses qui, au premier
abord, pourraient même en imposer pour de la matière
tuberculeuse. Cependant le microscope n'y montre que des
globules du pus et une coagulation granuleuse ; ce sont
probablement des parcelles de fausses membranes provenant
des cavernes ; *b*, des masses, semblables aux précédentes,
dans lesquelles on ne découvre au microscope que beaucoup
de granules moléculaires qui probablement proviennent de
matière tuberculeuse diffluente ; *c*, des granules minéraux
amorphes qui peuvent provenir de matière crétacée. Cependant ils n'offrent rien de spécifique non plus ; *d*, la matière
tuberculeuse, ayant conservé ses globules, ne se rencontre

que rarement dans les crachats. Nous ne l'avons presque jamais observée d'une manière indubitable. Nous ne trouvons dans nos notes que deux cas dans lesquels nous avons signalé sa présence dans les crachats, dans l'un en quantité notable, dans l'autre d'une manière douteuse. Ce dernier ne prouve donc rien. Quant au premier, nous avouons qu'il date d'une époque de nos observations, à laquelle nous n'avions pas encore examiné avec assez de sévérité ce point important de l'étude des tubercules. On peut donc dire que l'existence des corpuscules tuberculeux est pour le moins douteuse dans les crachats ; e, on rencontre quelquefois dans l'expectoration des phthisiques des fibres pulmonaires bien manifestes, et ce cas n'est pas rare lorsqu'il y a des cavernes. Leur présence peut alors être d'un grand secours pour le diagnostic. Elles ont un aspect si particulier qu'on ne peut pas les confondre avec d'autres fibres, et surtout avec celles de la trachée-artère, dont les fibres, à la rigueur, pourraient se montrer dans les produits de l'expectoration lorsqu'il y existe des ulcères. Comme les fibres pulmonaires ne peuvent se rencontrer dans les crachats que lorsque le tissu pulmonaire a été ulcéré par les tubercules, leur présence est un indice certain de l'existence de cavernes.

Nous trouvons donc que les éléments des crachats tuberculeux n'offrent, en général, rien de spécifique ; et que ce n'est que dans quelques cas que les fibres pulmonaires dénotent la présence des tubercules.

Nous sommes donc forcé d'admettre, que l'examen microscopique des produits de l'expectoration dans la phthisie n'aide point à éclairer le diagnostic, surtout quand il s'agit de la phthisie commençante. Lorsque la phthisie est bien confirmée, on conçoit aisément que les crachats perdent sous ce rapport de leur valeur, vu qu'il y a beaucoup d'autres signes physiques et rationnels qui permettent d'établir le diagnostic. Il est bien possible que l'étude ultérieure prouvera que les masses granuleuses, les débris de fausses membranes, les globules du pus racornis, et les grains minéraux ont plus de valeur pour le diagnostic que nous ne leur en attribuons pour le moment. Toutefois il vaut beaucoup mieux être réservé, que d'établir des caractères différentiels qu'on serait obligé plus tard de rétracter.

Si nous comparons à présent le contenu des cavernes et le produit de l'expectoration, nous trouvons que la matière tuberculeuse ne se rencontre que fort altérée et d'une manière douteuse dans les crachats. Cela nous confirme de plus en plus dans l'opinion que les cavernes sont le vrai foyer de décomposition et de diffluence granuleuse des tubercules. Les excavations pulmonaires renferment aussi davantage de globules granuleux et pyoïdes que les crachats, et il paraît que, de même que les globules du tubercule, ils sont aussi altérés par leur stagnation dans les cavités. L'existence des fibres pulmonaires isolées est également plus fréquente dans les cavernes que dans les crachats. L'épithélium et le mucus purulent se retrouvent en assez forte proportion dans les uns et les autres. Quant aux fausses membranes, nous trouvons que, souvent fort étendues dans les cavernes, elles ne se rencontrent que par petites parcelles dans les crachats.

En résumé, nous arrivons donc à la conclusion que les éléments propres aux cavernes n'arrivent dans les bronches et ne sont rejetés par l'expectoration que plus ou moins altérés; mais que, par contre, la plus grande partie des éléments des crachats chez les phthisiques est fournie par les bronches.

La toux consécutive à la bronchite qui accompagne habituellement les tubercules pulmonaires, toux que la plupart des praticiens cherchent à combattre comme principal symptôme, nous paraît être un effet secondaire de la tuberculisation. Les granulations et les masses tuberculeuses plus étendues déplacent un grand nombre de vaisseaux capillaires, ce qui a pour effet, comme nous avons cherché à le prouver plus haut, une hyperémie générale de toutes les parties des organes de la respiration. Par les beaux travaux de MM. Schrœder van der Kolk et N. Guillot, nous savons que, par suite de la gêne de la circulation pulmonaire, il s'établit de nombreuses anastomoses entre les vaisseaux pulmonaires et ceux provenant de l'aorte, surtout avec les ramifications des artères bronchiques. La membrane muqueuse, ainsi surchargée de sang, arrive peu à peu à un état d'inflammation chronique qui ne peut se guérir puisque la cause qui l'a provoquée persiste, et la sécrétion muco-purulente, surtout très-copieuse au commencement de la phthisie, est une des voies par lesquelles se rétablit l'équilibre dans la gêne de la circulation ; une partie du liquide du sang qui ne peut plus traverser les capillaires oblitérés passe à travers les capillaires bronchiques, étant transformée en matière muco-purulente.

Que devient alors la matière tuberculeuse ramollie ? Une partie se liquéfie et est rejetée, comme nous venons de voir, sous forme de matière granuleuse mêlée aux crachats. Quant au reste il serait bien possible qu'après avoir été réduite à l'état liquide, elle soit résorbée par les nombreux vaisseaux qui entourent les parois des cavernes, et que cette matière sorte ensuite de l'organisme par les diverses voies d'excrétion. Nous sommes, du reste, forcés d'admettre une résorption semblable de la matière tuberculeuse, lorsque nous la voyons disparaître en grande partie dans la transformation crétacée des tubercules. La supposition de cette absorption aide aussi à nous rendre compte de la différence que nous avons signalée entre le contenu des cavernes et les éléments des crachats.

Pour passer en revue les particularités diverses que nous avons signalées dans l'expectoration tuberculeuse, nous allons citer quelques exemples de nos observations.

1° Les crachats d'un malade, atteint de phthisie avec cavernes pulmonaires, se séparent en un sérum abondant et des masses grumeleuses qui vont au fond du vase. La sépara-

tion cependant n'est pas bien complète, et le microscope fait
voir que la partie aqueuse tient non-seulement des feuillets
d'épithélium, mais aussi des globules du pus en suspension.
En séparant la partie liquide de celle qui va au fond, et en
étendant cette dernière sur une assiette, on y découvre un
certain nombre de grumeaux blanchâtres, élastiques, d'une
assez bonne consistance, composés de granules et de globules
du pus ainsi que de globules graisseux, le tout dans une
coagulation fibrineuse. Quelques-uns de ces grumeaux sont
plutôt friables et ne contiennent que des granules. Parmi les
cellules d'épithélium se trouve un assez grand nombre de
noyaux libres dont les plus petits, ayant à peine 0^{mm},005,
pourraient être confondus avec des corpuscules du tubercule. Observons ici en passant que l'existence isolée de
corpuscules pareils n'a aucune valeur, parce qu'on peut se
tromper facilement sur leur nature. On peut, par contre, être
sûr qu'on a sous les yeux de la matière tuberculeuse, lorsqu'on voit ces corpuscules à forme non douteuse collés ensemble par une masse inter-cellulaire. Les globules du pus
dans ces crachats étaient plus pâles et moins granuleux qu'à
l'ordinaire, et on ne voit bien les noyaux qu'à l'aide de
l'acide acétique, ce qui du reste ne constitue pas un caractère d'une grande importance. En résumé, nous n'y
trouvons donc point de matière tuberculeuse bien caractérisée.

2° Les produits de l'expectoration d'une femme atteinte
de phthisie au dernier degré sont composés de crachats num-
mulaires, plaqués d'un jaune verdâtre. Au microscope on
y reconnaît surtout les globules du pus et fort peu d'épithélium. Les grumeaux blanchâtres qui y sont abondants se
montrent comme des concrétions pseudo-membraneuses. On
y rencontre de plus des agglomérations de globules purulents racornis contenus dans du mucus et dans des masses
granuleuses. Par-ci par-là se voient quelques globules graisseux. La matière granuleuse est mêlée en très-grande quantité et d'une manière uniforme à tous ces crachats. Voilà

donc encore l'expectoration d'un sujet évidemment tuberculeux dans laquelle il n'y a point de globules tuberculeux. N'oublions pas de noter que l'on y voit par places des fibres élastiques montrant une disposition aréolaire et provenant du tissu pulmonaire.

3° Un jeune homme de vingt-six ans, atteint de phthisie moins avancée que dans le cas précédent, mais ayant déjà des cavernes au sommet du poumon gauche, expectore des crachats d'un aspect plaqué, à contours irréguliers; d'un jaune verdâtre, parsemés d'une quantité notable de petits grains blancs qui ont à peine la grosseur d'une tête d'épingle, et que l'on peut isoler avec assez de facilité; on n'y reconnaît d'autres éléments que de très-nombreux globules du pus et de grands globules granuleux à noyaux, ainsi qu'une certaine quantité de petits corpuscules de $0^{mm},005$ à $0^{mm},0075$, ressemblant aux globules tuberculeux; on en rencontre également dans les autres parties de ces crachats, mais l'examen attentif et la réaction par l'acide acétique montrent qu'ils sont des globules du pus déformés. Nous avons observé dans ce cas un fait curieux. Voulant étudier comparativement la réaction de l'acide acétique et celle de l'ammoniaque sur les globules purulents de cette expectoration, nous avons remarqué que l'acide acétique faisait presque disparaître l'enveloppe et ressortir les noyaux, tandis que l'ammoniaque faisait disparaître les noyaux et n'altérait presque point l'enveloppe; le reste de l'expectoration en fut transformé en une gelée homogène.

Deux observateurs qui se sont occupés de l'étude de l'expectoration sont parvenus à peu près aux mêmes résultats que nous. Ce sont MM. Vogel [1] et Buehlmann [2]. Le premier dit que nous ne sommes pas encore en état de reconnaître la matière tuberculeuse ni dans l'expectoration ni ailleurs.

[1] Vogel, *Ueber Eiter etc. Erlangen.* 1838, p. 118-19.
[2] Buehlmann, *Beitraege zur Kenntniss der kranken Schleimhaut der Respirations-Organe, etc.* Bern, 1858.

Du reste, à cette époque, l'auteur n'avait en général pas bien compris la composition globulaire du tubercule. M. Buehlmann, dont le travail sur l'expectoration contient beaucoup de bonnes observations, dit aussi ne pas avoir pu reconnaître de la matière tuberculeuse dans les crachats. Mais il va évidemment trop loin, si d'après l'étude de l'expectoration il nie que le tubercule soit composé de globules particuliers.

Ayant pris pour tâche dans l'étude de l'expectoration, comme dans celle de la plupart des sujets traités dans ce livre, de ne décrire que ce que nous avons vu, nous ne rapporterons pas les détails des observations des deux auteurs cités; nous sommes, du reste, bien aise de nous trouver sur beaucoup de points d'accord avec les résultats qu'ils ont obtenus dans l'examen des produits de la membrane muqueuse malade.

4° *De l'état du tissu pulmonaire autour des tubercules.*

Il y a des cas rares dans lesquels chez des personnes âgées le tissu pulmonaire autour des tubercules ne subit presque point d'altération au commencement, et même plus tard lorsque les tubercules parcourent leurs diverses périodes, il ne survient d'autres phénomènes qu'une diminution et une absorption partielle de la substance des poumons, mais fort peu de réaction inflammatoire, et par conséquent peu de réaction sur la santé générale. Ce sont surtout ces cas dans lesquels la phthisie suit une marche très-chronique, et peut durer pendant bien des années.

Mais chez la grande majorité de ces malades le tissu pulmonaire subit non-seulement des altérations par compression, consécutives au développement des tubercules, mais aussi par l'inflammation qui s'y développe et qui altère de plus en plus les fonctions respiratoires.

Si nous cherchons à préciser le siége des tubercules dans les poumons, nous pouvons donner comme résultat de dissections attentives et souvent répétées, que leur siége principal est le tissu aréolaire intervésiculaire. Quelquefois ils sont primitivement déposés dans les vésicules ou dans les parois des plus petites bronches. D'autres fois ils sont sécrétés à la fois dans tous ces divers éléments. Du reste, dès qu'un tubercule offre seulement le volume d'une tête d'épingle, il occupe nécessairement une place dans laquelle existait, avant qu'il ait été déposé, des fibres pulmonaires, des vésicules et des vaisseaux sanguins.

Leur réaction sur la substance pulmonaire se fait quelquefois sentir dès le début de la maladie; d'autres fois elle ne survient que plus tard. L'inflammation qui en est la conséquence, est ou lobulaire ou plus étendue. Nous trouvons le plus ordinairement l'hépatisation rouge, mais quelquefois aussi l'hépatisation grise. Il faut cependant être sur ses gardes, et ne pas prendre pour une infiltration purulente les globules du pus qui proviennent des petites bronches. L'hépatisation pulmonaire n'offre rien de spécifique dans l'affection tuberculeuse. Le poumon va au fond de l'eau, il est rouge, tirant légèrement sur le brun, ramolli, facile à déchirer; les vésicules pulmonaires sont au commencement difficiles à reconnaître; quelquefois la compression et le lavage peuvent les rendre de nouveau plus manifestes. Nous avons déjà vu que la sécrétion pigmentaire était fréquente autour des tubercules. Par le double effet de l'hépatisation et de l'infiltration tuberculeuse le tissu pulmonaire devient quelquefois tellement compact, que les petits vaisseaux restent béants sur la surface des coupes. Il n'existe jamais d'enveloppe particulière qui cerne en cas pareil le tubercule du tissu enflammé. Dans ce poumon hépatisé, on rencontre beaucoup de globules granuleux de $0^{mm},016$ à $0^{mm},025$ remplis de granules de $0^{mm},002$ à $0^{mm},0025$, on y trouve de plus des vésicules graisseuses et de petits globules granuleux de $0^{mm},01$, ressemblant beaucoup aux globules pyoïdes. Il est important de noter que les globules du tubercule ne se trouvent en général point disséminés parmi les produits de l'exsudation inflammatoire. Nous n'avons rencontré qu'une seule exception à cette règle, elle a été rap-

portée plus haut. L'hépatisation peut quelquefois être très-
étendue. Dans le cadavre d'un homme de trente-trois ans,
chez lequel la phthisie avait eu une marche rapide, et avait
toujours présenté des caractères inflammatoires, les deux
lobes du poumon droit étaient presque entièrement hépatisés autour des tubercules. Dans le poumon gauche, ils n'é-
taient entourés que de pneumonies lobulaires disséminées.

Dans des cas rares, l'hépatisation offre l'aspect jaunâtre
avec augmentation de consistance que nous avons décrit
à l'occasion de la pneumonie sous le nom d'hépatisation
jaune. Pour mieux faire ressortir les détails de cette altération rare, nous allons en citer un exemple.

Un enfant de dix ans avait succombé à une phthisie pulmonaire compliquée de pleurésie. A l'autopsie nous trouvâmes un épanchement purulent et des fausses membranes
récentes dans la partie droite du thorax. Le lobe supérieur
du poumon droit renfermait plusieurs cavernes assez volumineuses entourées d'une infiltration tuberculeuse et d'une
hépatisation jaunâtre de pneumonie chronique. Dans le
lobe inférieur du poumon gauche cette même hépatisation
existait sans mélange tuberculeux. Les ganglions bronchiques de la surface du foie et le tissu sous-muqueux des
intestins contenaient également des tubercules.

La matière de l'épanchement et des fausses-membranes
n'offre rien de particulier. Le tissu pulmonaire enflammé
examiné à la loupe, montre une structure grénue à lobules
jaunâtres, séparés par des lignes d'intersection et plus distincts par la matière d'exsudation qu'ils renferment. Quelques lobules offrent un aspect jaune rosé, montrant une
injection vasculaire plus prononcée, et étant le siége de
petites inflammations circonscrites aiguës au milieu de l'inflammation lobaire chronique. Le liquide qui infiltre tout
ce tissu pulmonaire montre des globules de $0^{mm},01$ à
$0^{mm},015$ d'un jaune pâle, renfermant quelques globules
dans leur substance, mais point de noyaux; on y voit de
plus beaucoup de globules granuleux. Une coupe du pou-

mon enflammé dans la partie non-tuberculeuse montre un aspect blanchâtre et floconneux ; les vésicules sont toutes remplies de matière d'exsudation. Nulle part la compression ne fait sortir beaucoup de liquide, et ce poumon est plus dense, plus compact et plus dur que ne l'est ordinairement le tissu hépatisé. Par places, les éléments de l'épanchement interstitiel, sont mélés de corps fusiformes et de coagulations fibrineuses.

Le tissu pulmonaire qui entoure les tubercules est quelquefois compact sans être enflammé. Cet état se rencontre surtout lorsque le poumon est refoulé à la partie supérieure du thorax par un épanchement pleurétique. Le microscope, en cas pareil, démontre l'absence de tout produit d'exsudation inflammatoire.

En résumé, la substance des poumons dans la phthisie tuberculeuse peut être saine et le poumon peut conserver ses dimensions naturelles. Nous venons de voir qu'il est quelquefois compact par compression. Dans la majorité des cas, il est enflammé ou hépatisé, ordinairement avec hépatisation rouge, lobaire ou lobulaire. Dans des cas rares enfin, on y trouve une hépatisation jaune avec augmentation de consistance. L'inflammation, tout en étant la conséquence de la tuberculisation, n'y montre que ses éléments ordinaires et ne confond pas ses sécrétions avec ceux du tubercule. Ces derniers ne sont mélangés que mécaniquement avec les globules du pus et les globules granuleux que lorsque le tubercule ramolli se trouve en contact direct avec le tissu pulmonaire enflammé. Le pus, en cas pareil, provient plus souvent des petites bronches que de la substance pulmonaire. Cette dernière le fournit cependant en assez grande quantité dans les cavernes dans lesquelles une membrane pyogénique s'est organisée sur plusieurs points de sa surface.

5° *De l'intégrité exceptionnelle du tissu pulmonaire dans la tuberculisation.*

Depuis que M. Louis a posé, il y a bientôt vingt ans, la loi importante, que si un organe contenait des tubercules (surtout passé l'âge de quinze ans), il en existait aussi dans les poumons, on a cherché à attaquer de tous les côtés la validité de cette loi. Les exceptions qu'on a citées étaient ou basées sur une observation inexacte, ou elles avaient rapport aux enfants auxquels cette loi s'applique moins généralement, ce que M. Louis a, du reste, fort bien exposé. Il ne reste donc qu'un si petit nombre de faits authentiques et bien observés, que ces exceptions comparées avec le bien grand nombre de cas dans lesquels cette loi se trouve confirmée, sont, par leur rareté même, la meilleure preuve en faveur de cette loi. M. Louis[1] dit, dans la dernière édition de son ouvrage sur la phthisie, qu'il a non-seulement confirmé cette loi par de nouvelles observations faites pendant quinze ans, mais qu'en tout il n'a rencontré que trois exceptions. Quant à l'application de cette loi à la tuberculisation de l'enfance, elle a été démontrée bien différente de son application à l'âge adulte, par les travaux de Papavoine[2], de MM. Rilliet et Barthez[3]. Le premier de ces auteurs a trouvé, sur cinquante autopsies d'enfants tuberculeux, douze cas dans lesquels les poumons étaient sains, ainsi, à peu près dans le quart du nombre total. MM. Rilliet et Barthez ont disséqué trois cent douze enfants tuberculeux, et ils ont noté quarante-sept fois, ainsi dans un septième des cas, l'absence des tubercules pulmonaires. Ils ont surtout remarqué que cet état exceptionnel était fréquent entre trois et cinq ans, un peu moins entre un et deux ans, et beaucoup plus rare entre six et dix ans.

[1] Louis, *Recherches sur la phthisie.* Paris, 1843, p. 183.
[2] Papavoine, Mémoires sur les tubercules, *Journal du progrès,* 20e vol.
[3] Rilliet et Barthez, *Op. cit.* III, vol. III, p. 50.

Nos observations ont pleinement confirmé les résultats cités de ces auteurs. Nous n'avons rencontré jusqu'à présent, chez l'adulte, qu'une seule exception dont nous citerons plus bas l'observation. Quant à la tuberculisation des enfants, nous avons pu recueillir une partie de nos observations à l'hôpital des Enfants, comme les auteurs que nous venons de citer. C'est surtout à la fin de l'année 1842, que nous en avons fait un relevé numérique, et à cette époque nous avons noté, sur quarante-quatre autopsies, dix-huit cas de tuberculisation plus ou moins étendue, ainsi un peu plus que les deux cinquièmes. Sur ces dix-huit cas nous avons rencontré trois fois les poumons exempts de tubercules, ainsi dans un sixième des cas. Une fois c'était chez un enfant de deux ans qui avait des tubercules dans les ganglions bronchiques, dans le péritoine, dans l'intestin grêle et dans les méninges; la seconde fois c'était chez un enfant de deux ans et demi qui avait des tubercules dans les ganglions cervicaux, bronchiques et inguinaux; la troisième fois enfin c'était chez un enfant de trois ans qui avait des tubercules dans le cervelet, dans les ganglions bronchiques et dans l'intestin grêle.

Les recherches de MM. Rilliet et Barthez ont clairement prouvé que, pour l'enfance, la loi établie par M. Louis n'était pas applicable aux ganglions bronchiques comme ont paru croire quelques auteurs, mais qu'on trouvait ces glandes dans un certain nombre de cas aussi intactes que les poumons, et cela chez des enfants qui, du reste, présentaient une tuberculisation générale.

Il nous a paru que l'application beaucoup moins générale de la loi de M. Louis constituait un des caractères distinctifs entre la tuberculisation de l'enfance et celle de l'âge adulte. Nous y ajouterons encore les trois autres caractères suivants : 1° Les enfants montrent plus souvent des tubercules dans les méninges sous forme de méningite granuleuse et surtout beaucoup plus souvent dans le cerveau lui-même. 2° Le système glandulaire est aussi chez eux bien souvent affecté, et non-seulement les glandes bronchiques, mais surtout les glandes extérieures telles que les ganglions cervicaux, axillaires, etc. Nous analyserons plus tard le rapport qui existe entre cette tuberculisation glandulaire et les maladies scrofuleuses. 3° Les tubercules du péritoine nous ont paru plus fréquents pendant l'enfance que chez les adultes.

Quant à la fréquence plus grande de l'affection tuberculeuse en général chez les enfants, elle n'a rien d'étonnant, si l'on considère que cette maladie, si souvent mortelle, fait succomber un si grand nombre d'individus en bas âge, que, passé l'âge de l'enfance, ceux qui ont survécu doivent nécessairement offrir une proportion numérique bien moins grande de sujets tuberculeux.

Du reste, toutes ces proportions sont bien différentes à la campagne, que dans les grands centres de population, et dans la partie de la Suisse française que nous habitons depuis neuf ans, nous avons trouvé les tubercules peu fréquents chez l'adulte, et même rares chez les enfants.

Nous avons vu plus haut que la loi de M. Louis, pour l'immense majorité des cas, ne pouvait plus être révoquée en doute. Il nous paraît d'autant plus intéressant de communiquer ici une observation qui en constitue une des rares exceptions.

M. T., âgé de quarante-cinq ans, d'une forte constitution, a eu, pendant son enfance, diverses affections scrofuleuses. Plus tard il a été très-sujet aux maladies inflammatoires, à l'érysipèle, à la bronchite et aux douleurs rhumatismales. Au printemps de 1840, il s'exposa à un refroidissement qui, après avoir occasionné un érysipèle de la face, dont la marche fut bénigne, lui laissa de l'accablement, du malaise et de la disposition à la diarrhée. L'ensemble des symptômes fit déjà soupçonner à cette époque qu'il y avait quelque chose de plus grave que les simples conséquences d'un coup de froid. Vers le milieu d'août il fut pris d'une diarrhée plus forte avec douleurs de ventre habituelles, qui avaient surtout leur siége dans le côté droit et sur

le trajet du colon. Ce dévoiement, qui lui donna au commencement six à huit garderobes par vingt-quatre heures,
diminua bientôt; mais il fut cependant très-opiniâtre, et
les selles quoique moins fréquentes ne revinrent plus à un
état bien lié. Des applications réitérées de sangsues et un
régime adoucissant furent d'abord mis en usage, et après
avoir produit l'effet de diminuer l'inflammation locale,
la diarrhée fut combattue par de légers astringents, et c'est
surtout sous l'influence de pilules d'acétate de plomb, d'o-
pium et d'écorce de cascarille qu'elle fut réduite au point
que le malade n'eut qu'une à deux garderobes demi-liquides et copieuses par jour.

Au commencement de novembre il fut pris d'une sciatique du membre inférieur droit qui, après quelques jours
de durée, disparut très-promptement, et eut pour suite une
irritation des intestins et du péricarde; il survint une
grande prostration des forces, le pouls devint très-faible, et
tout fit craindre une fin prochaine, lorsque sous l'influence
de fortes doses de musc et de camphre et de vésicatoires, il
survint de nouveau une amélioration. Des sueurs colliquatives qui restaient après cette nouvelle phase de la maladie
et qui affaiblissaient et faisaient maigrir le malade, cédèrent
à l'emploi du quinquina. J'établis de plus un séton sur
la partie droite de l'abdomen qui était toujours dur et
tendu; le ventre en général conservait de l'empâtement et
une certaine résistance à la pression. Un catarrhe pulmonaire, survenu dans le courant du mois de décembre, dura
environ quinze jours. Une ancienne disposition aux hémor-
rhoïdes se réveilla, il eut pendant quelque temps des gon-
flements veineux autour de l'anus et un peu de sang dans
les garderobes; le pouls resta toujours accéléré. Quoique
le malade fût sous l'influence d'un régime substantiel et légèrement tonique, et quoique les forces étaient un peu revenues, il continuait cependant à maigrir, les douleurs de
ventre ne cessaient pas complétement, quoique peu intenses;
les urines étaient presque toujours troubles et formaient un

dépôt d'un blanc rougeâtre très-abondant. La diarrhée eut toujours de la tendance à reparaître; elle céda quelquefois à des lavements de mauve avec dix à douze gouttes d'un mélange de laudanum et d'acétate de plomb liquide ; des applications réitérées de sangsues à l'anus donnaient toujours un soulagement momentané. Pendant le mois de janvier, il se sentait un peu mieux, le sommeil était revenu, il n'avait qu'une à deux selles peu liquides dans les vingt-quatre heures, le pouls restait toujours aux environs de quatre-vingt-seize.

À la fin du mois de janvier il fut pris de nouveau de douleurs dans les jambes, douleurs bientôt suivies d'un œdème des membres inférieurs qui dura jusqu'à la fin avec plus ou moins de variations ; l'application de bandes roulées et de taffetas ciré le firent souvent désenfler momentanément. J'employai aussi pour frictions un liniment volatil avec la teinture de digitale et la teinture de scille. Les selles, qui avaient toujours une tendance à être liquides, ne contenaient point de pus, mais bien des cristaux et des feuillets oblongs, jaunâtres et striés, formés par des éléments de la bile.

Dans le courant du mois de février la digestion devint difficile, l'appétit diminua, il y eut disposition aux aigreurs, diarrhée, les douleurs de ventre augmentèrent, le sommeil devint agité, le pouls petit et très-accéléré. Depuis la fin de février l'état de M. T... devint de plus en plus alarmant, les forces baissèrent rapidement, la poitrine s'embarrassa, mais seulement pendant les derniers jours ; il eut des vomissements, il tomba dans un grand abattement et succomba le 14 mars à dix heures du matin, après avoir gardé sa connaissance jusqu'au dernier moment.

Autopsie faite trente heures après la mort. La putréfaction avait déjà commencé, le cadavre avait beaucoup d'odeur, l'épiderme se soulevait autour du séton.

La tête n'a pas été ouverte ; la poitrine offrit peu de lésions. Les poumons, examinés avec beaucoup de soin, ne mon-

traient point de tubercules; la partie inférieure des deux
poumons était d'un rouge plus foncé, engouée, mais sans
hépatisation, crépitante sous le scalpel. Le cœur était tout
à fait à l'état normal, ainsi que le péricarde, qui contenait
une sérosité rougeâtre. L'abdomen ouvert, on peut séparer
facilement le feuillet abdominal du péritoine du feuillet
plus profond qui recouvre les divers organes. Il offre un
aspect bien remarquable, il est généralement mélanotique,
et cette mélanose est parsemée de tubercules qui, depuis la
grosseur d'une tête d'épingle, vont jusqu'à celle d'une noix
ou d'une amande. Une partie de ces tubercules est ramollie.
Il en existe dans le feuillet abdominal, dans le feuillet intestinal du péritoine, dans le mésentère, dans le mésogastre
et dans la séreuse à la partie convexe du foie. Les tubercules
sont recouverts de taches rougeâtres en plusieurs endroits;
le péritoine est bien épaissi, il a environ neuf lignes d'épaisseur, même un pouce dans le mésentère; il est de consistance
gélatineuse, se déchirant facilement. Les glandes mésentériques sont aussi tuberculeuses.

L'estomac est enflammé dans sa grande courbure. Il y
existe une arborisation d'un rouge noirâtre; par places l'injection est d'un rouge moins foncé; dans plusieurs endroits,
la muqueuse est ramollie, on ne peut pas en saisir de lambeaux étendus avec des pinces; on la râcle facilement avec
le scalpel. Les intestins grêles offrent beaucoup de points
enflammés, et dans leur partie inférieure les glandes de
Peyer et de Brunner sont développées et rouges. Il y a quelques petites ulcérations. La muqueuse du cœcum est ramollie et épaissie, et offre plusieurs ulcérations assez considérables; les gros intestins sont à peu près dans le même
état et contiennent un grand nombre d'ulcères de deux à
six lignes de diamètre dont plusieurs intéressent l'intestin
dans presque toute son épaisseur, et semblent avoir été
faits avec un emporte-pièce. Ce qui fait qu'il n'y a point eu
de perforation, c'est qu'il s'est établi des adhérences entre les
ulcères et le mésentère tuberculeux. Dans l'intestin grêle,

il y avait un seul tubercule. Le feuillet péritonéal de la rate
et du foie était recouvert de petits tubercules ; la rate était
saine, le foie était décoloré et un peu ramolli. Le rein
gauche était enflammé et augmenté de volume, d'un rouge
foncé, recouvert' à sa surface de quelques granulations
blanchâtres qui me paraissaient être des tubercules com-
mençants, ce que l'examen microscopique confirmait. La
vessie était saine.

Examen microscopique. Le péritoine', considérablement épaissi, est composé d'une masse mélanotique parsemée et farcie de tubercules ; les plus petits tubercules sont
entourés d'un kyste cellulaire, tandis que les plus grands
ne le sont pas. La masse mélanotique examinée avec un
grossissement de dix diamètres offre un réseau d'un blanc
grisâtre, irrégulièrement disposé, dans les mailles duquel
se trouve la substance noirâtre propre à la mélanose.

Une première incision, faite à travers les masses tuberculeuses avec le couteau double de Valentin, montre, à un
grossissement de 50 fois, une substance d'un blanc jaunâtre
avec une structure en apparence fibreuse et composée de
grains très-fins. Avec un grossissement plus fort (450 fois),
on distingue des lignes très-fines entre lesquelles se trouve
une substance hyaline remplie de corpuscules du tubercule
de $0^{mm},007$ à $0^{mm},008$ de diamètre, à contours irréguliers.
La masse mélanotique proprement dite se trouve mêlée avec
les éléments de la masse tuberculeuse ; elle est composée de
corpuscules de forme différente, allongés ou arrondis, d'un
noir foncé, amorphes, et sans type bien défini. Les masses
noires recouvrent entièrement en plusieurs endroits la masse
tuberculeuse blanchâtre, tandis qu'elles alternent avec cette
dernière dans d'autres places.

Cette disposition de la mélanose se montre d'une manière
plus manifeste sur un morceau examiné sous le compresseur, qui fait aussi mieux ressortir les lignes qui se trouvent dans la matière tuberculeuse et qui ne sont autre chose
que des fibres du péritoine. Nulle part on ne voit une disposi-

tion régulière des masses mélanotiques; on n'observe que des agglomérations amorphes, et l'examen de tous les détails de cette mélanose me fait conclure, qu'elle y est accidentelle et secondaire, constituant une espèce de sécrétion pigmentaire autour du mal principal, les tubercules.

Dans bien des endroits, les tubercules sont recouverts de taches rouges de sang, le microscope et la loupe n'y font point découvrir d'arborisation vasculaire; ces taches paraissent plutôt composées d'exsudation de la matière colorante du sang, infiltrant le tubercule. Une section verticale à travers les masses tuberculeuses montre dans leur intérieur une quantité notable de corpuscules ronds, ressemblant aux vésicules graisseuses; elles sont de 0^{mm},02 à 0^{mm},06, arrondies ou ovales, aplaties et lenticulaires. J'en ai trouvé aussi autour des tubercules et même dans leur intérieur, où elles offraient, par leur juxtaposition, les caractères du tissu adipeux. C'est surtout sur le feuillet péritonéal de la surface convexe du foie que les tubercules en renfermaient beaucoup, ce qui s'explique par leur existence souvent presque normale dans ces tissus.

Cette observation nous offre donc un de ces cas rares dans lesquels, chez l'adulte, la tuberculisation péritonéale existait tout à fait isolée, et il ne serait peut-être pas hors de propos de résumer ici les points principaux qui, en cas pareil, pourraient servir pour éclaircir le diagnostic. Ce sont 1° les symptômes locaux : ventre ballonné d'une manière uniforme, mais peu considérable, donnant au palper une sensation d'empâtement, sans faire reconnaître aucune grosseur circonscrite, soit tumeur accidentelle, soit tumeur de l'un des organes abdominaux. Des douleurs vagues dans l'abdomen, peu augmentées par la pression, peu violentes, mais à peu près continues.

2° *Symptômes généraux.* De la fièvre peu intense, mais plus ou moins continue, montrant au delà de quatre-vingt-douze pulsations par minute, même dans la matinée; de la disposition à la diarrhée, aux sueurs colliquatives, urines sédi-

menteuses, amaigrissement progressif, perte graduelle des forces, altération du teint, mais offrant plutôt de la pâleur avec
rougeur circonscrite des pommettes pendant l'exacerbation
de la fièvre, que le teint jaune paille propre aux affections
cancéreuses ; œdème des membres inférieurs sans ascite,
provenant de la compression des gros vaisseaux qui se rendent aux membres inférieurs, et dont la circulation est gênée
par la compression qu'exercent sur eux les masses tuberculeuses. Dans le commémoratif, l'existence de maladies scrofuleuses pendant l'enfance et la disposition aux tubercules
et aux scrofules dans la famille du malade, peuvent être de
quelque valeur.

6° *Des changements qu'éprouve la plèvre dans la tuberculisation pulmonaire.*

On sait depuis longtems que la plèvre peut devenir le
siége de l'affection tuberculeuse qui s'y rencontre sous toutes
ses diverses formes, mais qu'il n'y faut pas toujours prendre
pour tuberculeux ce qui n'est souvent que le produit de
l'inflammation ; de même que nous montrerons plus tard
qu'il existe très-rarement, il est vrai, une forme de petites
plaques cancéreuses dans le tissu cellulaire sous-pleural,
qu'il ne faut pas confondre non plus avec les tubercules.

Mais ce qui nous paraît bien plus digne d'intérêt, ce
sont les altérations de structure et même de fonction qu'é-
prouve souvent cette membrane séreuse dans le courant de
la tuberculisation pulmonaire.

La plèvre qui recouvre les poumons des phthisiques, est
souvent d'une épaisseur et d'une vascularité considérable, et
nous trouvons dans nos notes des cas dans lesquels la plèvre avait plus de deux centimètres d'épaisseur. Elle est alors
composée de couches plus distinctes de fibres cellulaires,
parmi lesquelles on reconnaît beaucoup de matière granuleuse. On peut se convaincre que les vaisseaux nombreux
qui la parcourent proviennent tous de la surface des poumons. Quelquefois la plèvre épaissie et vasculaire forme

comme des ponts. M. Schrœder van der Kolk[1] y a démontré l'existence de vaisseaux lymphatiques qu'il a pu
injecter. Il n'est pas nécessaire d'insister ici sur le fait
qu'une bonne partie de cet épaisissement est due à l'inflammation de la plèvre, et à l'organisation de fausses membranes; mais l'inflammation seule ne rend pas compte de
ce développement du tissu fibreux dans la plèvre, et nous
croyons qu'il y existe en outre une augmentation de nutrition
qui est la conséquence de la vascularité plus prononcée.
Cette dernière trouve sa cause dans l'oblitération de plus en
plus étendue des vaisseaux pulmonaires, ce qui fait que les
vaisseaux de la surface des poumons tendent à se répandre et
à former de nouveaux arcs vasculaires dans le tissu cellulaire
sous-pleural et dans la plèvre épaissie. La vascularité plus
grande a pour effet une plus forte sécrétion de tissu fibreux,
ce qui offre en même temps le grand avantage de protéger
la surface pulmonaire et d'empêcher la perforation des
cavernes superficielles qui, sans cela, serait bien plus fréquente.

Nous touchons ici, en parlant des nouveaux vaisseaux de
la plèvre, à un des points les plus importants de la pathologie des tubercules pulmonaires, à la formation d'une circulation supplémentaire.

Déjà M. Schrœder van der Kolk, qui à juste titre est
regardé comme un des premiers physiologistes et pathologistes de notre époque, a fait mention de cette circulation
supplémentaire dans son ouvrage intitulé : *Observationes
anatomico-pathologicæ et practicæ.* Traject, 1826. Dans
la dissertation de Lespinasse que nous venons de citer, se
trouve aussi, pag. 43, le passage suivant, qui indique d'une
manière claire le mécanisme de ces nouvelles voies de circulation. « Jam uti probavit cl. Promotor per vasa nova

[1] Lespinasse, *Specimen anatomico-pathologicum de vasis novis
pseudo-membranarum tam arteriosis et venosis, quam lymphaticis.*
Rheno-Traject, 1842.

« sanguis e pulmonibus in vasa inter-costalia transit, quo
« fit, ut circulationis campus dilatetur, atque ita sanguis
« e pulmonibus extrorsum derivetur. »

Mais les détails beaucoup plus circonstanciés et les observations les mieux faites sur ce sujet se trouvent dans un
mémoire publié par M. Nat. Guillot [1]. Nous renvoyons
pour de plus complètes notions à ce mémoire intéressant,
duquel nous donnons ici un court résumé :

1° Les capillaires de l'artère pulmonaire s'oblitèrent dans
les environs des tubercules, et en quantité d'autant plus
notable que ces derniers sont plus volumineux.

2° Il se forme ainsi autour des tubercules une coque
d'abord non vasculaire dans laquelle se développent des vaisseaux nouveaux indépendants de la circulation générale, qui
se mettent plus tard en communication avec les artères bronchiques et inter-costales. Ces communications sont encore
favorisées par le développement de nouveaux vaisseaux dans
les fausses membranes de la surface de la plèvre. Du reste,
ces vaisseaux ne pénètrent pas dans les tubercules crus,
mais ils forment de nombreuses anses vasculaires à la surface interne des cavernes.

3° La matière d'injection poussée dans l'aorte se retrouve
dans les veines pulmonaires et bronchiales et dans la veine
azygos.

4° Le tissu pulmonaire tuberculeux reçoit ainsi des vaisseaux par les artères bronchiques et inter-costales. Il se forme
des communications entre les vaisseaux de l'aorte et les vaisseaux pulmonaires ; et par le mélange de sang veineux et
artériel celui-ci parvient aux organes de moins en moins
purifié.

Nous avons vu que nos recherches démontraient qu'en
effet le dépôt des tubercules dans le tissu pulmonaire provoquait l'oblitération d'un grand nombre de vaisseaux capillaires et que l'hyperémie des vaisseaux voisins non obli-

[1] *Expérience*, 1er vol., p. 545.

térés en étaient la conséquence ; mais nous avons pu nous convaincre, par des dissections très-soignées, qu'il ne se formait pas dans les environs des tubercules de nouveaux vaisseaux indépendants de la circulation générale. Nous avons cherché ailleurs à prouver, en parlant de la formation des nouveaux vaisseaux dans l'inflammation, que jamais les vaisseaux des productions accidentelles ne se développaient d'une manière indépendante, mais qu'ils provenaient toujours d'une manière centrifuge de la circulation générale. De nombreuses dissections et des injections artificielles nous ont conduit au même résultat par rapport aux tubercules. Au commencement je me suis quelquefois trompé, et je crois que cela a pu arriver à beaucoup d'observateurs en prenant des stries et des arborisations apparentes de matière colorante du sang pour de véritables vaisseaux. Dans les poumons, j'ai toujours pu suivre les capillaires qui entouraient les tubercules ainsi que ceux qui se ramifiaient à la surface des cavernes et dans l'épaisseur de la plèvre, à des rameaux vasculaires plus volumineux, et j'ai pu me convaincre ainsi de leur origine directe de la circulation générale. Lorsqu'il s'est établi des adhérences entre la plèvre pulmonaire et la plèvre costale, des anastomoses nouvelles font communiquer les artères inter-costales avec les vaisseaux de la surface du poumon, ce qui du reste n'offre rien de particulier.

Quant aux autres résultats des observations de M. Guillot, je n'ai pas pu en faire le sujet de recherches spéciales ; mais autant que je puis en juger, elles me paraissent exactes.

. La plèvre épaissie nous paraît donc jouer un double rôle par rapport au tissu pulmonaire tuberculeux, celui de protéger les poumons contre la perforation, et celui de servir d'organe supplémentaire de circulation en se remplissant d'une partie du sang que les poumons ne peuvent plus contenir, et en établissant ainsi des communications avec les artères inter-costales. Nous savons, du reste, que la plèvre ne subit pas toujours cette altération dans la phthisie pulmonaire, et que les cas ne sont pas rares dans lesquels elle devient le siége d'épanchements plus ou moins abondants, que nous avons trouvés quelquefois tellement séreux et albumineux qu'ils étaient sur la limite entre les épanchements hydropiques et inflammatoires. Une fois cependant nous avons trouvé l'état inverse chez un homme de vingt-trois ans qui avait succombé à la tuberculisation pulmonaire, et dont la plèvre contenait une matière épaisse à peine liquide, d'un jaune légèrement rougeâtre, ayant tous les caractères du pus concret, montrant beaucoup de globules purulents et pyoïdes dans une espèce de pulpe granuleuse, mais n'offrant pas trace de globules tuberculeux. En fait d'altération de la plèvre, nous avons cité dans le chapitre des inflammations, à l'occasion de la pleurésie, une espèce de transformation fibreuse dense, gélatineuse et pierreuse de la plèvre infiltrée de matière tuberculeuse, le tout ressemblant à une transformation cartilagineuse et osseuse.

Avant de terminer ce que nous avons à communiquer sur les tubercules pulmonaires, nous citerons une de nos observations dans laquelle nous rencontrons des détails sur la plupart des points les plus importants mentionnés dans ce chapitre.

Tubercules pulmonaires; pneumo-thorax.

Une femme, âgée de trente ans, était entrée à l'hôpital de la Charité, dans le service de M. Andral, pour une affection tuberculeuse des poumons arrivée à sa dernière période. On avait constaté l'existence de cavernes très-considérables dans le sommet des deux poumons, et surtout une bien considérable dans le poumon droit. Une de ces cavernes s'ouvrit dans la cavité thoracique, et eut pour suite un pneumo-thorax avec tous ses signes caractéristiques : le tintement métallique, la voix amphorique, le son clair, etc. On était étonné de ne trouver, par un examen attentif, presque aucun signe d'épanchement dans la poitrine. Pendant près d'un mois la malade fut plusieurs fois presque à l'agonie, et cependant ces crises étaient toujours suivies d'un mieux momentané.

Entre autres, trois jours avant sa mort, elle parut mourante pendant la visite, et nous fûmes fort étonnés de la trouver un peu remise le lendemain. Elle succomba enfin, presque sans agonie, un instant après avoir prié la religieuse de la salle de lui préparer du chocolat pour son déjeuner. Deux jours avant sa mort on avait encore constaté l'absence presque complète d'épanchement. Cependant, il s'en était formé un très-considérable depuis ce moment-là, puisqu'à l'autopsie nous avons trouvé plus d'un litre de liquide dans la cavité gauche du thorax.

Quoique nous ayons affaire ici à une tuberculisation pulmonaire aussi avancée que possible, nous ne trouvions cependant pas dans les crachats des globules tuberculeux bien distincts. Le produit de l'expectoration était très-aqueux, et en décantant la partie liquide qui renfermait de l'épithélium, et quelques globules du pus, on distinguait dans la masse qui restait trois éléments : 1° des morceaux granuleux jaunâtres; 2° des masses plus finement divisées et plus homogènes d'un jaune tirant sur le brun; 3° un mucus d'un jaune verdâtre visqueux et filant. Dans la première de ces substances, on reconnaissait une quantité innombrable d'infusoires vibrioïdes, beaucoup de débris pulmonaires, une assez grande quantité de globules graisseux, surtout beaucoup de petits granules; la seconde partie était granuleuse et contenait des parties minérales, beaucoup de feuillets d'épithélium, mais point d'infusoires. Dans la troisième, enfin, on trouvait dans le suc muqueux une bien grande quantité de globules purulents dont un bon nombre était racorni et déformé.

Autopsie. Nous avons surtout examiné avec soin les lésions des organes de la respiration. Le larynx n'était pas malade; la trachée-artère était rouge et injectée dans bien des endroits; les ramifications bronchiques volumineuses étaient plus enflammées que celles de second et de troisième ordre. Dans plusieurs endroits, leur membrane muqueuse était ulcérée. Dans la cavité gauche de la poitrine existait un épanchement séro-purulent d'environ un litre, et qui avait déprimé le diaphragme et refoulé en haut le poumon gauche. Sur les plèvres costales on voyait des fausses membranes toutes récentes. Au sommet du poumon droit existait une caverne très-considérable remplie d'un liquide d'apparence purulente. Le poumon gauche était réduit à peu près au tiers de son volume. Son tissu était compacte, d'un gris noirâtre, allant rapidement au fond de l'eau, ce qui provenait de son infiltration tuberculeuse presque générale; cependant, sur des couches fraîches on reconnaissait encore du tissu pulmonaire et des vésicules qui n'étaient pas remplies de matière tuberculeuse. Dans plusieurs endroits la plèvre était très-épaissie et vasculaire. La matière tuberculeuse dans le poumon droit est d'une coloration grisâtre, ce qui provient du mélange avec la mélanose. Dans les parties du poumon où il n'y a point de cavernes, l'élément tuberculeux se trouve disposé entre les fibres pulmonaires bien conservées. Il paraît cependant en exister dans les vésicules pulmonaires; et si l'on réfléchit au mode de première formation des tubercules pulmonaires, on ne doit pas être étonné qu'ils occupent dans le principe tantôt le tissu cellulaire, tantôt les vésicules, et tantôt même les petites ramifications bronchiques. Voici comment nous envisageons le mécanisme de leur premier dépôt. De nombreux vaisseaux capillaires entourent les terminaisons des bronches et les vésicules pulmonaires. C'est à travers ces vaisseaux que la matière tuberculeuse sort liquide, homogène, tous les éléments y étant parfaitement bien dissous. Cette matière, sortie du torrent de la circulation, est ensuite déposée dans le tissu pulmonaire; mais comme les rameaux d'un même vaisseau vont, les uns aux vésicules et aux petites bronches, les autres au tissu pulmonaire inter-vésiculaire, et comme la nature n'observe nullement dans l'excrétion pathologique une élection pour un rameau d'une artère plutôt que pour un autre; la matière tuberculeuse est déposée indistinctement tantôt dans les vésicules, tantôt dans le tissu cellulaire; plus rarement, dans le principe, dans les vésicules lorsqu'elles sont saines, parce qu'elles offrent alors plus de résistance, tandis que les aréoles du tissu cellulaire offrent plus d'opportunité aux dépôts tuberculeux. Cependant, ni l'un ni l'autre de ces deux éléments pulmonaires n'en est le siége exclusif. Dans la matière tuberculeuse elle-même, là où elle n'est pas encore ramollie dans ce poumon, l'élément essentiel et constant est le globule tuberculeux à forme irrégulière de $0^{mm},006$ à $0^{mm},009$, renfermant des granules dans sa substance. On rencontre en même temps sous le microscope, par un mélange accidentel, des corps fusiformes à noyaux, de grands globules granuleux et de petits globules d'épithélium pavimenteux sortis des petites bronches, ayant à peine $0^{mm},015$, et renfermant un noyau central de $0^{mm},005$, paraissant dans quelques-uns contenir un granule. Nous signalons l'existence de tous ces éléments, parce qu'ils ont été et seront encore souvent la source de nombreuses erreurs, et quel que soit le soin qu'on mette dans certaines formes de tuberculisation pulmonaire, pour prendre de la matière tuberculeuse bien isolée, on y rencontrera toujours sous le microscope de ces éléments accidentels. C'est alors qu'on a cru reconnaître des noyaux dans les globules tuberculeux. Mais nous donnerons ici un critérium bien positif et généralement applicable, c'est qu'il faut se méfier de tous les éléments que l'on voit isolés ou par petits groupes sur le porte-objet, et ne regarder comme éléments essentiels du tubercule que ceux que l'on voit au milieu de matière tuberculeuse dans laquelle la substance intercellulaire qui unit entre eux les globules est encore conservée. On évitera alors facilement l'erreur de prendre des globules d'épithélium à noyaux pour des éléments essentiels du tubercule. Dans quelques endroits on aperçoit

de l'épithélium vibratil dont les cils sont très-bien conservés.

Dans une place, tout près de la grande caverne, se trouve
un mélange de matière tuberculeuse crue avec de la matière
tuberculeuse ramollie ; elle offre un aspect blanchâtre, lactescent, ne tirant que légèrement sur le jaune, et ayant
une consistance crémeuse. Cette matière est en grande partie
composée de globules purulents et de corpuscules du tubercule ; ce pus provient évidemment des petites bronches et du
tissu pulmonaire enflammé tout autour, et si le tubercule
se ramollit souvent sans provoquer de suppuration, on ne
peut pas nier que d'un autre côté la suppuration provoque
souvent le ramollissement du tubercule ; à son tour, elle
est aussi fréquemment le produit de l'irritation qu'a occasionnée le dépôt tuberculeux.

Dans le liquide qui recouvre la caverne, on reconnaît des
corpuscules tuberculeux boursouflés et en voie de décomposition ; on y voit de nombreux globules du pus ; de la fibrine
coagulée et rougeâtre et de véritables fausses membranes.
La membrane pyogénique de la caverne est blanche et cartilagineuse par places, rouge et veloutée dans d'autres. Partout elle offre un aspect déchiré et irrégulier. Sa structure
est fibreuse. Ses vaisseaux renferment des globules du
sang intacts. Cette caverne a, du reste, de très-nombreuses
anfractuosités, et dans un endroit, tout près d'une place où
elle communique avec une bronche, je trouve de nombreux cylindres d'épithélium en partie vibratil, et beaucoup
de noyaux libres, le tout mêlé avec des globules de pus et
de sang. Dans le poumon gauche, nous trouvons moins
d'altérations ; son tissu est d'un rouge bleuâtre, violet
dans beaucoup de points ; les tubercules y existent en grand
nombre, mais plutôt par infiltration lobulaire occupant
le lobe entier. Bon nombre de ces tubercules sont en voie
de ramollissement, et on peut y observer cet état du tubercule à tous ses différents degrés : 1° de petites masses du
volume d'une lentille, ramollies et demi-liquides au centre ;

2° de petites cavernes du volume d'une noisette communiquant ou non avec des rameaux bronchiques ; 3° de la matière tuberculeuse infiltrée, ramollie, en détritus sur plusieurs points, les places ramollies montrant des formes irrégulières.

L'examen microscopique montre partout comme principal élément de ces tubercules ramollis : a, les corpuscules tuberculeux, gonflés, arrondis, augmentés d'un quart de leur volume, contenant dans leur substance des granules pleins et non transparents, différents des globules du pus par l'absence de noyaux, et des globules pyoïdes par la nature de leurs granules ; b, beaucoup de globules tuberculeux en voie de diffluence granuleuse, se désagrégeant, sont entourés de granules moléculaires. Nous ne trouvons ici de globules du pus dans le tubercule ramolli que là où ces très-petites cavités se trouvent en communication avec une petite bronche. Il n'existe donc point de pus tuberculeux, et on ne rencontre que mélange du pus et du tubercule. Du reste, sans vaisseaux point de pus ; le tubercule, par conséquent, n'étant pas vasculaire, ne peut pas suppurer ; c, parmi les tubercules ramollis on rencontre beaucoup de fibres pulmonaires ; d, là où le pus s'y trouve mêlé, provenant des parties voisines enflammées, on y rencontre aussi des globules sanguins, de grands globules granuleux et les éléments de la graisse.

Le liquide crémeux qui recouvre la surface d'une petite caverne du sommet de ce poumon, est composé de globules du pus nombreux, de coagulations fibrineuses et de larges morceaux de fibres pulmonaires, dans les aréoles desquelles on rencontre des globules tuberculeux.

Le liquide qui remplit en partie le côté gauche de la poitrine est séreux et verdâtre. A l'état de repos, il se sépare en sérum citrin, et en une masse globulaire grisâtre. Une colonne de cette matière d'épanchement montre, sur 38 millimètres de hauteur totale, 31 de sérum et 7 de globules. Le sérum contient quelques vésicules graisseuses,

en suspension. Les globules principaux de cet épanchement sont pâles, aplatis, n'ayant en moyenne que 0^{mm},0075,
et renfermant des granules transparents dans leur substance;
ils sont, du reste, parfaitement sphériques, ce sont des globules pyoïdes. Le liquide est très-albumineux, et l'acide
nitrique, ainsi que l'ébullition, y précipitent promptement
une quantité notable d'albumine coagulée.

Un fait digne de remarque et digne d'être sérieusement
médité, est que les fausses membranes toutes récentes, de
consistance presque gélatineuse, qui accompagnent cet
épanchement, sont composées de fibrine coagulée, qui
renferme beaucoup de globules du pus ayant tous les caractères des globules purulents, et montrant bien distinctement les noyaux intérieurs, tandis que la matière de l'épanchement liquide ne renfermait pas un seul globule du pus à
noyaux, mais n'était composée que de globules pyoïde.

§ II. Des tubercules des centres nerveux et de leurs enveloppes.

On sait depuis longtemps que les tubercules peuvent se
rencontrer dans le cerveau, surtout lorsqu'il existe une tuberculisation générale. Mais la forme la plus fréquente sous
laquelle cette maladie se montre, la méningite tuberculeuse, n'a été bien étudiée qu'en France depuis quinze ans.
La symptomatologie ainsi que l'anatomie pathologique de
cette affection, telle qu'on peut la faire à l'œil nu, est fort
bien connue aujourd'hui. Aussi ne nous étendrons-nous
pas sur ces détails. Mais le point sur lequel la science n'a pas
encore dit le dernier mot, est la nature et la composition
des granulations méningiennes. Quoique les meilleurs auteurs qui se sont occupés de ce sujet aient prouvé par des
raisons de probabilité, que la granulation méningienne
était de nature tuberculeuse, cela restait cependant à prouver par l'inspection microscopique,

Nous montrerons surtout que l'on y retrouve les globules
propres à la substance tuberculeuse, et que de plus ces

granulations ont la plus grande analogie dans leur composition élémentaire avec les granulations grises demi-transparentes des poumons. Quant à la description exacte de la méningite granuleuse, nous renvoyons aux travaux très-consciencieux et très-bien faits de Papavoine[1], Ghérard[2], Rufz[3], Piet[4], Rilliet et Barthez[5], qui ont surtout décrit cette maladie comme plutôt propre à l'enfance. Il faut aussi faire mention ici du travail de M. Lédiberder[6] qui prouve que cette maladie est bien plus fréquente chez l'adulte qu'on ne l'avait pensé jusqu'alors ; c'est ce que l'observation ultérieure a parfaitement confirmé.

A cette occasion nous ferons mention d'un fait important pour l'historique de cette maladie si intéressante. Nous avons entre les mains un dessin qui nous a été communiqué par notre ami M. le docteur Lombard, de Genève, depuis longtemps honorablement connu dans la littérature médicale. Ce dessin lui avait été donné dans le temps par le docteur Alison, d'Édimbourg, sous le nom de *diseased pia-mater*. Les tubercules des méninges y sont fort bien représentés et désignés dans ce dessin, fig. *d, d, effusions wholly tubercular*. Ce dessin porte la date du 8 février 1824. Le cas auquel il se rapporte se trouve du reste décrit par le docteur Alison[7].

Le siége des tubercules cérébraux peut être dans toutes les parties des méninges et de l'encéphale, mais celui des granulations tuberculeuses est principalement sous la pie-mère ; l'infiltration du tubercule jaune caséeux peut aussi avoir lieu sous l'arachnoïde. Les granulations se rencontrent surtout en quantité notable autour des capillaires fortement

---

[1] Papavoine, *Journal hebdomadaire*, 1830, t. VI, p. 113.
[2] Ghérard, *New-American medical Journal*, avril 1834.
[3] Rufz, *Dissertation inaugurale*. 1835.
[4] Piet, *Thèse*. 1836.
[5] Rilliet et Barthez, *Op. cit.*, t. III, p. 464-551.
[6] Lédiberder, *Dissertation inaugurale*. 1837.
[7] Édimb., *Med. chir. Transactions*, 1 vol., p. 438.

injectés qui offrent en même temps, dans cette affection, une rougeur diffuse tout le long de leur trajet. Elles se trouvent tantôt sur les hémisphères, tantôt à la base, et assez fréquemment dans les scissures de Sylvius. Elles sont composées d'un tissu fibreux provenant de la membrane séreuse, dans laquelle elles sont sécrétées; mais entre ces fibres on reconnaît bien distinctement les corpuscules propres à la substance tuberculeuse, et une masse inter-cellulaire hyaline, peu granuleuse. Autour de ces petits tubercules on voit souvent des globules épithéliaux. Le volume des granulations varie entre un sixième de millimètre et deux millimètres. On ne les rencontre que dans des sujets tuberculeux. On trouve souvent en même temps des tubercules miliaires ou des tubercules volumineux dans la pulpe cérébrale. Quant aux tubercules cérébraux proprement dits, on les rencontre tantôt à la surface et pénétrant entre les circonvolutions cérébrales, tantôt on les voit se développer primitivement au milieu de la substance du cerveau dans lequel ils peuvent atteindre jusqu'au volume d'un œuf de poule. Les tubercules jaunes du cerveau sont éminemment propres à l'étude des corpuscules tuberculeux.

Comme les tubercules des centres nerveux n'ont pas beaucoup fixé, jusqu'à présent, l'attention des micrographes, il nous paraît nécessaire de communiquer ici en résumé quelques-unes de nos observations sur ce sujet.

1° Un enfant de dix ans avait succombé à une affection tuberculeuse des ganglions bronchiques et des méninges. Il avait présenté fort peu de tubercules dans les poumons. La pie-mère, dans laquelle la méningite granuleuse avait eu son siége, était très-rouge et injectée, ce qui donnait à toute la surface du cerveau une teinte rouge, teinte qui était en partie occasionnée par la rougeur diffuse qui se voyait sur le trajet des arborisations vasculaires. Toute cette partie enflammée est parsemée de granulations d'un blanc grisâtre d'un quart à un millimètre. Elles n'ont point de contours réguliers et paraissent comme enchâssées entre les fibres

cellulaires de la membrane séreuse, se rencontrant de préférence autour des vaisseaux. La surface de la substance
cérébrale est ramollie, d'un rouge jaunâtre, s'enlevant par
morceaux lorsqu'on cherche à détacher la pie-mère. Aucun vaisseau ne se ramifie dans les granulations. Elles sont
composées d'une trame fibreuse formée de fibres longues et
fines, et renfermant dans leurs intervalles des corpuscules
tuberculeux de 0^{mm},005 à 0^{mm},006, unis ensemble par une
substance peu granuleuse. Dans bien des endroits on les
voit entourés de cellules épithéliales qui, cependant, n'y
sont qu'accidentellement, et ne se trouvent nullement dans
l'intérieur des tubercules. Il est à remarquer que les fibres
cellulaires que l'on y rencontre ne constituent point une enveloppe sous forme de kyste (Pl. ix, fig. 3 et 4).

En général les globules de ces tubercules sont petits et
serrés, et par conséquent bien moins faciles à reconnaître
que ceux du tubercule jaune homogène. Quant aux cellules
épithéliales de la pie-mère, elles ont en moyenne 0^{mm},015
à 0^{mm},0175, et renferment un noyau, dans l'intérieur duquel on voit un à deux nucléoles.

Nous insistons partout, comme on a dû le remarquer,
sur la forme des diverses espèces d'épithélium, parce qu'elles
peuvent devenir la source de grandes erreurs que l'on peut
cependant facilement éviter, lorsqu'on connaît bien toutes
ces formes, et lorsqu'on est prévenu de la fréquence de
leur mélange accidentel avec le tubercule, dans l'intérieur
duquel on ne rencontre point, du reste, ces cellules épithéliales. Les granulations se trouvent surtout bien développées
sur les hémisphères et dans les scissures de Sylvius. La surface ramollie du cerveau ne montre que très-imparfaite-
ment les fibres cérébrales; elles sont en partie détruites et
réduites à une pulpe granuleuse.

2° Un enfant de sept ans avait succombé à une tuberculisation générale. A l'autopsie on a trouvé des tubercules dans
les poumons, dans les ganglions bronchiques, dans le péritoine, dans les intestins, dans les reins, dans le foie et dans la

pie-mère, il existait de plus une inflammation exsudative à la base du cerveau et à la partie supérieure de l'arachnoïde spinale. Cette exsudation était peu liquide, plutôt fibro-plastique que purulente, montrant une forte consistance, des cellules à noyaux, des corps fusiformes et des fibres. Les granulations tuberculeuses avaient surtout leur siége dans les parties latérales du cerveau et dans les scissures de Sylvius; elles avaient de un millimètre à un et demi. Elles étaient entourées d'un injection vasculaire très-vive, et étaient composées d'une substance hyaline qui ne contenait que peu de globules tuberculeux, tout autour d'eux se voyaient les fibres cellulaires de la séreuse.

3° Un enfant, âgé de deux ans, a été depuis plusieurs mois à l'hôpital des Enfants, où il ne présentait d'autres symptômes qu'une diarrhée opiniâtre, résistant à tous les moyens mis en usage; il était d'une constitution scrofuleuse et cachectique. Il a succombé dans le dernier degré de marasme; il avait été vacciné à l'hôpital, et il eut à la suite de la vaccine de nombreux abcès sur différentes parties du corps.

Autopsie. Le cerveau est sain, mais il y a sous la pie-mère et l'arachnoïde une infiltration tuberculeuse, qui a surtout son siége sur les grands lobes; elle est plus forte à gauche qu'à droite; l'infiltration est aplatie, d'un blanc jaunâtre; il existe, en outre, des granulations tuberculeuses éparses qui, nulle part, ne sont entourées de parties phlogosées, pas même d'injection. L'enfant n'avait, du reste, présenté pendant la vie aucun signe d'affection cérébrale.

Les poumons étaient sains, mais les ganglions bronchiques étaient tuberculeux. Le péritoine offrait des tubercules dans presque toute son étendue, surtout à la surface abdominale, à la surface libre des intestins, à celle du foie et du diaphragme. La muqueuse intestinale offrait plusieurs ulcérations, quoiqu'en petit nombre, à fond tuberculeux; il y avait, en outre, des tubercules sous-muqueux au-dessus desquels la membrane muqueuse était amincie : il n'y avait que peu de glandes mésentériques tuberculeuses. Le péritoine était épaissi et vivement injecté dans plusieurs places autour des tubercules.

Examen microscopique. Les tubercules de la surface du cerveau sont formés d'une agrégation de diverses espèces de globules ; beaucoup de petits granules moléculaires paraissant transparents au centre, ayant $0^{mm},002$. Ces granules donnent à l'ensemble un aspect gris comme cendré ; les globules propres au tubercule, qui se trouvent entre ces granules, sont de $0^{mm},0056$ à $0^{mm},0084$, pâles, sans noyaux, contenant quelques granules dans leur substance, offrant des contours anguleux ou ronds, se rapprochant tantôt de la forme ronde, tantôt de l'ovale. On voit de plus, parmi ces granules, quelques vésicules graisseuses et quelques grands globules granuleux de $0^{mm},02$. Cette couche tuberculeuse est très-mince et ne peut être séparée que difficilement de la surface du cerveau. Une petite artère, se trouvant dans une des commissures cérébrales, contient des tubercules dans l'épaisseur de ses parois (Pl. ix, fig. 5, et 6), ce qu'une dissection soignée, ainsi que l'examen microscopique, met hors de doute. On y voit deux tubercules d'environ un millimètre, et trois petites taches tuberculeuses d'un quart à un tiers de millimètre. Ce vaisseau est tout entouré de petits tubercules du volume d'un grain de millet, se trouvant dans les feuillets de la séreuse. Dans une de ces granulations, on aperçoit des vaisseaux qui y entrent et s'y ramifient. Les corpuscules du tubercule paraissent contenus dans une trame fibreuse.

Les tubercules du péritoine sont entourés de vaisseaux très-fins, qui ne se ramifient que dans les feuillets de la séreuse qui entoure les tubercules sans entrer dans ces derniers ; ces tubercules sont d'une structure fibreuse évidente. Une masse tuberculeuse, du volume d'un petit haricot, offre passablement de résistance aux instruments de dissection, et ne peut pas être aussi facilement désagrégée que le tubercule caséeux ordinaire, et elle montre même un certain degré d'élasticité. Elle est composée de granules moléculaires, de corpuscules de $0^{mm},005$, jaunâtres, à surface assez égale, sans noyau interne ; quelques-uns montrent des granules à leur surface ; ces globules sont entrelacés d'une trame fibreuse, composée de fibres assez longues, dont le diamètre est inégal et varie sur la même fibre entre $0^{mm},0025$ et $0^{mm},003$. L'ensemble de ces tubercules offre donc un aspect fibreux, granuleux et globuleux.

Les tubercules du foie sont, en grande partie, superficiels et petits ; plusieurs cependant pénètrent dans la substance du foie ; ils ont ou la forme infiltrée ou la forme de granulations, et quelques-uns ont jusqu'au volume d'un petit pois. Leur structure microscopique n'offre rien de particulier.

Ce foie tuberculeux offre du reste sa structure normale, dans laquelle on reconnaît, outre les vaisseaux sanguins et les canaux biliaires, les cellules propres au foie, formant la substance jaune bordée d'un réseau de petites vésicules graisseuses.

4° Un enfant de trois ans avait été atteint, depuis plusieurs mois, d'une affection tuberculeuse dont les symptômes nous étaient surtout évidents pour les poumons. Pendant les derniers quinze jours de la vie le cerveau était pris aussi. L'enfant était dans un état comateux, la figure était rouge, et le siège de convulsions, surtout du côté droit ; les pupilles étaient dilatées, les yeux à moitié ouverts.

A l'autopsie on trouva surtout une infiltration et des granulations tuberculeuses à la surface du cerveau, tant dans les endroits où siégent ordinairement les glandes de Pachioni, que dans bien d'autres endroits éloignés du siège habituel de ces productions fibreuses. Sur le côté droit de la surface du cerveau se trouve un tubercule de 4 à 5 millimètres, d'une forme irrégulière, adhérant en haut à la face interne de la dure-mère, et pénétrant en bas entre les circonvolutions cérébrales. Il y avait des tubercules dans les poumons, mais point de grandes cavernes ; il s'en trouvait de plus dans le foie, dans les reins, dans les membranes séreuses, dans les intestins, et il existait, en un mot, une tuberculisation presque générale.

Le cerveau montre à la partie supérieure des hémisphères une infiltration tuberculeuse d'une bonne consistance, montrant les globules du tubercule dans une masse très-granuleuse, entourée de globules granuleux et traversée de beaucoup de fibres. Le tubercule cérébral est de consistance presque cartilagineuse, composé de fibres denses et ser-rées, provenant probablement de la dure-mère, montrant du reste les globules tuberculeux bien caractérisés et bien évidents. Les globules des tubercules des reins, libres et non enkystés, montraient également, outre les globules, une trame fibreuse et dense. Le tissu rénal ne m'a pas paru bien altéré. Les tubercules de l'intérieur du foie ne sont pas moins fibreux, et on y remarque même des corps fusiformes. Les tubercules des ganglions bronchiques ne contiennent point de fibres. Nous avons affaire ici à un de ces cas exceptionnels déjà cités plus haut, dans lesquels la sécré-tion tuberculeuse est accompagnée d'une sécrétion fibreuse accidentelle.

5° Nous avons parlé, à l'occasion des granulations grises des poumons, de la méningite granuleuse que nous avions observée chez un homme de trente-cinq ans qui présentait en même temps de nombreux tubercules demi-transparents dans les poumons. Nous rappelons ici ce fait, pour insister de nouveau sur la grande analogie qui existe entre la gra-nulation méningienne et celle du tissu pulmonaire.

6° Nous avons trouvé dans le cerveau d'un enfant de quatre ans, chez lequel des tubercules cérébraux avaient été reconnus pendant la vie, des tubercules considérables dans diverses parties du cerveau et du cervelet, de forme irrégulièrement arrondie, variant entre le volume d'une noisette et celui d'un œuf de pigeon. Les uns étaient d'une bonne consistance, d'un blanc jaunâtre, d'autres commen-çaient à se ramollir au centre, ayant une teinte blanche dans les uns, et une teinte rouge dans d'autres. La surface de ces tubercules est recouverte de vaisseaux capillaires, dont les plus petits ont $0^{mm},014$. La substance corticale d'un de ces tubercules, du volume d'une noisette, offre une épaisseur d'un millimètre, une teinte rosée et à la surface de la coupe elle montre l'ouverture de plusieurs vaisseaux. Dans ce cas nous croyons plutôt au dépôt de la matière tuberculeuse autour de ces vaisseaux qui, n'étant pas très-comprimés, n'ont pas été oblitérés, qu'à la présence de vaisseaux nourriciers propres au tubercule. Les corpuscules de cette masse tuberculeuse ont en moyenne de $0^{mm},006$ à $0^{mm},008$, et ils sont entourés de beaucoup de granules. Quelques globules sont ronds, d'autres ovales, la plupart sont irréguliers. Dans le centre des tubercules ramollis, on les reconnaît surtout parfaitement bien, et on peut se convaincre aisément qu'il y a absence de tout élément purulent. On y voit par places quelques globules graisseux. Dans l'intérieur des tubercules volumineux dont le ramollissement offre une teinte rougeâtre, on reconnaît des vaisseaux plus ou moins altérés qui ne nous paraissent être que des débris de vaisseaux cérébraux (Pl. ix, fig. 1).

7° Un enfant de trois ans, présentant l'apparence d'une bonne constitution, a eu la scarlatine qui se compliqua d'une pneumonie et fit ainsi succomber la jeune malade.

A l'autopsie on trouva, outre les altérations de la pneumonie, quelques tubercules crétacés dans les ganglions bronchiques, plusieurs tubercules dans le tissu sous-muqueux de l'intestin grêle, et un tubercule jaune de $0^{mm},015$ de longueur sur $0^{mm},009$ de largeur dans la partie gauche du cervelet. Les poumons ne renfermaient point de tubercules.

Comme dans les cas précédents, les corpuscules tuberculeux y étaient forts bien visibles et bien faciles à étudier dans tous leurs détails. Ils étaient assez volumineux, ayant de $0^{mm},0072$ à $0^{mm},0096$. La substance ramollie qui l'entourait, était enflammée, en partie ramollie, et renfermait des globules granuleux d'inflammation.

8° Nous avons déjà parlé plus haut d'un homme de cinquante ans qu'on avait porté à l'Hôtel-Dieu, le croyant ivre mort, et à l'autopsie duquel on avait rencontré des tubercules miliaires dans les poumons, et des masses tuberculeuses dans le cerveau. Nous allons donner la description de ces dernières. A la partie postérieure droite du cerveau, près de la surface, se trouvait une infiltration tuberculeuse assez étendue, jaune, caséeuse, verdâtre dans plusieurs endroits, ne laissant que peu de substance cérébrale ramollie dans les intervalles. La pulpe cérébrale qui l'entoure est également ramollie, blanche par places, rougeâtre dans d'autres. En dirigeant un jet d'eau sur cette substance, une bonne partie est entièrement enlevée en détritus. Le siége des tubercules paraît être l'enfoncement entre les circonvolutions, la rougeur dépend en partie de l'oblitération de beaucoup de capillaires par l'éruption tuberculeuse; de là l'hyperémie de ceux qui restent. Nulle part on ne voit des fibres dans ces tubercules. Leur consistance est assez bonne, mais il est facile de les réduire en une masse grumeleuse. Les corpuscules tuberculeux sont irrégulièrement ronds, ayant $0^{mm}0075$, et renfermant des granules de $0^{mm},0012$ à $0^{mm},0025$. La substance inter-cellulaire y existe en petite quantité, et on n'y voit que fort peu d'éléments de graisse.

9° J'ai vu dans le musée de Zurich un cas intéressant de tubercules de la moelle épinière. Dans la partie lombaire de cette dernière se trouvait un tubercule de 18 millimètres de long sur 13 de large. Quoique conservé dans de l'alcool, on put y reconnaître les éléments propres au tubercule.

§ III. Des tubercules du foie.

L'enveloppe péritonéale du foie est assez souvent le siége de granulations grises ou de tubercules jaunes miliaires, ou même de masses tuberculeuses plus étendues, qui, de la surface s'étendent plus ou moins profondément dans la substance du foie. Je ne compte pas ces tubercules parmi ceux du foie. Ils appartiennent plutôt à la tuberculisation du péritoine. Dans le foie, cette affection est rare, et M. Louis[1] n'en a même observé que deux cas.

Chez les enfants qui montrent souvent des tubercules dans l'enveloppe du foie, je n'ai trouvé qu'une seule fois des masses tuberculeuses peu volumineuses dans sa substance. Chez l'adulte, j'ai observé trois fois des masses tuberculeuses considérables dans cet organe. Cela nous conduit à une question difficile d'anatomie pathologique par rapport au diagnostic de ces productions accidentelles. Nous avons observé deux cas de tuberculisation très-étendue du foie ; dans l'un et dans l'autre l'altération tuberculeuse offrait à l'œil nu tous les caractères du cancer, et ce n'est qu'à l'aide de l'examen microscopique que nous pûmes déterminer sa véritable nature, et nous croyons qu'on a souvent confondu cette affection tuberculeuse avec la maladie que M. Cruveilhier[2] a si bien décrite sous le nom de cancer du foie par masses disséminées, et qui, en effet, la plupart du temps constitue un véritable cancer.

Nous allons donner quelques détails sur ces deux observations.

1º Le 22 janvier 1843 mon ami M. Déville, à cette époque, interne à l'hôpital Saint-Antoine, m'y montra un foie malade que tous les médecins présents à l'autopsie avaient pris pour un cancer du foie. Le foie avait triplé de volume; à sa surface convexe se voyaient beaucoup de masses jaunâtres dont les plus petites avaient deux millimètres d'épaisseur. Chacune d'elles montrait un mélange de coloration jaune et rougeâtre, et était composée de l'agglomération de beaucoup de masses semblables dont les plus petites n'avaient que deux tiers de millimètre, étant irrégulièrement rondes ou ovales. Vers le centre elles étaient confluentes. Dans beaucoup d'endroits, elles n'étaient recouvertes que du péritoine et

[1] Louis, *Op. cit.*, p. 120.
[2] Cruveilhier, *Anatomie pathologique*, liv. XII, 1º18.

formaient des saillies convexes à la surface du foie; dans d'autres elles étaient recouvertes d'une couche plus ou moins épaisse de tissu hépatique. Partout elles étaient entourées d'une forte vascularité, et par places même d'ecchymoses peu étendues. Dans l'intérieur de la substance du foie, à l'endroit correspondant à l'insertion du ligament suspenseur, se trouve une masse tuberculeuse de huit centimètres d'épaisseur. La coloration, par places, est d'un jaune verdâtre, teinte par les éléments de la bile. Il paraît, du reste, que la majeure partie du foie est occupée par cette production accidentelle. En examinant la coupe de ces masses, on reconnaît une matière caséeuse composée de beaucoup d'agglomérations qui laissent entre elles quelques vaisseaux et des débris du tissu du foie. L'élément microscopique constant et général de toute cette production est formé par des corpuscules tuberculeux de 0^{mm}, 0075 à 0^{mm}, 01 à contours distincts, ronds, ovales, ou irrégulièrement angulaires, et montrant dans leur substance des granules moléculaires. L'acide acétique les rend plus transparents. L'acide sulfurique les dissout en partie avec effervescence et formation de cristaux étroits et allongés. Ils montrent les mêmes caractères que les tubercules pulmonaires examinés comparativement. Les cellules du foie existent, par places, dans les intervalles des tubercules. Les canaux biliaires ont été, en majeure partie, détruits. Je regrette infiniment de ne pas avoir pu recueillir des renseignements exacts sur la malade, femme de soixante ans, qui n'avait été que fort peu de temps à l'hôpital. Je n'ai pas pu non plus avoir la certitude s'il y existait des tubercules pulmonaires ou non.

2° Le second cas est celui d'un des malades de ma pratique du canton de Vaud. Un homme de quarante-cinq ans, d'une forte constitution, avait joui d'une bonne santé jusqu'à sa trente-deuxième année. Depuis cette époque il a commencé à avoir souvent des accès de douleurs de rhumatisme. Pendant les derniers trois ans, il a souvent eu de la

diarrhée et des maux de ventre, et pendant les deux dernières
années il s'est plaint fréquemment de douleurs dans le bras
droit qui s'affaiblit et lui refusa souvent tout à coup son service. Au bout de quelque temps, il eut de la difficulté à parler,
sa démarche devint chancelante, l'émission des urines devint difficile, ses facultés intellectuelles baissèrent bientôt; il
avait perdu complétement la mémoire, et il survint en même
temps une paralysie du côté droit. Pendant les derniers neuf
mois de sa vie, il était dans un état d'idiotisme complet,
et il eut fréquemment des accès de convulsions. Il ne s'est
jamais plaint ni de douleurs de tête ni de celles dans la
région du foie. Depuis assez longtemps, le malade avait fait
beaucoup d'excès de boisson. Durant les derniers mois de
sa vie, les urines contenaient souvent un dépôt abondant muco-
purulent; il était sujet à une constipation opiniâtre. L'avant-
bras et surtout la main droite étaient dans un état de con-
tracture telle, que les ongles avaient creusé des sillons profonds dans la paume de la main. Le malade succomba le
9 novembre 1841, sans avoir présenté de symptômes particuliers pendant les derniers jours.

À l'autopsie nous trouvâmes dans la partie gauche du cerveau, surtout dans le corps strié un ramollissement bien
caractérisé, un épanchement aqueux abondant dans les ventricules latéraux, et une injection assez vive des méninges.
Le rein droit avait augmenté de volume et était dans un état
d'inflammation chronique. Les valvules sigmoïdes du cœur
montraient des concrétions calcaires et il en existait aussi dans
plusieurs glandes mésentériques; mais l'organe le plus malade était le foie qui était le siége d'une tuberculisation étendue. Le malade n'en avait point présenté de symptômes pendant la vie, ni les signes d'une tuberculisation pulmonaire.
Les poumons étaient sains, autant que je me le rappelle. Je
n'oserais cependant pas l'affirmer, n'en ayant pas pris note
de suite, quoiqu'il soit probable que si j'avais trouvé quelque altération dans les poumons, j'en aurais fait mention
dans mon journal qui renfermait du reste beaucoup de dé-

tails sur ce cas, dont je ne donne ici qu'un très-court extrait.
L'estomac et les intestins étaient sains.

Le foie malade offrait les caractères anatomiques suivants :
La partie supérieure du lobe droit était adhérente au diaphragme, dans lequel se trouvaient également des tubercules.
A l'extrémité postérieure du lobe droit, les tubercules étaient
les moins développés ; ils y étaient réunis par petites masses
variant entre le volume d'un pois et celui d'une noisette ; à
sa surface convexe, il en existait beaucoup de couleur
jaunâtre et entourés d'une injection vasculaire assez vive.
Leur consistance était celle du tubercule cru ordinaire.
Leur coupe offre un aspect irrégulièrement granuleux, aréolaire par places, de couleur blanche jaunâtre. Leur élément microscopique principal est constitué par des corpuscules jaunes de $0^{mm},0075$ à $0^{mm},01$, sans noyaux internes,
renfermant des granules dans leur substance, offrant ainsi
les caractères des globules tuberculeux les mieux caractérisés. Il y existe en outre beaucoup de vésicules graisseuses.
On reconnaît par places de nombreux fragments de canaux
biliaires dont plusieurs sont bien conservés ; les plus petits
n'ont que $0^{mm},0125$. A la partie supérieure du lobe droit se
trouve sous la surface une masse tuberculeuse énorme du
volume d'une tête d'enfant à terme, de douze centimètres
de longueur sur dix de largeur et six d'épaisseur, ramollie
dans son intérieur et y renfermant une caverne tuberculeuse
très-volumineuse. Les parois de cette caverne ont de quinze
à quarante millimètres d'épaisseur. Leur substance est granuleuse. Leur surface interne est anfractueuse et fort irrégulière. Le liquide qu'elle renferme est d'un jaune verdâtre ;
il peut être évalué à 250 grammes, on y rencontre beaucoup de granules et de globules tuberculeux déformés et
divers éléments biliaires. Ce liquide, du reste, est filant
comme du mucus. Nulle part il n'y existe trace de globules
du pus. La bile dans la vésicule biliaire est d'un brun noirâtre, renfermant de petits globules d'un rouge foncé de
$0^{mm},005$ et beaucoup d'épithélium cylindrique.

Cette observation fournit une nouvelle preuve pour montrer de quel secours le microscope peut devenir dans les cas douteux d'anatomie pathologique. A cette occasion il nous faut cependant insister sur le fait qu'il existe des cas dans lesquels même l'examen microscopique exact ne peut quelquefois décider qu'après un examen approfondi, s'il s'agit d'une affection tuberculeuse ou cancéreuse du foie, et nous répétons ici ce que nous avons déjà souvent exprimé : que l'étude microscopique des altérations pathologiques peut souvent amener à des conclusions fort erronées, s'il n'est pas fait avec une scrupuleuse attention, et avec les meilleures ressources optiques dont l'art peut disposer. J'ai encore rencontré dernièrement une pièce de cancer du foie dans laquelle, à côté de masses cancéreuses distinctes s'en trouvaient d'autres qui offraient tous les caractères de productions tuberculeuses avec lesquelles je les ai même confondues au commencement. Mais bientôt j'ai reconnu qu'il s'agissait d'amas volumineux de noyaux, de globules cancéreux ressemblant aux globules du tubercule dont je n'ai pu les distinguer qu'en trouvant, dans un certain nombre, les restes évidents de leurs membranes cellulaires d'enveloppe. Nous verrons plus tard que le cancer se rencontre fréquemment dans le foie. Dans un autre cas le foie renfermait beaucoup de masses tuberculeuses ressemblant à l'encéphaloïde. Le microscope fit facilement reconnaître leur véritable nature. La surface péritonéale du foie renfermait des granulations grises demi-transparentes, dont les deux poumons aussi étaient parsemés.

Dans la phthisie pulmonaire et dans les affections tuberculeuses en général, le foie est bien plus souvent le siége d'une dégénérescence graisseuse que du dépôt des tubercules. Une seule fois pourtant, nous avons rencontré les deux affections ensemble. Dans nos recherches, nous avons pu confirmer le fait signalé par plusieurs auteurs que le foie gras n'était nullement propre à la tuberculisation, mais se rencontrait aussi quelquefois dans diverses affections chroniques du tube digestif. Quant à la forme sous laquelle la graisse se dépose dans le foie, nous avons trouvé que c'était le plus ordinairement sous celle de vésicules graisseuses qui étaient souvent sécrétées en telle quantité, que les cellules du foie finissaient par disparaître. Mais bien souvent aussi la graisse se dépose dans l'intérieur de ces cellules, ce qui prouve en général qu'elles sont capables d'imbibition et de subir divers changements au moyen de l'endosmose (Pl. ix, fig. 8 et 9).

Il est curieux que dans la tuberculisation la graisse se dépose souvent dans des organes internes, tandis qu'elle disparaît, en grande partie, dans les autres tissus et organes, ce qui produit l'extrême maigreur dont s'accompagne cette maladie, et lui a valu, dans toutes les langues, le nom de maladie consomptive.

Nous savons, du reste, par les beaux travaux de M. Bizot[1], de Genève, que dans la phthisie pulmonaire il survient souvent non-seulement une diminution de volume et un amincissement des parois du cœur, et surtout du ventricule gauche, mais que, quelquefois aussi, les parois du cœur sont transformées en un tissu graisseux dans lequel la substance musculaire, pâle et mince, paraît en partie résorbée. Dans les quatre cas de ce genre que M. Bizot a observés, le foie était aussi le siége d'une dégénérescence graisseuse.

§ IV. De la tuberculisation de quelques organes parenchymateux.

On rencontre des tubercules dans les reins, dans la rate, dans l'utérus, dans le testicule, dans la prostate; en un mot, partout où il y a des vaisseaux sanguins le tubercule peut être disposé. Aussi ne nous étendrons-nous pas longuement sur l'affection tuberculeuse de tous ces organes; et nous citerons seulement quelques exemples qui offrent plusieurs points intéressants.

[1] Bizot, *Mémoires de la société médicale d'observation.* I⁻ʳ vol., p. 290-356.

1° A l'autopsie d'une femme de quarante-deux ans, qui pendant sa vie avait présenté les symptômes d'une maladie des reins dont elle avait été atteinte depuis trois ans, nous ne trouvâmes qu'un petit nombre de tubercules dans les poumons, des masses tuberculeuses circonscrites et nombreuses dans le rein droit, mais le rein gauche, qui avait notablement augmenté de volume, était presque entièrement transformé en matière tuberculeuse.

- Ce rein avait 15 centimètres de longueur sur 8 de largeur. La substance corticale était encore conservée par places dans une épaisseur qui variait entre 4 et 7 millimètres. La structure de l'intérieur du rein avait presque entièrement disparu ; il était rempli de matière tuberculeuse en bonne partie ramollie. Le bassinet était fortement enflammé, épaissi et très-rouge. L'uretère avait à peu près le volume du petit doigt, et il était tapissé dans son intérieur de matière tuberculeuse. Il est à remarquer que dans tous ces tubercules, tant crus que ramollis, les globules tuberculeux sont des mieux conservés, et que nulle part ils ne sont mêlés aux globules du pus, et nous avons ici de nouveau sous les yeux une caverne tuberculeuse qui, comme celle du foie que nous avons décrite plus haut, n'est pas accompagnée de suppuration. Cela nous donne de plus en plus la conviction que les cavernes tuberculeuses peuvent se rencontrer dans presque tous les organes, et que leur formation est due principalement au ramollissement et à l'ulcération, mais pas nécessairement accompagnée de suppuration.

Quant à la rate, nous savons qu'il n'est pas rare d'y rencontrer des tubercules ; nous ne mentionnerons ici qu'un seul fait en passant, c'est celui d'une rate fortement hypertrophiée que nous avons trouvée toute farcie de granulations tuberculeuses jaunes miliaires.

Quant aux tubercules de l'utérus, nous les avons rencontrés une fois chez un enfant de deux mois atteint d'une tuberculisation générale. Les poumons étaient parsemés de tubercules jaunes miliaires ; il en existait, de plus, dans un des

reins, dans la rate, dans le tissu sous-muqueux des intestins, dans le tissu sous-péritonéal du foie ; en un mot, dans
un grand nombre d'organes. Les tubercules de l'utérus
étaient petits, variant entre le volume d'une tête d'épingle
et celui d'un petit pois. Les corpuscules du tubercule y
étaient les mêmes que ceux que nous avons souvent décrits.

Il est donc intéressant de voir que l'élément principal du
tubercule est le même, qu'il soit sécrété presque pendant la
vie intra-utérine du fœtus, ou qu'il se forme à tous les âges,
jusqu'à la vieillesse avancée.

Nous ne dirons rien ici des tubercules du testicule qu'il
n'est pas rare de rencontrer dans les services de chirurgie,
et qui n'offrent, du reste, rien de particulier dans les éléments anatomiques qui les composent.

§ V. Des tubercules du péritoine.

Nous savons par les ouvrages spéciaux sur les tubercules
et par nos propres recherches, que toutes les parties du
péritoine peuvent contenir des tubercules. Nous les avons
rencontrés dans la partie qui recouvre le diaphragme, le
foie, la rate, dans l'épiploon, à la surface antérieure des
parois abdominales et bien fréquemment accompagnant la
tuberculisation des glandes mésentériques, dont nous parlerons à l'occasion des tubercules des ganglions. Il est à
remarquer qu'après les tubercules pulmonaires, ce sont
ceux du péritoine qui sont le plus fréquemment accompagnés de la sécrétion pigmentaire que l'on désigne sous le
nom de mélanose. Nous avons cité plus haut un fait dans
lequel cette matière noire existait en si forte proportion
dans le péritoine que tout l'organe malade en prenait un
aspect tacheté de jaune et de noir.

L'examen microscopique des tubercules du péritoine
montre, outre les globules du tubercule, une quantité assez
notable de fibres qui ne sont autre chose que celles du péritoine entre lesquelles la matière tuberculeuse a été déposée.

On trouve fréquemment dans cette membrane séreuse des granulations grises demi-transparentes. Les tubercules du péritoine sont rarement ramollis, ce qui trouve en partie sa cause en ce qu'ils sont bien autrement à l'abri du contact de l'air que les tubercules pulmonaires, et qu'ils peuvent se développer plus librement, ne rencontrant pas autant de résistance dans les parties qui les entourent. Quelquefois les tubercules du péritoine occasionnent une péritonite assez intense, et provoquent des épanchements purulents et même la perforation des intestins lorsqu'ils se développent dans leur feuillet péritonéal ; ils y produisent alors une ulcération qui marche de dehors en dedans, et qui finit par provoquer un épanchement de matières fécales, ordinairement mortel. Nous citerons plus tard, à l'occasion des fistules tuberculeuses, un cas fort remarquable dans lequel une pareille perforation avait eu pour effet la formation d'un anus contre nature qui permit à l'enfant de vivre encore pendant plusieurs semaines.

Nous allons communiquer ici une de nos observations qui permettra de passer en revue quelques-unes des principales altérations des tubercules du péritoine.

Une jeune fille de treize ans, d'une constitution chétive, était malade depuis environ quatre mois. Elle avait eu des douleurs de ventre, de la diarrhée, elle était dans un état de dépérissement général avec perte des forces. A son entrée à l'hôpital des Enfants, on trouva les organes de la respiration à peu près dans leur état normal, mais elle continuait à maigrir, à se plaindre de douleurs dans le ventre qui était dur et douloureux à la pression. Après que cet état eut duré à l'état chronique pendant plusieurs semaines, elle fut prise de douleurs de ventre beaucoup plus vives, de ballonnement, d'une fièvre intense et continue et de tous les symptômes d'une forte péritonite à laquelle elle succomba au bout de peu de jours.

Autopsie. Le cerveau est sain, les poumons à peu près dans leur état normal, si ce n'est que dans le sommet du poumon droit, l'on trouve quelques tubercules crus. La

cavité abdominale contient une grande quantité d'un liquide jaune grisâtre, ayant l'aspect du pus. La surface des
intestins ainsi que la face pariétale du péritoine étaient recouvertes de fausses membranes et montraient une très-forte
injection d'un rouge presque violet. Dans beaucoup d'endroits la matière de l'exsudation avait les caractères, l'odeur
et la couleur des matières fécales épanchées. Les parois externes des intestins étaient recouvertes de nombreux tubercules. La muqueuse intestinale n'était pas malade ; dans le
cœcum il y avait une injection grise ardoisée et plusieurs
ulcérations dont la plus volumineuse avait environ 4 lignes
d'étendue.

Le pus renfermé dans la cavité abdominale était d'une
fétidité extrême et montrait des globules du pus tout à fait
décomposés et presque réduits à l'état de granules moléculaires ; les fausses membranes étaient aussi composées
de coagulations granuleuses de pus altéré. La surface des
intestins et du péritoine était épaissie et ramollie, et à
la surface des intestins il y avait des plaques verdâtres
teintes d'un bord rouge, violet et saillant. Les fibres du
péritoine ont en partie disparu, et dans le liquide purulent, qui les recouvre, on voit beaucoup de cristaux sortis
peut-être des intestins par la perforation. La couche plus
profonde du péritoine est très-vasculaire, à vaisseaux tortueux ; les fibres y sont mieux conservées ; autour des plaques enflammées existent beaucoup de plaques mélanotiques.
Les tubercules à la surface externe des intestins ont une forme
plus ou moins aplatie ; leur composition est celle que nous
avons souvent décrite ; les fibres qui paraissent exister dans
leur intérieur appartiennent au péritoine. Le volume des
tubercules varie entre une simple tache d'infiltration et
celui d'un petit pois ; nulle part on n'en rencontre de grandes
masses. Dans leur substance on voit, outre leurs globules,
quelques vaisseaux, quelques globules de graisse et des
globules granuleux, nulle part ceux du pus. Dans les
tubercules crus au sommet du poumon droit on voit des

globules de pigment noir de 0^{mm},016 à 0^{mm},024. A la surface du cœcum il y a, dans plusieurs endroits, de petites
tumeurs allongées qui ont jusqu'à un pouce de longueur, se
divisant en plusieurs branches et ayant presque la forme de
choux-fleurs, montrant de la vascularité sur toute leur
longueur, ainsi que beaucoup de cellules pigmentaires
groupées d'une manière assez régulière. Ces globules de
pigment sont très-noirs et offrent jusqu'à 0^{mm},033. La muqueuse qui les revêt a sa structure normale, on y reconnaît
les ouvertures des cryptes, et leur surface est recouverte de
cristaux. Il n'y a point de tubercules distincts dans cette végétation d'apparence polypeuse.

§ VI. Des tubercules des intestins.

Les tubercules des intestins se trouvent surtout, comme
on sait, dans la partie inférieure de l'intestin grêle, mais
quelquefois on en rencontre dans tout le trajet des intestins;
leur siége est toujours dans le tissu cellulaire qui se trouve
entre la membrane musculaire et la membrane muqueuse.
Quant aux tubercules de la membrane péritonéale nous en
avons déjà fait mention dans le paragraphe précédent. Les
tubercules des intestins se trouvent quelquefois en nombre
très-considérable, tandis que d'un autre côté on rencontre
des cas dans lesquels il n'y en a que fort peu, et une fois
nous n'en avons vu qu'un seul sur toute la longueur des
intestins. Dans ce cas il existait, du reste, une tuberculisation générale. Le tubercule cru des intestins est moins
consistant que celui des autres organes. Lorsqu'on l'examine
au microscope on y rencontre presque toujours le mélange
accidentel d'épithélium cylindrique et de détritus de la membrane muqueuse, très-amincie avant que les ulcérations se forment. Je n'ai jamais trouvé du pus dans ces ulcères intestinaux, ce qui constitue une nouvelle preuve en faveur de la
différence qui existe entre le ramollissement du tubercule et
l'ulcération consécutive et d'un autre côté la formation du pus.

Pour mettre sous les yeux du lecteur une description des formes diverses d'ulcères intestinaux tuberculeux, nous allons citer quelques détails de l'une de nos observations, dans laquelle la plupart des formes, sous lesquelles on rencontre cette affection, se montrent réunies.

Un enfant, âgé de dix ans, avait succombé avec tous les symptômes d'une tuberculisation générale. A l'autopsie nous avons trouvé les poumons remplis de tubercules et montrant surtout des cavernes dans le sommet du poumon droit. Dans le reste du poumon se trouvaient des infiltrations tuberculeuses étendues, entourées d'une induration tuberculeuse. La surface de ce poumon était recouverte de fausses membranes anciennes et de quelques-unes de date plus récente. Le poumon gauche ne contenait point de cavernes, mais beaucoup de tubercules au premier et au second degré. Le cœur était sain, la cavité abdominale renfermait une assez grande quantité d'un liquide d'un jaune brunâtre, trouble, qui surtout dans le petit bassin offrait les caractères d'un mélange de pus épanché et de matières fécales fort délayées, ce que, du reste, leur odeur fit aussi reconnaître. La surface de la rate, ainsi que la face convexe du foie étaient couvertes de fausses membranes assez récentes. Il y en avait aussi sur une partie de la surface des intestins. Les ganglions mésentériques étaient tuberculeux et en partie fortement engorgés. Les intestins offraient des lésions assez graves. Outre la perforation qui se trouvait dans l'intestin grêle, au fond d'un ulcère, tout le trajet des intestins contenait des ulcères plus ou moins étendus qui, dans la partie inférieure de l'intestin grêle et dans le cœcum recouvraient une bonne partie de la surface. On voyait aussi beaucoup de tubercules à divers degrés de développement dans le tissu sous-muqueux. Les ulcères avaient un fond jaunâtre, qui montrait à nu la membrane péritonéale des intestins ; les bords des ulcères étaient d'un rouge noirâtre, larges, inégaux, boursouflés, renfermant de la matière tuberculeuse. La muqueuse est ramollie par places tout autour, surtout dans la partie inférieure du colon. Les premiers ulcères commencent dans le jejunum, et le dernier se trouve près de l'anus; il y a cependant moins d'ulcères dans le gros intestin que dans l'intestin grêle; les glandes isolées intestinales paraissent, par places, très-développées. On voit beaucoup moins bien les glandes de Peyer. Le cuir chevelu et la peau de la jambe sont le siége d'une éruption.

Le liquide épanché dans la cavité du péritoine, qui s'était surtout amassé dans le petit bassin, avait tous les caractères extérieurs du pus, surtout là où il n'était pas mélangé avec les matières fécales. A l'examen microscopique on n'y trouvait point les caractères du véritable pus. Ses corpuscules avaient de $0^{mm},0075$ à $0^{mm},01$, offrant tous les caractères des globules pyoïdes. Les fausses membranes qui recouvraient la rate et le foie avaient un aspect floconneux, et n'adhéraient que lâchement au péritoine. Le foie contenait beaucoup de graisse renfermée surtout par gouttelettes dans ses cellules propres; du reste, à l'œil nu il n'offrait pas l'aspect ordinaire du foie gras; cependant, par places, les cellules hépatiques avaient complétement disparu, remplacées par des expansions continues de vésicules graisseuses. Les tubercules du péritoine montraient leurs éléments ordinaires mêlés de beaucoup de graisse. Les lambeaux irréguliers et frangés du bord de quelques ulcères renfermaient du tissu de membrane muqueuse en voie de décomposition, de plus, beaucoup de vaisseaux sanguins, de l'épithélium cylindrique et une substance finement granuleuse. La teinte rouge qui entourait beaucoup d'ulcères, était due en partie à la matière colorante du sang. Lorsqu'on isolait des morceaux de l'intestin qui renfermaient des tubercules très-peu avancés, sans ulcération de la membrane muqueuse, et lorsqu'on les disséquait en commençant par les couches extérieures, on voyait, après avoir détaché successivement la tunique péritonéale et la tunique musculaire, qu'il existait dans plusieurs endroits du tissu cellulaire sous-muqueux,

de très-petites taches jaunes irrégulières de substance tuberculeuse fraîchement excrétée. Dans les petits ulcères, on
rencontre de la matière tuberculeuse au fond, tandis que
ceux qui sont plus étendus n'en montrent plus. En examinant au microscope le fond de plusieurs de ces ulcères dans
lesquels l'œil nu ne fait plus découvrir de la matière tuberculeuse, on reconnaît cependant encore des corpuscules
tuberculeux boursouflés et en voie de diffluence. On y voit,
de plus, mêlés à ces corpuscules, des débris de fibres musculaires et de membrane muqueuse, du suc muqueux,
de l'épithélium cylindrique et ses noyaux, et de plus, de
jeunes cellules épithéliales renfermant un noyau excentrique, ressemblant un peu aux globules du pus. Au fond
de plusieurs ulcères étendus du cœcum, on trouve des
végétations pédiculées, ayant de 7 à 8 millimètres de long
sur 3 à 4 de large, et offrant l'aspect extérieur de ce que
nous avons décrit sous le nom de *tumeurs mélano-tuber-*
culeuses. La muqueuse, fortement épaissie, y contient, ou
plutôt y recouvre des masses tuberculeuses mêlées avec des
cellules mélanotiques. La muqueuse y est très-vasculaire,
et des taches rouges visibles à l'œil nu se montrent toutes
composées de vaisseaux étroitement rapprochés. Les masses
tuberculeuses qui y sont renfermées ne montrent point de
vaisseaux. Ces éléments pigmentaires noirs ont une forme
plus ou moins sphérique, une teinte noire uniforme, plus
pâle au bord à cause de leur sphéricité, et ont de 0^{mm},016
à 0^{mm},02.

Les vaisseaux ne se ramifient pas dans ces tubercules qui
ont une forme irrégulière ; en les comprimant on voit qu'ils
sont composés de corpuscules tuberculeux. Du reste, dans
plusieurs endroits, ces tubercules alternent avec des masses
mélanotiques, et y forment même des marbrures d'un fort
bel aspect. Les cellules mélanotiques s'y trouvent mêlées
avec celles du tubercule même. Les ganglions du mésentère
renferment des tubercules à divers degrés de développement,
ils sont en général petits et au premier degré, et composés des

corpuscules connus; ils contiennent aussi des globules graisseux.

L'affection cutanée du cuir chevelu et de la peau de la jambe offre les caractères suivants :

Il y a des écailles jaunâtres depuis un tiers de millimètre jusqu'à celui de plusieurs lignes, adhérentes à la peau par un point, et libres dans leur circonférence. Les écailles sont composées d'une couche d'épiderme racorni; les glandes sébacées de la peau ont augmenté de volume, et sont en partie oblitérées; elles ont doublé et triplé de volume, et sont devenues opaques. Ce n'est qu'avec une forte compression qu'on en fait sortir le sébum, et qu'on peut reconnaître leur structure.

Dans le musée d'anatomie pathologique de Zurich nous avons examiné des ulcères intestinaux tuberculeux fort bien injectés qui ne nous offraient, du reste, que cette seule particularité, que dans une de ces pièces nous avons pu suivre sur plus d'un pouce de longueur un vaisseau lymphatique, partant d'un ulcère tuberculeux rempli de matière tuberculeuse.

§ VII. Tubercules dans les parois d'une artère.

Ce n'est qu'une seule fois que nous avons rencontré de la matière tuberculeuse déposée dans les parois d'une artère. C'était dans le cadavre d'un enfant de deux ans, qui avait des tubercules dans les ganglions bronchiques, dans le péritoine, dans les intestins et dans les méninges. Nous avons rapporté plus haut cette observation, et nous répétons ici seulement que c'était entre les parois d'une petite artère, située dans une des commissures cérébrales, qu'il y avait deux tubercules aplatis du volume d'un millimètre, et trois plus petits variant entre un quart et un tiers de millimètre. Ce cas est le seul de ce genre que nous connaissons dans la science; et on ne peut raisonnablement expliquer ce dépôt que par les *vasa vasorum* qui auraient excrété la matière tuberculeuse entre les parois artérielles de la même façon que l'excrétion tuberculeuse se fait partout ailleurs à travers les capillaires.

Dans notre travail sur les tubercules, publié dans les Archives de Muller [1], nous avons donné une explication sur laquelle nous avons changé depuis notre opinion. Nous y avons soutenu que le sang avait déposé directement le tubercule et non par exosmose capillaire. Ce fait serait trop exceptionnel pour être admissible, et le dépôt de cette matière tuberculeuse par excrétion des vaisseaux nourriciers de la petite artère nous paraît bien plus naturel. Nous avions cité plusieurs faits à l'appui de notre première opinion ; savoir : 1° un fait rapporté par Cruveilhier [2], qui avait trouvé de la matière encéphaloïde dans l'intérieur de veines saines ; 2° le fait rapporté par Gluge [3], qui a trouvé de la matière encéphaloïde dans une coagulation de la veine iliaque chez un malade qui avait succombé à un cancer de l'estomac ; 3° nous avons observé dans l'intérieur d'une veine mésentérique de petites tumeurs encéphaloïdes chez une femme qui avait succombé à un cancer du péritoine compliqué de tubercules ; 4° nous avons trouvé du pus dans des kystes fermés adhérents à l'endocarde ; 5° nous avons constaté plusieurs fois la présence de pus au milieu de caillots.

Nous citions ces faits comme exceptionnels ; aujourd'hui nous avons la conviction qu'ils rentrent tout à fait dans les lois générales des sécrétions morbides. Que l'on trouve de la matière tuberculeuse, de la matière cancéreuse ou du pus les parois, ou dans l'intérieur d'un vaisseau, ces substances morbides ne peuvent y avoir été déposées que par transsudation à travers les parois des capillaires qui se ramifient entre les tuniques du vaisseau ; et lorsqu'il s'agit de caillots, le pus a été ou sécrété avant la coagulation et a

[1] Muller, *Archiv.*, 1844, p. 282.
[2] Cruveilhier, *Anatomie pathologique*, 1re liv., p. 3.
[3] Gluge, *Pathologische Untersuchungen.* Minden, 1858, p. 106.

été emprisonné ainsi dans son intérieur, ou il y est entré plus tard par infiltration et par capillarité.

Nous sommes bien aise de pouvoir rectifier cette explication [erronée, contraire à toutes les lois de physiologie pathologique.

§ VIII. Des tubercules dans le péricarde.

On sait que les tubercules peuvent se rencontrer dans le péricarde et même dans le cœur. Aussi passerions-nous sous silence ce sujet, que nous avons eu occasion d'étudier dans plusieurs autopsies, si nous n'avions pas une observation à communiquer dans laquelle la tuberculisation du péricarde offrait une forme si remarquable qu'elle vaut réellement la peine d'être rapportée avec quelques détails.

Un enfant de trois ans et demi a été depuis assez longtemps à l'hôpital des Enfants pour une affection tuberculeuse des poumons qui se caractérisait par un son très-mat sur tout le côté gauche de la poitrine avec absence de la respiration dans la partie inférieure, et râle muqueux et caverneux dans la partie supérieure du poumon gauche. Dans le poumon droit, la respiration s'entendait assez bien. L'enfant eut de la diarrhée, tous les symptômes d'une colliquation, et devint hydropique à la fin de son séjour à l'hôpital.

Autopsie. Légère infiltration œdémateuse des membres, bouffissure de la face, gonflement considérable de l'abdomen avec fluctuation.

1° *Cerveau.* La pie-mère est infiltrée de beaucoup de sérosité. (Il est à remarquer que l'enfant n'a point présenté de symptômes du côté du cerveau.) Injection des méninges très-prononcée; du reste bonne consistance du cerveau. Absence de granulations et de tubercules à sa surface et dans sa substance. Dans chacun des deux ventricules latéraux, il y a un kyste séreux très-vasculaire d'environ deux centimètres de diamètre.

2° *Poitrine.* Il existe des masses tuberculeuses entre la

plèvre costale et les côtes ; les ganglions bronchiques en sont remplis ; il y a beaucoup de granulations tuberculeuses à la surface des poumons. Le péricarde est tout à fait adhérent au cœur et très-épaissi ; il montre entre les feuillets une masse homogène, blanchâtre, de plus d'un demi-centimètre d'épaisseur, présentant les caractères physiques des tubercules. Il n'y a que peu de tubercules dans la substance des poumons.

3° *Abdomen*. Il contient une quantité assez notable d'une sérosité citrine ; le foie est gorgé de sang, mais il ne contient point de tubercules ; la rate en contient un du volume d'une lentille ; les reins sont sains de même que les intestins ; dans l'intestin grêle se trouve une tumeur adhérente à ses parois internes de couleur noire, et formant une masse compacte. Le péritoine montre des plaques mélanotiques de plusieurs pouces de diamètre à forme irrégulière ; elles se trouvent surtout sur son feuillet abdominal, à sa partie inférieure.

La dissection du cœur est très-difficile parce qu'il est de toutes parts adhérent aux parties environnantes. Le péricarde est uni au cœur par d'anciennes fausses membranes ; extérieurement il adhère aussi à toutes les parties voisines. Du côté droit il adhère au poumon droit ; à sa partie supérieure, il est lié aux masses tuberculeuses des ganglions bronchiques. Dans les brides d'adhérence qui unissent le péricarde à la plèvre se trouvent des tubercules qui atteignent jusqu'au volume d'une noisette. Le ventricule gauche est comme couché à plat sur le diaphragme, auquel il est intimement adhérent. On peut suivre des vaisseaux provenant de la surface du cœur et probablement de l'artère coronaire, qui, traversant les fausses membranes et le péricarde tuberculeux, se ramifient à la surface des poumons, avec les vaisseaux desquels ils communiquent par des anastomoses, nouvelle espèce de communication anormale entre les vaisseaux provenant de l'aorte et ceux de l'artère pulmonaire. Dans un endroit on trouve de la matière tuberculeuse jaune déposée entre les faisceaux musculaires du cœur. Le péricarde, uni aux parties environnantes par de fausses membranes, est infiltré de matière tuberculeuse; il montre, par ce mélange, une apparence lardacée dans laquelle le microscope montre du tissu fibreux et des globules du tubercule.

La tumeur dont nous avons déjà fait mention, et qui se trouve à la surface interne de l'intestin grêle, est composée des éléments de la mélanose et de ceux du tubercule. Elle est fixée par un pédicule d'un centimètre de longueur sur quatre à cinq millimètres de largeur, s'épanouissant à l'endroit de son insertion. La tumeur elle-même est aplatie; elle a deux centimètres de longueur, d'une forme conique, variant de longueur entre 5 et 15 millimètres. Examinée à la loupe, elle offre un aspect tacheté de noir, de rouge, et de jaune. Elle est recouverte, ainsi que le pédicule, d'un prolongement de la membrane muqueuse, dont les éléments normaux sont généralement infiltrés de globules mélanotiques noirs de $0^{mm},015$. Beaucoup de vaisseaux se ramifient dans ses diverses parties. Les tubercules y existent par petites masses disséminées, entourés d'une trame fibreuse dans laquelle on reconnaît des corps fusiformes.

Les kystes séreux que nous avons trouvés dans le cerveau, sont formés d'une membrane d'enveloppe cellulaire, et d'un liquide dans lequel se voient beaucoup de granules et de grands globules granuleux de $0^{mm},02$, dans l'intérieur desquels on reconnaît un assez grand nombre de granules pigmentaires noirs. Il est rare de rencontrer dans une autopsie des lésions aussi variées, et il est même étonnant que la vie de ce pauvre enfant ait pu se prolonger aussi longtemps avec une gêne si grande des mouvements du cœur.

§ IX. Des fistules tuberculeuses d'organes intérieurs.

Il n'est pas très-fréquent de voir des tubercules d'organes intérieurs produire des ulcérations telles qu'il s'établit des fistules qui s'ouvrent au dehors. Nous allons rapporter les faits de ce genre que nous avons eu occasion d'observer.

1º Une femme de vingt-trois ans était atteinte depuis plusieurs années d'une affection tuberculeuse pulmonaire. Arrivée presque au dernier degré de la maladie, elle est entrée à l'hôpital de la Pitié, dans le service de M. Gendrin, où j'ai eu occasion de l'observer pendant le printemps de 1843. A son entrée à l'hôpital, elle présentait l'état suivant :

Sur la partie latérale droite du cou, dans le creux qui se trouve au-dessus de la clavicule, l'air s'échappe pendant les mouvements respiratoires par une large fistule. Le souffle y est assez fort pour éteindre une chandelle. Au niveau de la quatrième côte se trouve une ouverture du sternum d'environ 14 millimètres de largeur, dans laquelle la substance de l'os manque comme enlevée par un emporte-pièce. Par cette fistule, l'air s'échappe, et on voit au fond le poumon à nu, ayant contracté des adhérences avec le pourtour de la fistule. A un pouce en dehors du sternum, entre la quatrième et la cinquième côte à droite, existent des fistules semblables. Nous ne nous étendrons pas sur les symptômes de la maladie qui n'offrent rien de particulier. Après s'être graduellement affaiblie, la malade a succombé le 11 mars 1843.

Autopsie. De larges excavations tuberculeuses se trouvent au sommet des deux poumons, et surtout dans le poumon droit. A une petite distance de la bifurcation des bronches, sur la partie gauche de la trachée, se trouve une ulcération à long diamètre vertical de 12 millimètres environ de longueur sur 7 de largeur, traversant un ganglion bronchique ulcéré; de là, part un trajet fistuleux contournant la partie postérieure de la trachée et venant s'ouvrir sur la partie latérale droite du col. Le poumon droit a contracté en avant des adhérences avec la plèvre costale; au niveau des trajets fistuleux, on trouve des excavations dans lesquelles des tuyaux bronchiques, taillés à pic, viennent s'ouvrir et communiquer à l'extérieur au niveau du sternum et de l'intervalle de la quatrième et de la cinquième côte.

Les adhérences dans ces points sont fibreuses, résistantes. Les poumons des deux côtés sont farcis, du sommet à la base, de tubercules miliaires, et çà et là existent quelques excavations. Il n'y a aucune trace de pneumo-thorax. Les ganglions bronchiques tuberculeux sont très-volumineux. Les intestins contiennent quelques ulcérations tuberculeuses. Le foie n'a subi aucune altération, seulement la bile de la vésicule est décolorée et un peu aqueuse.

Cette même malade offrait un premier commencement de carie vertébrale sur plusieurs vertèbres thoraciques. Nous passons sous silence ces détails, que nous avons déjà rapportés dans le paragraphe de l'inflammation des os.

2° *Anus contre nature, suite de tubercules du péritoine.*

Un garçon de huit ans, d'une constitution faible et chétive, était entré à l'hôpital des Enfants avec un anus contre nature, situé à deux travers de doigt et à droite du nombril, offrant les signes ordinaires de cette affection : développement crypteux des follicules, renversement extérieur de la membrane muqueuse des intestins, écoulement d'une grande partie de matières fécales par la fistule, etc. Le ventre était ballonné, et on put reconnaître, en le palpant, l'engorgement des ganglions mésentériques. Le petit malade toussait, mais presque sans expectorer; il présentait les signes stéthoscopiques de la phthisie tuberculeuse au premier degré : expiration prolongée sous les clavicules, son mat ; râle sous-crépitant, respiration bronchique dans plusieurs endroits, etc. La fièvre devint de plus en plus intense, et le malade succomba dans un degré avancé de marasme. Pendant la vie, on ne pouvait trouver le bout supérieur de l'intestin ; en explorant on arrivait dans une poche dont les bords étaient adhérents à l'ouverture anormale des intestins.

Autopsie faite trente-six heures après la mort. Les ganglions bronchiques contenaient beaucoup de tubercules. A la surface des poumons, ainsi que dans leur parenchyme, existaient de nombreux tubercules jaunes miliaires, surtout au sommet. La surface pleurale du diaphragme était recouverte de masses tuberculeuses. Il en existait aussi dans le feuillet péritonéal du foie et de la rate. Le péritoine, en général, était le siége d'une tuberculisation fort étendue de même que les ganglions mésentériques. Tout autour de ces tubercules se trouvait beaucoup de matière pigmentaire noire. Dans les intestins, on voyait de nombreux ulcères tuberculeux. L'anus contre nature correspondait à la partie inférieure de l'intestin grêle près du cœcum. Entre la peau et l'ouverture de l'intestin, existait une espèce de poche intimement adhérente à l'une et à l'autre, et présentant une forme d'entonnoir dont la base se trouvait du côté de l'intestin. Beaucoup de brides, traces de fausses membranes, réunissaient entre elles les anses intestinales.

Il paraît que l'anus contre nature avait été produit par une ulcération tuberculeuse de l'intestin grêle qui s'était terminée par la perforation. Comme celle-ci était pour ainsi dire cernée par les masses tuberculeuses qui l'entouraient, les matières fécales ne se sont pas épanchées dans le péritoine, et n'ont point provoqué de péritonite tuberculeuse. Des brides et des adhérences se sont établies, et les matières fécales qui continuaient à sortir de l'intestin dans cet espace circonscrit, ont promptement ulcéré les téguments extérieurs et ont ainsi établi l'anus anormal qui permit au malade de vivre encore pendant quelques semaines.

3° *Tubercules pulmonaires s'ouvrant par des fistules au-dessus de la clavicule.*

Une jeune fille de dix-sept ans, pâle, lymphatique, est entrée à l'hôpital de la Charité (service de M. Velpeau) pour des douleurs à la partie supérieure et latérale du cou. Il s'y est formé un abcès, ensuite un second, et ainsi un grand nombre les uns après les autres, ayant tous leur siége du côté gauche du cou, près des clavicules. Tous ces foyers étaient restés en suppuration et la peau se décolla. Les ulcères s'élargirent, les forces de la malade baissèrent, la malade maigrit et commença à tousser; elle avait une diarrhée opiniâtre; l'auscultation montra l'existence de cavernes pulmonaires au sommet des deux poumons. Pendant les dernières semaines de la vie, il s'échappa de l'air par les fistules sus-claviculaires, et à chaque mouvement de toux, il en sortit aussi du pus. L'autopsie montra une communication directe entre une des cavernes du sommet du poumon gauche et les fistules du col. Il est probable que l'inflammation tuberculeuse avait détruit une partie des tissus qui séparaient ces deux endroits et avait ainsi fini par y établir une communication directe.

4° *Phthisie pulmonaire au troisième degré, ulcères nombreux; fistules tuberculeuses sous-cutanées.*

J'ai traité en 1838, à l'hôpital de Lavey, un homme de trente et un ans, atteint de tubercules pulmonaires au troisième degré, et portant de nombreux ulcères sur la poitrine, sur les bras, sur la cuisse et la jambe gauche. Il présentait, du reste, tous les signes caractéristiques de la phthisie. Entre la 4e et la 5e côte, du côté droit, près du sternum, la peau était intacte à la surface, mais décollée à sa base dans l'étendue d'à peu près deux centimètres, et dans les mouvements de toux et de forte expiration l'on voyait cette partie se gonfler par l'air qui y pénétrait, et l'on pouvait la réprimer par une légère compression. Le malade dit qu'il avait depuis cinq mois ce décollement cutané qui, évidemment, tenait à une fistule pulmonaire. Le son est clair tout autour. Le stéthoscope, appliqué dessus, faisait entendre une respiration tubaire lorsqu'il respirait faiblement, et un gargouillement sec lorsqu'il toussait. Il paraît donc que le sternum était perforé dans ce point, et si le malade eût vécu plus longtemps, il est probable qu'il serait survenu une fistule pulmonaire extérieure comme dans notre première observation. Le malade a quitté l'hôpital, et il est mort chez lui peu de temps après. L'autopsie n'a pas pu être faite.

§ X. Quelques remarques sur les tubercules des os.

Les observations de Nichet et de Delpech sur les tubercules des os étaient presque tombées dans l'oubli, lorsque M. Nélaton [1] a de nouveau attiré l'attention des pathologistes sur ce sujet important. Ses opinions ont trouvé un grand nombre de partisans, soit en France, soit en Allemagne. Parmi les hommes les plus distingués de ce pays qui décrivent l'affection tuberculeuse des os avec des caractères semblables à ceux donnés par M. Nélaton, nous signalerons le célèbre anatomo - pathologiste de Vienne, M. Rokitansky [2].

Si d'un côté la tuberculisation des os méritait d'être tirée de l'oubli dans lequel elle était tombée, il est pourtant à regretter que beaucoup de médecins soient tombés dans l'extrême opposé, en ne voyant plus dans toute espèce de carie qu'une affection tuberculeuse.

Nous ne doutons nullement que le système osseux ne puisse devenir le siége de tubercules. C'est ainsi que nous en avons rencontré au milieu d'une côte malade, et que plusieurs fois nous avons vu chez des phthisiques des tubercules du sternum provoquer la carie de cet os. Nous avons même décrit dans les *Annales de la chirurgie française* [3] un cas fort curieux dont nous citerons les détails dans un autre endroit de cet ouvrage ; c'était un cal difforme des os de la jambe d'un lapin, cal qui renfermait deux cavités revêtues d'une membrane fibreuse et remplies de matière tuberculeuse ramollie.

Mais si d'un côté nous sommes bien éloigné de vouloir nier l'existence de la tuberculisation des os, nous devons d'un autre côté à la vérité de dire qu'ayant examiné un

[1] Nélaton, *Recherches sur l'affection tuberculeuse des os.* Paris, 1837.
[2] Rokitansky, *Op. cit.*, vol. II, p. 210-16.
[3] *Annales de la chirurgie française*, février 1844. De la formation du cal, x⁰ observation.

bien grand nombre d'os malades provenant de malades atteints de carie ou de nécrose des os longs ou de la colonne vertébrale, nous avons pu nous convaincre que dans la grande majorité des cas, la carie des os n'est point occasionnée par des tubercules, et qu'on a souvent confondu avec ces derniers le pus concret que l'on rencontre fréquemment dans les mailles du tissu osseux enflammé. Lorsqu'on est dans le doute en cas pareil, le microscope seul peut décider la question.

Pour faciliter le diagnostic entre la suppuration et la tuberculisation des os, nous résumons le résultat de nos recherches sur ce sujet dans les propositions suivantes :

1° Lorsque dans le tissu spongieux des os la structure aréolaire est encore bien conservée, et que quelques-unes de ces aréoles se trouvent remplies de pus, qui, ne pouvant pas s'écouler, se concrète, il prend, examiné à l'œil nu, facilement l'aspect du tubercule jaune caséeux ; lorsqu'il se mêle à ce pus concret un peu du tissu graisseux de la moelle des os, cela donne au pus concret un certain degré de transparence, et quelquefois de la ressemblance avec la granulation grise demi-transparente. Le microscope, cependant, n'y montre que des éléments purulents et graisseux.

2° On rencontre quelquefois dans le milieu du tissu osseux des abcès entourés d'une membrane fibreuse. Lorsque le pus ne se creuse pas une ouverture fistuleuse de sortie, il se concrète et prend l'aspect de ce qu'on a décrit sous le nom de tubercule enkysté des os.

3° Les cavernes des os que l'on rencontre dans la carie vertébrale ne contiennent ordinairement autre chose qu'un morceau d'os plus ou moins détaché, et tout autour une sanie purulente. Ce sont des ulcères osseux auxquels, pour être des cavernes tuberculeuses, il en manque l'élément essentiel, la matière du tubercule.

4° Il n'est pas rare de rencontrer dans la carie vertébrale, au-devant du siége de la carie, des poches remplies de masses caséeuses, desquelles partent des trajets fistuleux qui s'ouvrent dans le pli de l'aine ou ailleurs. Ces poches sont remplies d'une matière grumeleuse, qui n'est autre chose non plus que du pus concret mêlé de parcelles d'os.

5° Nous n'avons non-seulement point trouvé de matières tuberculeuses dans les cas de carie vertébrale dans lesquels il n'y avait point de tubercules dans les poumons, mais pas même dans ceux dans lesquels plusieurs organes en renfermaient.

La tuberculisation des os est par conséquent bien plus rare qu'on ne le croit généralement aujourd'hui.

§ XI. De la tuberculisation des ganglions lymphatiques.

Nous arrivons ici à une partie de la pathologie qui renferme un problème important à résoudre; savoir : le rapport qui existe entre les tubercules et les scrofules. Dans le paragraphe suivant nous donnerons un résumé succinct de nos opinions sur cette matière : dans celui-ci nous communiquerons seulement quelques-unes de nos observations sur les tubercules glandulaires.

Les tubercules des glandes lymphatiques peuvent être classés dans les trois catégories suivantes : 1° les tubercules des glandes bronchiques; 2° ceux des glandes mésentériques; 3° ceux des ganglions superficiels, tels que ceux de la région cervicale, sous-maxillaire, inguinale, axillaire, etc. Ces diverses espèces d'affections tuberculeuses se rencontrent souvent ensemble, quoiqu'elles montrent des différences assez tranchées dans leur marche. C'est ainsi que nous trouvons, par exemple, les tubercules des glandes mésentériques bien moins souvent ramollis et entourés de suppuration que ceux des glandes du col. Cependant, nous trouvons dans les observations de Papavoine [1] deux exemples curieux de tubercules mésentériques ramollis. Ils peuvent,

_____

[1] Papavoine, Mémoires sur les tubercules, *Journal du progrès*, t. II. — *Journal hebdomadaire*, t. VII.

dans ces ganglions, atteindre un volume considérable sans
provoquer une forte compression sur les parties environnantes, et sans provoquer les accidents d'une gêne de la
circulation. Les tubercules des glandes bronchiques produisent, par contre, cet effet lorsqu'ils sont nombreux et
volumineux, et ils provoquent ainsi quelquefois un œdème
périodique de la face. Souvent aussi, ils subissent la transformation crétacée, qu'on retrouve également quelquefois
dans les glandes mésentériques, mais bien plus rarement
dans les glandes extérieures. Ces dernières ont une tendance
bien prononcée à la suppuration, et quoique restant quelquefois pendant longtemps indurées, elles se terminent
pourtant souvent par la formation d'abcès, et par l'élimination d'une quantité considérable de matière tuberculeuse. Il
en résulte une perte de substance, et des cicatrices froncées
et difformes connues sous le nom de cicatrices scrofuleuses.

La fréquence des tubercules dans les ganglions bronchiques, surtout pendant l'enfance, a été constatée par beaucoup d'observateurs modernes. MM. Rilliet et Barthez[1] ont
noté trente-six cas, sur deux cent quatre-vingt-onze observations de sujets tuberculeux dans lesquels les glandes bronchiques étaient tuberculeuses sans que les poumons fussent
affectés de la même maladie. Dans tous les autres cas, cependant, les poumons étaient en même temps tuberculeux; et ces
messieurs prouvent ce que nous avons déjà dit plus haut,
que la loi établie par M. Louis, applicable à l'âge adulte,
ne l'est pas pendant l'enfance pour les glandes bronchiques,
et que souvent d'autres organes sont tuberculeux sans qu'elles
en renferment.

La matière tuberculeuse est, du reste, la même dans les
glandes que partout ailleurs, et on y rencontre non-seulement les mêmes formes, mais aussi exactement les mêmes
éléments microscopiques. Dans les glandes bronchiques,
on la trouve souvent mêlée de beaucoup de matière méla-

---

[1] *Op. cit.*, t. III, p. 50 et 51.

notique, surtout abondante autour des tubercules crétacés.
La vascularité autour des tubercules est quelquefois bien
développée dans les glandes extérieures. On y reconnaît,
de plus, le réseau fibreux et les globules propres au tissu
glandulaire mêlés à la sécrétion accidentelle. Le ramollissement, dans les glandes extérieures, est presque toujours accompagné de suppuration, et le pus, en altérant les corpuscules tuberculeux, les dissout en partie, l'inflammation étant
en général surtout intense dans la partie périphérique de la
glande. On voit cependant quelquefois sortir, par ces abcès,
des morceaux plus ou moins volumineux de matière tuberculeuse, renfermant parfois même des tubercules crétacés.
La matière ramollie et le pus des glandes bronchiques
s'ouvrent souvent dans les bronches. Nous avons vu présenter à la Société anatomique une pièce dans laquelle ces
glandes tuberculeuses ramollies s'étaient ouvertes dans le
péricarde. Dans quelques cas rares, la matière tuberculeuse
des ganglions bronchiques peut être résorbée et laisser dans
les glandes une cavité vide, ce dont MM. Rilliet et Barthez [1]
citent un exemple. Nous renvoyons en général à cet ouvrage
pour de plus amples détails sur les tubercules ganglionnaires.
Mais pour mieux faire ressortir quelques détails et quelques
particularités sur leur nature, nous citerons plusieurs de
nos observations.

1° A l'autopsie d'un enfant de deux ans et demi qui avait
succombé dans un degré avancé de marasme, nous trouvâmes des tubercules dans les ganglions bronchiques, cervicaux et inguinaux. Les poumons, examinés avec le plus
grand soin, n'en renfermaient point. Ils étaient seulement
le siége d'un emphysème interlobulaire. Les tubercules des
glandes bronchiques étaient en partie à l'état crétacé, et on y
trouvait, à côté de granules minéraux amorphes, des globules
tuberculeux intacts. Les glandes cervicales étaient très-tumé-
fiées, et plusieurs se trouvaient en voie de ramollissement

---

[1] *Op. citat.*, t. III p. 166.

et de suppuration. Quelques-unes ne montraient que de la substance tuberculeuse crue, soit par masses jaunes caséeuses infiltrées, soit sous forme de tubercules miliaires contenus dans des petits creux de la substance de la glande. L'examen microscopique montra dans ces glandes : *a*, des corpuscules pâles de $0^{mm},0084$ à $0^{mm},0108$, ronds ou ovales, constituant probablement un des éléments glandulaires normaux, mais altéré ; *b*, des corpuscules tuberculeux assez petits, n'ayant en moyenne que $0^{mm},005$; *c*, des globules granuleux et purulents leur étaient mêlés dans les glandes en voie de suppuration. Les substances minérales des glandes bronchiques se dissolvaient dans l'acide chlorhydrique. N'oublions pas de noter que parmi les tubercules miliaires il y en avait plusieurs qui étaient encore demi-transparents.

2° Une jeune fille de treize ans, d'une famille dans laquelle les affections tuberculeuses ne sont héréditaires ni du côté du père ni de celui de la mère, avait été bien portante jusqu'à sa neuvième année (1836). A cette époque, elle se fit une brûlure sur la poitrine occupant une assez grande étendue. Il s'ensuivit une suppuration très-longue et abondante qui eut une influence fâcheuse sur toute sa constitution. Du reste, aucun secours de l'art n'avait été réclamé pour les suites de cet accident. Au commencement de 1838, je fus consulté pour la première fois pour cette jeune malade, atteinte alors d'une bronchite assez opiniâtre et qui ne cessa que vers le printemps. Déjà, à cette époque, les ganglions cervicaux commençaient à s'engorger. Cependant sa santé continua à être assez bonne jusqu'en automne 1839, époque à laquelle ses deux yeux furent affectés d'une ophthalmie, plus forte à l'œil droit, ayant surtout son siége dans la conjonctive oculaire et palpébrale, et provoquant de temps en temps la formation de phlyctènes et d'ulcérations superficielles au bord de la cornée. La photophobie était assez considérable. Un traitement antiphlogistique local, de légers purgatifs, des dérivatifs, surtout des frictions d'onguent stibié derrière les oreilles, des fomentations sur les yeux avec une décoction émolliente et narcotique, ensuite des astringents, une solution de sulfate de zinc, et plus tard de nitrate d'argent, amenèrent une guérison momentanée. Cependant quelques mois plus tard, les maux d'yeux revinrent avec plus d'intensité et avec plus d'opiniâtreté, résistant à tous les moyens employés. Les glandes du col se tuméfièrent de plus en plus et en nombre toujours croissant. Il survint une éruption impétigineuse à la figure et au col, la respiration s'embarrassa, et la malade fut prise d'une toux sèche. La matité sous les clavicules, ainsi que l'absence du bruit respiratoire dans plusieurs endroits de la poitrine, me firent soupçonner une affection tuberculeuse des glandes bronchiques. L'application d'un séton à la nuque, l'emploi intérieur de la décoction de Zittmann, plus tard l'usage de l'iodure de potassium et des bains iodurés, ainsi que l'emploi local de divers collyres, n'amenèrent aucune amélioration. La malade s'affaiblit et maigrit rapidement ; les maux d'yeux avaient un peu diminué, mais l'affection glandulaire continua à augmenter. A l'extérieur, l'affection tuberculeuse occupait des deux côtés la région cervicale et axillaire, et le pourtour des clavicules. Pendant les deux derniers jours de sa vie, la respiration était très-gênée. A la percussion, on aperçut de la matité assez étendue dans la région du cœur, dont les battements étaient faibles, mais très-accélérés et irréguliers. La toux était sèche, accompagnée de râle sibilant et sous-crépitant ; la malade eut des accès de suffocation, et, après une agonie assez prolongée, elle succomba le 26 mars 1841.

Autopsie faite trente-deux heures après la mort. Les parents de la malade ne m'ayant permis d'ouvrir que la poitrine, je n'ai pas pu examiner le cerveau et les organes abdominaux.

Les poumons adhéraient aux côtes dans bien des endroits. La cavité de la plèvre et surtout celle du péricarde renfermaient une quantité assez abondante de liquide séreux et transparent. Les poumons ne renfermaient que peu de tu-

bercules crus vers leur sommet. Dans plusieurs endroits ils
étaient le siége d'une pneumonie lobulaire, et dans d'autres
places ils étaient œdématiés. Les ganglions bronchiques
montraient une tuberculisation fort étendue, et des pa-
quets volumineux de ces glandes entouraient la trachée-
artère, surtout vers la bifurcation des bronches. Quelques-
uns de ces ganglions montraient à leur surface une rougeur
inflammatoire, presque violette dans quelques endroits, et
même dans une de ces glandes les vaisseaux capillaires se
perdaient au milieu de la matière tuberculeuse, fait assez
rare et exceptionnel. La substance tuberculeuse elle-même
offrait ses caractères ordinaires. Elle contenait proportionnellement beaucoup de substance hyaline et granuleuse.
Quelques glandes ramollies montraient le mélange de globules du pus avec ceux du tubercule.

Les ganglions cervicaux tuberculeux étaient entourés
d'une membrane cellulaire très-vasculaire, montrant à l'extérieur des taches jaunes qui correspondaient à des tubercules de l'intérieur, circonscrits par des vaisseaux hyper-
emiés. Sur une coupe fraîche quelques-unes de ces glandes
montraient bien la structure fibreuse aréolaire de leur état
normal, et beaucoup de ces aréoles étaient remplies de
matière tuberculeuse jaune et caséeuse, dont quelques ganglions étaient tellement farcis, qu'ils n'avaient conservé de
leurs éléments normaux que l'enveloppe cellulaire. Les
globules du tubercule y étaient volumineux, ayant en
moyenne $0^{mm},01$.

La conjonctive palpébrale montre un développement
notable des glandes de Meibomius; au bord de la paupière
inférieure gauche se trouve une petite glande du volume
d'une lentille toute remplie de matière tuberculeuse ramollie, dont le microscope montre distinctement les éléments caractéristiques. Nous nous demandons si la présence
de matière tuberculeuse n'a pas lieu quelquefois dans les
glandes des paupières chez des individus atteints d'ophthalmie scrofuleuse, et chez lesquels on rencontre bien souvent

des tubercules dans les glandes du cou , des bronches et de divers autres organes.

Nous avons trouvé dans cette autopsie une autre altération assez curieuse dont nous avons déjà fait mention à l'occasion de la péricardite. Les symptômes que nous avons observé pendant les derniers jours de la vie, firent supposer une affection du cœur, qui en effet était malade; il était très-volumineux et hypertrophié, et de plus il était le siége d'une endocardite. L'endocarde était injecté, ramolli et épaissi, recouvert, par places, de fausses membranes. Dans le ventricule gauche on voyait sur plusieurs points de sa surface de petits kystes parfaitement clos, formés d'une substance fibrineuse dans leurs parois, contenant un liquide purulent dans leur intérieur. Ce pus , du reste, ne renfermait presque point de globules, mais beaucoup de petits granules.

3° Une jeune fille de seize ans, offrant toutes les apparences de la constitution scrofuleuse, avait joui d'une santé passable, à part les maladies ordinaires de l'enfance, jusqu'à l'âge de douze ans. Depuis cette époque elle a commencé à être atteinte d'une affection tuberculeuse des glandes des régions parotidienne, sous-maxillaire et cervicale. Plusieurs de ces masses tuberculeuses se sont ramollies et se sont terminées par la suppuration. La puberté, qui s'était établie au commencement de sa seizième année n'avait amené aucun changement dans son état. Pendant les derniers dix-huit mois, elle avait souvent été atteinte de catarrhes pulmonaires opiniâtres, accompagnés d'expectoration. Elle ne toussait cependant point habituellement, et l'examen attentif de la poitrine ne montra point de signes d'une affection tuberculeuse des poumons. A son entrée à l'hôpital de Lavey, elle offrit un grand nombre de glandes tuberculeuses, variant entre le volume d'une noisette et celui d'un œuf de poule. La peau qui les recouvrait n'était point rouge et enflammée; cependant on sentit dans plusieurs une fluctuation profonde indiquant un commencement de ramollissement et de suppuration. Sur le côté gauche du col plusieurs glandes volumineuses existaient sur le trajet des gros vaisseaux et gênaient la circulation.

La figure, de ce côté, était plus rouge que de l'autre, et un peu tuméfiée. La malade se plaignait souvent de douleurs de tête. L'extirpation de ces glandes qui gênaient la circulation des vaisseaux du cou, me parut nécessaire, et je la fis le 13 juin 1843. La tumeur extirpée avait sept centimètres de longueur sur trois à quatre de largeur. Elle était formée par trois glandes adhérentes les unes aux autres dans le sens de leur axe longitudinal. Une des glandes était située derrière l'angle de la mâchoire; les deux autres derrière le bord interne du muscle sterno-mastoïdien.

En coupant ces glandes en divers sens on y trouve déjà à l'œil nu la substance tuberculeuse en quantité notable, et au microscope on y reconnaît des globules tuberculeux de 0^{mm},0062 à 0^{mm},0075, irréguliers, anguleux et entourés de granules et de substance inter-globulaire. On y voit de plus un nombre considérable de feuillets rhomboïdaux de cholestérine. Dans une des glandes la matière tuberculeuse était tout à fait à l'état cru. Dans les deux autres elle était ramollie et infiltrée de pus. C'était un beau cas de diagnostic, pour montrer la différence entre les deux espèces de globules. En faisant entrer par capillarité de l'acide acétique dans le mélange des globules du pus et du tubercule qui était contenu entre deux lames de verre, on voit que les globules tuberculeux ne sont pas altérés, tandis que l'enveloppe des premiers est dissoute et ne laisse plus voir que les petits noyaux qu'elle renfermait. Dans ces trois glandes on rencontre, à côté des tubercules développés, d'autres qui ne sont encore qu'à l'état miliaire, entourés d'un réseau fibreux et vasculaire. Le bord même des petites cavernes tuberculeuses de ces glandes est également infiltré de matière tuberculeuse. Là où le parenchyme glandulaire est encore bien conservé, l'on reconnaît ses globules normaux variant entre

$0^{mm},01$ et $0^{mm},0175$, et renfermant un à deux noyaux de $0^{mm},005$.

Nous voyons donc que la tuberculisation glandulaire offre, en général, les mêmes caractères et les mêmes phases de développement que les tubercules des autres organes, et que les particularités qu'on y rencontre ne sont dues qu'à leur structure et à leurs fonctions physiologiques.

§ XII. Quelques remarques sur les maladies scrofuleuses.

Nous avons vu des praticiens caractériser sous le nom de *scrofule* la plupart des maladies chroniques, surtout inflammatoires de l'enfance. D'un autre côté, quelques pathologistes modernes ont fait des efforts pour faire disparaître le nom de *scrofule* comme désignant une maladie spéciale, et on a surtout voulu identifier d'une manière trop absolue les maladies scrofuleuses et tuberculeuses. Chargé depuis sept ans de diriger un hôpital essentiellement destiné aux maladies chroniques, et dans lequel les maladies scrofuleuses sont en grand nombre, nous avons pu recueillir beaucoup d'observations sur ces affections. Nous nous proposons d'en faire plus tard le sujet d'un travail spécial, et d'appuyer sur des cas nombreux et des chiffres exacts tout ce que nous avancerons dans ce paragraphe. Mais comme ces détails doivent former une monographie assez étendue, nous nous bornerons ici à ne communiquer qu'un court abrégé des opinions auxquelles nous a conduit l'observation et la méditation des divers faits de ce genre qui nous ont passé sous les yeux.

Les maladies que la plupart des praticiens regardent comme scrofuleuses peuvent être réparties dans les trois catégories suivantes : 1° des inflammations chroniques dans lesquelles l'examen attentif ne démontre rien de spécifique, et qui ne sont pas véritablement de nature scrofuleuse ; 2° les maladies scrofuleuses proprement dites ; 3° les maladies tuberculeuses, qui, quoique ayant une grande analogie

avec les scrofules, en doivent cependant être séparées tant
sous le rapport clinique que sous celui de l'anatomie pathologique. Nous indiquerons successivement les caractères
distinctifs principaux de ces trois classes de maladies.

1° Des inflammations chroniques de l'enfance.

Comme nous verrons bientôt, le virus scrofuleux, dont
nous placerons le siége dans le sang, a pour résultat presque
constant de provoquer comme effet local diverses inflammations éliminatoires. Il est par conséquent important de
distinguer l'inflammation chronique simple de l'inflammation chronique scrofuleuse ou tuberculeuse. Chaque fois
qu'une irritation chronique, surtout du périoste, d'un os
ou d'une jointure, reconnaît pour point de départ un accident, une chute, une foulure, et que le mal qui en est
résulté est resté borné à la partie lésée ou ne s'est étendu
qu'à celles qui en sont les plus rapprochées, et qu'en même
temps il n'existe ni les signes d'une constitution scrofuleuse
ni l'hérédité dans la famille, il est infiniment probable qu'il
ne s'agit que d'une inflammation chronique simple. Nous
avons rencontré beaucoup de cas de ce genre dans lesquels
la précision du diagnostic n'était pas sans valeur notable
pour le traitement. Nous avons vu des enfants qui, à la
suite d'une chute, étaient atteints d'ostéite ou de tumeurs
blanches, et qui, étant condamnés à un repos absolu, mai-
grissaient et perdaient les forces. Leur maladie, alors envi-
sagée comme scrofuleuse, avait été traitée par les toniques,
et on avait mis beaucoup plus de soin à prescrire un traitement général qu'à attaquer vigoureusement la partie malade par un traitement local. Dans plusieurs de ces cas j'ai
pu réussir à amener une guérison presque complète en
remplaçant le régime tonique par une diète plus douce :
viandes blanches, légumes, fruits, boissons rafraîchissan-
tes, etc., et en traitant le mal local par l'application réitérée
de sangsues ou de ventouses, par des frictions mercurielles,
par des bains tièdes, et en mettant en usage plus tard la

compression ; en un mot , en continuant pendant longtemps un traitement antiphlogistique.

Il n'est pas rare, d'un autre côté, de voir un accident devenir le point de départ de diverses affections scrofuleuses, mais alors le mal reste rarement local , et se montre souvent en même temps dans des organes éloignés. Un enfant, par exemple, qui aura paru bien portant jusqu'au moment où une contusion aurait déterminé une carie, montrera, s'il est scrofuleux, au bout d'un certain temps, d'autres symptômes de cette dyscrasie, se manifestant sous forme d'engorgements glandulaires, d'ophthalmies, de carie de divers os, sans qu'il y ait aucun rapport de continuité avec l'os qui s'est carié primitivement par suite de la contusion.

Il peut encore arriver qu'une affection locale déterminée par une violence extérieure soit cependant restée locale, bien qu'elle soit liée à un état général scrofuleux. Nous nous laisserions entraîner trop loin de notre sujet si nous voulions indiquer ici tous les signes propres à établir le diagnostic en cas pareil. Disons seulement que nous avons dans nos notes toujours préféré caractériser comme douteux tous ces cas dans lesquels l'élément scrofuleux n'était pas évident, parce que nous tenions pour le moment à éviter toute exagération , et à ne regarder comme scrofuleuses que les affections qui en offraient les caractères indubitables.

Nous avons observé chez les enfants un bon nombre d'inflammations chroniques non scrofuleuses à la peau, sur les membranes muqueuses, dans les os et les jointures, dans les glandes lymphatiques et dans les yeux ; et nous les avons toujours envisagées comme de simples inflammations, chaque fois qu'on n'était pas forcé d'y admettre l'élément scrofuleux.

2° *Des diverses formes de maladies scrofuleuses.*

Nous désignons sous le nom de *maladies scrofuleuses* les affections qui se montrent successivement dans divers tissus et organes sous forme d'inflammations pyogéniques ou ulcératives. Ces divers organes ne présentent souvent aucun

rapport ni de continuité ni d'affinité physiologique; cela permet de conclure, que la dernière cause de la maladie consiste
dans ces cas en une altération du liquide nourricier commun de tous ces organes et tissus. Nous plaçons donc le
siége de la scrofule dans le sang lui-même. Jusqu'à présent
l'analyse chimique, ainsi que le microscope, n'ont pas encore déterminé d'élément particulier au virus scrofuleux.
Mais n'en est-il pas de même de la syphilis? Cependant,
nous sommes forcé d'en admettre l'existence par l'observation de ses effets.

Comme nous le verrons bientôt, le sang des scrofuleux
et celui des tuberculeux doivent avoir entre eux le plus
grand rapport; mais quoique ces deux maladies se combi-
nent fréquemment, elles montrent cependant cette différence : que les maladies tuberculeuses offrent un élément
plus directement appréciable, savoir la matière tuberculeuse caractérisée par les globules qui lui sont propres,
tandis que la maladie scrofuleuse ne m'a pas encore montré,
malgré de nombreuses et attentives recherches, aucun élément qui la distingue des autres productions morbides.
De même que le pus syphilitique ne nous a fait reconnaître
aucun élément microscopique qui lui soit propre, il faut
avouer que le pus scrofuleux n'offre au microscope non
plus aucun élément moléculaire qui ne se trouve aussi
dans le pus de diverses autres affections.

Nous passerons successivement en revue les principales
affections scrofuleuses non tuberculeuses et nous parlerons
ensuite de celles qui ne sont qu'une forme de maladie tuberculeuse. Les premières occupent souvent *la peau*. S'il n'est
pas rare de voir des enfants qui ont des éruptions chroniques
cutanées sans qu'on puisse y découvrir une cause scrofuleuse,
il faut convenir que d'un autre côté ces maladies, appelées
dartres, se rencontrent bien fréquemment chez des sujets
scrofuleux, et souvent même d'autres maladies, telles que
des maux d'yeux, des caries osseuses, etc., paraissent s'a-
méliorer lorsque le principe dyscrasique change de place

et prend la forme éruptive. Il va sans dire qu'il n'est pas question ici des exanthèmes aigus. Disons seulement en passant que nous avons pu constater après l'examen le plus sévère que la vaccine et la rougeole étaient parmi ces dernières celles qui étaient le plus souvent suivies du développement d'accidents scrofuleux dont le germe existait probablement déjà depuis longtemps dans le sang.

Quant aux maladies chroniques de la peau, nous rencontrons chez les scrofuleux surtout celles qui sont accompagnées de suppuration et d'ulcération : l'eczéma, l'impétigo, l'ecthyma, le lupus, des dartres rongeantes, ulcéreuses, etc. Nous ne regardons pas le porrigo favosa comme une maladie scrofuleuse, ce que nous chercherons à prouver ailleurs. Il faut quelquefois bien prendre garde de ne pas guérir trop vite ces dermatites scrofuleuses. La peau peut devenir aussi bien un organe d'excrétion pathologique, qu'elle sert habituellement à diverses excrétions physiologiques. C'est même à cette cause qu'est dû le succès souvent incontestable de l'hydro-sudopathie. Eh bien! nous avons observé plusieurs fois qu'en guérissant trop vite une affection cutanée chez un scrofuleux, la maladie ne fit que changer de place pour occuper un siége bien plus dangereux, tel que le système osseux, les jointures, etc.

La dermatite scrofuleuse se montre souvent sous forme de nombreux ulcères, et, de même que M. Louis a prouvé d'une manière incontestable la diathèse ulcéreuse chez les tuberculeux, nous sommes également forcé de l'admettre, et même à un bien plus haut degré, chez les scrofuleux. Non-seulement les abcès et les inflammations ganglionnaires se transforment volontiers en ulcères, mais on les voit même quelquefois se former en grand nombre sur diverses parties du corps, sans reconnaître pour cause une inflammation plus profonde.

De tout temps on a signalé comme un des principaux effets des scrofules la formation de nombreux abcès qui, souvent, n'étant pas accompagnés de réaction générale ni d'une augmentation locale de température, peuvent quelquefois exister pendant longtemps, et même se résorber en partie sans s'ouvrir au dehors. Ces abcès s'entourent fréquemment d'un kyste cellulaire et constituent plutôt des kystes remplis de pus que des abcès ordinaires. Ces abcès ont habituellement leur siége dans le tissu cellulaire souscutané, se rencontrant cependant quelquefois dans des parties plus profondes, et il faut bien les distinguer de ceux qui sont l'effet de la tuberculisation. Le pus des abcès scrofuleux simples est en général séreux et renferme peu de globules, tandis que le pus de l'adénite tuberculeuse est souvent assez épais et mêlé de morceaux caséeux de tubercule ramolli dans lesquels le microscope fait reconnaître, comme nous avons vu plus haut, les éléments propres au tubercule.

De même que les téguments externes sont fréquemment le siége de l'irritation scrofuleuse, il n'est pas rare de la rencontrer sur les membranes muqueuses. Les enfants scrofuleux sont souvent sujets à des coryzas très-opiniâtres, et l'inflammation de la muqueuse nasale a pour effet une sécrétion habituelle et abondante de matières muco-purulentes. Dans des cas rares l'inflammation s'étend en profondeur et a pour effet la carie et l'ozéna. J'ai rencontré assez souvent aussi la bronchite chronique non tuberculeuse chez des enfants qui avaient des engorgements tuberculeux au cou, des ophthalmies, des caries, et d'autres signes non douteux de scrofule. L'absence de tubercules pulmonaires dans ces cas me fut prouvée et par l'absence de signes sthétoscopiques et par la marche ultérieure de la maladie, qui se terminait par la guérison complète. Ces bronchites étaient aussi caractérisées par une expectoration abondante de muco-pus, et quelquefois je les ai vues céder assez promptement à l'usage des vomitifs. J'ai surtout observé la bronchite non tuberculeuse chez des enfants scrofuleux dans diverses contrées de la Suisse, pays dans lequel, en général, la tuberculisation chez les enfants est moins fréquente qu'à Paris, où cette forme de bronchite se rencontre moins fréquemment. On ne peut, du reste, jamais être assez sur ses gardes en cas pareil pour ne pas confondre une bronchite chronique simple avec une bronchite scrofuleuse. Nous tenons plutôt à attirer l'attention des praticiens sur ce point de pathologie que d'énoncer une opinion arrêtée sur ce sujet.

La membrane muqueuse gastro-intestinale est rarement tout à fait saine chez les scrofuleux. Quelquefois elle est le siége d'une inflammation ; mais elle est cependant bien plus souvent atteinte d'une viciation de ses sécrétions, de dyspepsie, ainsi que de diarrhée, si fréquente chez les scrofuleux. Plusieurs fois nous avons observé chez des jeunes filles des vaginites suppuratives assez tenaces et prolongées, qui alternaient avec d'autres irritations scrofuleuses. Il est vrai que nous avons rencontré la même maladie chez des petites filles chez lesquelles ce n'était qu'une simple inflammation ; mais alors elle était de beaucoup plus courte durée, et tous les symptômes présentaient un caractère plus aigu et plus intense.

C'est ici la place de parler des formes les plus fréquentes des maladies scrofuleuses des yeux, savoir de la conjonctivite qui a son siége soit dans les paupières, soit dans le feuillet conjonctival qui recouvre la partie antérieure du globe oculaire. Elle est rarement le seul signe de scrofule, mais c'est sans contredit une des affections les plus tenaces, montrant la même tendance pyogénique et ulcéreuse que les autres inflammations scrofuleuses ; et l'on sait que souvent le bord des paupières est privé de ses cils, qu'il s'y forme de petits abcès glandulaires, que les vaisseaux de la conjonctive palpébrale sécrètent du pus qui colle le bord des paupières. Souvent il se forme des phlyctènes au bord de la cornée. Nous avons même rencontré une fois une glande tuberculeuse au bord de la paupière inférieure. Il est plus rare que les membranes profondes de l'œil soient en même temps malades. Les scrofules ont donc souvent, comme nous venons de voir, leur siége dans les parties tégumentaires ; mais il n'est pas rare de les rencontrer dans des parties plus profondes, soit dans les tissus qui entourent et qui composent les jointures, soit dans les os, et fréquemment surtout dans leur enveloppe, le périoste. Quant aux jointures, il faut convenir qu'elles sont souvent le siége d'une phlegmasie chronique chez des enfants qui ne sont nullement scrofuleux. Cependant, les tumeurs blanches scrofuleuses sont bien fréquentes. Elles font, en apparence même, beaucoup de ravages, et sont accompagnées de larges ulcères, de fistules profondes, d'un engorgement considérable des os et des parties molles, de maigreur du membre au-dessus et au-dessous de la tumeur blanche, ensemble de symptômes qui ferait facilement croire à celui qui n'a pas observé pendant plusieurs années la marche de ces maladies, que l'amputation seule soit capable de conserver la vie du malade. Et pourtant il n'est pas rare de voir ces malades guérir, avec difformité, il est vrai, mais d'une manière plus complète que beaucoup de tumeurs blanches non scrofuleuses. Nous désapprouvons même, dans la majorité des cas, l'amputation des tumeurs blanches scrofuleuses, parce que le mal se reproduit ailleurs lorsque le virus scrofuleux persiste dans le sang ; et, d'un autre côté, lorsqu'il s'épuise, ses effets s'améliorent et disparaissent souvent d'une manière inespérée.

Quant aux maladies scrofuleuses du système osseux, répétons, avant tout, qu'elles sont rarement accompagnées de tubercules, et que le système osseux est proportionnellement un des moins atteints de tuberculisation. Nous possédons un bien grand nombre d'observations sur les maladies des os, et en éliminant ici toutes celles qui sont la suite d'un accident, ou qui, étant d'origine spontanée, n'ont cependant jamais occupé qu'une seule région, en admettant même que toutes ces maladies n'étaient que des inflammations chroniques, il nous reste encore un grand nombre de cas dans lesquels la nature scrofuleuse nous paraît en dehors de toute contestation. Ce sont des caries d'un seul os, accompagnées ou d'ophthalmie ou d'adénite tuberculeuse, ou de tumeurs blanches. Dans d'autres circonstances on rencontre ces mêmes complications avec carie de plusieurs os en dehors de tout rapport de continuité, qui se prennent et s'ulcèrent les uns après les autres. De ce nombre est aussi la carie vertébrale que nous avons observée chez des sujets tuberculeux, et chez d'autres qui ne l'étaient pas; mais jamais nous n'avons trouvé de la matière tuberculeuse dans ces vertèbres malades. Nous signalons ici, à l'occasion de la carie scrofuleuse, un fait digne de l'attention des praticiens. C'est que souvent on rencontre sur le trajet des os et autour des jointures, des ulcères et des fistules qui n'ont leur siége que dans les parties molles, et qui, par leur sécrétion purulente habituelle, et par leur position, simulent les fistules de carie. D'un autre côté, il existe des fistules de carie dont le trajet sinueux ne permet pas à la sonde de pénétrer jusqu'à l'os malade. Des cas pareils demandent beaucoup de sagacité et de pénétration de la part du praticien pour ne pas se tromper sur leur nature et sur leur pronostic.

3° *Maladies tuberculeuses des scrofuleux.*

Il est enfin un troisième ordre de maladies que l'on a souvent donné même comme type de la maladie scrofuleuse, c'est la tuberculisation des glandes cervicales, axillaires, inguinales et mésentériques. Ces dernières ont été désignées sous le nom de *carreau* et de *scrofula meseraica*. Nous avons déjà donné plus haut des détails sur les tubercules des glandes lymphatiques. Nous dirons ici seulement qu'ils constituent une des complications des plus fréquentes des scrofules, et qu'on les voit souvent alterner ou coexister avec des ophthalmies, des affections cutanées, des caries et des tumeurs blanches de nature scrofuleuse. Il faut, par conséquent, que ces deux affections aient une grande affinité, et cette opinion est encore confirmée par le fait que les membres des familles dans lesquelles les scrofules sont héréditaires, présentent indistinctement les affections scrofuleuses et tuberculeuses. De plus, beaucoup de personnes qui ont eu des maladies scrofuleuses pendant leur enfance, meurent phthisiques à l'époque de la puberté ou plus tard. Tout cela nous fait croire que les maladies scrofuleuses et tuberculeuses sont liées et dépendent d'un état dyscrasique du sang ou identique, ou au moins très-analogue pour ces deux espèces de maladies ; mais que la scrofule constitue une forme caractérisée par diverses inflammations chroniques éliminatoires ulcéreuses et pyogéniques, sans offrir cependant un élément moléculaire qui lui soit propre, tandis que le tubercule, dépendant à peu près de la même cause, montre cependant, soit à l'œil nu, soit au microscope, une substance qui a des caractères tellement tranchés qu'on peut la distinguer de toutes les autres productions morbides ; toutefois nous croyons nécessaire de ne pas confondre les maladies scrofuleuses non tuberculeuses avec celles qui renferment cette matière morbide bien autrement cararté- risée que le principe scrofuleux.

On ne peut donc pas regarder les maladies scrofuleuses ni comme de simples inflammations chroniques, ni comme une forme de maladies tuberculeuses ; et toutes nos recher- ches nous ont conduit à croire à l'essentialité des scrofules. Les tubercules, au contraire, nous paraissent, dans bien des circonstances, constituer plutôt une forme des mala- dies scrofuleuses. Nous ne voudrions pas trop généraliser cette assertion, mais on voit que nos études sur ce sujet nous ont plutôt amené à confirmer d'anciennes doctrines qu'à adopter celles de quelques observateurs modernes, qui, comme nous l'avons vu plus haut, nient l'existence des maladies scrofuleuses.

§ XIII. De la coïncidence du tubercule et du cancer.

On a prétendu que le tubercule et le cancer s'excluaient mutuellement, cela est faux. J'ai non-seulement rencontré un certain nombre de fois les deux maladies ensemble, mais j'ai même pu me convaincre que l'une n'arrêtait nullement l'autre dans sa marche. Nous citerons très en abrégé quelques observations dont nous donnerons plus tard les détails à l'occasion du cancer.

1° Un enfant de 4 ans, atteint de tubercules cérébraux et pulmonaires, montrait des tumeurs encéphaloïdes dans le rein droit.

2° Une femme de 60 ans avait des tumeurs squirrheuses dans les glandes mammaires, dans le foie et dans les poumons. En même temps, elle avait des tubercules ramollis au sommet du poumon gauche, tubercules dont les éléments microscopiques étaient faciles à reconnaître.

3° Les poumons d'une femme de 62 ans renfermaient des tubercules à tous les divers degrés et même plusieurs cavernes dans le lobe supérieur du poumon droit. Dans le péritoine existaient des masses encéphaloïdes considérables en même temps que de nombreux tubercules. Le cancer offrait tous les caractères de l'encéphaloïde. Il s'en trouvait même de petites tumeurs dans l'intérieur d'une veine mésentérique. Le tubercule avait surtout la forme de l'infiltration jaune et caséeuse. Le microscope fit facilement distinguer les globules du tubercule de ceux de l'encéphaloïde, et il prouva à l'évidence leur coïncidence.

4° Une femme de 55 ans avait succombé à une cachexie cancéreuse. A l'autopsie nous trouvâmes, outre les tumeurs squirrheuses des seins, une tumeur cancéreuse considérable dans le médiastin antérieur, tumeur qui était adhérente aux deux poumons, dans le sommet desquels se trouvait une infiltration générale de matière tuberculeuse.

On ne peut donc pas être assez réservé lorsqu'il s'agit de se prononcer sur ces prétendues lois d'exclusion en pathologie.

§ XIV. De la phthisie chez les animaux.

Après avoir successivement examiné les diverses formes de maladies scrofuleuses chez l'homme, il n'est pas sans intérêt de jeter un coup d'œil sur les formes sous lesquelles cette maladie se montre dans les diverses classes du règne animal. Nous n'avons que peu d'expérience sur ce sujet. Seulement nous pouvons affirmer que dans les tubercules des mammifères que nous avons eu occasion d'examiner, nous y avons rencontré des corpuscules tuberculeux microscopiques tout à fait semblables à ceux dont nous avons signalé l'existence chez l'homme.

Nous nous bornerons donc principalement ici à rapporter le résumé d'un excellent travail que M. Rayer a publié sous le titre de : *Étude comparative de la phthisie pulmonaire chez l'homme et chez les animaux* [1].

Voici les conclusions qui résultent des faits consignés dans ce mémoire.

« 1° La phthisie tuberculeuse est de toutes les maladies « chroniques la plus généralement répandue chez l'hom-« me et les animaux.

« 2° Chez l'homme et les autres mammifères la matière « tuberculeuse peut être facilement distinguée du pus « récent, toujours chargé de globules grenus. Chez les oi-« seaux, les caractères de la matière tuberculeuse sont « moins tranchés ; des corps étrangers introduits artificiel-« lement dans les poumons et dans les chairs, donnent « pour résultat non une humeur blanche, opaque, à glo-« bules grenus, mais une matière sèche, jaunâtre dont les « caractères physiques se rapprochent de ceux des tuber-« cules des mammifères.

« Chez les reptiles, les poissons et les insectes, les carac-« tères des tubercules sont moins distincts.

« 3° Le pus chez les mammifères, notamment chez le « cheval, éprouve, après un long séjour dans les organes, « des transformations successives à la suite desquelles il « prend quelquefois l'apparence de la matière tuberculeuse.

« 4° Les tubercules pulmonaires chez l'homme et les

[1] Rayer, *Archives de médecine comparée*, Paris, 1843, t. I, p. 189-219.

« quadrumanes ont généralement une teinte grise ; dans
« la pommélière de la vache, la matière tuberculeuse a
« ordinairement une teinte jaune chamois.

« 5° Chez l'homme et les animaux, le ramollissement
« central des tubercules ne peut être attribué à l'inflam-
« mation. Jamais il n'offre de globules de pus. Le ramol-
« lissement périphérique des tubercules est, au contraire,
« le plus souvent favorisé par l'inflammation des tissus con-
» tigus ; presque toujours il est mélangé de globules de pus.

« 6° La matière jaune que l'on trouve dans les kystes
« hydatiques des ruminants (après l'affaissement ou la
« rupture spontanée des hydatides) a quelque analogie
« avec la matière de la pommelière ; mais les kystes rem-
« plis de cette matière jaune contiennent presque toujours
« des débris de la poche hydatique et quelquefois une cer-
« taine quantité de pus.

« 7° Les concrétions crétacées ou calcaires (principale-
« ment composées de carbonate et de phosphate de chaux)
« qu'on observe dans les poumons, chez l'homme et les
« animaux, ne doivent pas être considérées, ainsi qu'on l'a
« fait jusqu'à ce jour, comme étant presque toujours une
« dernière modification du tubercule ; elles sont souvent
« chez l'homme, et très-souvent chez le cheval, le résidu
« d'un petit dépôt de pus.

« 8° Chez plusieurs animaux il se forme dans les pou-
« mons des granulations vermineuses et des granulations
« morveuses qui, dans l'étude générale des granulations
« doivent être distinguées des granulations tuberculeuses.

« 9° Chez les quadrumanes, et quelques oiseaux trans-
« portés des pays chauds dans nos climats, le développe-
« ment de la phthisie se montre à son maximum de fréquence
« et presque à l'exclusion des autres maladies chroniques.

« Il est également favorisé par un changement de climat
« et d'alimentation chez d'autres animaux venant du nord,
« particulièrement chez le renne.

« 10° La phthisie, rare chez les solipèdes en domesticité,

« est plus rare encore chez les carnassiers. Toutefois, malgré
« l 'influence préservatrice d'une forte constitution et d'un
« régime animal, plusieurs carnassiers, le chat domestique
« et surtout le lion, le tigre, le jaguar, transportés dans nos
« climats peuvent être atteints de phthisie pulmonaire.

« Cette même rareté de la phthisie a lieu, parmi les
« oiseaux, chez les rapaces.

« 11° Par une sorte d'opposition, le chien domestique,
« parmi les carnassiers, le cheval, parmi les solipèdes sont
« bien moins sujets aux tubercules qu'au cancer, maladie
« que Cooper avait regardée comme étrangère aux animaux.

« 12° Chez les ruminants, et spécialement dans l'espèce
« bovine, la phthisie est souvent associée aux vers vésicu-
« laires et en particulier à l'echinocoque ; mais, contradic-
« toirement à l'opinion plusieurs fois émise, il n'y a aucun
« rapport de transformation ni de succession entre ces
« hydatides et les tubercules.

« 13° La dégénérescence graisseuse du foie témoigne or-
« dinairement de la phthisie chez l'homme et de l'obésité
« générale chez les oiseaux.

« 14° Les altérations des os qu'on observe chez les singes
« tuberculeux et spécialement chez ceux du nouveau con-
« tinent, paraissent analogues aux déformations, au gonfle-
« ment et au ramollissement spongieux des os des enfants
« phthisiques et scrofuleux. On observe de semblables
« altérations des os chez les carnassiers des pays chauds
« transportés dans nos climats.

« 15° Si la fréquence de la pneumonie et la rareté de la
« phthisie chez le chien domestique semblent indiquer un
« défaut de rapport entre ces deux maladies, il n'en est pas
« ainsi chez le veau, chez la vache et l'ânesse laitière, chez
« lesquels le dépôt de la matière tuberculeuse coïncide pres-
« que toujours avec une pneumonie chronique et progressive.

« 16° La phthisie est héréditaire, mais elle n'est presque
« jamais congénitale, même à l'état rudimentaire.

« 17° Chez les phthisiques, le sperme contenu dans les vé-

« sicules séminales offre peu ou point d'animalcules sper-
« matiques.

« 18° Les ulcères du larynx, de la trachée et des bronches
« n'ont pas la même signification chez l'homme et tous les
« animaux; chez le premier ils indiquent presque toujours
« la phthisie pulmonaire et parfois la syphilis; chez les qua-
« drumanes une affection tuberculeuse générale; chez les
« solipèdes presque toujours la morve.

« 19° Dans le pneumothorax, il peut se former des moi-
« sissures sur la plèvre altérée d'un phthisique, comme il
« s'en produit quelquefois dans les sacs aériens des oiseaux
« tuberculeux ou atteints de lésions des organes de la respi-
« ration. Dans ce cas, comme dans tous ceux qui ont été
« observés chez les vertébrés, le développement de ces
« végétaux inférieurs est toujours un phénomène secon-
« daire.

« De ces conclusions ressortent quelques aperçus plus
« généraux sur lesquels, en finissant, j'appellerai l'attention
« de l'Académie.

« La continuité que l'anatomie et la physiologie démon-
« trent dans la série animale se manifeste aussi par la pa-
« thologie; c'est en vertu des communautés d'organisation
« que la phthisie tuberculeuse se propage dans tant de ver-
« tébrés, jusqu'à ce qu'enfin les organismes s'abaissant, les
« caractères des tubercules se confondent et cessent, dans
« l'état de nos connaissances, d'être appréciables.

« Une cause prépondérante dans la production du tuber-
« cule chez les animaux, c'est la captivité ou la domesticité,
« et plus généralement un changement notable et prolongé
« dans les conditions naturelles d'existence. Le renne venant
« du nord, le singe venant du midi, arrivent tous deux, mis
« en captivité, au même terme, quelque opposés que soient
« les points de départ. Cette cause peut être comparée, en
« raison de son intensité, aux mauvaises conditions de nour-
« riture et de gîte qui, chez l'homme, déterminent si éner-
« giquement la phthisie tuberculeuse. Captivité et domesti-

I

« cité pour l'animal, misère et fatigue pour l'homme, causes
« efficaces de phthisie.

«Enfin, dans cette vaste série de lésions tuberculeuses va-
« riables dans leur aspect, mais toujours les mêmes chez des
« animaux éloignés les uns des autres, on reconnaît que la
« phthisie est le terme commun où aboutissent des pertur-
« bations variées de la nutrition, et l'on peut entrevoir que
« la science qui, à l'égard de la tuberculisation, est absolu-
« ment impuissante à guérir excepté dans de rares occasions,
« ne doit pas être impuissante à prévenir. »

Nous avons examiné bien souvent les tubercules chez des
lapins, animaux chez lesquels leur siége de prédilection est le
foie ; ils ne sont pas rares non plus dans le mésentère. On
les trouve à l'état de tubercules miliaires ou à celui d'infiltration plus étendue. Les corpuscules qui les composent varient entre $0^{mm},005$ et $0^{mm},01$. Ils sont très-irréguliers dans
leurs contours et assez aplatis, contenant dans leur intérieur une substance grumeleuse et des granules. Ces corpuscules sont étroitement juxtaposés et unis ensemble par
une masse intermédiaire et granuleuse.

J'ai examiné dernièrement les poumons tuberculeux d'un
pecari. Le tissu pulmonaire était hépatisé autour des tubercules ; ces derniers se trouvaient à l'état d'infiltration ou à
celui de tubercules isolés, jaunes, d'apparence caséeuse, et
même plus secs, plus denses qu'on ne les rencontre ordinairement, ce qui les rendait éminemment aptes à en prendre
des portions isolées et à en étudier la structure d'une manière complète. Pour éviter toute méprise, j'ai examiné
auparavant les globules du sang et les éléments d'épithélium qui se rencontraient sur la membrane muqueuse bronchique. J'ai trouvé les globules du sang très-petits, ayant
en moyenne $0^{mm},004$ à $0^{mm},005$, et ne montrant point de
noyaux internes. L'épithélium est en bonne partie cylindrique ; quelques cellules paraissent être de nature vibra-
tile. Les tubercules eux mêmes offrent par places une disposition à la transformation crétacée. En prenant avec beau-

coup de soin de la matière tuberculeuse bien isolée, et en se garantissant ainsi de tout mélange étranger, surtout de celui avec l'épithélium, on reconnaît comme principal élément du tubercule le globule tuberculeux tel que nous l'avons décrit pour l'homme.

Sa forme est ronde ou irrégulièrement anguleuse, ovale dans quelques-uns, ayant plutôt en général des contours irréguliers qu'une forme ronde ou ovale complète. Leur diamètre est, dans ceux qui sont petits et ronds, de $0^{mm},005$ à $0^{mm},006$ en moyenne; dans les plus volumineux, il oscille plutôt entre $0^{mm},006$ et $0^{mm},0075$. Ces globules sont pâles; cependant, dans quelques-uns, les contours sont assez fortement accusés. Leur contenu est granuleux. Dans plusieurs il y a des granules très-fins, dans d'autres on remarque une apparence plus homogène; pour d'autres, enfin, on dirait qu'il existe dans leur intérieur un ou deux granules plus volumineux, ce qui pourrait bien être une illusion d'optique, vu qu'il y a de nombreux granules moléculaires dans la préparation microscopique, et que ces granules peuvent fort bien être vus au-dessous et à travers ces globules. Dans la masse tuberculeuse, ces derniers se trouvent réunis par une substance intermédiaire peu granuleuse, et on y reconnaît encore de bien nombreuses fibres pulmonaires dont on ne distingue plus cependant la structure aréolaire.

Nous sommes toujours plus frappé de l'idée que les globules tuberculeux ne sont probablement point autre chose que des globules (peut-être des noyaux cellulaires), qui n'atteignent point leur développement complet, parce que le blastème inter-globulaire se solidifie trop promptement. Cette observation enfin nous fournit une nouvelle preuve à l'appui de nos observations sur d'autres animaux, que le tubercule, chez les mammifères au moins, n'est pas plus un produit amorphe que chez l'homme.

§ XV. De la place que le tubercule occupe parmi les productions
morbides.

Après avoir décrit le tubercule dans ses diverses phases
de développement et dans les particularités qu'il offre suivant les organes dans lesquels il est déposé, nous arrivons
à la grande et importante question de savoir : quelle est la
place qu'occupe le tubercule parmi les divers produits pathologiques accidentels.

Il résulte de l'ensemble de la physiologie pathologique du
tubercule, qu'il constitue une maladie générale qui a sa
dernière source dans le sang lui-même ; et si sa préexistence
dans le sang est une hypothèse, elle devient cependant infiniment probable par un grand nombre de raisons, quoique
ni l'examen chimique ni l'analyse microscopique ne l'aient
prouvé jusqu'à présent. D'après les beaux travaux de
MM. Andral et Gavarret, nous savons que dès le début de la
maladie et souvent même avant qu'elle soit localisée, le sang
des tuberculeux est plus pauvre en globules qu'à l'état normal et que nous rencontrons souvent une véritable anémie
comme précurseur de la tuberculisation. Cette faiblesse générale et l'altération de l'ensemble de la santé, ainsi que
son hérédité et son apparition simultanée sur divers points
de l'organisme, éloignés les uns des autres, sont de puissants arguments en faveur de la préexistence du tubercule
dans le sang. Nous sommes du reste loin d'être étonnés que
le microscope ne découvre pas la matière tuberculeuse d'une
manière directe dans le sang, parce que c'est une des qualités générales de ce liquide de tenir en dissolution les divers
éléments morbides.

Le pus seul paraîtrait au premier abord faire exception,
puisqu'on rencontre quelquefois ses globules dans le torrent
de la circulation ; mais dans ces cas il n'y est que mécaniquement mêlé. Excrétés par les vaisseaux capillaires nourriciers
de la veine, les globules purulents sont déposés sur sa paroi

interne, et c'est ainsi qu'ils se trouvent dans le sang. Du reste, ils s'y dissolvent au bout de quelque temps, comme nos expériences sur la résorption purulente nous l'ont suffisamment prouvé. D'un autre côté le tubercule ne pourrait pas être excrété d'une manière directe à travers les vaisseaux capillaires, s'il ne se trouvait pas dans le sang à l'état de dissolution. Nous avons mentionné un cas de tubercules trouvés entre les parois d'une artère, et nous avions d'abord cru qu'il s'agissait d'une transformation directe du sang en matière tuberculeuse ; mais, après avoir étudié les maladies des artères d'une manière plus appronfondie, il nous a paru bien plus probable que cette matière tuberculeuse provenait d'une excrétion capillaire des petits vaisseaux qui se ramifiaient entre les parois de cette artère, et que ce fait n'offrait par conséquent rien d'exceptionnel. En un mot, tout se réunit pour faire admettre la préexistence du tubercule dans le sang, antérieure à sa localisation.

On a souvent débattu la question du siége des tubercules. On aura pu se convaincre, en lisant notre travail, qu'il n'y a rien de plus variable que leur siége, et nous sommes arrivés à la conclusion que le tubercule, sortant du torrent de la circulation par transsudation à travers les parois des vaisseaux capillaires, se trouve partout déposé autour des vaisseaux. Nulle part cela ne se voit mieux que dans les granulations grises des membranes séreuses et surtout dans celles de la pie-mère. Dans les poumons le tubercule se trouve par la même raison tantôt dans les mailles du tissu cellulaire, tantôt dans les vésicules ou dans les dernières ramifications bronchiques, quoique de préférence dans les aréoles du tissu pulmonaire, ce qui est facile à démontrer par la dissection. Leur dépôt plus fréquent dans ces aréoles s'explique par la résistance bien moins grande que rencontre l'excrétion tuberculeuse dans le tissu aréolaire des poumons que dans les vésicules et les petites bronches. Dans les glandes lymphatiques on trouve par la même raison le tubercule déposé au milieu du parenchyme de ces ganglions, vu que ceux-ci sont traversés en tout sens par des vaisseaux. En général le siége des tubercules est donc le proche voisinage des vaisseaux capillaires, et ordinairement la portion de celui-ci qui offre le moins de densité et le moins de résistance.

Quant à la forme sous laquelle le tubercule est déposé, nous pensons qu'il est d'abord excrété liquide sous forme de blastème tuberculeux. Bientôt ce liquide se sépare en globules propres aux tubercules, en granules moléculaires et en matière hyaline intermédiaire, le tout formant un ensemble solide à cause de l'étroite juxtaposition des globules et l'état promptement coagulé et ferme de la substance inter-globulaire. Lorsque cette dernière se trouve en quantité prépondérante et que de plus les globules tuberculeux sont séparés par les fibres encore intactes de l'organe affecté, il se forme la granulation grise demi-transparente. Lorsqu'au contraire les globules prédominent et se trouvent d'emblée très-rapprochés, nous voyons comme forme primitive le tubercule jaune miliaire. Lorsque les divers points d'excrétion tuberculeuse sont très-rapprochés les uns des autres, nous avons affaire à l'infiltration tuberculeuse.

Nous savons que les tubercules peuvent acquérir un volume considérable, mais ils ne croissent nullement comme la plupart des autres tissus accidentels par une nutrition vasculaire. Ils augmentent de volume par l'excrétion successive de matière tuberculeuse autour des points dans lesquels elle a été primitivement déposée; de même que les épanchements fibrino-purulents successifs, dans la pleurésie et dans le croup, ne constituent pas une nutrition du liquide primitivement épanché, de même aussi les dépôts successifs de matière tuberculeuse accroissent le volume des tubercules primitivement sécrétés, sans cependant leur fournir des matériaux nutritifs.

Le tubercule du reste ne contient point de vaisseaux qui lui soient propres. On rencontre quelquefois, il est vrai, dans les tubercules des vaisseaux; mais ceux-ci n'y sont renfermés qu'accidentellement. On peut dire qu'en thèse générale, il

nes'opère dans le tubercule ni une nutrition vasculaire, ni
un développement successif de génération de jeunes cellules
dans l'intérieur de cellules plus développées. Nous avons
vu au contraire que le globule tuberculeux ne pouvait subir
d'autres changements que ceux qui étaient l'effet de la décomposition. C'est par ce manque de vascularité et de nutrition régulière, que le tubercule se distingue essentiellement du cancer.

Dans sa marche, le tubercule subit des transformations
tout opposées à celles que l'on observe dans le pus. Ce
dernier est sécrété liquide et reste dans cet état pendant bien
longtemps, et s'il n'est pas rejeté au dehors, il devient
concret et de plus en plus solide. Le tubercule, au contraire,
solide au début de son développement, a de la tendance au
ramollissement et à la liquéfaction. Nous nous sommes élevé
plusieurs fois dans le courant de ce travail contre l'opinion
que le tubercule était le produit de l'inflammation, et que
son ramollissement était une espèce de suppuration. Le tubercule se distingue dès le principe des produits de l'inflammation par les caractères les plus tranchés. Ensuite, n'étant pas
vasculaire, il ne peut pas suppurer. Son ramollissement, lorsqu'il est pur et simple, n'est autre chose qu'une liquéfaction de la substance intermédiaire solide, et une désagrégation des globules tuberculeux qui, en s'imbibant de
liquide, se gonflent avant de passer à l'état de diffluence
granuleuse. Mais le pus que l'on y trouve accidentellement
ne provient que des parties voisines irritées par la présence
du tubercule. Il est vrai que le pus, ainsi sécrété autour du
tubercule, accélère considérablement sa décomposition.

Cette manière de voir se trouve parfaitement confirmée
par l'analyse chimique du sang dans les affections tuberculeuses et cancéreuses, et nous trouvons dans l'*Hématologie pathologique* de M. Andral [1], le passage suivant, qui
exprime d'une manière nette et précise la confirmation du

---

[1] *Op. citat.*, p. 166.

résultat de nos recherches par un autre genre d'examen :
« Tant que le tubercule et le cancer se montrent sous forme
« de masses encore dures, sans signe d'état phlegmasique
« autour d'eux, le sang présente constamment à l'analyse
« sa quantité normale de fibrine ; mais à mesure que ces
« masses dures se ramollissent, et qu'un travail d'élimi-
« nation, semblable par ses caractères au travail phlegma-
« sique, s'établit autour d'elles, le sang se charge d'une
« quantité plus ou moins grande de fibrine ; de telle sorte
« que la formation en excès de ce principe ne dépend pas
« du développement du produit accidentel, mais bien de
« l'inflammation qui vient se joindre à lui à une certaine
« période de son existence ; c'est là une nouvelle preuve à
« ajouter à beaucoup d'autres. qui démontre que le travail
« qui crée les différents produits accidentels, comme tu-
« bercule, cancer, mélanose, hydatide, etc., n'est pas de
« même nature que celui qui fait l'inflammation. »

Quant à la nature physiologique du tubercule crétacé,
nous avons vu qu'une partie de la matière tuberculeuse y
était résorbée, et que le reste persistait à l'état presque
amorphe, mêlé de granules minéraux et quelquefois de
cristaux de cholestérine.

Nous avons vu également que le tubercule, en suivant sa
marche destructive, finissait par présenter ses globules à
l'état de diffluence et à exciter tout autour de lui une inflammation ulcérative de plus en plus étendue, devenant mortelle par la perte de sucs et de substance, et par l'absorption d'éléments de décomposition dans la masse du sang
auxquels se joint, lorsque les poumons sont le siége de la
tuberculisation, l'impossibilité de la transformation continuelle du sang, indispensable à l'entretien de la vie.

RÉSUMÉ GÉNÉRAL.

Après avoir analysé tous les détails de nos recherches sur l'inflammation et la tuberculisation, nous allons terminer ce volume par les conclusions générales qui en résultent, et qui résument d'une manière aphoristique ce que nous avons exposé plus haut avec détails et en appuyant sur des preuves tout ce que nous avons avancé.

CONCLUSIONS SUR L'INFLAMMATION EN GÉNÉRAL ET SUR CELLE DES DIVERS ORGANES.

De l'inflammation en général.

1° Pour arriver à des notions exactes sur le mécanisme de l'inflammation, les expériences sur les animaux vivants sont indispensables ; mais leur valeur, quoique réelle, n'est que secondaire en comparaison de l'étude exacte et nécroptique de toutes les phases et de tous les produits de l'inflammation chez l'homme.

2° Les parties les plus convenables pour l'étude expérimentale de l'inflammation sont le pied et surtout la langue de la grenouille, ainsi que la queue de la larve des batraciens. Mais ces expériences ne peuvent démontrer que le jeu de la circulation et ses altérations primaires, telles que la gêne, l'oscillation et la stase du sang dans les capillaires. On ne peut guère tirer parti de ce genre d'expérimentation pour l'étude de l'exsudation et de la suppuration.

3° C'est la circulation capillaire qui montre les premiers effets de l'inflammation. Elle est d'abord accélérée, et le calibre des vaisseaux capillaires est rétréci, mais bientôt elle se ralentit, et il survient une dilatation des capillaires accompagnée d'une coloration plus intense. Après ces changements de vitesse, la circulation s'arrête, les globules du sang s'accumulent dans les vaisseaux, le sérum qui les entoure se coagule.

4° Un des premiers effets de la stase capillaire dans l'inflammation est l'exsudation d'un sérum qui tient en suspension de la matière colorante du sang.

5° Si la circulation peut se rétablir dans un certain nombre de vaisseaux capillaires, cependant en général l'inflammation en met un assez grand nombre hors d'état de jamais pouvoir servir à la circulation.

6° Si dans les parties transparentes de divers animaux on peut saisir le premier moment de l'inflammation, savoir l'accélération du cours du sang et le rétrécissement des vaisseaux, on ne peut pas en faire autant pour l'homme, car ici l'étude physique des altérations produites dans la circulation ne commence à être appréciable à la vue qu'à la période de la dilatation des capillaires et de la stase, avec coagulation de leur contenu.

7° Chez l'homme, l'injection capillaire inflammatoire offre principalement deux formes, celle de réseaux étendus et celle de nombreux points injectés circonscrits : l'injection réticulaire et l'injection papilliforme.

8° Le calibre moyen des vaisseaux que l'on observe dans l'inflammation chez l'homme, varie entre $0^{mm},02$ et $0^{mm},025$, ce qui prouve évidemment leur dilatation. Dans des cas rares on en rencontre qui dépassent à peine $0^{mm},01$. L'intérieur de ces vaisseaux est rempli d'un plasma fibro-albumineux et globuleux, coagulé et d'un rouge écarlate dans les inflammations franches, plus foncé et souvent liquide dans celles qui sont liées à un travail de décomposition du sang ; jamais nous n'avons rencontré dans l'intérieur des capillaires ni globules du pus, ni globules granuleux.

9° La rougeur générale qui accompagne l'inflammation provient de l'effusion et de la transsudation du sérum, qui tient en suspension de la matière colorante du sang.

10° Un des effets les plus fréquents et les plus immédiats de l'inflammation est la rupture d'un certain nombre de vaisseaux capillaires. Par ces petites hémorrhagies de nombreux globules du sang s'épanchent dans le parenchyme, ou sont versés à la surface des parties enflammées. Ces globules du sang ne montrent aucune altération spécifique et on ne peut pas regarder comme telle l'aspect crénelé qu'on leur reconnaît souvent à l'état le plus normal dès qu'ils sont sortis du torrent de la circulation.

11° Les globules du sang peuvent, en se dissolvant, fournir les matériaux de diverses espèces d'épanchements, mais jamais ils ne se transforment directement en aucune autre espèce de globules pathologiques.

12° Du reste, l'étude microscopique du sang dans les diverses maladies a été faite jusqu'à présent d'une manière si incomplète, qu'elle constitue un véritable desideratum dans la science.

13° La formation de nouveaux vaisseaux est un des phénomènes les plus constants de l'inflammation. Elle a toujours lieu d'une manière centrifuge, c'est-à-dire que les nouveaux vaisseaux ne peuvent provenir que de ceux qui existent déjà, et nous regardons comme erronée l'opinion suivant laquelle des vaisseaux se formeraient d'une manière tout à fait indépendante dans les produits morbides et ne s'aboucheraient que plus tard avec les vaisseaux de la circulation générale.

14° Comme l'inflammation oblitère définitivement un certain nombre de capillaires, les organes enflammés s'atrophieraient s'il ne s'établissait pas une circulation collatérale et suplémentaire. Or, celle-ci se forme de deux manières différentes : a, des vaisseaux très-fins qui à l'état normal ne permettent pas la circulation des globules sanguins, se dilatent et deviennent de vrais vaisseaux capillaires ; b, de nombreux arcs vasculaires nouveaux se forment et établissent des communications entre les plus fines divisions du système artériel et veineux dans la partie enflammée.

15° La stase de la circulation a pour effet constant l'exsudation. Celle-ci d'abord simplement séreuse et rougeâtre, devient bientôt le blastème de diverses formations globulaires dont celle qui caractérise un degré de l'inflammation moins grave est la formation de globules granuleux, qui ont de 0^{mm},015 à 0^{mm}, 03. Ils sont sphériques et remplis de granules, et nous serions assez porté à supposer qu'ils sont de nature graisseuse. Dans l'intérieur de ces globules on voit souvent un noyau.

16° Le liquide exsudé renferme toujours une quantité notable de fibrine. Lorsque celle-ci en constitue le principal élément, elle colle ensemble les parties lésées et constitue ainsi la guérison des plaies par première intention que nous avons observée quelquefois dans les plaies par armes à feu.

17° La fibrine coagulée forme le principal élément des fausses membranes qui renferment en outre beaucoup de globules du pus. Leurs parties liquides sont peu à peu résorbées, et elles finissent par ne constituer que des expansions de tissu cellulaire. Les vaisseaux que l'on y observe ne s'y forment jamais d'une manière indépendante, mais proviennent toujours des parties voisines.

18° Les membranes pyogéniques qui revêtent les parties ulcérées et les fistules, ou qui forment des kystes clos de tous côtés, ne sont autre chose que des expansions membraneuses et vascularisées de fibrine coagulée; plus tard il s'y développe du tissu fibreux par transformation fibro-plastique.

19° Lorsque les fausses membranes deviennent très-denses et qu'un développement considérable du tissu fibro-cellulaire qui les entoure leur donne un aspect blanc et lactescent, elles subissent ce qu'on a appelé la transformation cartilagineuse, manière vicieuse de parler, puisque les vrais éléments, les globules du cartilage, ne s'y trouvent pas.

20° Les fausses membranes ne s'ossifient jamais, et ce qu'on a décrit comme ossification des fausses membranes n'est qu'un dépôt de matière minérale entre leurs fibres.

21° Il se développe quelquefois dans les produits de l'exsudation une matière transparente, gélatiniforme et tremblottante qui ressemble beaucoup à ce qu'on a décrit comme tissu colloïde. Outre la matière transparente, le microscope nous y a montré des fibres, des globules, des granules et des petits globules granuleux.

22° La stase capillaire de l'inflammation arrivée à un certain degré d'intensité a pour effet la formation du pus.

23° Les éléments du pus sortent du torrent de la circulation dissous et dans un état parfaitement liquide ; ce n'est qu'après leur sortie des vaisseaux que les divers éléments du blastème du pus se séparent. Ce sont principalement des coagulations de fibrine, des matières grasses, un sérum albumineux, renfermant des sels, et des globules du pus.

24° Ces derniers ont en moyenne $0^{mm},01$, ils sont sphériques, grenus à leur surface et renferment dans leur intérieur un à trois noyaux, quelquefois davantage. La dimension des noyaux varie entre $0^{mm},0025$ et $0^{mm},005$; ces noyaux renferment quelquefois un nucléole. L'acide acétique les rend plus visibles.

25° On rencontre assez souvent dans le pus une espèce de globules que nous appelons globules pyoïdes et qui diffèrent de ceux du pus en ce qu'ils ne contiennent pas de noyaux, mais seulement, dans une substance inter-granuleuse, des granules transparents au centre.

26° Les corps vibrioïdes que l'on rencontre souvent dans le pus n'ont rien de spécifique et peuvent se trouver dans les espèces de pus les plus diverses.

27° Le pus offre en général les mêmes caractères dans les affections les plus diverses. C'est ainsi que le pus syphilitique ne diffère pas au microscope du pus phlegmoneux.

28° Cependant l'étude microscopique du pus peut quelquefois éclairer le diagnostic, parce qu'on y rencontre souvent mêlés avec lui d'autres éléments normaux ou mor-

bides. C'est ainsi qu'on peut rencontrer dans le pus de la
carie vertébrale des parcelles minérales ; dans celui des
abcès tuberculeux, des grumaux de matière tuberculeuse; et
dans le pus des ulcères cancéreux les globules propres au
cancer.

29° Le pus est plus souvent neutre qu'alcalin; ses globules paraissent être de composition fibro-albumineuse ; ses
noyaux offrent une réaction chimique différente de celle de
l'enveloppe ; sa densité varie entre 1,027 et un 1,0409 ;
sur 100 parties, il contient 85 à 90 d'eau, et 10 à 15 de
parties solides ; ces dernières renferment principalement
de la fibrine, de l'albumine, des matières grasses, surtout
de la cholestérine, des sels de chaux, de magnésie, et de
soude, et des traces de fer.

30° Le pus contient plus d'eau que le sang ; il contient
aussi plus de fibrine, d'albumine et d'éléments gras que
le sérum du sang.

31° Les globules du pus se forment de toutes pièces; ils
sont très-petits d'abord, mais montrent de très-bonne heure
leurs noyaux internes. Nous n'avons pas pu observer la pré-
formation des noyaux, autour desquels les enveloppes ne se
formeraient que plus tard.

32° Le pus ne peut pas se former sans stase capillaire et
sans inflammation préalable, mais il faut convenir que les
phénomènes locaux de l'inflammation peuvent dépendre
d'un état du sang bien différent de celui qu'on observe
dans les phlegmasies franches.

33° Les produits de l'expectoration ne constituent, dans
la majorité des cas, qu'une forme d'exsudation purulente,
mêlée aux produits de sécrétion normale des membranes
muqueuses de la bouche, de l'arrière-gorge et des organes
de la respiration ; ils renferment souvent divers éléments
du sang.

34° Le mucus constitue la base des produits de l'expectoration; il contient du pus dès qu'il y a la moindre irritation dans ces membranes muqueuses.

35° Ce que l'on a décrit comme globules du mucus n'est autre chose que des globules du pus avec lesquels on a aussi confondu quelquefois des jeunes cellules épithéliales.

36° On comprend d'après cela que les diverses docimasies proposées pour distinguer dans l'expectoration le pus du mucus, ne sont que des inventions chimériques.

37° Dans les inflammations intenses des bronches, le mucus existe en bien moins forte proportion que le pus ; le mucus prédomine de nouveau à mesure que le pus diminue et que l'inflammation perd son intensité.

38° L'épithélium existe toujours en forte proportion dans les produits de l'expectoration. Les grandes lamelles que l'on y trouve proviennent de la bouche. L'épithélium allongé et cylindrique vient de l'arrière - bouche, du larynx et de la trachée. L'épithélium vibratil vient de la muqueuse nasale ou des bronches. L'épithélium pavimenteux à globules arrondis et petits, ainsi que les diverses formes intermédiaires d'épithélium, proviennent principalement des bronches ; toutefois, ces règles ne sont pas constantes, mais on peut espérer que l'étude bien exacte de l'épithélium de toutes les diverses parties des membranes muqueuses de la bouche, du nez, de la gorge, du larynx, de la trachée-artère, des bronches volumineuses et des bronches capillaires, nous mettra un jour en état de déterminer dans quelles parties les divers produits expectorés ont été sécrétés.

39° La salive se trouve quelquefois en très-grande quantité dans les crachats et y forme comme une espèce de sérum.

40° La présence à peu près constante du pus, même dans les irritations les plus légères de la membrane muqueuse laryngo - bronchique, prouve jusqu'à l'évidence que les catarrhes sont de véritables inflammations suppuratives ; l'intensité moins grande des symptômes phlegmasiques qu'ils présentent, s'explique par l'absence de tout étranglement, le produit de la suppuration étant versé sur une surface libre, et étant mêlé à un liquide émollient, pour ainsi dire, c'est-à-dire au mucus.

41° On rencontre souvent dans les produits de l'expectoration des flocons pseudo-membraneux finement grenus, renfermant de la fibrine, des granules et des globules du pus.

42° Les fibres pulmonaires ne s'y trouvent que lorsqu'il existe un ulcère pulmonaire, une caverne tuberculeuse.

43° Les éléments du sang se trouvent souvent dans les crachats sous forme globulaire, et cela par suite d'une rupture capillaire; des grumeaux irréguliers de sang ne s'y rencontrent que lorsqu'il existe un état de décomposition dans tout le sang. Les coagulations fibrineuses s'y montrent principalement lorsqu'il y a eu rupture d'un vaisseau plus volumineux.

44° On rencontre enfin, dans les crachats, des grands globules granuleux, des vésicules graisseuses, des cristaux, des matières minérales amorphes, des vibrions, et dans quelques cas rares, des membranes d'hydatides.

45° L'inflammation aiguë et surtout l'inflammation chronique, est souvent accompagnée d'une sécrétion de globules fibro-plastiques de $0^{mm},01$ à $0^{mm},015$, très-pâles, renfermant un noyau de $0^{mm},0075$, à contours très-marqués, qui contient dans son intérieur un à deux nucléoles. Ces globules fibroplastiques peuvent se transformer en fibres et constituer un tissu organisé d'exsudation qui, étant ordinairement assez vasculaire, revêt le trajet des fistules, des ulcères soit des os, soit des parties molles, et s'oppose ainsi à la cicatrisation, en fournissant, par ses vaisseaux, une suppuration habituelle. Ce tissu peut de plus fournir des éléments d'hypertrophie, et constituer des tumeurs susceptibles de devenir très-volumineuses.

46° Ce tissu ne disparaît guère spontanément; il ne guérit que par la compression, la cautérisation ou l'extirpation. Les globules fibro-plastiques sont ce que quelques auteurs allemands ont appelé les cellules primaires.

47° Les bourgeons charnus qui constituent les granulations des plaies, sont composés d'anses vasculaires et d'une substance inter-vasculaire, formée par de la fibrine coagulée et des globules de pus. Les vaisseaux sécrètent continuellement une substance fibrineuse dont la partie purement liquide disparaît, tandis que l'autre, par sa transformation, donne naissance à cette substance inter-vasculaire. A mesure que les granulations arrivent aux parties saines, la substance intermédiaire se condense, et les vaisseaux diminuent et finissent par disparaître. L'épiderme alors recouvre la surface de la cicatrice, qui est en grande partie composée de fibrine condensée renfermant des globules du pus comprimés et diffluents.

48° La guérison des plaies n'offre donc aucun fait exceptionnel, et suit en tout la marche des inflammations exsudatives.

49° La régénération des parties lésées, des os, par exemple, résulte d'un travail à la fois inflammatoire et nutritif; et la reproduction des tissus suit le même mode de formation que leur développement embryonal primitif.

50° L'ulcération et la gangrène reconnaissent pour cause immédiate une oblitération vasculaire plus ou moins étendue.

51° L'ulcération peut avoir lieu sans suppuration, de même que le pus peut être sécrété sans ulcération; ce qui a lieu, par exemple, sur plusieurs membranes muqueuses.

52° Si l'ulcération, dans un certain nombre de cas, est la conséquence d'une nutrition incomplète ou d'une oblitération des vaisseaux capillaires, elle est aussi souvent occasionnée par une irritation spécifique qui se localise par contact, comme dans la syphilis, ou qui reste sous l'influence d'une diathèse générale, comme dans les maladies scrofuleuses et tuberculeuses.

53° Dans la gangrène, les éléments du sang contenus dans les vaisseaux capillaires de la partie affectée se décomposent d'abord, puis ensuite le tissu cellulaire; enfin le tissu musculaire, les os et les tendons. Dans un grand nombre de cas, les parties gangréneuses sont recouvertes ou infiltrées de beaucoup de cristaux.

De l'inflammation dans les divers organes.

54° L'inflammation cérébrale commence par une hyper-émie suivie de stase ; de grands globules granuleux sont ensuite déposés entre les fibres cérébrales ; ces dernières bientôt deviennent diffluentes et se désagrègent en granules ; plus tard l'exsudation granuleuse est remplacée par celle du pus. Tous ces divers éléments se rencontrent dans le ramollissement cérébral de nature inflammatoire.

55° Le cerveau peut devenir le siége d'abcès enkystés aussi bien que la cavité de la plèvre et que celle du péritoine. L'enveloppe de ces abcès est constituée par une membrane pyogénique dense, fibrineuse et vasculaire.

56° Dans la pneumonie, l'hépatisation rouge montre, soit dans le tissu inter-vésiculaire, soit dans les vésicules pulmonaires une infiltration de globules granuleux, d'un sérum rougeâtre et de globules sanguins provenant de la rupture de nombreux vaisseaux capillaires.

57° Les crachats rouillés de la pneumonie doivent également leur couleur à la présence de globules sanguins, mêlés à du mucus qui renferme de l'épithélium et du pus en petite quantité.

58° L'hépatisation grise consiste en une infiltration purulente générale ; mais il y a une espèce d'hépatisation d'un jaune rosé, moins promptement mortelle, dans laquelle le tissu pulmonaire est infiltré de globules pyoïdes, d'éléments fibrineux et fibro-plastiques.

59° La carnification du poumon n'est autre chose qu'une hépatisation rouge prolongée, dans laquelle les parties les plus liquides de l'épanchement inflammatoire ont été résorbées.

60° L'induration grise du poumon, quelquefois consécutive à l'inflammation chronique, offre surtout des éléments fibrineux et fibreux dans les mailles du tissu cellulaire pulmonaire, avec une assez forte sécrétion de pigment noir.

61° Ces diverses altérations sont les mêmes dans la pneumonie vésiculaire, lobulaire et lobaire.

62° Il faut distinguer soigneusement la néphrite phlegmoneuse de la néphrite albumineuse. Dans l'une, le sang montre l'augmentation de la fibrine propre aux inflammations; dans l'autre, on trouve, au contraire, une soustraction de l'albumine du sang.

63° La néphrite purulente, montrant des abcès multiples, dépend souvent d'une phlébite, et donne lieu aux symptômes typhoïdes qui surviennent dans le courant de quelques affections des organes génito-urinaires.

64° Au commencement de la néphrite albumineuse, on rencontre dans les urines beaucoup de globules du sang, ce qui indiquerait qu'il y a dans les reins rupture de nombreux capillaires.

65° Les granulations de Bright présentent comme éléments microscopiques des granules moléculaires et des globules agminés, qui ont en moyenne $0^{mm},025$; quelquefois on y trouve des vésicules graisseuses.

66° Les granulations de Bright ont leur siége, tantôt dans les corpuscules de Malpighi, tantôt dans les canaux urinifères, tantôt enfin dans la substance interstitielle, entre les vaisseaux et les divers éléments sécréteurs des urines.

67° L'inflammation idiopathique aiguë de la glande thyroïde est une affection rare, mais ordinairement mortelle, lorsqu'elle ne se termine pas par la formation d'un abcès qui s'ouvre au dehors.

68° Les diverses formes d'engorgement de la glande thyroïde que l'on appelle *goître*, se réduisent aux trois catégories suivantes : *a,* une simple hypertrophie générale ou partielle du parenchyme de la glande, qui présente alors quelquefois au microscope une structure lobulée, tubaire et acineuse, qui probablement n'existe à l'état normal que d'une

manière rudimentaire; *b*, une ou plusieurs aréoles fibro-cellulaires de la glande se condensent pour former des kystes, dans
l'intérieur desquels peuvent s'accumuler diverses espèces de
liquides séreux ou sanguinolents ; le sang y reste souvent
liquide pendant longtemps ; les parois de ces kystes peuvent
se condenser et passer successivement à l'état fibreux, fibro-
chondroïde et fibro-ostéoïde, ou s'infiltrer de matières minérales et donner lieu alors aux plaques d'apparence osseuse
que le palper y fait souvent découvrir ; *c*, une troisième catégorie est constituée par le dépôt de matière tuberculeuse
ou cancéreuse dans le tissu du corps thyroïde.

69° Nous pouvons affirmer de la manière la plus positive
que le goître est une affection purement locale, endémique
dans les pays de montagnes, mais parfaitement indépendante
et des maladies scrofuleuses et du crétinisme.

70° L'inflammation des méninges, lorsqu'elle n'est pas
tuberculeuse, a de préférence son siége dans l'arachnoïde ;
lorsqu'elle est tuberculeuse, c'est dans la pie-mère qu'on la
rencontre surtout. L'inflammation franche s'y termine ordinairement par un épanchement fibrino-purulent avec
prédominance bien manifeste de pus et de ses globules. On
y rencontre des fausses membranes, beaucoup de globules
de pus, des globules pyoïdes, des globules granuleux et des
globules graisseux. La sérosité louche et trouble, que l'on
trouve souvent en cas pareil dans les ventricules, renferme quelquefois des globules de pus, sans qu'elle offre à
l'œil nu un aspect purulent.

71° Le pus concrété entre les méninges prend parfois
l'aspect de l'infiltration tuberculeuse ; le microscope cependant peut ordinairement établir le diagnostic.

72° Les corpuscules que l'on a désignés sous le nom de
glandes de Pachioni ne sont que des granulations fibreuses.

73° Dans la péricardite, les matières d'épanchement sont
fortement fibrineuses et plus rarement purulentes. Au commencement, les fausses membranes y paraissent comme mou-
lées sur le trajet des vaisseaux. On y trouve de la fibrine

stratifiée, de grands globules granuleux, des feuillets ponctués et irréguliers, et quelquefois des globules de pus.

74° Les vaisseaux de ces fausses membranes proviennent
en entier de la surface du cœur, et c'est ici qu'on peut le
mieux se convaincre que les fausses membranes ne contiennent pas de vaisseaux qui s'y soient formés de toutes pièces
et d'une manière indépendante.

75° Les adhérences entre le péricarde et le cœur, à la suite
de la péricardite, sont ordinairement générales. Dans un cas
d'adhérence partielle, nous avons trouvé la substance cor-
respondante du cœur atrophiée et infiltrée de cholestérine.

76° Les produits d'exsudation de l'endocarde ont la plus
grande analogie avec ceux du péricarde. Une fois, nous y
avons rencontré de nombreux petits kystes purulents.

77° Les végétations des valvules, consécutives à l'inflammation, ont la plus grande analogie de structure avec les
papilles d'exsudation, qui, dans la péricardite, constituent
le *cor villosum*.

78° Les adhérences d'apparence cellulaire que l'on rencontre dans la plèvre et dans le péritoine à la suite de leur
inflammation, ne doivent leur origine qu'à de la fibrine condensée et réduite au minimum de son volume ; il en est de
même des feuillets celluleux et vasculaires qui, à la suite de
la pleurésie, recouvrent la surface des poumons.

79° La plèvre enflammée devient souvent le siége d'une
hypertrophie fibreuse ; quelquefois elle prend un aspect
cartilagineux ou ossifié. Le microscope cependant y montre
l'absence d'éléments propres au cartilage ou aux os. Parfois on rencontre dans la pleurésie chronique une matière
gélatineuse, comme colloïde.

80° Le kyste qui entoure les matières d'épanchement dans
l'empyème enkysté offre tout à fait la structure des membranes pyogéniques.

81° Les matières d'épanchement dans la péritonite montrent en général plutôt des globules pyoïdes que des globules du pus; ces derniers, lorsqu'ils s'y rencontrent, sont

plus petits qu'à l'ordinaire, et montrent une tendance à la diffluence granuleuse.

82° Les matières d'épanchement péritonéal renferment quelquefois des cristaux. Elles peuvent offrir une odeur de matières fécales, sans qu'il y ait pour cela perforation intestinale.

83° On rencontre aussi bien dans le péritoine l'empyème enkysté, que dans la plèvre ou dans le cerveau. Nous l'avons vu une fois se former entre le foie et le diaphragme, et refouler celui-ci, ainsi que le poumon correspondant, au point d'offrir au premier abord l'apparence d'un empyème de la plèvre.

84° La péritonite chronique montre quelquefois une matière gélatineuse très-abondante qui peut remplir la majeure partie de la cavité du péritoine.

85° Dans l'inflammation des membranes séreuses, leur structure subit ordinairement des altérations notables. Leurs fibres sont d'abord écartées par une infiltration granuleuse et purulente, et elles peuvent ensuite être détruites sur une certaine étendue.

86° Dans la diphthérite et dans le croup, les produits de l'exsudation sont muco-purulents, lorsque l'inflammation n'est pas très-intense; ils sont au contraire fibrino-purulents lorsqu'elle est plus grave, et la fausse membrane croupale est essentiellement composée de globules purulents et pyoïdes pris comme dans une gelée fibrineuse; elle n'est, par conséquent, pas amorphe, comme on a prétendu. Dans quelques cas ces fausses membranes peuvent même renfermer une quantité assez notable d'éléments fibro-plastiques.

87° Dans la bronchite, l'intensité de l'inflammation marche de front avec la prédominance du pus, avec la quantité du pus dans les crachats. Dans la convalescence le pus disparaît peu à peu, et il y a alors souvent tellement d'épithélium dans les produits de l'expectoration, que l'on pourrait croire que la membrane muqueuse subit une desquamation comme celle qu'on observe à la peau, après les exanthèmes aigus.

88° Dans l'emphysème pulmonaire les vésicules du poumon se dilatent, se rapprochent et finissent par se réunir en petites cavités anfractueuses. La perte d'élasticité de leurs parois nous paraît en constituer la dernière cause, qu'il ne faut chercher ni dans un travail d'hypertrophie des vésicules, ni dans leur atrophie.

89° Dans l'entérite le microscope montre, outre l'injection vasculaire, les éléments de la muqueuse et de l'épithélium réduits à l'état de détritus granuleux. C'est ainsi que se forment les ulcérations qui, excepté dans la dysenterie, ne sont ordinairement pas accompagnées de suppuration.

90° Dans la fièvre typhoïde, les vaisseaux hyperémiés de l'intestin grêle renferment souvent un sang brun et diffluent. Les masses jaunâtres exsudées ne contiennent ni pus ni globules granuleux, mais simplement des granules moléculaires et de très-petits globules. Les villosités intestinales se rencontrent en quantité considérable dans les évacuations alvines de la fièvre typhoïde. Quoi qu'on en ait dit, les cristaux s'y trouvent plus constamment et en plus grande quantité que dans les autres affections des intestins.

91° La cicatrisation des ulcères typhoïdes se fait de la même manière que celle de toutes les autres pertes de substance. Les éléments glandulaires ne s'y reproduisent pas, et les cicatrices restent pendant un certain temps avant de se recouvrir d'épithélium.

92° La dysenterie montre les signes locaux les plus tranchés de l'inflammation, quoique sa dernière cause réside dans un miasme particulier. De très-bonne heure, on rencontre dans les selles dysentériques de nombreux globules sanguins et beaucoup de globules du pus. Il est impossible que ces globules sanguins y parviennent par simple transsudation, ils ne peuvent s'y trouver qu'à la suite de la rupture de beaucoup de vaisseaux capillaires.

93° On trouve de plus dans les selles de la dysenterie du mucus, de l'épithélium, des globules granuleux, des cristaux des vibrions, et une grande quantité de détritus de la membrane muqueuse malade.

94° Pendant la période la plus intense de la dysenterie, on ne trouve point les éléments de la bile dans les selles. Dès que la convalescence s'établit, la bile y reparaît, et le microscope en démontre les éléments déjà avant qu'ils soient appréciables à l'œil nu. La cicatrisation fibro-cellulaire des ulcères dysentériques ne se fait que lentement. Ces cicatrices peuvent de plus donner lieu par la suite à des ulcères profonds et étendus, qui peuvent être pris alors pour des ulcères cancéreux.

95° Quant au miasme qui produit la dysenterie, il faut avouer notre complète ignorance sur sa nature, de même que sur celle des miasmes en général.

96° Lorsqu'au commencement d'une épidémie de dysenterie, on est dans le doute sur son caractère dominant, et par conséquent dans le doute sur le traitement à employer, une médication antiphlogistique modérée est préférable aux autres méthodes et surtout à l'emploi des évacuants.

97° Les affections inflammatoires de la membrane muqueuse génito-urinaire ont aussi une tendance très-prononcée à la sécrétion purulente ; toutefois il faut avouer que le microscope est impuissant pour distinguer l'uréthrite et la vaginite simplement inflammatoire de celle qu'on appelle syphilitique.

98° Quant à la quantité proportionnelle du pus et du mucus mêlé avec de l'épithélium que leurs produits sécrétés contiennent, ces membranes muqueuses sont sous l'influence des mêmes lois que la muqueuse des organes de la respiration.

99° Les diverses formes des maladies de la peau, tout en pouvant dépendre d'une cause miasmatique ou d'une altération particulière du sang, montrent partout d'une manière évidente comme phénomènes locaux, ceux de l'inflammation. Les dermatites érythémateuse, vésiculeuse, pustuleuse, furonculeuse, papillaire, etc., ne diffèrent que par

le siége plus ou moins superficiel ou profond de la phlegmasie dans les divers éléments de la peau.

100° La dermatite, analogue aux inflammations des membranes muqueuses, a une tendance bien prononcée à la
formation du pus, et à l'augmentation de la sécrétion épidermique. Les diverses formes de croûtes ne sont autre chose
que le mélange du pus et de l'épiderme en proportions
diverses.

101° Sur la peau l'action de l'air et l'absence du mucus
favorisent la formation des croûtes; celles-ci, fort heureusement, ne peuvent pas se former aussi facilement sur les
membranes muqueuses, car en obstruant leur calibre, elles
auraient ici les conséquences les plus graves.

102° Que l'érysipèle dépende d'une cause externe ou
d'une cause interne, il offre toujours dans sa localisation
les phénomènes d'une inflammation, qui occupe à l'ordinaire les couches superficielles et les éléments glandulaires
de la peau, mais qui peut s'étendre en profondeur et devenir
ainsi phlegmoneuse, c'est-à-dire tendre à la suppuration.

103° Les dermatites se terminent quelquefois par la gangrène locale, par la formation spontanée de petites escarres
circonscrites et par leur élimination. Nous en avons observé
plusieurs exemples.

104° Sans vouloir être exclusif dans nos idées thérapeutiques, l'expérience nous a pourtant démontré qu'il ne faut
pas trop négliger le traitement antiphlogistique dans un
certain nombre d'affections chroniques de la peau. La saignée générale devient quelquefois nécessaire; nous avons
vu surtout de bons effets de l'application fréquente de ventouses scarifiées, des bains prolongés et des purgatifs drastiques; nous avons cependant rencontré un certain nombre
de cas dans lesquels les dépuratifs, les mercuriaux et les
arsenicaux ont seuls amené la guérison après que les antiphlogistiques avaient été employés sans succès; aussi nous
ne voulons insister que sur la nécessité de ne pas en négliger l'usage.

105° L'inflammation des os, souvent causée par une cause externe, dépend cependant, dans un grand nombre de cas, d'une diathèse constitutionnelle, et surtout de la diathèse scrofuleuse, dont nous avons donné une définition exacte dans la partie de cet ouvrage qui traite de la tuberculisation.

106° L'ostéite montre dans un certain nombre de cas de la disposition à la sécrétion osseuse accidentelle ; la substance osseuse se dépose sous forme de lamelles à la surface de l'os et autour des canaux particuliers de son tissu et comme feuillets stalactitiformes entre le périoste et l'os.

107° Dans la majorité des cas, l'ostéite a une tendance suppurative et ulcérative, avec développement fibro-plastique, qui forme des végétations autour des parties malades.

108° Le pus concret, renfermé dans les aréoles du tissu osseux, prend facilement l'aspect de la matière tuberculeuse. Le microscope peut ordinairement rendre compte de sa véritable nature.

109° L'ostéite se termine rarement par la simple formation d'abcès circonscrits. En général, elle tend plutôt à ulcérer les parties molles qui entourent l'os, et à établir ainsi des fistules qui s'ouvrent à la surface de la peau, ou qui forment sous cette dernière des collections purulentes abondantes connues sous le nom d'abcès par congestion.

110° Le pus des abcès provenant d'ostéite ulcéreuse, de carie, montre souvent des parcelles minérales amorphes, indices d'une exfoliation moléculaire continuelle.

111° La nécrose n'en diffère que par son étendue ; c'est une mortification partielle de l'os par suite de la cessation de toute communication vasculaire avec les parties environnantes.

112° Dans la nécrose, les lamelles osseuses disparaissent les premières, puis ensuite ce sont les canaux qui sont rongés peu à peu ou par de nombreux trous qui se forment à la fois dans leur substance. Les corpuscules propres aux os deviennent plus transparents, et perdent en partie leur contenu ainsi que leurs prolongements canaliculaires latéraux.

113°. La nécrose survient quelquefois très-promptement à la suite de violences externes; nous avons observé dans un cas une exfoliation de lamelles osseuses assez étendue, au bout de huit jours.

114° La carie vertébrale est dans l'immense majorité des cas une ostéite ulcéreuse non tuberculeuse, quoique elle se rencontre souvent chez des sujets portant d'ailleurs des tubercules dans d'autres organes.

115° L'inflammation des vertèbres se termine quelquefois par hypertrophie avec ankylose, sans donner lieu ni à l'ulcération ni à la formation du pus.

116° La gangrène de l'os est bien différente de la nécrose; on y rencontre bien quelquefois des séquestres détachés, mais ce qui la caractérise, c'est qu'on y trouve, en outre, une odeur infecte, une infiltration verdâtre ou d'un brun noirâtre et putride dans ses aréoles, et le tissu osseux lui-même ramolli et presque friable.

117° Les phénomènes locaux de l'ostéite montrent donc la marche et les terminaisons que l'on observe dans l'inflammation de tous les divers organes, et les particularités qu'elle offre ne dépendent que des caractères distinctifs de sa structure.

118° Les tumeurs blanches sont dans l'immense majorité des cas des inflammations chroniques, débutant ordinairement par la membrane synoviale, quelquefois par les parties osseuses de la jointure; comme l'ostéite ulcéreuse, les tumeurs blanches dépendent souvent d'un vice constitutionnel, très-souvent du vice scrofuleux.

119° Au début de la synovite, la membrane synoviale montre une injection tantôt générale, tantôt papillaire. Les sécrétions de la membrane enflammée sont fibrino-purulentes ou fibro-plastiques. Il n'est pas très-rare de rencontrer des ulcérations de la membrane synoviale accompagnées quelquefois d'usure des cartilages.

120° Les douleurs vives qui accompagnent les tumeurs blanches dépendent quelquefois de l'inflammation des nerfs qui entourent les jointures.

121° Le tissu lardacé que l'on rencontre dans les parties molles qui entourent les tumeurs blanches, est entièrement composé du tissu organisé de l'inflammation, du tissu fibro-plastique, qui constitue en même temps une espèce d'hypertrophie du tissu cellulaire.

122° L'inflammation des veines offre en tous points les mêmes caractères que l'inflammation de tous les autres tissus. On reconnaît distinctement entre les membranes qui forment leurs parois des réseaux de vaisseaux capillaires. Les épanchements fibrineux qui en sortent par exosmose capillaire peuvent constituer des caillots qui oblitèrent la veine ou se mêler avec du pus qui se trouve alors sous forme liquide, globulaire et pseudo-membraneuse dans l'intérieur du vaisseau malade.

123° C'est ce mélange du pus avec le sang qui agit sur ce dernier comme principe toxique.

124° La conséquence de cette action est de donner à toute la masse du sang une tendance pyogénique, ce qui nous rend compte de la formation d'un grand nombre de collections purulentes dans les divers organes.

125° La théorie, d'après laquelle les abcès métastatiques se formeraient par la difficulté que les globules du pus éprouveraient pour circuler dans les vaisseaux capillaires, est tout à fait erronée et contraire à la fois aux résultats de l'observation et à toutes les lois de la pathogénie.

126° Il ne peut pas y avoir de phlébite capillaire, puisqu'il n'y a point de veines capillaires, et que les vaisseaux capillaires constituent pour ainsi dire une communication neutre entre le système veineux et le système artériel.

127° La formation des abcès et des épanchements purulents métastatiques est toujours précédée d'une hyperémie locale. Le pus de ces collections purulentes renferme en général des globules de pus beaucoup moins développés que ceux du pus phlegmoneux ordinaire.

Les conclusions suivantes, déjà rapportées plus haut, sont le résumé de nos expériences sur l'injection du pus dans le sang.

128° L'infection purulente est une des causes les plus fréquentes de la mortalité des blessés et des opérés dans les hôpitaux.

129° L'injection du pus dans le sang vivant produit le plus souvent la mort. Elle est plus prompte lorsque le pus est intègre, que lorsqu'on n'injecte que les globules délayés avec de l'eau ou seulement le sérum. Les chiens supportent mieux ces expériences que d'autres animaux. Les lapins en périssent ordinairement.

130° L'injection du muco-pus, savoir le produit de la membrane muqueuse bronchique enflammée, a le même effet que celle du pus, et cela même lorsqu'on s'entoure de précautions pour que ce muco-pus injecté ne produise point d'obstacle mécanique à la circulation.

131° Les globules du pus injectés dans le torrent de la circulation n'ont pas pu être reconnus dans la plupart de nos expériences, pas même avec les meilleurs grossissements microscopiques et avec des recherches suffisamment répétées.

132° L'injection du pus dans le sang vivant tend à diminuer la fibrine de celui-ci, à faire disparaître ses globules, à altérer sa cohésion normale et à précipiter une partie de ses principes graisseux.

133° Le sang ainsi altéré, tend à former des ecchymoses, des hémorrhagies capillaires, surtout fréquentes dans les lobules des poumons.

134° L'inflammation suppurative des veines est la cause ordinaire de l'infection purulente chez l'homme. Elle produit des phénomènes très-analogues à ceux qui surviennent après l'injection du pus dans le sang des animaux.

135° L'infection purulente se compose de trois périodes.

Première période : sécrétion de pus sur la paroi interne de la veine ; deuxième période : mélange du pus avec la masse du sang ; troisième période : diathèse pyogénique avec tendance aux inflammations suppuratives dans divers organes et surtout dans les poumons, dans le foie, dans les jointures et dans le tissu cellulaire.

136° Le moyen le plus efficace d'enrayer la marche et de prévenir l'issue funeste de la phlébite et de l'infection purulente, est d'employer à temps et énergiquement la cautérisation par le fer rouge.

137° Dans l'artérite, l'injection inflammatoire des vaisseaux capillaires se montre entre la membrane cellulaire et la membrane moyenne tandis que les produits d'exsudation, ordinairement de nature fibrineuse, se rencontrent au-dessous ou à la surface libre de la membrane interne qui paraît rouge et gonflée, et, dans la majorité des cas, n'offre pas d'injection vasculaire.

138° L'exsudation inflammatoire aide à consolider le caillot sanguin qui oblitère une artère après la ligature.

139° L'inflammation traumatique d'une partie voisine d'une artère peut se propager à cette dernière.

140° L'inflammation est la cause de la plupart des cas d'oblitération de l'aorte.

141° L'inflammation des artères est plus fréquente chez l'homme que chez la femme. Sur soixante-dix-sept cas rapportés par M. Tiedemann, elle s'est rencontrée cinquante fois chez des hommes et vingt-sept fois chez des femmes.

142° L'inflammation des artères peut avoir lieu chez le fœtus, et donner lieu, entre autres, à l'oblitération des vaisseaux ombilicaux.

143° L'inflammation des artères peut se propager aux veines et au cœur, et constituer une inflammation générale de tout le système vasculaire.

144° De tout ce qui précède, il résulte que les phlegmasies forment une famille naturelle de maladies, montrant un certain nombre de caractères constants, quel que soit du reste le tissu ou l'organe affecté ; et l'observation exacte ramène de plus en plus à des lois générales les faits qui, au premier abord, peuvent paraître tout à fait exceptionnels.

CONCLUSIONS SUR LA TUBERCULISATION.

1° Beaucoup de produits morbides réellement différents, montrent aussi de la différence dans leur composition microscopique ; souvent même cette dernière offre des caractères spéciaux pour des substances qui, à l'œil nu, paraissent tout à fait semblables.

2° Les éléments constants du tubercule sont : des granules moléculaires, une substance inter-globulaire hyaline, et les corpuscules ou globules propres aux tubercules. Ces derniers ont de $0^{mm},005$ à $0^{mm},01$; leur forme est irrégulière, anguleuse, à angles arrondis ; leurs contours sont ordinairement très-nets ; ils renferment dans leur intérieur, qui est jaunâtre et un peu opalin, un certain nombre de granules moléculaires, mais point de noyaux. L'eau, l'éther et les acides faibles ne les altèrent presque pas ; les acides concentrés, de même que l'ammoniaque liquide et la solution concentrée de potasse caustique, les dissolvent.

3° Les dimensions des globules du tubercule varient, mais ces variations sont indépendantes de l'âge et de l'organe dans lequel le tubercule est déposé. Le tubercule jaune cru est le plus propre pour l'étude.

4° Les globules tuberculeux sont des cellules très-incomplétement développées.

5° L'opinion d'après laquelle la substance tuberculeuse et ses globules ne seraient qu'une modification du pus, est réfutée par l'inspection microscopique qui montre des différences marquées entre les globules du pus et les corpuscules du tubercule.

6° Les globules du pus sont d'un quart à un tiers plus grands que ceux du tubercule ; ils ont une forme sphérique et une surface comme framboisée ; ils renferment de un à

trois noyaux; il sont ordinairement libres, tandis que ceux
du tubercule sont étroitement collés ensemble. Les caractères distinctifs des corpuscules du tubercule et des globules du cancer, sont aussi très-évidents. En effet, les
globules du cancer sont deux à quatre fois plus grands et
même plus que ceux du tubercule; ils renferment un à
deux noyaux, et dans ces derniers souvent des nucléoles.

7° Dans le sarcocèle ainsi que dans le squirrhe et dans
l'encéphaloïde du sein, on rencontre quelquefois une substance jaunâtre, caséeuse, qui ressemble beaucoup au tubercule; mais l'inspection microscopique n'y démontre que
des noyaux des globules du cancer infiltrés de graisse, et
des globules granuleux. Les noyaux, en s'altérant, peuvent
offrir quelque ressemblance avec les corpuscules du tubercule.

8° Lorsque le tubercule se ramollit, la substance inter-
globulaire se liquéfie, les corpuscules se désagrègent, s'arrondissent, et peuvent, en absorbant du liquide, paraître
plus volumineux. Cela ne constitue pas un accroissement,
mais au contraire un commencement de décomposition.

9° Le pus qui entoure le tubercule ne tire jamais son
origine du tubercule lui-même, mais toujours des parties
environnantes. La substance tuberculeuse pure peut, en se
liquéfiant, ressembler au pus, mais avec le microscope on
pourra toujours reconnaître ses caractères distinctifs.

10° Le pus paraît décomposer promptement les globules
du tubercule et les rendre ainsi méconnaissables.

11° Nous pouvons regarder comme une première période
du développement des globules du tubercule, leur agrégation serrée, leur agglutination et la persistance de leurs
contours irrégulièrement anguleux, en un mot l'état cru.
Leur désagrégation, leur boursouflement constitue la seconde
période, celle du ramollissement. La troisième est celle de
leur déliquescence; les molécules des globules se séparent,
ces derniers perdent leur individualité et forment une
masse demi-liquide granuleuse.

12° Les tubercules à l'état crétacé montrent sous le microscope des granules minéraux amorphes auxquels se trouvent souvent mêlés des cristaux de cholestérine et des éléments de pigment. L'observation confirme de plus en plus l'opinion déjà émise, que c'est une des voies par laquelle la nature tend à guérir la tuberculisation. Il paraît qu'une partie des globules des tubercules est résorbée; d'autres peuvent y exister pendant très-longtemps sans être altérés.

13° Les éléments suivants se rencontrent quelquefois dans le tubercule : a, la mélanose, qui accompagne surtout fréquemment la tuberculisation des poumons, des ganglions bronchiques et du péritoine; b, de la graisse; c, des fibres; d, de grands globules d'un vert brunâtre; e, des cristaux qui ont les formes du phosphate ammoniaco-magnésien.

14° Comme éléments tout à fait accidentellement mélangés avec ceux du tubercule, on rencontre sous le microscope ceux de l'inflammation, de l'exsudation, de la suppuration, ainsi que les diverses formes d'épithélium. On a pris quelquefois ces corpuscules pour des éléments propres à la matière tuberculeuse.

15° Le siége des tubercules dans les poumons est habituellement le tissu cellulaire inter-vésiculaire ; cependant ils sont quelquefois sécrétés dans les vésicules pulmonaires ou dans les bronches capillaires.

16° Le tissu pulmonaire qui entoure les tubercules est quelquefois sain, ordinairement congestionné ou enflammé. Cette inflammation n'offre point de caractères spécifiques qu'on puisse constater avec le microscope.

17° Le pus qui entoure les tubercules et qui est mêlé avec lui, ne provient pas toujours d'une suppuration pulmonaire ambiante, mais assez souvent de la membrane muqueuse des petites bronches en partie détruites, qui s'ouvrent dans le tissu pulmonaire malade.

18° Parmi les éléments d'exsudation, savoir : les globules agrégés, les vésicules graisseuses, les globules pyoïdes et

ceux du pus qui se trouvent dans le tissu pulmonaire qui
entoure les tubercules, on ne rencontre que très-exception-
nellement les vrais éléments du tubercule.

19° On trouve quelquefois autour des tubercules une
forme particulière d'hépatisation jaunâtre avec augmentation de consistance du tissu. Les vésicules pulmonaires, les
petites bronches et le tissu pulmonaire sont alors remplis en
partie de fibrine coagulée, en partie de corpuscules fusiformes, de globules pyoïdes, ressemblant à ceux du pus,
mais ne contenant point de noyaux, et de grands globules
granuleux. Dans cette hépatisation, qui est peu vasculaire,
les vaisseaux ayant en partie disparu par les produits de
l'exsudation, on trouve des points d'injection partielle de
pneumonie lobulaire aiguë.

20° Le degré de consistance des poumons qui sont le siége
d'une inflammation aiguë ou chronique, dépend de la quantité proportionelle de fibrine, de blastème liquide et de globules qu'ils contiennent. Beaucoup de fibrine avec peu de
blastème et peu de globules produit l'induration. La prédominance de beaucoup de liquide et de globules produit le
ramollissement. Un mélange égal de ces divers éléments produit une consistance moyenne.

21° Les poumons refoulés par les épanchements pleurétiques ne montrent souvent, malgré leur densité, point de
traces d'inflammation.

22° Les granulations grises, demi-transparentes, contiennent toujours des globules du tubercule et n'en sont par
conséquent qu'une forme. Leur transparence provient de
ce que les globules du tubercule sont écartés davantage par
les fibres pulmonaires intactes qu'on trouve en très-grand
nombre dans ces granulations, et de ce que la substance
inter-globulaire y existe en plus forte proportion que dans
le tubercule jaune caséeux.

23° La granulation grise n'est pas toujours le point de
départ du tubercule jaune; ce dernier se forme souvent
d'emblée sous cette forme.

24° L'opinion que la granulation grise peut provenir de l'inflammation, n'est pas confirmée par les études microscopiques.

25° Les vaisseaux qu'on trouve autour des granulations grises, ne sont ni le siége de l'inflammation, ni des produits de formation nouvelle. Ce sont tout simplement des capillaires déplacés par l'excrétion tuberculeuse; et comme ils sont en partie oblitérés, les autres paraissent congestionnés et sont plus visibles.

26° L'ulcération, en général, n'est pas nécessairement la conséquence de la suppuration. C'est ainsi que nous trouvons dans les bronches du pus sans ulcération, et dans les intestins des ulcères sans pus. La dernière cause de l'ulcération est l'oblitération d'un certain nombre de capillaires soit par suite de l'inflammation, soit par suite du développement d'un tissu accidentel, soit enfin sous l'influence d'agents jusqu'à présent inconnus.

27° La caverne tuberculeuse est un ulcère pulmonaire tout à fait analogue à l'ulcère cutané ou intestinal tuberculeux, et n'est nullement un produit de suppuration.

28° En général la phthisie pulmonaire est accompagnée d'une diathèse ulcéreuse générale même dans des organes dans lesquels les tubercules sont rares. Ce fait est bien démontré par les recherches de M. Louis.

29° La partie la plus interne et la plus liquide des cavernes contient : a, de la matière tuberculeuse dont les globules sont rarement intacts, mais boursouflés ou en voie de diffluence; b, des globules du pus, quelquefois en petite quantité; c, des globules pyoïdes; d, de grands globules granuleux; e, du mucus ou du muco-pus; f, des globules du sang; g, des fibres pulmonaires; h, du pigment noir; i, de l'épithélium; k, des cristaux et l, des globules de graisse. Ce liquide qui paraît assez homogène est donc passablement composé. Du reste, tous ces éléments se trouvent rarement ensemble.

30° Sous cette couche liquide se trouvent ordinairement

des fausses membranes formées de fibrine coagulée qui renferme des éléments du pus.

31° Sous ces fausses membranes on rencontre une véritable membrane pyogénique qui recouvre le tissu pulmonaire ; elle est composée d'une trame fibreuse, de forts petits globules et de beaucoup de vaisseaux. Elle revêt ordinairement la caverne d'une manière incomplète, parce que les excrétions tuberculeuses successives la soulèvent et la déchirent.

32° La formation de cette membrane pyogénique démontre un effet curatif de la nature, une tendance à isoler le tissu pulmonaire malade du contact de l'air et à favoriser la cicatrisation de l'ulcère.

33° Entre la membrane pyogénique et le tissu pulmonaire se trouve souvent une couche de tissu fibreux de nouvelle formation.

34° Autour des cavernes on rencontre des tubercules à tous les divers degrés de développement.

35° La guérison des cavernes a lieu : a, par l'organisation complète de la membrane pyogénique et la flétrissure de la caverne, ou, b, par un dépôt fibrineux qui s'organise en tissu fibreux de nouvelle formation ; les divers éléments, en remplissant peu à peu la caverne, forment une cicatrice fibreuse; c, par la sécrétion simultanée de matière crétacée et de tissu fibreux.

36° Par rapport à l'expectoration des phthisiques, nous insistons de nouveau sur le fait qu'il n'existe point à l'état normal de globules muqueux, et ce qu'on a pris pour tels ne sont que des globules du pus sécrétés par une membrane muqueuse irritée, ou de jeunes cellules d'épithélium.

37° L'expectoration des phthisiques renferme les éléments suivants : a, du suc muqueux ou du mucus; b, des globules du pus toujours en grande quantité dans l'expectoration de la plupart des affections pulmonaires; ces derniers sont quelquefois racornis et en voie de dessication, ce qui peut facilement donner lieu à des erreurs ; c, de l'épithélium sous différentes formes; d, une substance granuleuse abondante, provenant probablement d'une certaine quantité de matière tuberculeuse diffluente ; *e*, de petites pellicules jaunâtres, probablement des débris de fausses membranes ; *f*, des fibres pulmonaires ; *g*, des vésicules graisseuses ; *h*, des globules du sang quelquefois mêlés de fibrine coagulée ; *i*, des globules d'agrégation ; *k*, des petits vibrions qui, de même que des débris d'aliments, des cellules végétales, etc., n'y sont mêlés qu'accidentellement et proviennent souvent de vases malpropres dont les malades se sont servis.

38° Les globules tuberculeux ne se trouvent ordinairement pas à l'état intact dans l'expectoration des phthisiques. Celle-ci, en général, n'offre donc point de caractères spécifiques ; les fibres pulmonaires qu'on y trouve quelquefois constitueraient le seul indice certain qu'on a affaire à des cavernes tuberculeuses.

39° La plus grande partie de l'expectoration des phthisiques provient des bronches et point des cavernes.

40° La forte sécrétion bronchique dans la phthisie pulmonaire a en partie sa cause dans la plénitude des vaisseaux bronchiques, suite de l'oblitération d'une partie des vaisseaux pulmonaires. Ces capillaires hyperémiés se débarrassent ainsi par la sécrétion muco-purulente d'une partie de leur contenu.

41° Une partie de la matière tuberculeuse diffluente des cavernes se mêle à l'expectoration, une autre partie est résorbée.

42° La loi établie par M. Louis, savoir que passé l'âge de quinze ans, les poumons contiennent des tubercules chaque fois qu'on en trouve dans d'autres organes, est parfaitement juste ; seulement on pourrait peut-être la modifier en ce sens, que lorsqu'un autre organe, le foie, le rein, le péritoine par exemple est le siége d'une tuberculisation très-étendue, les poumons souvent ne contiennent que peu de tubercules.

43° Pendant l'enfance les tubercules du système lymphatique, surtout de ses ganglions, ainsi que ceux des méninges et du péritoine, sont plus fréquents que chez l'adulte.

44° L'épaississement de la plèvre qui accompagne ordinairement la tuberculisation des poumons n'a pas sa seule cause dans l'inflammation, mais aussi dans une augmentation de nutrition. Elle devient plus vasculaire, parce qu'elle reçoit une partie du sang des capillaires de la surface des poumons; elle constitue ainsi un organe supplémentaire de circulation dans la phthisie; elle augmente encore les anastomoses avec la circulation aortique par ses intimes adhérences aux parois thoraciques.

45° Il ne se forme ni autour des tubercules ni dans les fausses membranes des plèvres des vaisseaux nouveaux indépendants de la circulation générale. Nos recherches embryogéniques et pathogéniques nous ont conduit à l'opinion que les vaisseaux nouveaux ne se formaient que d'une manière centrifuge, c'est-à-dire qu'ils provenaient toujours d'autres vaisseaux voisins dont ils n'étaient que la continuation.

46° La transformation dite cartilagineuse des fausses membranes est, dans la pleurésie tuberculeuse aussi bien que dans la pleurésie ordinaire, un développement fibreux, dense; on n'y trouve pas les éléments du vrai cartilage. De même l'ossification apparente de ces fausses membranes n'est qu'un amas de substances minérales amorphes.

47° Les trois formes principales des tubercules des ganglions lymphatiques sont celles des glandes sous-cutanées, des glandes bronchiques et des glandes mésentériques. Ces dernières n'ont que peu de tendance au ramollissement.

48° La matière des tubercules dans les glandes est la même que dans les autres organes.

49° Nous ne pouvons pas admettre une matière scrofuleuse appréciable aux sens. On a souvent pris pour telle divers produits de l'inflammation ou de la matière tuberculeuse.

50° Les tubercules du système osseux sont plus rares qu'on ne croit aujourd'hui. On a fréquemment pris pour tels du pus concret ; en cas de doute, le microscope seul peut décider.

51° Les maladies scrofuleuses dont l'élément dyscrasique ne nous est pas nettement démontré ont, en général, pour caractère commun l'inflammation et la suppuration éliminatoire, se montrant volontiers dans divers organes et systèmes à la fois, et ne cédant pas aux antiphlogistiques. Quoique nous ne niions pas leur essentialité, nous désirons cependant qu'on en sépare les maladies tuberculeuses et les inflammations chroniques des yeux, des glandes, de la peau, des os et des articulations, dans lesquelles l'examen attentif ne fait point découvrir d'éléments dyscrasiques.

52° En un mot, la détermination rigoureuse des caractères propres aux scrofules devient un besoin de plus en plus urgent dans la science.

53° Les granulations grises des méninges et surtout de la pie-mère montrent d'une manière évidente les globules du tubercule contenus dans les mailles des fibres de la séreuse. Ce qui met de plus leur nature tuberculeuse hors de doute, c'est leur fréquente coëxistence avec le tubercule miliaire, l'infiltration tuberculeuse et les tubercules jaunes caséeux très-volumineux dans le cerveau.

54° Le foie est quelquefois le siége d'une tuberculisation très-étendue, qu'on peut facilement confondre avec le cancer, tout comme ce dernier offre quelquefois l'apparence du tubercule. Le microscope donnera toujours les moyens d'arriver au diagnostic ; dans le premier cas, il fera reconnaître les globules du tubercule ; dans le second, les noyaux déformés de l'encéphaloïde.

55° Outre la dégénérescence graisseuse du foie, on rencontre quelquefois dans la phthisie, d'après les beaux travaux de M. Bizot, la dégénérescence graisseuse du cœur. Nous rencontrons ainsi une tendance aux dépôts graisseux internes, tandis que la graisse disparaît partout dans les organes externes.

56° Les reins peuvent quelquefois être presque tout à fait occupés par des dépôts tuberculeux ; dans ces cas, la tuberculisation des poumons peut avoir une marche moins intense.

57° Les tubercules du péritoine , montrant les globules du tubercule renfermés dans sa trame fibreuse, sont peu disposés au ramollissement ; ils sont ordinairement accompagnés d'une sécrétion de pigment noir très-abondant.

58° La perforation intestinale produite par des tubercules du péritoine amène, dans des cas très-rares, une inflammation adhésive aux parois abdominales, et la formation d'un anus contre nature qui peut permettre au malade de continuer à vivre pendant quelque temps.

59° La consistance du tubercule cru sous-muqueux des intestins est, en général, moins ferme que celle du tubercule dans d'autres organes. L'ulcère tuberculeux intestinal ne montre point de pus.

60° Les éléments microscopiques de l'ulcère intestinal tuberculeux sont : *a*, des globules du tubercule diffluents ; *b*, de l'épithélium cylindrique ; *c*, du détritus granuleux de la muqueuse ; *d*, des fragments de fibres de la membrane musculaire. Il faut, du reste, faire attention de ne pas prendre pour des globules de pus de jeunes cellules épithéliales.

61° On rencontre quelquefois, sur cette membrane muqueuse intestinale malade, des excroissances polypeuses mélanotiques et tuberculeuses.

62° Dans des cas fort rares on trouve de la matière tuberculeuse entre les parois des artères.

63° Le péricarde et même le cœur contiennent quelquefois de la matière tuberculeuse. Dans un cas de tuberculisation du péricarde, qui était épaissi et adhérait au cœur par sa surface intérieure, et aux parties ambiantes par sa surface extérieure, nous avons vu des vaisseaux provenant de la surface du cœur traverser le péricarde et ses fausses membranes, et s'anastomoser avec les vaisseaux de la surface des poumons ; anastomose remarquable entre les vaisseaux provenant de l'aorte et ceux de l'artère pulmonaire.

64°. Les tubercules de la cavité thoracique, ainsi que ceux de la cavité abdominale, peuvent se faire jour au dehors, et donner lieu dans le premier cas à des fistules bronchiques, et dans le second à des fistules intestinales.

65° Les tubercules et le cancer ne s'excluent pas mutuellement. On les rencontre non-seulement ensemble, mais il n'est pas même démontré qu'ils s'entravent dans leur marche et leur développement. On ne saurait, en général, mettre assez de réserve en énonçant des lois d'exclusion en pathologie.

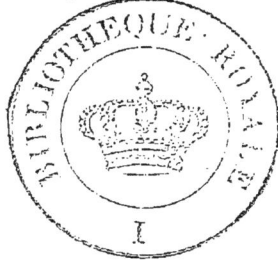

FIN DU TOME PREMIER.

TABLE

DES MATIÈRES DU TOME PREMIER.

———

PREMIÈRE PARTIE.
DE L'INFLAMMATION.

DEUXIÈME PARTIE.

DE LA TUBERCULISATION.

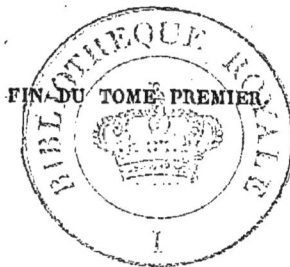

FIN DU TOME PREMIER.

www.ingramcontent.com/pod-product-compliance
Lightning Source LLC
Chambersburg PA
CBHW031352210326
41599CB00019B/2736